体部CT诊断精要

Fundamentals of Body CT

中文翻译版

原书第4版

原 著 者　W. Richard Webb

William E. Brant

Nancy M. Major

主　　译　薛蕴菁　郭　岗

主　　审　陈　敏　段　青

科学出版社

北京

图字：01-2018-8133

内 容 简 介

全书分为3篇21章，主要阐述胸部、腹部与盆腔、肌肉骨骼系统的CT正常表现及常见病和多发病的影像表现、诊断与鉴别诊断要点。其中，第一篇胸部分为7章，分别阐述胸部CT的扫描技术、纵隔的正常解剖、纵隔的血管病变和肺栓塞、纵隔的淋巴结异常及肿块、肺门、肺部疾病的CT影像，以及胸膜、胸壁和横膈相关病变的CT表现；第二篇腹部与盆腔，共有11章，主要阐述腹部和盆腔的CT扫描技术，腹膜腔、血管、淋巴结和腹壁的CT表现，腹部外伤，以及肝脏、胆道系统和胆囊、胰腺、脾脏、肾脏与输尿管、肾上腺、胃肠道和盆腔的正常CT表现和异常影像特征、诊断与鉴别诊断要点；第三篇肌肉骨骼系统，共有3章，分别阐述骨骼肌肉创伤的CT诊断、非创伤性骨骼肌肉疾病的CT诊断及肌肉骨骼系统的偶然发现的病变的影像表现。全书配有大量精美的影像图片，以提升读者对影像学理论知识的理解，并采用列表或提纲形式对关键影像要点与鉴别诊断等进行归纳，便于读者记忆。

图书在版编目（CIP）数据

体部CT诊断精要：原书第4版 /（美）理查德·韦伯（W. Richard Webb）等著；薛蕴菁，郭岗主译 . —北京：科学出版社，2020.3

书名原文：Fundamentals of Body CT

ISBN 978-7-03-063049-0

Ⅰ. ①体…　Ⅱ. ①理…　②薛…　③郭…　Ⅲ. ①计算机 X 线扫描体层摄影－影像诊断－基本知识　Ⅳ. ① R814.42

中国版本图书馆 CIP 数据核字（2019）第 254822 号

责任编辑：郭　威 / 责任校对：郭瑞芝
责任印制：赵　博 / 封面设计：龙　岩

ELSEVIER
Elsevier (Singapore) Pte Ltd.
3 Killiney Road
#08-01 Winsland House I
Singapore 239519
Tel: (65) 6349-0200
Fax: (65) 6733-1817

FUNDAMENTALS OF BODY CT, Fourth Edition

科 学 出 版 社 出版
北京东黄城根北街 16 号
邮政编码：100717
http://www.sciencep.com

北京九天鸿程印刷有限责任公司　印刷
科学出版社发行　各地新华书店经销
*

2020 年 3 月第 一 版　开本：787×1092　1/16
2020 年 3 月第一次印刷　印张：22 1/2
字数：620 000

定价：158.00 元
（如有印装质量问题，我社负责调换）

献给我的孙子Jack和Cole，他们理解这本精要的价值。

——W.R.W.

献给我的爱妻Barbara；纪念我的女儿Rachel；献给我的孩子们及他们的伴侣，献给我们的10个孙子：Evan、Finley、Sophia、Katie、Josie、Danielle、Dylan、Grayson、Amelia和Noah。

——W.E.B.

献给Kenneth……这注定是……

——N.M.M.

译者名单

主　译　薛蕴菁　福建医科大学附属协和医院

　　　　郭　岗　厦门医学院附属第二医院

副主译　邢　艳　新疆医科大学附属第一医院

　　　　沈慧聪　首都医科大学附属北京天坛医院

　　　　杨敏洁　深圳市人民医院

　　　　魏新华　广州市第一人民医院

主　审　陈　敏　北京医院

　　　　段　青　福建医科大学附属协和医院

译　者（按姓氏笔画排序）

　　　　王承胜　福建医科大学附属协和医院

　　　　王莉莉　福建医科大学附属协和医院

　　　　朱柳红　厦门医学院附属第二医院

　　　　江培榕　福建医科大学附属协和医院

　　　　杨哲婷　福建医科大学附属协和医院

　　　　陈丽红　福建医科大学附属协和医院

　　　　陈晓丹　福建省肿瘤医院

　　　　林　霖　福建医科大学附属协和医院

　　　　林若兰　福建医科大学附属协和医院

　　　　周作福　福建省妇幼保健院

　　　　钟添金　福建医科大学附属协和医院

　　　　葛慧婷　福建医科大学附属协和医院

　　　　蒋日烽　福建医科大学附属协和医院

　　　　曾　芳　福建医科大学附属协和医院

译者前言

2015年我们翻译了一本《肺部高分辨CT诊断精要》（英文书名：*The fundamental of HRCT lung*），得到了广大读者的厚爱与好评；因此，我们再接再厉，接下了这本《体部CT诊断精要》（英文书名：*Fundamentals of body CT*）的翻译工作，旨在为影像学住院医师、研究生、进修医师及相关的临床医师提供一本简洁易懂，却又知识丰富的影像专业学习书籍。《体部CT诊断精要》分为3篇21章，重点阐述了多层螺旋CT在胸部、腹部与盆腔、肌肉骨骼系统的正常影像与各种常见病、多发病的影像表现、诊断和鉴别诊断，书中提供了大量精美的示意图和影像病例，深入浅出地应用图表、列点说明把颇为枯燥的影像学理论知识加以归纳和提炼，并与实际病例相结合，有助于帮助读者快速理解和记忆，提高了本书的实用性与可读性。

全书的翻译工作历经一年多时间，感谢全体译者付出的努力。同时，我们代表全体译者向本书的主审专家陈敏教授和段青教授表示深深的敬意和感谢。最后，感谢科学出版社医学学术出版中心的编辑老师们对本书的精心设计和后期制作，感谢人民军医出版社高爱英编辑的支持和协助。

在翻译过程中，由于日常工作繁忙和认识水平有限，疏漏之处在所难免，希望广大读者给予批评指正。我们衷心希望这本《体部CT诊断精要》能够为广大影像科医师和临床医师的日常工作提供帮助。最后，我们引用原作者的一句话：希望大家喜欢本书并从中获益！

福建医科大学附属协和医院

薛蕴菁

厦门医学院附属第二医院

郭　岗

2019年11月于福州

原书第 4 版前言

尽管我们注重在本书中对CT"基础知识"的介绍，但是随着CT技术的进展和人类对各种疾病认识的加深，"基础知识"的范畴不断发生变化。本次再版使我们得以更新重要主题并增添新的内容，包括许多新的高质量影像图片。我们致力于在不增加篇幅的情况下，让本书成为易于使用的教学工具。

自第3版出版以来的6年多时间里，螺旋CT技术不断地发展进步。我们在本版中回顾了目前临床用于胸部、腹部和肌肉骨骼病变诊断的各种螺旋CT技术；深入并宽泛地讨论了高分辨CT肺结节评估及肺癌筛查、肺栓塞CT诊断、CT小肠成像、CT小肠造影、CT结肠成像、在肌肉骨骼诊断中CT技术的优化等。

本版增加了新的主题，并对新增的疾病展开探讨（由于太多而无法在此一一介绍），所有章节均添加了新的影像图片，包括对正常解剖和个案的最新阐述和说明。疾病分类中的肺腺癌、弥漫性肺疾病和胰腺疾病，也在相应的章节进行了更新。

愿大家喜欢本书并从中获益。

W. Richard Webb

William E. Brant

Nancy M. Major

原书第 1 版前言

本书力求教会大家如何进行体部 CT 扫描并阅读和解释图像，而非简单记录体部 CT 的所有知识。为此，我们尽量以临床实践的角度来讨论和理解体部 CT 的重要问题——重要的解剖、重要的概念、重要的疾病及主要的争议。我们这样做是冒着忽略一些信息的风险，但当你初次学习某一主题时，无须阅读所有信息。换而言之，《体部 CT 诊断精要》这本书并未比其他 CT 书籍提供更多的内容，而是更精，我们致力于使本书更为实用。

依据所从事的专业领域，我们分别编写本书的相应部分。由于编者的教学方式略有不同，书中的三部分——胸部、腹部、肌肉骨骼系统，在表达方式上也有所不同。我们希望通过保留每位编者的风格而让这本书读起来更加有趣，当然对于我们来说，也更容易编写。

目　　录

第一篇

胸　部

第1章

胸部CT概述：胸部CT扫描技术

螺旋CT采用容积采集、精确配准或重叠扫描技术，可以在单次屏气中完成整个胸部的断层成像，并根据临床需要进行二维和三维图像重建。由于扫描速度快，可以通过静脉快速注入碘对比剂，从而获取良好的血管图像，同时减少对比剂的用量。

一、螺旋CT在胸部诊断中的应用

多排探测器CT（MDCT）具有多排平行排列（如64排、16排或4排）的X线探测器，各公司的CT型号不同，具有的排数不同。一般来说，探测器排数较少的CT（如16排或4排）逐渐被探测器排数较多的CT（如64排）所取代，由于MDCT昂贵，设备的更新是一个循序渐进的过程。

MDCT的机架旋转时，机架内每一排探测器都可以独立地记录数据；因此，机架旋转1圈就能采集受检者的一部分容积图像。例如，64排CT的每排探测器宽度为0.625mm，所有探测器的宽度之和为40mm（0.625mm×64）。螺距是指机架旋转1周，扫描床移动的距离除以所使用的探测器宽度（单排探测器的宽度×探测器的排数）。MDCT螺距的选择范围通常为1～2。螺距越大，扫描速度越快，但是图像的噪声也越大，空间分辨率有所降低，有效层厚（即受检者的实际成像厚度）也随之增加。机架旋转1圈的时间通常约为0.5s。

图1-1显示了MDCT各扫描参数之间的计算公式。假如取30cm（300mm）为常规胸部扫描范围（通常相当于受检者的肺尖至肺底），使用单排探测器宽度为0.625mm的64排CT，螺距设

$$\text{扫描时间（s）} = \frac{\text{机架旋转时间（s）} \times \text{扫描的范围（mm）}}{\text{单排探测器的宽度（mm）} \times \text{探测器的排数} \times \text{螺距}}$$

图1-1 ■ MDCT各扫描参数之间的计算公式

为1.5，机架旋转时间为0.5s，则总的扫描时间为2.5s；此时单次屏气即可完成整个胸部成像。若采用探测器排数较少（如16排或4排）的MDCT，则扫描时间较长，屏气配合良好的患者仍能完成胸部成像，如采用探测器宽度为1.25mm的4排MDCT，一次胸部计算机断层扫描（CT）需要20s。呼吸困难或屏气配合不良的患者可能在扫描过程中产生呼吸运动，从而造成图像质量下降。

二、胸部螺旋CT：一般原则

具体的胸部CT方案取决于所用的机器、机器制造商和检查目的。但是，某些一般原则可适用于所有的胸部扫描（表1-1）。

表1-1　胸部CT：一般原则

扫描范围	从肺尖到后肋膈角
患者体位	仰卧位；有时采用俯卧位以诊断肺部病变或胸腔积液
肺容量	单次深吸气后屏气，有时采用呼气扫描以诊断有无空气潴留
机架旋转时间	大部分情况下约为0.5s
扫描时间	MDCT快速扫描模式，胸部的扫描时间约为2.5s
探测器宽度	通常使用最窄的探测器宽度（如0.625mm）来采集图像
螺距（床速）	螺距大小取决于图像噪声；若噪声在允许范围内可增大螺距，若想获得高分辨图像则减小螺距
重建算法	大部分使用高分辨算法；软组织或标准算法用于血管检查
二维或三维重组	不作常规使用；有时有助于肺、气管或血管成像
对比剂	经静脉注射对比剂；口服对比剂只用于胃肠道病变的检查

（一）扫描范围

通常，胸部CT的扫描范围自略高于肺尖层面（邻近胸骨上切迹）至后肋膈角层面，这一范围也包含了横膈和上腹部。在定位像上确定胸部扫描的上下范围（或容积），通常为25～30cm。

（二）患者体位

仰卧位为常规扫描体位；俯卧位可以用于高分辨率CT（HRCT）扫描或评估胸腔积液的游离程度，也可以用于肺后部病变的穿刺活检或胸腔积液的引流。

（三）肺容量

肺部CT通常是在深吸气（肺总容量）后屏气下进行的。在某些情况下（特别是HRCT），呼气末扫描可以用来评估空气潴留。

（四）机架旋转时间

机架快速旋转可以减少扫描时间。机架旋转时间通常为0.5s。

（五）层厚和螺距（床位移）

通常，使用最小探测器宽度采集扫描数据，而层厚由扫描适应证所决定。例如，使用0.625mm的探测器来采集数据，则数据可以被重建成0.625～5mm的任意层厚来观察。某些适应证需要薄层，而另一些只需要用较厚的层厚观察，这样才能更高效地判读图像且不占用太多内存。

大部分的胸部扫描重建成1～1.25mm层厚。当观察的层厚为2.5mm或5mm时，若数据为较薄的探测器所采集且无丢失（数据通常保存在本地硬盘1～2d），可在检查之后重建更薄的层厚。

需谨记：应用螺旋扫描技术，所观察到的实际层厚（即"有效层厚"）可能会大于所选择的扫描层厚（1.25mm），这取决于机架旋转时所采用的螺距或床位移。螺距越大，有效层厚越大。因此需要权衡螺距和图像质量；螺距越大，扫描就越快，但图像质量会下降。

一般情况下，为获得容积数据，层间距设定为与层厚（如1.25mm）相同。有时采用重叠重建（1.25mm层厚，0.625mm层间距），但通常是不必要的。

（六）扫描时间

除呼吸困难或屏气配合不佳的患者以外，MDCT可以单次屏气完成受检者的整个胸部扫描，避免呼吸运动的影响。然而，若需用薄层、高分辨率扫描或进床速度较慢，则需要较长的扫描时间，此时，容易出现呼吸运动或心脏搏动伪影。

（七）重建算法

一旦扫描完成后，计算机将根据所选择的算法对数据进行重建，重建算法决定图像的特点。在常规胸部成像中，高分辨算法通常用于优化细节，但图像噪声增加。使用标准算法或软组织算法可获得较平滑的图像，能更好地评估胸部血管性结构（如肺栓塞、主动脉瘤或主动脉夹层的检查）；但对于胸部其他结构的成像，此类算法并不是最理想的。标准算法或软组织算法还常用于腹部成像。

（八）二维和三维重组

螺旋CT获得的是连续的容积数据，在工作站上，能将容积数据进行任意平面的图像重组。多种重组技术已经应用于胸部成像，包括多平面重组技术、三维表面遮盖技术、容积再现技术，或从内部角度（腔内）来显示的表面遮盖技术或容积再现技术（也称为仿真支气管镜技术）。

二维多平面重组技术具有操作快捷的优点，并且在大部分情况下能够满足诊断的要求。后续章节将会展示二维重组的例子。三维重组技术（如表面遮盖技术和容积再现技术）对于某些特定的病例具有诊断价值，但此类技术耗时且要求后处理人员具有相当丰富的图像重组经验。除了仿真支气管镜（或称呼吸道成像）技术及某些血管重组技术外，这些三维重组技术不常用于临床胸部成像。

最大或最小密度投影图像呈现的是从容积数据集中重组的三维层块信息，有时，有助于显示肺、呼吸道或血管性病变。

（九）窗宽、窗位的设置

胸部CT至少需要3种不同的窗来观察图像；通常，可以在工作站上预设，这3种窗分别为肺窗、软组织窗（或纵隔窗）及骨窗，其命名描述了它们主要的用途。在阅片时，医师常通过调整预设的窗宽或窗位使某些结构或病变显示最佳。

通常，肺窗的窗位为-600 ～ -700HU，窗宽为1000 ～ 1500HU。采用肺窗，能够很好地显示肺的解剖结构和病变部位，能突出软组织与周围含气肺组织的对比。

软组织窗或纵隔窗（窗位为20 ～ 40HU，窗宽为450 ～ 500HU）能显示纵隔及胸部其他区域软组织的解剖结构，可以区分脂肪、液体、软组织、钙化及强化的血管；对于识别肺实变、肺门、胸膜病变及胸壁结构等也具有一定价值。之后的章节将讨论关于肺窗和软组织窗的具体用法。为了更好地评估血管结构（如肺栓塞或主动脉夹层），放射科医师常会选择比常规纵隔窗更宽的窗宽及更高的窗位以观察血管腔内的情况。

通常，骨窗的窗位为300 ～ 500HU，窗宽为2000HU。骨窗能很好地显示骨骼结构或极高密度灶，也可用于观察强化的血管结构。

三、胸部螺旋CT：扫描方案

对于大多数患者来说，胸部CT检查采用常规的扫描方案即可；常规扫描技术可以提供关于肺、纵隔、肺门、胸膜及胸壁的影像信息，对多种疾病及各种病变类型均具有诊断价值。改良的CT扫描技术可用于特定的临床症候群，也可用于某些特定的病变（如肺栓塞、主动脉夹层和弥漫性肺病），之后的章节将详细阐述一些特殊的扫描方案。

就目前MDCT（如64排）而言，不论何种检查目的，患者单次屏气即可获取薄层和对比度良好的图像；因此，不同种类的胸部病变，其扫描方案趋于相似。由于CT型号设备、制造厂商及使用单位不同，采用的扫描方案也不尽相同；

因此理解不同适应证的CT检查原则比了解详细的扫描方案更为重要。

（一）增强检查

胸部CT检查时，是否使用对比剂取决于检查目的。排除肺转移或评估肺部疾病时，通常不需要增强扫描。当怀疑肺门、纵隔、胸膜或血管病变时，应使用对比剂进行增强检查。当检查目的不明确时，通常可使用对比剂进行增强扫描。

采用多层螺旋CT时，扫描前10 ～ 30s以3 ～ 5ml/s的速率注射对比剂后启动扫描，能获得良好的血管强化图像。在常规检查时，通常使用3ml/s的注射速率；当怀疑血管性病变时，通常使用5ml/s的注射速率。根据检查目的的不同，采用不同的对比剂注射速率和扫描延迟时间（从开始注射对比剂到开始扫描之间的时间）。

当感兴趣血管开始强化时，即可启动扫描。诊断肺栓塞时，通常延迟10 ～ 15s扫描以显示强化的肺动脉，但主动脉或左心室也可能显影。诊断主动脉病变时，通常需要延迟20 ～ 30s。由于多种因素影响，延迟时间因人而异。通常使用峰值时间测定或软件计算获得延迟扫描时间，该方法既可动态显示注射期间血管强化的程度，也可通过监测靶血管的强化程度来触发扫描。一般无须口服对比剂，除非怀疑胃肠道病变而需使食管和胃肠道显影时。

（二）常规胸部CT

多层螺旋CT常规胸部检查时，探测器采用0.625mm宽度扫描，重建1.25mm层厚和1.25mm层间距，整个胸部的扫描时间约为2.5s。根据检查适应证，选择高分辨算法或平滑算法进行图像重建，选择静脉注射或口服对比剂（见前文）。通常来说，除了血管成像方案外，绝大多数胸部CT应采用高分辨重建算法。常规扫描方案可用来评估绝大多数患者，但不能用于评估如肺栓塞或可疑的主动脉病变等血管性异常，也不能评估弥漫性肺部疾病。弥漫性肺部病变应采用高分辨率CT方案。

（三）血管成像方案

对于基于临床症状或X线检查结果疑似血管性病变的患者来说，优选胸部CT检查有助于明确诊断。CT成像可以评估常见的胸部血管病变，包括肺栓塞、主动脉夹层或主动脉瘤及外伤所致的主动脉破裂。虽然不同单位、不同CT设备的扫描方案有所不同，但一般原则相同。血管成像时，为了优化感兴趣血管的强化程度和提高图像分辨率，检查时需要屏气和注射适量对比剂。通常，血管成像首选相对平滑的重建算法，它可减少图像噪声，更清晰地显示血管内的充盈缺损（如肺栓子）及对比增强的细微差异。

1. 肺栓塞 采用MDCT诊断肺栓塞时，虽然使用最薄的探测器宽度（如0.625mm），但是重建1.25mm层厚和1.25mm层间距即可满足诊断要求。通常使用平滑重建算法，快速注入对比剂（如5ml/s），当监测到肺动脉或左心房显影时即可启动扫描。从开始注射对比剂到启动扫描的延迟时间不尽相同；但是，若要达到肺动脉显影良好且左心房显影时间稍长，则平均延迟时间为10～15s。对于大体重患者来说，扫描噪声可能影响图像判读，可重建2.5mm层厚以降低噪声和提高诊断准确率。

2. 主动脉病变 CT可评估的主动脉病变包括主动脉夹层、动脉瘤、主动脉壁内血肿、穿透性溃疡和外伤所致的主动脉破裂。通常，在注射对比剂之前，先用相对较厚的层厚（2.5～5mm）进行扫描（排除高密度的主动脉壁内血肿，详见第3章）。如果只检查胸主动脉，可采用与诊断肺栓塞类似的胸部扫描方案（1.25mm层厚和1.25mm层间距）。静脉内快速注入对比剂（如5ml/s），当监测到左心房或主动脉开始显影时触发扫描。患者情况不同，扫描延迟时间的范围为15～30s。若同时需行腹主动脉成像（如主动脉夹层），则扫描范围扩大至腹部。在检查过程中，若患者无法屏气，腹部扫描时可以让患者平稳呼吸。

（四）肺部高分辨率CT

肺部高分辨率CT（HRCT）用于诊断弥漫性肺部疾病、肺气肿、支气管扩张和局灶性肺部疾病（即孤立性肺结节）。HRCT采用薄层扫描（0.625～1.25mm）和锐利算法（高分辨）进行图像重建；该算法降低图像的平滑度并提高图像的空间分辨率。虽然使用锐利重建算法会增加图像噪声，但并不影响肺部图像的判读。HRCT一般不需增强，当需排除肺栓塞时才行增强。通常患者可于仰卧位或俯卧位行呼气末扫描。俯卧位扫描用于观察肺后部的细微病变；呼气末扫描用于检查肺的空气潴留情况。

通常，HRCT主要有2种扫描方式。

· 间隔轴扫：采用不移床的薄层（0.625～1.25mm）间隔（1～2cm）扫描，以获得最佳的空间分辨率。间隔轴扫可降低患者接受的辐射剂量。

· 容积高分辨螺旋扫描：采用薄的探测器扫描，重建成1～1.25mm的层厚。该方法会导致辐射剂量增加和分辨率轻度下降，但可获取整个胸部的图像，并可行二维或三维图像重组，还能评估肺部其他病变（如肺栓塞）。必要时，可采用高分辨算法（诊断肺部病变）及平滑算法（诊断血管病变）对扫描数据进行重建。

（五）动态CT技术

动态CT是指在一个序列中进行多次扫描。螺旋扫描是连续的，因此它是一种动态扫描技术；但动态扫描不一定使用螺旋扫描（即扫描时不移动床）。动态扫描可在呼气期间针对某一层面进行扫描以检测肺的空气潴留情况或评估气管软化或气道疾病患者的气管或支气管塌陷情况；该技术还可用于评估某些血管病变。

（六）低剂量CT

在条件允许时，应尽可能降低辐射剂量；辐射剂量降低可因图像噪声增加而导致图像质量下降。低剂量CT通常是指扫描时降低管电流（毫安，mA）。低剂量胸部CT一般用于儿童胸部检查、肺部病变筛查（如肺癌筛查）和必要的随访复查。

目前，MDCT可以根据受检者的胸壁厚度或扫描容积内软组织含量自动调节管电流（mA）。由于肺组织密度比较低，因此，肺部扫描（肩部或肝除外）无须使用较高管电流。该技术能显著地降低管电流和患者接受的辐射剂量，但对图像质量影响不大，因此可常规应用。固定的高管电流一般用于高分辨扫描或需要观察细微病变时（如诊断肺栓塞）。

四、胸部CT的辐射剂量

虽然CT检查给患者带来的辐射风险较小，但医用辐射的确存在一定风险。在临床实践中，需权衡CT检查给患者带来的益处和潜在风险。一般而言，若CT检查有明确的临床意义，则必须进行。尽管如此，对放射科医师而言，在保证CT影像诊断信息的同时，降低辐射剂量是非常重要的。

虽然有多种方法可以计算患者的辐射剂量和相关风险，但没有一种方法能够准确地预测结果。最常用的方法是计算有效剂量［希（Sv）或毫希（mSv）］，它由各器官所接受的总辐射剂量加权器官的辐射敏感性所确定。然而，由于风险系数具有年龄、性别和器官特异性，在临床中精确测量所有器官的辐射剂量是十分困难的，因此采用理想化的患者（30岁，70kg）来估算辐射剂量。尽管其准确度和预测值存在局限性，但是以毫希（mSv）为单位的有效剂量被广泛应用于定量辐射剂量和比较放射规程。本底辐射和胸部影像检查的剂量见表1-2。

表1-2　胸部CT方案的辐射剂量

情　况	剂　量（mSv）
每年正常的本底辐射	2.5～3.2
胸部X线片（单张）	0.05
常规胸部CT（300mA）	5～7
常规胸部CT（自动毫安，100～150mA）	1.5～2
HRCT容积扫描（仰卧位，呼气相）（自动毫安，100～150mA）	1.5～2
HRCT间隔轴扫（仰卧位，俯卧位，呼气相）	1
低剂量容积CT（40mA）	＜0.5～1

mSv：毫希

参考文献

Arakawa H, Webb WR: Expiratory high-resolution CT scan. *Radiol Clin N Am* 36:189–209, 1998.

Bankier AA, Tack D: Dose reduction strategies for thoracic multidetector computed tomography: Background, current issues,and recommendations. *J Thorac Imag* 25:278–288, 2010.

Costello P, Dupuy DE, Ecker CP, Tello R: Spiral CT of the thorax with reduced volume of contrast material: A comparative study. *Radiology* 185:663–666, 1992.

Dillon EH, van Leeuwen MS, Fernandez MA, Mali WP: Spiral CT angiography. *AJR Am J Roentgenol* 160:1273–1278, 1993.

Heiken JP, Brink JA, Vannier MW: Spiral (helical) CT. *Radiology* 189:647–656, 1993.

Kalender WA, Seissler W, Klotz E, Vock P: Spiral volumetric CT with single-breath-hold technique, continuous transport,and continuous scanner rotation. *Radiology* 176:181–183, 1990.

Lawler LP, Fishman EK: Multi-detector row CT of thoracic disease with emphasis on 3D volume rendering and CT angiography. *Radiographics* 21:1257–1273, 2001.

Lee CH, Goo JM, Lee HJ, et al.: Radiation dose modulation techniques in the multidetector CT era: From basics to practice. *Radiographics* 28:1451–1459, 2008.

Mahesh M: Search for isotropic resolution in CT from conventional through multiple-row detector. *Radiographics* 22:949–962, 2001.

Mayo JR: The high-resolution computed tomography technique. *Semin Roentgenol* 26:104–109, 1991.

Mayo JR: CT evaluation of diffuse infiltrative lung disease: Dose considerations and optimal technique. *J Thorac Imag* 24:252–259, 2009.

Mayo JR, Webb WR, Gould R, et al.: High-resolution CT of the lungs: An optimal approach. *Radiology* 163:507–510, 1987.

Paranjpe DV, Bergin CJ: Spiral CT of the lungs: Optimal technique and resolution compared with conventional CT. *AJR Am J Roentgenol* 162:561–567, 1994.

Rubin GD, Napel S, Leung AN: Volumetric analysis of volumetric data: Achieving a paradigm shift. *Radiology* 200:312–317, 1996.

Zwirewich CV, Mayo JR, Müller NL: Low-dose high-resolution CT of lung parenchyma. *Radiology* 180:413–417, 1991.

第2章

纵隔：概述和正常解剖

CT检查常用于疑似纵隔占位或纵隔血管性病变（如主动脉瘤）。一般来说，CT主要用于以下2种情况：

首先，X线平片怀疑纵隔病变时，CT几乎总是首选的影像学检查方法。当患者疑有纵隔肿块时，CT可以明确肿块是否存在（X线平片显示纵隔形态异常时，并不总是意味着存在真正的病变），确定肿块的部位、与周围血管性或非血管性结构的相互关系，发现其他未被X线平片显示的纵隔异常，显示肿块的特征，如实性、囊性、血管性、有无强化、钙化、密度是否均匀、有无脂肪成分等。虽然CT可能无法确诊，但它有助于缩小鉴别诊断的范围，从而指导下一步最合适的检查方法，如是否需要行经皮活检、纵隔镜检查、手术或X线血管造影等。

其次，当患者的胸部X线平片显示正常而临床怀疑纵隔疾病时，常需进行CT检查。例如：肺癌患者的纵隔淋巴结肿大常在CT上得以显示，而在胸部X线片上未显示。又如：约15%的重症肌无力患者患有胸腺瘤，虽然胸部X线片检查正常，但CT检查却发现病变。

一、正常纵隔解剖

纵隔位于两肺之间，边缘包绕着纵隔胸膜，前界是胸骨和前胸壁，后界是脊柱和后胸壁。纵隔内有心脏、大血管、气管、食管、胸腺，还有大量脂肪组织和淋巴结，纵隔淋巴结在特定区域聚集成簇。

根据部位、形态和密度的不同，CT能准确地识别大多数纵隔内结构。

一般来说，为了CT判读方便，纵隔被分为大致相等的3个区域。第一部分起始于胸廓入口，第三部分止于膈肌水平。在成年人，每一部分约相当于层厚为5mm的15个连续层面。由于没有正规的解剖命名，可通过以下方式进行记忆。①主动脉上纵隔：从胸廓入口至主动脉弓顶；②主动脉下纵隔：从主动脉弓至心上缘；③心旁纵隔：从心上缘至膈肌。

每一分区，都有恒定可见的特定组织结构，并需对这些结构进行个体化评估。以下阐述的正常解剖并不全面，而仅限于最重要的纵隔结构。有了经验，就有可能识别其他结构。主要目的是提供观察纵隔的一种方法。

（一）主动脉上纵隔

评价这一纵隔分区的CT影像，首先要确定气管的位置（图2-1A）。气管由于内含空气，在横断位上易于识别，一般呈圆形或椭圆形，基本位于纵隔中央，从前至后，从右到左，其都可以作为一个很好的参照点。许多其他的纵隔结构与气管的关系恒定。如果你在这一分区连气管结构都无法识别，那会给其他结构学习造成困扰。

在胸廓入口附近，纵隔从前到后相对狭长。在这个水平，食管位于气管后方（图2-1），但是，根据气管与脊柱的相对位置不同，食管可位于气管左后方或右后方，通常是位于左后方。食管常塌陷，呈扁平的软组织密度结构，其管腔内可见少量气体或气液。

在主动脉上纵隔，主动脉弓的大动脉分支和大静脉易于识别。在胸廓入口附近，可见最前方的头臂静脉及侧方的血管分支，紧邻于锁骨头后方（图2-1A和图2-1B）。虽然血管大小不一，但位置相对恒定。大动脉分支（头臂干、左侧颈动脉、左锁骨下动脉）位于静脉的后方，气管的前侧方。可通过它们的相对位置加以识别。

在胸廓入口下方层面，主动脉分支的前方，

可见左侧头臂静脉从左到右跨越纵隔（图 2-1C），与右侧头臂静脉汇入上腔静脉（图 2-1C ～ E）。左锁骨下动脉位于最后方，邻近气管左侧，相对于气管腔的 3 点钟方位或 4 点钟方位。左侧颈动脉在左锁骨下动脉前方，相当于 1 点钟方位或 2 点钟方位，其位置有时有变化。头臂干（又称无名动脉）常位于气管中线的前方稍偏右（11 点钟方位或 12 点钟方位），其变化较大，在不同患者或同一患者的不同扫描层面，呈现不同的形态。

邻近起始处，头臂干常呈卵圆形，管径稍大于其他主动脉分支。在胸廓入口层面，它可

图 2-1 ■主动脉上纵隔

增强 CT，1.25mm 层厚。A. 近胸廓入口，气管（T）清晰可见，其后方稍偏左可见少量充气的食管，气管的前侧方、锁骨及锁骨头（Co）后方可见左、右锁骨下动脉及颈内静脉。在这个层面水平，还可见腋静脉（位于腋窝）。气管的外侧方可见大动脉分支（右侧颈动脉、右锁骨下动脉、左侧颈动脉及左锁骨下动脉）。甲状腺位于气管前侧方。由于甲状腺组织富含碘，因此，其密度较周边正常软组织的密度高。B. 紧邻图 A 的下一层面，前方可见头臂静脉，主动脉分支位于左侧头臂静脉后方。左锁骨下动脉最靠后，位于气管左侧壁的侧方，相对于气管的 3 点钟方位或 4 点钟方位，并紧贴纵隔胸膜。左侧颈动脉位于左锁骨下动脉前方，相当于 2 点钟方位，其位置有时有变化。头臂干常在气管中线的前方稍偏右。可见双侧胸廓内动脉（int）。C. 图 B 的下一层面，可见左侧头臂静脉从左到右横跨纵隔。锁骨下动脉、颈动脉和头臂干的相对位置与图 B 基本相同。可见右侧胸廓内静脉汇入右侧头臂静脉。可见密度较高的双侧胸廓内动脉位于胸廓内静脉外侧。食管腔内可见少量气体

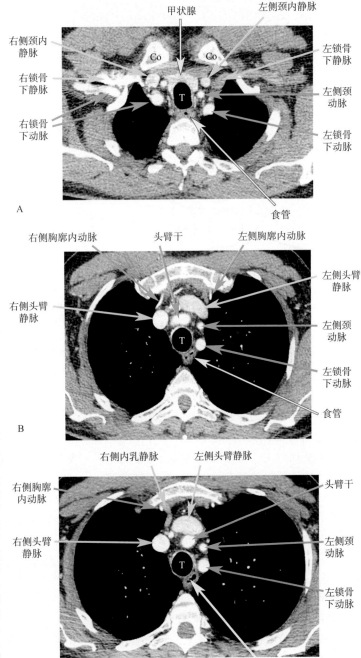

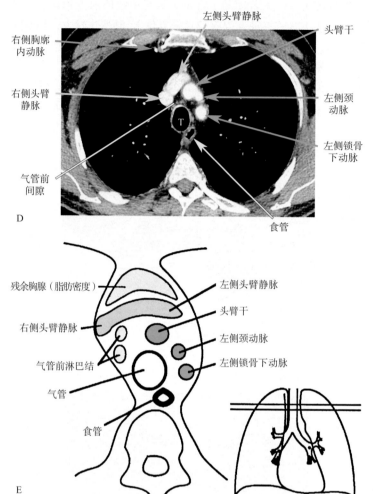

左侧头臂静脉

头臂干

右侧胸廓
内动脉

右侧头臂
静脉

左侧颈
动脉

左侧锁骨
下动脉

气管前
间隙

D

食管

残余胸腺（脂肪密度）

左侧头臂静脉

头臂干

右侧头臂静脉

左侧颈动脉

气管前淋巴结

左侧锁骨下动脉

气管

食管

E

图2-1（续）■主动脉上纵隔

D.图C的下一层面，左、右侧头臂静脉汇入上腔静脉。主动脉各分支显示清晰。充填脂肪的气管前间隙位于气管前方、动静脉的内后方。E.主动脉上方解剖结构示意图，与图D的层面相近，在此层面水平可见气管前淋巴结（图D上未见显示）。虽然在图D上显示不佳，示意图上标识了残余胸腺的位置。水平线表示图D的大致层面水平

能显示为卵圆形或椭圆形，这是由其方位不同或其分成右锁骨下动脉和颈动脉所致。该动脉也可能走行纡曲，当呈"U"形时，可在同一层面水平呈现双支。当难以识别时，通常从它们在主动脉弓的起始处开始追踪，直至其离开胸腔。

除了大血管、气管和食管以外，主动脉上纵隔分区基本无其他可见的组织结构。有时可见数个淋巴结。小血管分支，尤其是胸廓内静脉，也可见于这一纵隔分区。在一些患者中，可见甲状腺组织延伸至该区，气管两侧可见甲状腺左右叶。这并不是异常病变，不要将其误认为是甲状腺增大或胸骨后甲状腺。在CT上，甲状腺由于含碘，密度较高，与周围其他软组织或肿块易于区分。

（二）主动脉下纵隔

与主动脉上纵隔一样，当层厚为5mm时，成年人的主动脉下纵隔区约15层，从主动脉弓至心脏上缘（图2-2）。主动脉上纵隔区主要含有主动脉和上腔静脉的分支，而主动脉下纵隔区包含许多纵隔大血管主干，如主动脉、上腔静脉和肺动脉。该区还包括大多数重要的淋巴结组，其可能在肺癌、感染性病变、结节病或淋巴瘤中表现异常。换言之，该区是纵隔CT检查的重要区域。需详细讨论该区的几个关键层面。

1. 主动脉弓水平　主动脉弓位于主动脉下纵隔区的上部，虽然时有变异，但其外形具有一定特征而易于识别（图2-2A）。主动脉弓前部位于气管前方，弓部经过气管左侧，主动脉弓后部

通常位于脊柱的前侧方。通常，主动脉弓前中部的管径大小相仿，而弓后部管径稍小。当动脉粥样硬化或主动脉纡曲时，前弓部和后弓部的位置可能出现不同的变化。当主动脉纡曲时，可见前弓部向前向右移位，而后弓部向外向后移至脊柱左侧。

在此水平，可见上腔静脉位于气管右前方，呈卵圆形（图 2-2A ～图 2-2C）。食管与较高层面相同，位置多变，常位于气管中线的后方稍偏左。

气管前间隙或气管旁前间隙是一个类似三角形的区域，其尖端指向前方，主动脉弓在左侧，上腔静脉和纵隔胸膜在右侧，气管位于后方（图 2-2A 和图 2-2C）。这个充填脂肪的间隙很重要，由于它包含着气管旁链的中纵隔淋巴结，多种淋巴结病变常累及该区。当需观察纵隔淋巴结以诊断有无淋巴结病变时，应首先观察该区。其他的纵隔淋巴结组，无论是在空间位置上，还是在淋巴引流方面，都与该区关系密切。在气管前间隙可见数个正常大小的淋巴结（短径＜1cm）（详见第 4 章）。

大血管（主动脉和上腔静脉）前方是另一个相对不太明显的三角形间隙，称为血管前间隙（图 2-2A ～图 2-2C）。这一区域代表着前纵隔，主要包括胸腺、淋巴结和脂肪。该三角形区域的尖端是前结合线，有时在胸部 X 线片上可见。

在年轻患者（通常是青少年或 20 多岁的年轻人）的 CT 上可见胸腺，呈软组织密度，外形呈二叶形或箭头形，两叶中的每一叶（右叶与左叶）都与纵隔胸膜相贴。每叶通常厚为 1 ～ 2cm（在与胸膜垂直的径线上测量），但其厚度常变化不定（图 2-2B）。成年人的胸腺退化，胸腺软组织被脂肪替代。在 30 岁以上的患者中，血管前间隙通常充填脂肪组织，其内可见条索样组织穿行。这些结构，包括脂肪在内，实际上即为退化的胸腺。在较高的层面，在血管前间隙有时可见到胸腺位于头臂干、头臂静脉前方。

2. 奇静脉弓和主-肺动脉窗水平　在主动脉弓稍下方层面，可见升主动脉和降主动脉。通常，升主动脉管径（直径 25 ～ 35mm）略大于降主动脉的管径（直径 20 ～ 30mm）。

在右侧，奇静脉弓起自上腔静脉后壁，跨过右主支气管（在高于右主支气管层面可见）沿纵隔向后走行至脊柱的右前方（图 2-2D 和图 2-2E）。在奇静脉弓水平以下，仍可见奇静脉。奇静脉弓常见于 1 个层面或 2 个连续层面，有时呈结节样。它的特征性位置有助于我们准确识别该结构。奇静脉弓勾勒出气管前间隙的右缘。

主-肺动脉窗位于纵隔左侧、主动脉弓下方、肺动脉上方，包括脂肪、淋巴结（中纵隔组）、喉返神经和肺动脉韧带（后两者常不可见；当肺动脉韧带钙化时，后两者有时可见；图 2-2D 和图 2-2E）。主-肺动脉窗的淋巴结与气管前间隙的淋巴结相互延续，事实上，难以区分位于主-肺动脉窗内侧的淋巴结和气管前间隙左侧的淋巴结。在某些患者中，主-肺动脉窗不明显，肺动脉主干紧邻主动脉弓下方，由于部分容积效应，常难以区分淋巴结与邻近主动脉和肺动脉，此时应特别谨慎仔细观察。薄层扫描有助于识别淋巴结。

3. 肺动脉主干、气管隆嵴下间隙和奇静脉食管隐窝水平　在主-肺动脉窗或稍下方层面，当升主动脉在横断面上刚刚清晰可见时（圆形或近圆形），一部分心包，通常包括少量的心包液，从下方延至气管前间隙，紧邻升主动脉后方。这部分心包称为心包上隐窝（图 2-2F 和图 2-2G）。虽然，有时易与淋巴结混淆，但它的典型位置、紧邻主动脉后方并部分包绕主动脉壁、呈卵圆形或新月形外观、相对低密度（水密度）等，有助于与其他异常病变鉴别。有时在升主动脉和肺动脉前方可见另一个心包隐窝（图 2-2F 和图 2-2G）。

在这个水平或邻近此水平层面，气管分为左主支气管、右主支气管。通常在 CT 上可见气管隆嵴（图 2-2F）。

在气管隆嵴和奇静脉弓水平下方，右肺内侧份突入中纵隔后部，紧邻奇静脉和食管。这部分纵隔，称为奇静脉食管隐窝，它与气管隆嵴下淋巴结相邻，并与食管和主支气管关系密切，因此应特别注意。在大多数正常受检者中，可见奇静脉食管隐窝凹面向外，如果该隐窝凸面向外，则

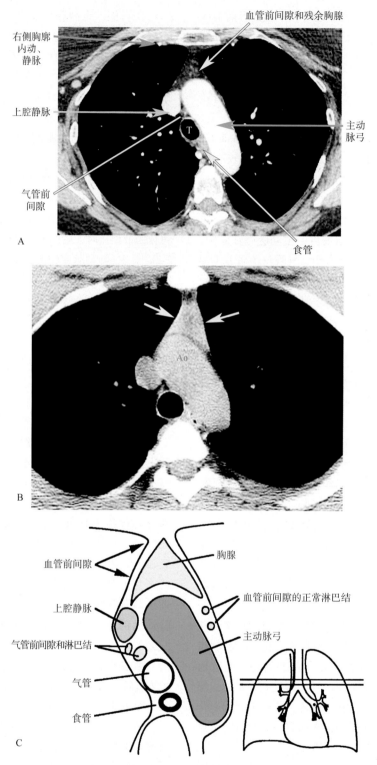

图2-2 ■ 主动脉下纵隔

增强CT，层厚1.25mm。主动脉弓水平。A.主动脉弓从气管（T）前方走行至气管左侧，弓后部通常位于脊柱的前侧方。上腔静脉与右纵隔胸膜相贴近，并与主动脉弓一起勾勒出气管前间隙的前界。血管前间隙在大血管前方，内有胸腺。该患者的胸腺组织基本被脂肪组织替代。B.21岁患者，可见较大的、呈软组织密度的正常胸腺（箭头）占据血管前间隙的大部分。胸腺与主动脉弓（Ao）之间由脂肪分隔。C.主动脉弓水平的纵隔解剖示意图

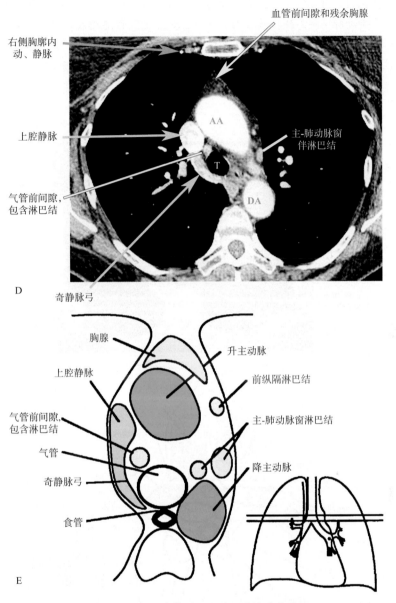

图2-2（续）■奇静脉弓和主-肺动脉窗水平

D.通常可见奇静脉弓从上腔静脉后方汇入，紧贴右侧纵隔胸膜，形成气管前间隙（常含有淋巴结）的外侧界。主动脉弓下方、肺动脉上方的脂肪位于主-肺动脉窗内，其内也包含淋巴结。AA，升主动脉；DA，降主动脉；T，气管。E.奇静脉弓和主-肺动脉窗水平的纵隔解剖示意图

提示可能存在病变。当发现其外形异常时，仔细观察纵隔窗应能找出导致该隐窝形态异常的原因。如果该隐窝形态异常不是由食管或奇静脉所致，则通常是由病变或气管隆嵴下淋巴结增大所致。

在多数受检者中，奇静脉食管隐窝有时位于气管隆嵴下间隙后方，左右主支气管之间。在

此间隙常可见正常淋巴结，该区的正常淋巴结较其他分区的淋巴结大，最大短径可达1.5cm。通常可见食管紧邻气管隆嵴下间隙后方，若食管内不含气体或对比剂，有时难以将其与淋巴结区分。在气管隆嵴下间隙的以下层面，奇静脉食管隐窝的外形相对恒定，但在心后区稍变窄。

邻近该水平的层面，肺动脉主干分成左肺动脉、右肺动脉。左肺动脉（图2-2F～图2-2I）的位置稍高于右肺动脉，通常约高1cm，可认为是肺动脉主干的延续，直接走向左后外侧。右肺动脉与肺动脉主干和左肺动脉成近90°发出，跨过纵隔至气管隆嵴或主支气管前方。在此水平层面，右肺动脉位于气管前间隙。主支气管和肺动脉穿出纵隔时，形成肺门（见第5章）。

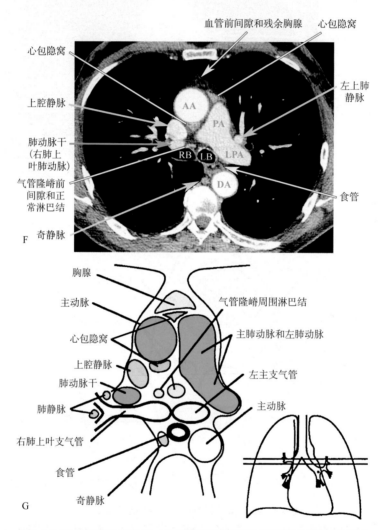

图2-2（续）■肺动脉主干、气管隆嵴下间隙和奇静脉食管隐窝水平

F.气管隆嵴水平，可见左主支气管、右主支气管（LB、RB）。肺动脉（PA）向后移行为左肺动脉（LPA）。肺动脉干（右肺上叶的主要供血动脉）呈卵圆形，位于右主支气管前方。升主动脉（AA）后方可见正常心包隐窝含有少量心包液，位于主动脉弓前部与肺动脉主干之间。心包隐窝密度较低，不应与异常淋巴结混淆。气管隆嵴前间隙的淋巴结与气管前间隙的淋巴结相延续。DA，降主动脉。G.此水平的纵隔解剖示意图

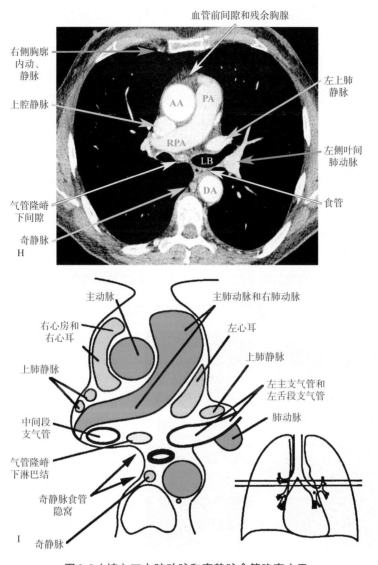

图 2-2（续） ■ **右肺动脉和奇静脉食管隐窝水平**

　　H 和 I. 右肺动脉和奇静脉食管隐窝水平（低于气管隆嵴）的 CT 图像和示意图，可见右肺动脉跨过纵隔，走行于气管前间隙和隆嵴前间隙。在气管隆嵴下间隙，食管、奇静脉和奇静脉食管隐窝稍前方，可见少量脂肪和正常淋巴结。隐窝凹面向外，纵隔胸膜紧贴奇静脉和食管。这里提及的一些结构在 CT 图像上未显示。AA，升主动脉；DA，降主动脉；LB，左主支气管；PA，肺动脉；RPA，右肺动脉

（三）心旁纵隔

　　在纵隔下部的不同层面，可不同程度地观察到起源于心脏的各大血管起始部。虽然 CT 不常用于诊断心脏疾病（通常，超声心动图或磁共振为心脏疾病优选检查手段），但是，简单掌握心脏的 CT 解剖有助于诊断，由于心电门控技术和多层螺旋 CT 的发展，心脏 CT 检查不断增多。

　　肺动脉主干或肺动脉流出道与右心室延续，位于最前方，在下方层面，其位于升主动脉或左心室的右前方（图 2-3A ～图 2-3C）。上腔静脉汇入右心房，呈椭圆形或新月形。右心耳从右心房上部向前延展，毗邻右纵隔胸膜。

　　在右心房与肺动脉主干或肺动脉流出道之间，可见主动脉根部进入左心室。在此水平，有时可见成年人的冠状动脉钙化斑（图 2-3A ～图 2-3C），更常见的是，纵隔脂肪围绕未钙化的冠状动脉（左冠状动脉主干、左前降支、左回旋支

和右冠状动脉）。左心房位于后方，通常较右心房略大。左心耳伸至左前方，位于左肺动脉下方，毗邻胸膜。双侧上肺静脉、下肺静脉汇入左心房（图2-3A～图2-3E，详见第5章）。

近膈顶层面，可见下腔静脉，其呈卵圆形，从右心房后部走向尾侧（图2-3H），易于识别。

该水平需要识别的其他结构，包括食管（位于心后区）、奇静脉（与上方层面所见相似）、半奇静脉（通常较小且位于奇静脉对侧、降主动脉后方）。椎旁淋巴结位于奇静脉和半奇静脉附近，但通常CT上不可见。

二、心脏正常解剖

CT平扫图像上，由于心外膜脂肪沉积，其可能有助于区分心腔结构，其他心脏解剖则难以分辨。

注入对比剂后，根据不同的对比剂注射剂量和注射速率，可识别不同的心脏解剖特征。心肌强化程度弱于心腔内血液，而呈相对低密度带。室间隔与身体前后纵轴成60°，由于左心室压力较大，室间隔凸面向前（图2-3F～图2-3H）。左心室游离壁的厚度（厚1～1.5cm）约为右心室壁的3倍。

扫描层面邻近心尖部（横膈）时，心脏解剖结构易于理解。在此层面，左心室呈椭圆形，长轴指向前外侧方（图2-3F～图2-3H）。由于左心室压力高，它主导心脏的解剖，其他心腔根据左心室的形状而塑形。位于右前方的右心室呈三角形。在此层面或稍上方层面，在室间隔的右后

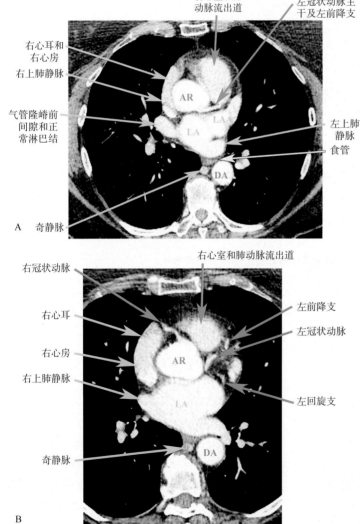

右心室和肺动脉流出道
左冠状动脉主干及左前降支
右心耳和右心房
右上肺静脉
气管隆嵴前间隙和正常淋巴结
左上肺静脉
食管
奇静脉
A

右冠状动脉
右心室和肺动脉流出道
右心耳
左前降支
右心房
左冠状动脉
右上肺静脉
左回旋支
奇静脉
B

图2-3 ■心旁纵隔

增强CT，1.25mm层厚，螺旋扫描。A.可见主动脉和肺动脉起始部，主动脉根部（AR）位于中间。右心室或肺动脉流出道或肺动脉主干位于主动脉根部的左前方。右心房毗邻右纵隔胸膜（右心耳伸向前方）。通常在此水平可见上肺静脉汇入左心房（LA）上部，也可见左心耳（LAA），可见左冠状动脉主干起始部及左前降支。B.此层面稍低于图A，可见右冠状动脉起始部，左前降支和左回旋支。DA，降主动脉

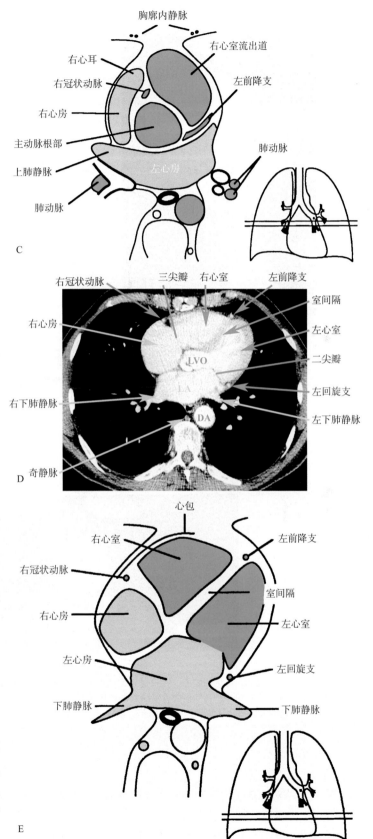

图2-3（续）■心旁纵隔

C.图A和图B的示意图。D和E.在更低层面，可见左、右心房和左、右心室。右心室（RV）位于左心室（LV）的右前方。室间隔和左心室壁均较右心室壁厚。在此层面可以识别三尖瓣和二尖瓣，可见左心室流出道（LVO）。DA，降主动脉；LA，左心房

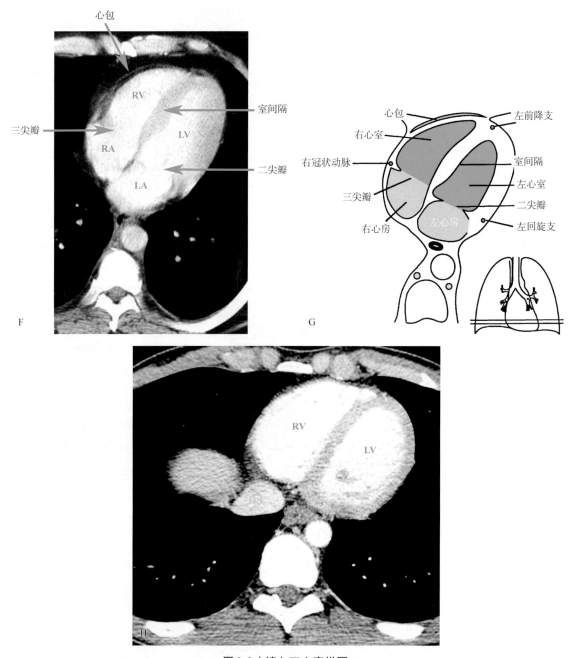

图2-3（续） ■心旁纵隔

F和G.在此层面水平，可见四腔心，并可显示三尖瓣和二尖瓣。室间隔和左心室（LV）游离壁较右心室（RV）壁厚。心包膜呈线样，1～2mm，其外包绕着纵隔脂肪。H.近横膈水平，在右心房下方，可清晰显示下腔静脉（IVC），仍可见右心室（RV）和左心室（LV）。LA，左心房，RA，右心房

方，可见房间隔分隔左心房、右心房；右心房位于右前方（与右心室相延续），左心房位于后方。当心腔内充填对比剂时，在该层面或邻近层面，可以显示二尖瓣和三尖瓣。

在较高的层面水平（图2-3A～图2-3D），左

心室流出道和主动脉瓣位于心脏中央。右心室流出道指向左侧，位于左心室流出道的前方或左侧。也就是说，由于心脏发育时的扭转，左心室流出道指向右侧，而右心室流出道指向左侧。这也是主动脉位于右侧而肺动脉位于左侧的原因。

主动脉瓣和肺动脉瓣位于该水平上下层面，有时在正常受检者也可显示。

心包

正常心包（心包脏层、壁层和心包腔）表现为 1 ～ 2mm 厚的软组织密度条带，与心脏平行，纵隔脂肪（心包腔外）和心外膜脂肪勾勒出其外形。在横膈的附近，心包显示清晰，沿着心脏的前部和外侧部，此处的脂肪层最厚（图 2-3F 和图 2-3G）。如前所述，在正常人中也可见心包延伸至上纵隔。

三、胸骨后间隙

在图像质量良好的 CT 片上，可见胸骨后的

正常胸廓内动脉和胸廓内静脉位于胸骨缘旁 1cm 或 2cm 处（图 2-2H），在单侧，最多可见到 3 支血管影（1 支动脉，2 支静脉）。虽然上腔静脉闭塞时，常见胸廓内静脉扩大增粗，但是，这些血管的诊断价值并不高，它们的主要作用是定位胸骨旁淋巴结（又称内乳淋巴结）。虽然在纵隔多个分区可见正常淋巴结（绝大多数见于气管前间隙、主-肺动脉窗和气管隆嵴下间隙），但是，正常的胸骨旁淋巴结较小而难以被识别。如果在该区域见到淋巴结，应视为异常。胸骨旁淋巴结增大最常见于乳腺癌或淋巴瘤。

参考文献

Aronberg DJ, Peterson RR, Glazer HS, Sagel SS: The superior sinus of the pericardium: CT appearance. *Radiology* 153:489–492, 1984.

Francis I, Glazer GM, Bookstein FL, Gross BH: The thymus:Reexamination of age-related changes in size and shape.*AJR Am J Roentgenol* 145:249–254, 1985.

Glazer HS, Aronberg DJ, Sagel SS: Pitfalls in CT recognition of mediastinal lymphadenopathy. *AJR Am J Roentgenol* 144:267–274, 1985.

Kiyono K, Sone S, Sakai F, et al.: The number and size of normal mediastinal lymph nodes: A postmortem study. *AJR Am J Roentgenol* 150:771–776, 1988.

Müller NL, Webb WR, Gamsu G: Paratracheal lymphadenopathy:Radiographic findings and correlation with CT.*Radiology* 156:761–765, 1985.

Müller NL, Webb WR, Gamsu G: Subcarinal lymph node enlargement: Radiographic findings and CT correlation. *AJR Am J Roentgenol* 145:15–19, 1985.

Tecce PM, Fishman EK, Kuhlman JE: CT evaluation of the anterior mediastinum: Spectrum of disease. *Radiographics* 14:973–990, 1994.

Zylak CJ, Pallie W, Pirani M, et al.: Anatomy and computed tomography: A correlative module on the cervicothoracic junction. *Radiographics* 3:478–530, 1983.

第3章

纵隔：血管病变和肺栓塞

一、主动脉病变

当临床怀疑主动脉或其分支病变或X线平片提示异常时，常采用CT检查以进一步明确诊断。

（一）先天性变异

CT很容易诊断出主动脉及其分支的先天性病变，除非复杂性先天性病变或伴有先天性心脏病，通常无须采用其他检查手段。

1. 迷走右锁骨下动脉　迷走右锁骨下动脉较为常见（发病率约为1%），胸部X线片通常难以发现这种变异，而是由于其他原因行CT扫描时偶然发现。认识该变异的主要意义是不将其误诊为其他疾病。

存在该变异的患者，其主动脉弓的位置通常较正常人稍高。作为胸主动脉的最末分支，迷走右锁骨下动脉起源于降主动脉的内侧壁（图3-1），经食管后方向右穿行，继而在右侧上行至胸廓入口。它比正常的锁骨下动脉更靠后，常走行在脊柱前外侧。迷走右锁骨下动脉起始处的管

腔可扩大或可认为该动脉起始于主动脉憩室（称为Kommerell憩室）。

该变异可压迫食管引致吞咽困难。在某些患者中，主动脉憩室或者变异的动脉可发展为动脉瘤（图3-2）。

2. 右位主动脉弓　主要有两种类型，即右位主动脉弓伴迷走左锁骨下动脉和镜像右位主动脉弓。右位主动脉弓伴迷走左锁骨下动脉最常见，发生率约为1‰。它与左位主动脉弓伴迷走右锁骨下动脉相反（图3-3），但主动脉憩室更常见于右位主动脉弓。该变异伴发先天性心脏病的概率低（5%～10%），即便发生，也通常为简单的先天性心脏病，如房间隔缺损。镜像右位主动脉弓较为少见，几乎（98%）均伴有先天性心脏病（通常为复杂性先天性心脏病，如法洛四联症）。镜像右位主动脉弓的CT表现与其名称一样，它是正常的左位主动脉弓的镜像，伴有左无名动脉。这两种类型右位主动脉弓移行的降主动脉通常位于左侧，在下纵隔由右转向左走行。

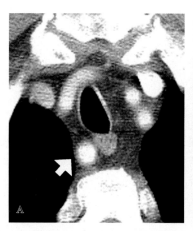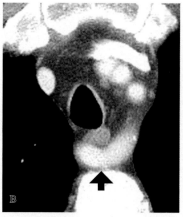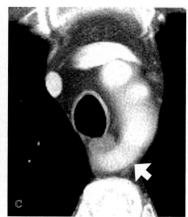

图3-1 ■ 迷走右锁骨下动脉

A.迷走右锁骨下动脉（箭头）位于右上纵隔后部。B.比图A低7mm的层面，迷走的动脉（箭头）经过食管的后方。C.比图B低7mm的层面，迷走右锁骨下动脉起始于主动脉弓顶后部（箭头）

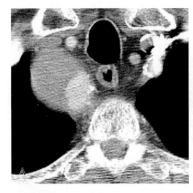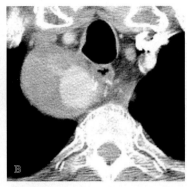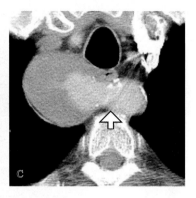

图3-2 ■迷走右锁骨下动脉动脉瘤

A.如图3-1A所示，迷走右锁骨下动脉位于纵隔右侧，管腔扩大，腔内可见附壁血栓。B和C.较低层面，迷走右锁骨下动脉位于食管后方，可见其起始于主动脉弓顶后部（箭头）

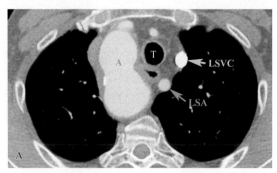

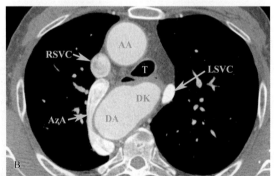

图3-3 ■右位主动脉弓伴迷走左锁骨下动脉和科莫雷尔（Kommerell）憩室

A.无先天性心脏病症状的右位主动脉弓（A）患者，在纵隔左侧可见迷走左锁骨下动脉（LSA）。该患者同时伴有永存左上腔静脉（LSVC）。T，气管。B.较低层面，可见升主动脉（AA）和降主动脉（DA），较高层面所见的左锁骨下动脉起源于食管后方的Kommerell憩室（DK）。在此层面上尚可见左上腔静脉、右上腔静脉（RSVC）和扩大的奇静脉弓（AzA）。该患者的左上腔静脉汇入奇静脉。C.厚层冠状位最大信号投影重组图像，可见降主动脉和发出迷走左锁骨下动脉的Kommerell憩室

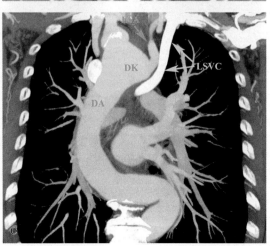

3.双主动脉弓　双主动脉弓相对少见，常由于胸部X线片显示纵隔异常（即右位主动脉弓）而采用CT进一步评估。这种异常一般不伴有其他先天性心脏病，但是由于形成血管环，常见吞咽困难的症状。在该变异中，升主动脉分为左主动脉弓（简称左弓）、右主动脉弓（简称右弓）。通常右弓较左弓高且粗，行经气管和食管右侧，并于气管和食管后方与相对正常位置的左弓汇合（图3-4）。左弓、右弓的管径均小于正常主动脉弓，也小于降主动脉的管径。左弓、右弓各发出一支锁骨下动脉和颈总动脉，头臂干缺如。如主动脉弓水平以上的大动脉呈对称性排列则高度提示该诊断。

4.主动脉缩窄及假性缩窄　CT检查易于发现主动脉缩窄及其罕见的变异——假性缩窄；如

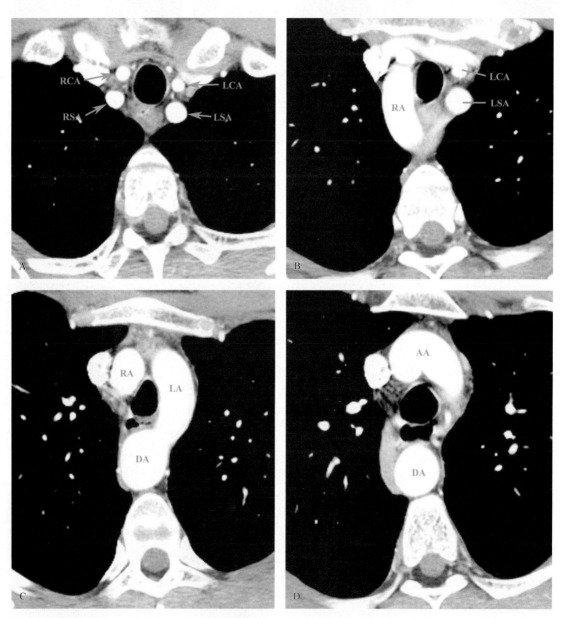

图3-4 ■ 双主动脉弓

A.在上纵隔可见双侧对称的锁骨下动脉和颈内动脉。LCA，左侧颈动脉；LSA，左锁骨下动脉；RCA，右侧颈动脉；RSA，右锁骨下动脉。B.图A的下一层面，气管右侧可见右弓（RA），在纵隔左侧，可见左侧颈动脉（LCA）和左锁骨下动脉（LSA）发自左弓，右弓较左弓稍高且稍大。C.图B的下一层面，该层面可见左弓（LA），也可见右弓（RA）前部和降主动脉（DA）。D.图C的下一层面，可见升主动脉（AA）和降主动脉（DA），升主动脉呈双管外观

果条件允许，通常还需要采用导管介入手段来评估主动脉腔内压力及血管闭塞的程度。

　　主动脉缩窄一般位于主动脉峡部，左锁骨下动脉起始处的远端，邻近动脉韧带（动脉导管前狭窄）。缩窄处的管径明显小于邻近层面主动脉的管径（图3-5），在CT上易于识别。由于缩窄本身及缩窄近端、远端血管的扩张而导致管径大小的明显差异。长段主动脉弓狭窄（发育不全）较少见。主动脉弓平面的图像重组可以更好地显示缩窄。需要注意的是：如果重组层面稍偏离主

动脉弓矢状面，则可能高估狭窄的程度。作为侧支循环代偿的双侧胸廓内动脉或肋间动脉（通常为第3～8肋）可见扩张。

　　在假性缩窄中，主动脉弓向前扭曲，管径稍变窄，但在扭曲处管腔内无明显压力梯度差，也无侧支血管。通常，假性缩窄的主动脉弓位置高于正常者，其降部从起始处开始位置即异常靠前，在脊柱的前方下行。在气管隆嵴水平，降主动脉再次向后成角，走行于脊柱的前外侧，形成第2个弓。假性缩窄通常无症状。

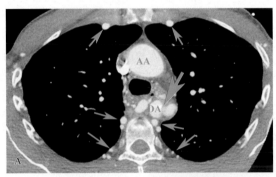

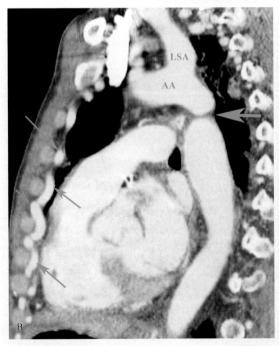

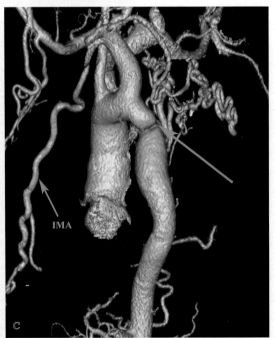

图3-5 ■ 主动脉缩窄

　　主动脉缩窄患者的多层螺旋CT增强图像。A.与升主动脉（AA）相比，降主动脉（DA）在缩窄处（大箭头）明显变细。作为侧支循环的胸廓内动脉和肋间动脉扩张（箭头）。B.沿主动脉平面的矢状位重组图像，可见缩窄处明显狭窄（大箭头）。左锁骨下动脉（LSA）扩大，作为侧支循环以分流降主动脉血流。前部可见扩大的左胸廓内动脉（小箭头）。AA，主动脉弓。C.主动脉及其分支的三维重组图像，可见缩窄（大箭头），也可见扩大的左胸廓内动脉（IMA）由左锁骨下动脉（LSA）发出

主动脉缩窄和假性缩窄均伴有先天性二叶主动脉瓣（30%～85%的患者伴有缩窄），其易导致主动脉瓣狭窄；在某些患者中，CT显示主动脉瓣钙化，提示该诊断。

（二）主动脉瘤

若升主动脉的管腔直径＞4cm，通常提示主动脉扩张。虽然用"主动脉扩张"取代"主动脉瘤"稍显武断，但是本章节用"主动脉扩张"泛指主动脉管径的轻度扩张（4cm），提示该异常不会导致严重后果。相反，"主动脉瘤"指更为局限性的病变或更严重的全段主动脉扩张（5cm）。若主动脉的管径＞6cm，通常需要考虑进一步治疗。根据管径大小，对升主动脉进行简单分类，4cm为主动脉扩张，5cm为主动脉瘤，6cm提示需要手术。

对于伴有动脉瘤的患者（动脉粥样硬化）来说，CT平扫显示血管内膜的钙化斑，有助于动脉瘤的诊断并与实性肿瘤相鉴别。平扫时，动脉瘤内的血栓或动脉瘤渗漏形成的血肿的密度较血管内血液的密度高。注入对比剂后，能清晰地显示主动脉管腔、动脉瘤和主动脉管壁的厚度（图3-6）。

动脉粥样硬化性动脉瘤的管壁通常增厚并常可见钙化。CT上可见斑块或瘤腔血栓（图3-7），斑块或血栓也可伴有钙化。或由于斑块内含有脂质或由于主动脉壁的硬化，与软组织或主动脉壁相比，斑块通常呈低密度。斑块也可见于仅有动脉粥样硬化而无主动脉扩张的患者。若发生斑块溃疡或血栓溃疡，则应注意与穿透性动脉粥样硬化性溃疡鉴别（详见下述讨论）。

根据形态，动脉瘤常分为梭形或囊状。升主动脉动脉瘤可能发生于动脉粥样硬化、马方综合征、囊性中膜坏死、梅毒或主动脉瓣疾病。动脉韧带附近的动脉瘤可能起因于动脉粥样硬化、导管性动脉瘤（位于动脉导管或导管憩室的动脉瘤）、真菌性动脉瘤、主动脉缩窄相关性或创伤后动脉瘤（即假性动脉瘤）。真菌性动脉瘤通常

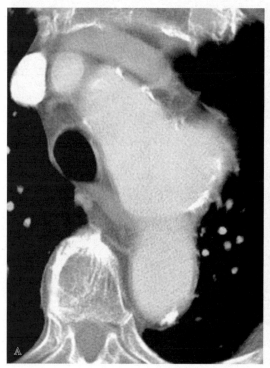
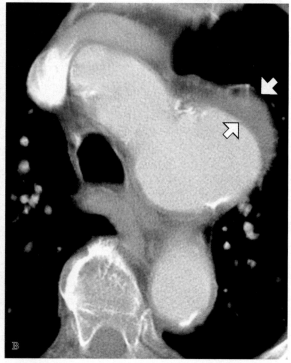

图 3-6 ■ **主动脉瘤**
A和B.位于主动脉弓的局灶性、囊性动脉瘤，管腔内壁可见血栓（箭头）

为局灶性，可能伴有主动脉周围炎（表现为主动脉周围脂肪水肿）或脓肿（局部积液），在软组织内可见气泡影。降主动脉动脉瘤通常为动脉粥样硬化性。

（三）主动脉创伤

螺旋CT在诊断主动脉创伤中具有重要价值，主动脉创伤通常因坠落伤或交通事故所致。主动脉撕裂、破裂或假性动脉瘤最常见于以下部位：主动脉根部、动脉韧带水平、膈肌和主动脉裂孔。主动脉根部创伤的患者常当场死于事故现场；能坚持到医院的患者中，动脉韧带水平的创伤最常见（图3-8）。

主动脉撕裂或破裂的患者，在CT上总是能被观察到与主动脉相连的纵隔血肿（液体CT值约为50HU）（图3-8）；若无血肿则可排除该诊断。在胸骨或椎体骨折处出现血肿并不能预测主动脉损伤。

多排螺旋CT薄层（1.25mm）增强扫描诊断急性主动脉撕裂或破裂具有极高的准确度，敏感

度接近100%。破裂或撕裂处可见主动脉壁不规则、夹层或局灶性动脉瘤（图3-8）。罕见对比剂外渗，一旦发现需高度重视。建议以下情况无须行主动脉造影：①CT未见纵隔血肿；②纵隔血肿患者的主动脉未见明显异常。当患者的CT信息不充足或CT有可疑表现或需要放置支架治疗时，可行主动脉造影。

慢性创伤后的假性动脉瘤通常位于主-肺动脉窗，动脉韧带附近，左锁骨下动脉起始处下方（图3-9）。假性动脉瘤壁可有钙化。

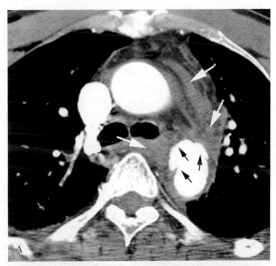

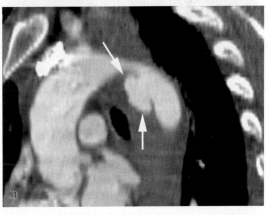

图3-8 ■ 急性创伤性主动脉破裂伴假性动脉瘤形成

A.1名机动车事故患者的增强CT扫描，可见与主动脉相连的纵隔血肿（白箭头）。近端降主动脉形态不规则，其前方可见假性动脉瘤（黑箭头）。B.主动脉矢状位重组图像，可见位于降主动脉近端的假性动脉瘤，该部位最为常见

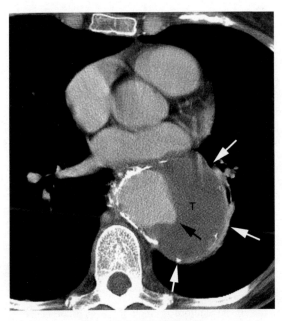

图3-7 ■ 主动脉瘤伴血栓

位于降主动脉的局灶性、囊性动脉瘤，管壁可见钙化（白箭头）。动脉瘤内可见大量血栓（T）伴灶性溃疡（黑箭头）

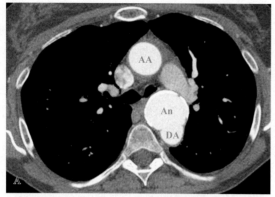
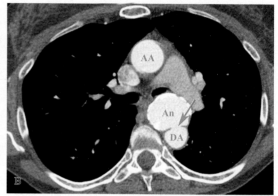
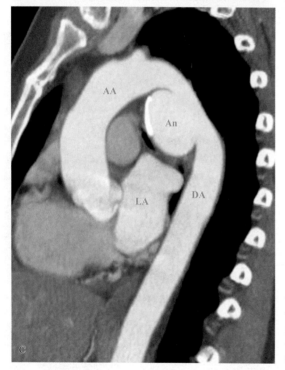

图3-9 ■慢性创伤后的假性动脉瘤

曾发生过交通事故患者的增强CT扫描。A.局灶性假性动脉瘤（An）自降主动脉（DA）近端向前延伸，管壁伴钙化。AA，升主动脉。B.稍低层面，可见位于降主动脉前壁的破口（箭头）。C.主动脉弓平面的矢状位重组图像，显示发生在降主动脉近端（典型部位）的假性动脉瘤。LA，左心房

（四）急性主动脉综合征

急性主动脉综合征是几种主动脉病变的总称，表现为急性胸痛并常伴有类似的诱因，包括主动脉夹层、壁内血肿（IMH）和穿透性动脉粥样硬化性溃疡（PAU）。主动脉内膜穿透或中膜破裂为它们的共同点。

1.主动脉夹层 主动脉夹层通常与高血压、主动脉壁变薄（如马方综合征或囊性中层坏死）或创伤有关。患者常表现为急性胸痛。内膜片的存在是诊断主动脉夹层的主要依据，主动脉的内膜由主动脉壁向内移位使管腔分为真腔与假腔。

CT由于是横断面断层扫描，而成为诊断该病的理想手段。

主动脉夹层有Daily分型和DeBakey分型2种分类方法。Daily分型由于简单且与治疗相关，使用最广泛，通常又被称为Stanford分型。

按照Stanford分型可将主动脉夹层分为Stanford A型和Stanford B型（简称A型主动脉夹层、B型主动脉夹层），Stanford A型主动脉夹层累及升主动脉（图3-10），约2/3的急性主动脉夹层为Stanford A型。由于可能逆向发生夹层并破入心包（导致心脏压塞）或发生冠状动脉或颈动脉

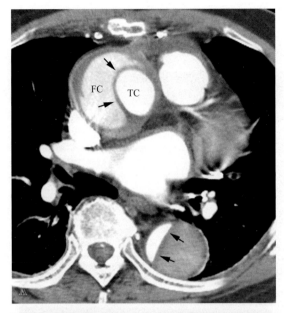

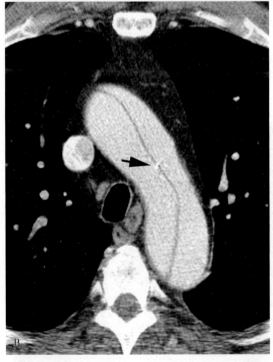

图3-10 ■ 2位患者的Stanford A型主动脉夹层

A.急性胸痛患者CT显示Stanford A型主动脉夹层；累及升主动脉及降主动脉。内膜片（箭头）在强化的血管腔内呈低密度。升主动脉的真腔（TC）密度更高，但管腔较小。假腔（FC）密度较低，轮廓更不规则，其内可见血栓。升主动脉可见扩大。降主动脉的真腔密度更高且受压变扁，假腔强化差，位于真腔的侧后方。B.主动脉弓可见内膜片，并可见内膜钙化（箭头）

闭塞，该类型夹层患者通常需采取手术行破裂处血管移植治疗。心电门控多层螺旋CT可清晰显示Stanford A型主动脉夹层（图3-11）。Stanford B型主动脉夹层不累及主动脉弓，通常起始于左锁骨下动脉远端（图3-12）。一般采用内科方法（通过控制血压）而非外科手术治疗，也可采用血管内支架置入术治疗Stanford B型主动脉夹层。

按照DeBakey分型可将主动脉夹层分为3型。Ⅰ型（累及主动脉全程，包括升主动脉及降主动脉）最常见。Ⅱ型通常与马方综合征有关，仅累及升主动脉，Ⅱ型与Ⅰ型对应于Stanford A型主动脉夹层。Ⅲ型仅累及降主动脉，通常与高血压或创伤相关，Ⅲ型等同于Stanford B型主动脉夹层。

在诊断主动脉夹层、显示破口的位置、确定夹层的类型和累及的动脉分支方面，CT具有高度的敏感度及特异度（＞95%）；因此，对于有相应临床症状的患者来说，CT是一种很好的筛检和诊断方法。经食管超声心动图可用于某些疑似急性主动脉夹层患者，它的敏感度高，但特异度较低（70%）。磁共振成像（MRI）的精确度与CT相似，MRI用于无法使用碘对比剂的患者，也可用于Stanford A型主动脉夹层患者的术前检查。CT或MRI均可用于主动脉夹层患者治疗后的随访复查，以观察主动脉夹层是否复发或进展。

对疑似主动脉夹层的患者，需行增强CT检查。采用螺旋技术，在快速注射对比剂（注射速度为2.5～3.5ml/s）期间，扫描升主动脉、主动脉弓和降主动脉（1.25mm或2.5mm层厚，多排螺旋CT），并继续扫描至腹主动脉分叉。注射对比剂后应延迟20～30s启动扫描，或者由CT机确定扫描时间。增强前通常先行胸部平扫以筛查壁间血肿（见后文）。

当对比剂填充真腔、假腔时，通常能勾勒出主动脉夹层患者的内膜片。主动脉夹层的起始处可见内膜的破口（图3-12）。虽然某些患者的真腔、假腔难以识别，但是基于以下的CT表现通常可以区分真腔和假腔（图3-10A、图3-11和图3-12）：

（1）当主动脉根部或升主动脉的外形正常时，应追踪观察邻近层面的主动脉管腔，与远段血管相连续的管腔，即为真腔。

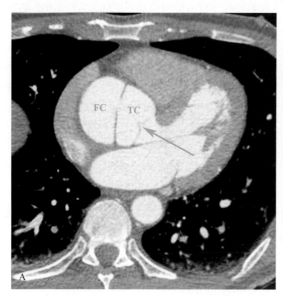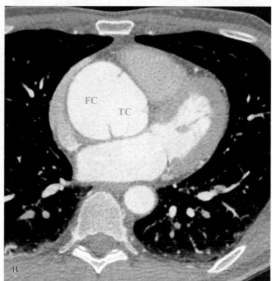

图3-11 ■ Stanford A型主动脉夹层

心电门控多排螺旋CT显示累及主动脉根部的Stanford A型主动脉夹层。A.左心室流出道和主动脉瓣层面（箭头），可见真腔（TC）和假腔（FC），在夹层起源处可见内膜的破口，表现为内膜片上的裂口或缺损。主动脉可见扩张。B.在较高层面，撕裂的内膜片可见大的破口

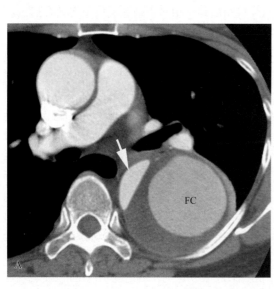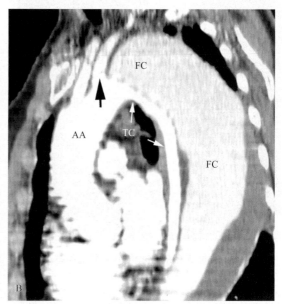

图3-12 ■ Stanford B型主动脉夹层

A.增强螺旋CT显示降主动脉夹层。假腔（FC）较大，位于侧后方，强化不明显，内衬血栓。真腔（箭头）受压明显。升主动脉外形正常。B.图A的矢状位重组图像，大的假腔起源于左锁骨下动脉的远端（黑箭头）。真腔较小且强化更明显，真腔与升主动脉（AA）直接相通。其可见内膜片分隔真腔、假腔

（2）在主动脉弓水平，假腔一般位于真腔的外侧，在降主动脉螺旋向后。因为这种特殊的走行，发自腹主动脉的左肾动脉很可能从假腔发出。

（3）真腔通常较假腔小。

（4）假腔的轮廓更不规则，可在对比剂充填的管腔中出现蜘蛛网样条带影。

（5）假腔内发生血栓的可能性大。

（6）假腔的血流速度较缓慢，对比剂注入后显像延迟。

（7）真腔侧方血管壁可见钙化。假腔可见强化或形成血栓。假腔的血栓预示较好的预后。

假腔可能扩大，有时可能发生破裂。总的来说，假腔扩大可能导致主动脉的直径在夹层处增大。

在扫描中由于心脏或血管搏动而出现的伪影可能与内膜片相似。伪影常见于主动脉根和降主动脉，与左心缘相邻。一般来说，伪影不如内膜

片光滑、锐利，可能超过主动脉边界或在连续层面断续出现。

壁间血肿和穿透性动脉粥样硬化性溃疡与主动脉夹层的临床表现非常相似。对于急性胸痛的患者，可采用CT检查以排除主动脉夹层。

2. 壁间血肿　当血液流入主动脉壁内即形成壁间血肿。急性壁间血肿的临床表现与主动脉夹层极为相似（高血压患者发生急性胸痛）。它的发生可能与滋养血管出血有关。在某些病例中，它可能是没有内膜破口的夹层。

在增强CT上，壁间血肿表现为光滑的新月形或主动脉壁向心性增厚（较少见）（图3-13和图3-14）。CT平扫显示壁间血肿的密度高于主动脉腔内的血液；鉴于此，对于疑似主动脉夹层的患者应先行胸部CT平扫。若在增强前未行平扫，可后续行平扫。平扫也可见钙化内膜的内移。

应牢记正常主动壁的厚度仅数毫米。平扫

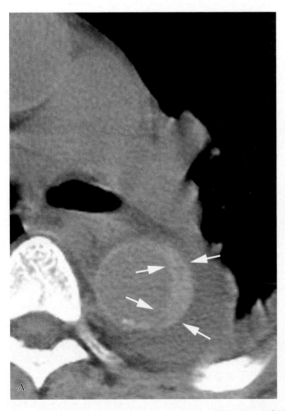
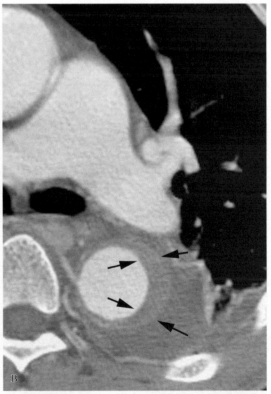

图3-13 █ 壁间血肿（B型）

A.急性胸痛的男性患者，CT平扫可见主动脉壁呈新月形增厚（箭头），其密度高于管腔内的血液密度。B.螺旋CT增强扫描，可见主动脉壁呈新月形增厚（箭头）。增强扫描难以识别高密度的血肿

时，正常主动脉壁的密度与腔内血液的密度相同。贫血患者（血细胞比容≤35%），血管壁的密度可能高于血液的密度。这时应注意不要与壁间血肿相混淆。大致而言，平扫时主动脉腔内血液的密度（CT值）与血细胞比容的大小基本一致。

通常，光滑的新月形或血管壁向心性增厚影像通常见于壁间血肿，而少见于主动脉夹层伴血栓。动脉瘤内衬血栓的表现也类似于壁间血肿，但其外形轮廓通常更不规则。当存在急性胸痛症状时，更倾向于诊断急性壁间血肿而非慢性夹层伴血栓或动脉瘤伴血栓。

壁间血肿可能发生破裂而进展为动脉夹层（向管腔内破裂），从而导致动脉瘤；或吸收消退。其治疗方法与发生在相同部位的动脉夹层（如Stanford A型或Stanford B型）的治疗方法相似，通常壁间血肿分为A型或B型，类似于夹层的分类（图3-13和图3-14）。由于A型壁间血肿伴有潜在的并发症（图3-14），因此需行手术治疗。

3. 穿透性动脉粥样硬化性溃疡 动脉粥样硬化的患者，随着时间推移，动脉粥样硬化斑块的溃疡可能穿透主动脉壁而导致穿透性动脉粥样硬化性溃疡（PAU）。由于动脉粥样硬化最常见于降主动脉，因此，降主动脉也是PAU最常累及的部位。PAU可出现与动脉夹层或壁间血肿相似的胸痛症状。

真性PAU穿透动脉内膜并延至（或穿透）主动脉壁（图3-15），其表现与穿透性胃溃疡相似（图3-16）。主动脉壁的钙化或增强后管壁的强化有助于判断管壁的穿透。PAU可能导致局灶性壁间血肿（图3-17）、动脉夹层（通常较为局限）、假性动脉瘤（有时破裂）。有些病例尤其是胸痛患者，即使PAU仅限于降主动脉也需要手术治疗。偶然发现的PAU可能不需要治疗。

动脉粥样硬化性动脉瘤或血栓的溃疡与PAU表现相似（图3-7和图3-18），但是前者较表浅且不累及主动脉壁本身。

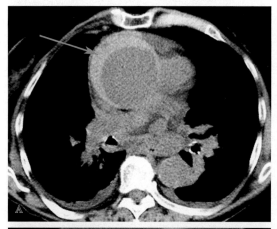

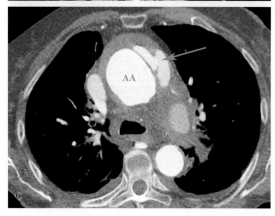

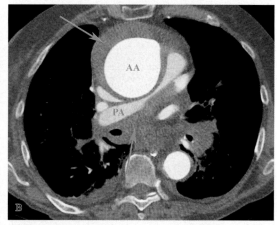

图3-14 ■ 壁间血肿（A型）伴主动脉破裂

A. 急性胸痛的老年女性患者，可见升主动脉（AA）扩张，由于血肿呈高密度，壁内血肿清晰可见（箭头）。B. 较高层面，可见升主动脉（AA）扩张，壁间血肿所致的纵隔内游离积血的密度较高（箭头）。由于扩张的主动脉和纵隔血肿的压迫，右肺动脉（PA）可见明显受压变形。C. 图B的上层面，增强后可见部分壁间血肿强化，纵隔中可见对比剂渗漏及大量高密度血液。患者在CT检查后不久死亡

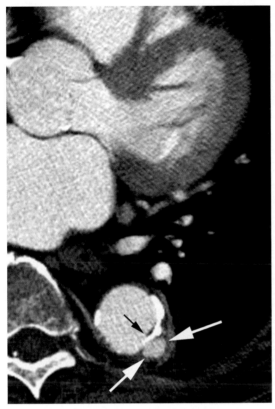

图3-15 ■ 穿透性动脉粥样硬化性溃疡

急性胸痛的男性患者行螺旋CT增强扫描，穿透至主动脉壁的局灶性溃疡（白箭头）可见对比剂充填而呈高密度。钙化（黑箭头）提示内膜的位置

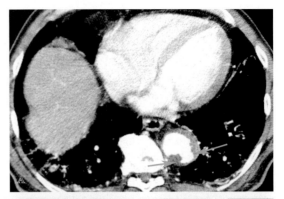

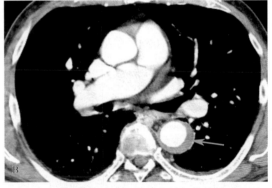

图3-17 ■ 穿透性动脉粥样硬化性溃疡伴壁间血肿

A.急性胸痛患者的多层螺旋CT增强图像，降主动脉可见局灶性溃疡（箭头）。仅凭此单幅图像，判断其也可能为血栓伴溃疡；但结合患者的胸痛症状，应诊断为穿透性动脉粥样硬化性溃疡。B.在较高的层面，壁间血肿表现为主动脉壁的新月形增厚

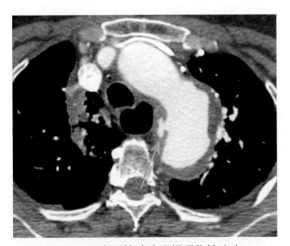

图3-16 ■ 穿透性动脉粥样硬化性溃疡

急性胸痛患者的多层螺旋CT增强扫描，可见主动脉弓中膜的局灶性溃疡，其因对比剂充填而呈高密度（箭头）。CT平扫可见该溃疡伴局灶性壁间血肿

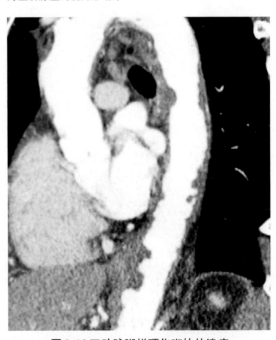

图3-18 ■ 动脉粥样硬化斑块的溃疡

主动脉弓及降主动脉的矢状位重组图像，可见动脉粥样硬化斑块的大溃疡，溃疡未累及主动脉壁。该患者无症状

二、上腔静脉和大静脉

（一）先天性变异

1.奇叶　奇叶是常见变异，发病率约为1/200。奇叶在X线片和CT上有典型表现而易于识别，是正常纵隔解剖的特征性变异。该变异者的奇静脉弓较正常者更靠头侧，位于头臂静脉汇合点，或附近，或之上。在此水平之上，肺内可见奇裂，其勾勒出奇叶的边界（图3-19）。

2.永存左上腔静脉　另一个常见的静脉畸形是永存左上腔静脉，由于胚胎左前主静脉未退化而形成。X线平片难以识别该异常；在某些患者可表现为左上纵隔的轻度突出，或行左侧静脉插管时，无意中将导管置入左上腔静脉。在正常人群中，该畸形的发生率约为0.3%，与奇叶的发生率大致相同。通常无症状或不伴其他畸形，但在先天性心脏病患者中，该畸形的发生率稍高（4.4%）。

在CT上，左上腔静脉位于主动脉上纵隔区的左颈总动脉后外方（图3-3），沿纵隔左侧下行，经过左肺门的前方，通常汇入左心房后方的

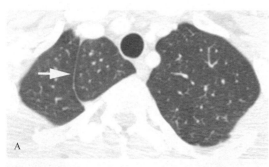
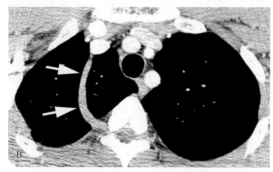

图3-19 ■ 奇叶

A.在肺上叶，可见奇裂（箭头）将内侧的奇叶与其余上叶隔开。B.下一层面，可见奇静脉弓（箭头）自前向后走行。该患者的奇静脉汇入右头臂静脉

冠状窦。65%的患者左头臂静脉缺如，但右上腔静脉存在，左上腔静脉、右上腔静脉管径大致相同，在纵隔两侧的位置大致相同。若左头臂静脉存在，则连接左上腔静脉和右上腔静脉，右上腔静脉较左上腔静脉粗。

若经左臂注入对比剂，则左上腔静脉可见明显强化。若经右臂注入对比剂，则左上腔静脉无强化，通常根据其管形和位置特征可以明确诊断。

3.汇入下腔静脉的奇静脉或半奇静脉　下腔静脉的胚胎发育极为复杂，一系列血管必须有序地生长和退化才能形成正常的下腔静脉。在胚胎发育过程中，形成奇静脉或半奇静脉的血管与肾上段下腔静脉交通，通常这种交通发生退化。若未退化，则形成与下腔静脉连续的奇静脉或半奇静脉。

该畸形常伴有其他先天性发育异常，如多脾（见于半奇静脉与下腔静脉交通的患者）或无脾（见于奇静脉与下腔静脉交通的患者），或为单一畸形。典型表现为明显扩张的奇静脉弓和后奇静脉（图3-20）。若下腔静脉与半奇静脉连接，可见扩张的奇静脉在降主动脉后方，从右向左跨越纵隔，与扩张的半奇静脉连接。在心膈角可见表现正常的下腔静脉，收纳肝静脉的血液。2种畸形中的任何一种都可能伴有腹部下腔静脉重复畸形。扩张的半奇静脉罕见汇入左头臂静脉而不与奇静脉相连接。

（二）上腔静脉综合征

临床常见上腔静脉阻塞或单侧头臂静脉阻塞，出现静脉阻塞症状时，需行CT检查。某些患者因纵隔肿瘤或肺癌行CT检查时，也可发现腔静脉阻塞。

多种病变可导致上腔静脉阻塞，其中，支气管肺癌最常见；在美国的部分地区，组织胞浆菌病引致的肉芽肿性纵隔炎也是常见原因。导致上腔静脉阻塞的其他原因包括结节病、纤维性纵隔炎、结核和因肿瘤行纵隔放疗。由于锁骨下静脉导管置入的广泛应用，静脉血栓导致的上腔静脉阻塞也不少见。

CT可显示上腔静脉阻塞的一系列特征性表现（图3-21和图3-22）。从外周静脉开始注入对

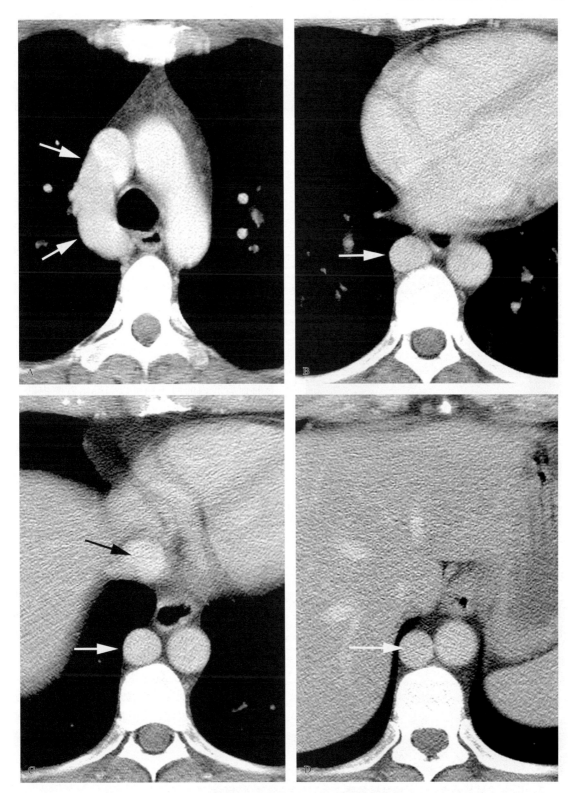

图 3-20 ■ 奇静脉汇入下腔静脉

　　奇静脉弓（白箭头，A）和后奇静脉（白箭头，B～D）明显扩张。在心脏和横膈水平可见正常外形的下腔静脉（黑箭头，C），收纳肝静脉的血液，在此层面以下未见下腔静脉

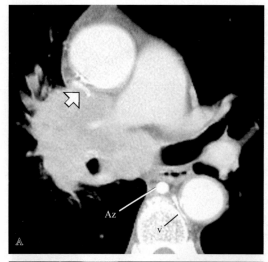

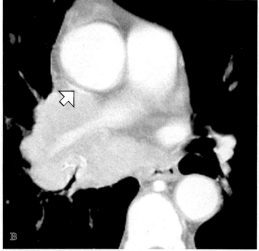

图3-21 ■支气管肺癌引起上腔静脉（SVC）阻塞

A、B.右肺门可见一巨大肿块并侵及纵隔,SVC（箭头）几乎完全阻塞。作为侧支旁路的奇静脉（Az）和左侧肋间静脉（V）可见显影

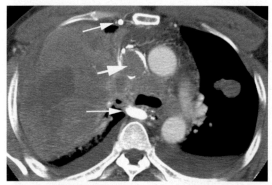

图3-22 ■转移癌，上腔静脉综合征

转移癌患者伴有上腔静脉综合征的临床症状,CT增强扫描显示上腔静脉内大癌栓（大箭头）;作为旁路静脉的胸廓内静脉和奇静脉（小箭头）可见显影;右肺上叶因阻塞性肺炎而呈实变;可见双侧胸腔积液

比剂时，通常肩部、腋窝、前胸壁及上纵隔的许多小静脉的侧支血管可见显影。然而应牢记，在某些无静脉病变的患者中，胸壁和腋窝的小静脉也可显影（可能是注射侧的手臂位置摆放不佳所致）。除非观察到静脉阻塞的其他表现（如大的侧支静脉），否则这些小静脉显影无临床意义。

对于上腔静脉阻塞患者来说，手臂静脉血流缓慢，注入的对比剂流速也缓慢，因此CT扫描也必须相应延迟；否则，纵隔血管显影差。上腔静脉阻塞患者可见典型的侧支血管扩张，包括肋间静脉、胸廓内静脉及左上肋间静脉（在胸部X线片上有时表现为"主动脉乳头"）和半奇静脉。奇静脉和奇静脉弓通常是所有侧支血管静脉回流的最后通路，其绕过阻塞区而将血液引流入阻塞区下游的、紧邻右心房上方的上腔静脉。

对上腔静脉或头臂静脉血栓的患者来说，有时血管腔内的对比剂可以勾勒出管腔内的血栓轮廓。需提醒大家注意的是：若对比剂只从某一侧手臂注入，来自对侧头臂静脉的未强化的血流汇入上腔静脉时，与上腔静脉血栓表现相似。

三、肺动脉

肺动脉狭窄、左向右分流或肺动脉高压均可导致肺动脉主干扩张。当肺动脉主干直径≥3.5cm（升主动脉外侧）或大于升主动脉的直径时，提示肺动脉主干异常扩张，通常伴有肺动脉高压（图3-23A），可见右心室扩大或肥厚（图3-23B）。当肺动脉狭窄时，肺动脉主干及左肺动脉可见扩张，而右肺动脉管径相对正常。当分流或肺动脉高压时，左肺动脉、右肺动脉均扩张。

肺动脉瘤罕见，可能为真菌性动脉瘤，或见于导管置入的并发症、多发性动脉炎、威廉斯综合征、产前水痘或贝赫切特综合征（又称白塞综合征）。

肺栓塞

通常采用增强CT检查来诊断肺栓塞（PE；图3-24和图3-25）。胸部CT重要的临床应用之一就是诊断肺栓塞，近年来，放射性核素成像和肺动脉造影已很少用于诊断该病。

多层螺旋CT的薄层快速扫描具有很大的优势。多层螺旋CT的技术参数包括：①1.25mm探测器宽度；②螺距1.5；③单次屏气5s；④全胸扫描（25cm容积）；⑤对比剂注射速率5ml/s，开始注射20s后启动扫描或自动触发扫描；⑥1.25mm层间距。

通常根据肺动脉内充盈缺损即可诊断肺栓塞（图3-24和图3-25），但是肺动脉腔内肿块也可表现为大的充盈缺损，类似于肺栓塞，如肺动脉血管肉瘤或肿瘤侵及肺动脉伴血管内癌栓（如

肉瘤、血肿或肾细胞癌），但这种情况较肺栓塞少见。

急性肺栓塞通常位于血管中央，注入对比剂后可勾勒出其边界（图3-24和图3-25），在横断面上表现为"甜甜圈征"，在血管长轴面上呈"轨道征"。有时动脉管腔可被完全阻塞，阻塞处的血管可见扩张。通常栓子的密度较低，CT值≤60HU，其周围强化的血液呈明显高密度（约200HU）。

急性肺栓塞的栓子通常呈长条状或"蠕虫"状，在垂直于血管（即血管横断面）的连续层面上可见栓子，或在平行于血管的层面上，可见栓

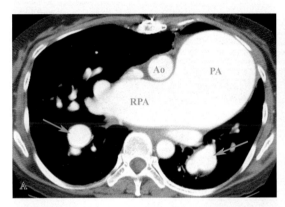
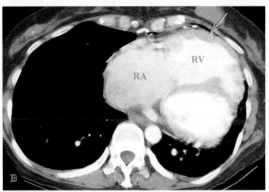

图3-23 ■ 艾森门格综合征和肺动脉高压患者的肺动脉明显扩张

A.肺动脉（PA）的管径明显大于升主动脉（Ao）的管径，提示存在肺动脉高压。右肺动脉（RPA）和叶间肺动脉（箭头）也可见扩张。B.较低的CT层面，右心室（RV）和右心房（RA）可见扩张。肺动脉高压导致右心室壁（箭头）肥厚。这是肺动脉扩张的极端例子

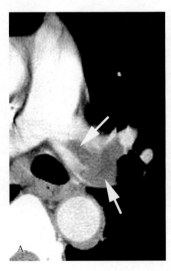
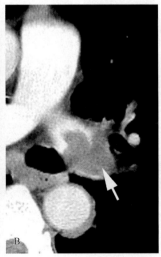
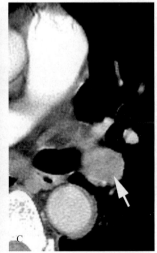

图3-24 ■ 左肺动脉的急性肺栓塞

A～C.左肺动脉主干及肺叶间动脉（箭头）可见栓子填充，注入的对比剂勾勒出栓子的轮廓（A）

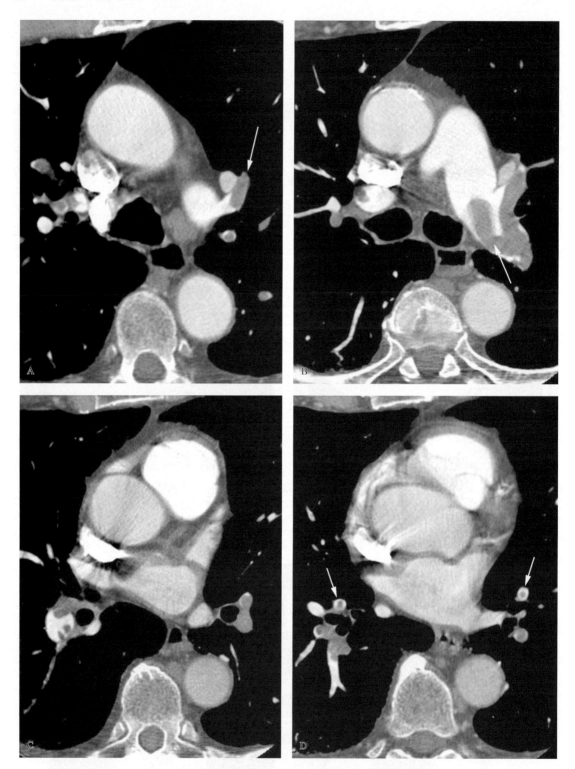

图3-25 ■ 多层螺旋CT（1.25mm层厚）检出急性肺栓塞

A ~ D.肺动脉主干、叶间肺动脉、肺动脉段和亚段分支可见多发栓子（箭头），注入的对比剂勾勒出栓子的轮廓，其呈"轨道征"（箭头，B）和"甜甜圈征"（箭头，D）。某些栓子完全堵塞血管，注入对比剂也无法显示其轮廓（箭头，A）

子的纵向长度；若仅1个或2个层面（血管横断面）可见类似的充盈缺损，其很可能是伪影。当血流速度缓慢或显影较差时，可见对比剂伪影，其表现与充盈缺损类似，但边界模糊，密度较高。一般来说，若充盈缺损的密度高于肌肉的密度，那么其是血流伪影而不是栓子。测量充盈缺损的CT值也有助于区分栓子与伪影，通常血流伪影的CT值＞100HU。

慢性肺栓塞的栓子通常附着于血管壁，呈偏心性，而含对比剂的血液位于管腔中央（图3-26），其表现与急性肺栓塞相反。肺动脉网格影（细线样充盈缺损）提示存在慢性肺栓塞的栓子或见于血栓吸收时。慢性肺栓塞可发生肺动脉高压，表现为肺动脉主干扩张。

螺旋CT诊断累及肺动脉主干分支的急性肺栓塞的敏感度和特异度可以高达100%，诊断肺动脉段栓塞的敏感度及特异度也＞90%；虽然诊断肺动脉亚段栓塞的敏感度较低，但高于其他应用于临床的影像学检查手段。

应注意：孤立的肺动脉亚段栓塞较少见（大栓子易于发现且常见）；从血流动力学的角度来看，孤立的肺动脉亚段栓子不具有重要的临床意义。大量研究证明，若CT检查（即使在采用单源CT，3mm层厚，扫描速度较慢的情况下）结果阴性，那么患者的预后良好，99%以上患者在3个月内无复发。对于肺栓塞，CT与其他影像学检查的诊断效能不相上下。

首次应用单源CT诊断肺栓塞时，在医师中引起了很大的争论，他们认为单源CT诊断肺栓塞的敏感度不高。然而，随着多层螺旋CT的发展，越来越多的研究者认为CT诊断肺栓塞的敏感度太高而导致过度诊断（诊断出无临床意义且无须治疗的肺动脉亚段栓塞）。多层螺旋CT可偶然发现（无临床症状）肺动脉亚段栓塞（图3-27），肺动脉亚段栓塞是否需要治疗仍有争论且相关研究极少，没有其他明显异常的稳定患者可能是不需要治疗的。

应注意：对临床疑似肺栓塞的患者（有肺栓塞的临床症状，血清D-二聚体筛查阳性）行CT检查时，仅5%的患者诊断为肺栓塞，其余则患有伴急性胸痛、呼吸困难和低氧血症的其他病变，包括肺不张、肺炎、肺水肿、胸腔积液、肺

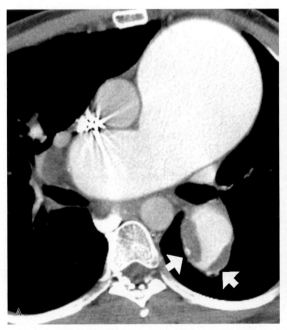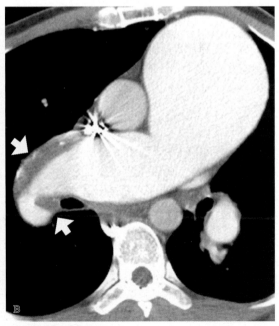

图3-26 ■ 马方综合征患者的慢性肺栓塞和肺动脉高压
A和B.可见肺动脉高压导致的肺动脉主干扩张，并可见附壁血栓（箭头）和管壁钙化斑

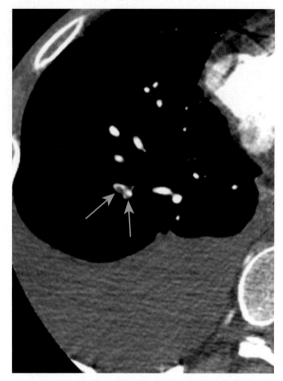

图3-27 ■偶然发现的、无临床意义的孤立性肺动脉亚段栓塞

胸痛和呼吸困难患者的多层螺旋CT成像，仅见2支肺动脉亚段的栓子，境界清晰（箭头）；这种小的肺栓塞无临床意义；其症状可能与胸腔积液相关

癌和弥漫性肺部疾病。多层螺旋CT对于这些病变具有极大的诊断价值。

四、心脏及心包

虽然CT不常用于评估心脏病变，但是掌握心脏解剖的CT表现有助于正确判读扫描所见、识别心旁病变或肿块及其对心脏的影响。CT可偶然发现某些心脏病变。CT可用于评估冠状动脉钙化或狭窄，可以良好地评估心包病变。

（一）心脏病变

随着多层螺旋CT技术的快速发展，CT越来越多地被用于评估心脏病变，并在缺血性心脏病或其他心脏病变患者中有较好的诊断价值。然而对于绝大多数疑似心脏病患者来说，超声心动图、磁共振成像和血管造影仍然是重要的检查方法。

对于急性心肌梗死患者来说，增强CT可显示心肌梗死，其表现为比正常心肌低的密度，在某种程度上，可以定量分析梗死灶的大小。急性心肌梗死可伴有心室血栓。

对于先前发生过心肌梗死的患者来说，CT可显示室壁瘤、心肌变薄、心内膜下脂肪变或钙化和血栓（图3-28）；需注意的是：正常的乳头肌的表现与血栓所致的充盈缺损相似（图3-29），不要将两者混淆。

心室肥厚和肥厚型心肌病患者可见心肌壁的增厚（图3-23B和图3-29）。CT对识别瓣膜和瓣环的钙化具有较高的敏感度（图3-29）。主动脉瓣钙化的严重程度与主动脉瓣狭窄相关。

虽然增强CT可以显示心脏肿瘤，但一般不常用；心脏肿瘤通常采用其他影像学手段进行评估。肺癌伴肺静脉侵犯时，可致左心房肿块。2%的受检者可在CT检查中被偶然发现房间隔脂肪瘤样肥厚，表现为房间隔增厚，呈脂肪密度（图3-30），其通常在超声心动图上类似肿瘤，一般无临床症状，但伴有心房颤动，应注意与真性心脏肿瘤进行鉴别。

（二）冠状动脉

CT扫描时，在主动脉根部水平或更低层面，可观察到冠状动脉钙化（图3-31）。左冠状动脉主干长约1cm，自主动脉4点钟方位发出，分出向前下方走行的左前降支（LAD）和向后下方走行的回旋支（CCA）。当在左冠状动脉主干分为的左前降支和左回旋支分叉点近端发现钙化时，则诊断为左冠状动脉主干钙化。右冠状动脉（RCA）自主动脉前方（11点钟方位）发出，稍低于左冠状动脉起始处水平，向前下走行于房室沟内。左前降支钙化最常见。

冠状动脉钙化的程度在一定程度上与冠状动脉闭塞和心肌梗死相关。是否钙化及钙化的程度也与患者的年龄相关。虽然无钙化并不能排除冠状动脉斑块的可能，但可以提示斑块的发生率较低。

心血管CT成像可以评估冠状动脉钙化、狭窄或闭塞。钙化积分可为评估钙化程度提供参考，钙化的程度与患者的年龄和性别相关。无论

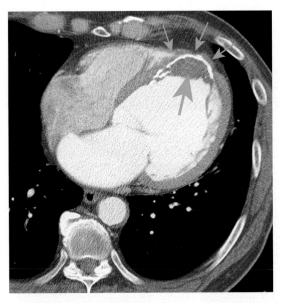

图3-28 ■ 陈旧性心肌梗死伴左心室血栓

先前患有心肌梗死患者的多层螺旋CT成像，左心室肌壁及室间隔可见变薄（小深蓝箭头），可见心内膜下钙化，心尖部可见血栓充填（大深蓝箭头）

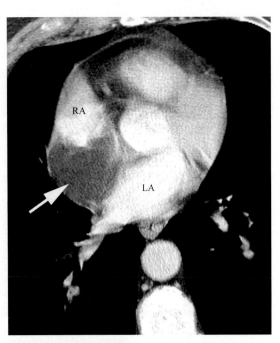

图3-30 ■ 房间隔脂肪瘤样肥厚

房间隔可见局灶性脂肪密度样肿块（箭头），右心房（RA）和左心房（LA）均可见受压。该病变通常无不良后果，该患者也无心脏异常症状

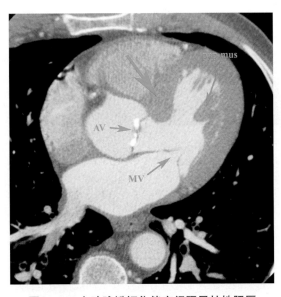

图3-29 ■ 主动脉瓣钙化伴室间隔局灶性肥厚

多层螺旋CT显示主动脉瓣（AV）高密度钙化灶和局灶性室间隔肥厚（大箭头）；二尖瓣（MV）表现正常；血栓需与正常的乳头肌（pap mus）鉴别

冠状动脉的实际三维走行如何，采用冠状动脉计算机体层摄影血管造影（CTA）联合心电图门控技术、对比剂增强及多种图像重组方法（包括曲面重建）可以沿冠状动脉长轴显示其走行（图3-31）、冠状动脉钙化斑（硬斑块）和非钙化斑块（软斑块）。

常规胸部CT平扫不做冠状动脉钙化积分评估；若发现钙化灶，CT报告应描述累及的冠状动脉和钙化的程度（一般描述为"局灶性"或"广泛性"）。一般来说，在常规扫描中发现冠状动脉钙化时，CT报告可遵循以下几条准则：

（1）年龄＞70岁的患者，常见冠状动脉钙化，并不一定能预测严重的冠状动脉疾病，因此CT报告通常无须提及冠状动脉钙化。

（2）年龄＜60岁的男性患者和＜70岁的女性患者，冠状动脉钙化较为少见，通常需要在CT报告中具体提及伴有钙化的冠状动脉［即左前降支、右冠状动脉和（或）左回旋支］。

（3）年龄 60 ～ 70 岁的患者，若出现非局灶性的钙化，应在CT报告中描述。

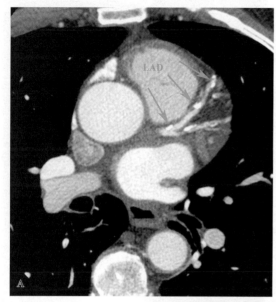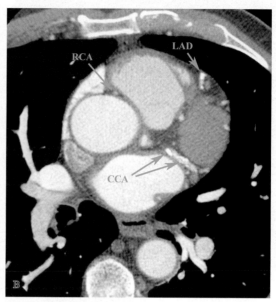

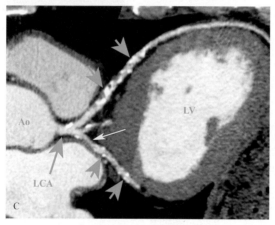

图3-31 ■ 冠状动脉钙化和CTA图像

A.心电门控CTA：左前降支（LAD）及其分支可见钙化。B.在下一层面，可见左前降支（LAD）和左回旋支（CCA）的钙化（箭头）。右冠状动脉（RCA）无钙化。C.曲面重组图像显示左冠状动脉（LCA）、左前降支（LAD）和左回旋支（CCA）多发钙化（大箭头）；另外，左回旋支可见一软斑块伴血管腔狭窄（小箭头）。Ao，主动脉；LV，左心室

（三）心包疾病

1.心包积液、心包增厚和心包纤维化 心包积液表现为心包的条带样增厚。当液体开始增加时，积液首先发生于重力作用的部位，典型位于左心室后方（图3-32）。随着积液的增多，积液可见于右心房和右心室的前方及侧方；积液量大时，在CT上呈环绕心脏的阴影，也可延及心包上隐窝。心包积液是否引起心脏压塞不仅与积液量相关，更与积液的增长速度和心包的扩张性密切相关。

2.心包增厚或纤维化 通常由炎症所致，表现为与心包积液相似的心包条带样增厚。注入对比剂后，增厚的心包可见强化，以此可与心包积液相鉴别。平扫时，增厚的心包密度较心包积液高。心包增厚可呈均匀增厚或呈局灶性结节样增厚。心包可见钙化，尤其见于结核性心包炎、化脓性心包炎或心包积血。

当存在缩窄性心包炎的临床症状，但CT显示心包正常时，可排除该诊断。增厚的心包提示缩窄性心包炎的可能。当存在心包转移时，CT可见心包积液（图3-32）或心包结节（尤其在注入对比剂后）。

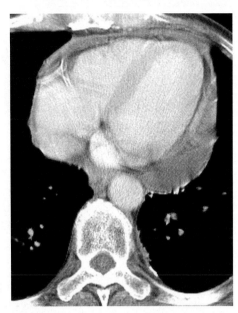

图 3-32 ■肺癌转移伴心包积液

由于重力作用，心包积液首先聚积在左心室后方，该患者可见大部分液体聚积在此区域

参考文献

Araoz PA, Haramati LB, Mayo JR, Barbosa EJ Jr, Rybicki FJ,Colletti PM: Panel discussion: Pulmonary embolism imaging and outcomes. *AJR Am J Roentgenol* 198:1313–1319, 2012.

Batra P, Bigoni B, Manning J, et al.: Pitfalls in the diagnosis of thoracic aortic dissection at CT angiography. *Radiographics* 20:309–320, 2000.

Bechtold RE, Wolfman NT, Karstaedt N, Choplin RH:Superior vena caval obstruction: Detection using CT. *Radiology* 157:485–487, 1985.

Castaner E, Andreu M, Gallardo X, et al.: CT in nontraumatic acute thoracic aortic disease: Typical and atypical features and complications. *Radiographics* 23:S93–S110, 2003.

Dillon EH, van Leeuwen MS, Fernandez MA, Mali WPTM: Spiral CT angiography. *AJR Am J Roentgenol* 160:1273–1278, 1993.

Gavant ML, Flick P, Menke P, Gold RE: CT aortography of thoracic aortic rupture. *AJR Am J Roentgenol* 166:955–961,1996.

Gavant ML, Menke PG, Fabian T, et al.: Blunt traumatic aortic rupture: Detection with helical CT of the chest. *Radiology* 197:125–133, 1995.

Gefter WB, Hatabu H, Holland GA, et al.: Pulmonary thromboembolism: Recent developments in diagnosis with CT and MR imaging. *Radiology* 197:561–574, 1995.

Goodman LR, Lipchik RJ: Diagnosis of pulmonary embolism:Time for a new approach [editorial]. *Radiology* 199:25–27, 1996.

Gotway MB, Patel RA, Webb WR: Helical CT for the evaluation of suspected acute pulmonary embolism: Diagnostic pitfalls. *J Comput Assist Tomogr* 24:267–273, 2000.

Hayashi H, Matsuoka Y, Sakamoto I, et al.: Penetrating atherosclerotic ulcer of the aorta: Imaging features and disease concept. *Radiographics* 20:995–1005, 2000.

Hoff JA, Chomka EV, Krainik AJ, et al.: Age and gender distributions of coronary artery calcium detected by electron beam tomography in 35,246 adults. *Am J Cardiol* 87:1335–1339, 2001.

Mayo JR, Remy-Jardin M, Müller NL, et al.: Pulmonary embolism: Prospective comparison of spiral CT with ventilation-perfusion scintigraphy. *Radiology* 205:447–452, 1997.

McMahon MA, Squirrell CA: Multidetector CT of aortic dissection:A pictorial review. *Radiographics* 30:445–460, 2010.

Moores LK, Jackson WL Jr, Shorr AF, Jackson JL: Metaanalysis:Outcomes in patients with suspected pulmonary embolism managed with computed tomographic pulmonary angiography. *Ann Intern Med* 141:866–874, 2004.

Nienaber CA, Powell JT: Management of acute aortic syndromes. *Eur Heart J* 33:26–35, 2012.

Pannu HK, Flohr TG, Corl FM, Fishman EK: Current concepts in multi-detector row CT evaluation of the coronary arteries: Principles, techniques, and anatomy. *Radiographics* 23:S111–S125, 2003.

Remy-Jardin M, Pistolesi M, Goodman LR, et al.: Management of suspected acute pulmonary embolism in the era of CT angiography: A statement from the Fleischner Society. *Radiology* 245:315–329, 2007.

Sadigh G, Kelly AM, Cronin P: Challenges, controversies,and hot topics in pulmonary embolism imaging. *AJR Am J Roentgenol* 196:497–515, 2011.

Tello R, Costello P, Ecker C, et al.: Spiral CT evaluation of coronary artery bypass graft patency. *J Comput Assist Tomogr* 17:253–259, 1993.

Trerotola SO: Can helical CT replace aortography in thoracic trauma [editorial]? *Radiology* 197:13–15, 1995.

Webb WR, Gamsu G, Speckman JM, et al.: CT demonstration of mediastinal aortic arch anomalies. *J Comput Assist Tomogr* 6:445–451, 1982.

Webb WR, Gamsu G, Speckman JM, et al.: CT demonstration of mediastinal venous anomalies. *AJR Am J Roentgenol* 159:157–161, 1982.

Wiener RS, Schwartz LM, Woloshin S: When a test is too good: How CT pulmonary angiograms find pulmonary emboli that do not need to be found. *BMJ* 347:f3368, 2013.

Zeman RK, Berman PM, Silverman PM, et al.: Diagnosis of aortic dissection: Value of helical CT with multiplanar reformations and three-dimensional rendering. *AJR Am J Roentgenol* 164:1375–1380, 1995.

第4章

纵隔：淋巴结异常及肿块

一、淋巴结分组

纵隔淋巴结通常根据部位来分类，并且大部分是在Rouvière淋巴结分组修订版的基础上进行系统描述。

（一）前纵隔淋巴结

胸骨旁淋巴结位于胸骨后，胸廓动静脉旁，（图4-1），引流前胸壁、膈肌前部和乳腺中央区淋巴液。

心旁淋巴结（横膈、膈上和心包）于横膈表面包绕心脏，并与低位胸骨旁淋巴链交通（图4-2）。与胸骨旁淋巴结类似，心旁淋巴结肿大最常见于淋巴瘤及转移癌（尤其是乳腺癌）患者。

血管前淋巴结位于大血管前方（图4-1、图4-3及图4-4A），多种疾病可使其受累，特别是淋巴瘤。但在肺癌患者中，血管前淋巴结受累较少见。

（二）中纵隔淋巴结

肺部疾病（如肺癌、结节病、肺结核及真菌感染）所致的淋巴结受累通常累及中纵隔淋巴结。

气管前（或气管旁）淋巴结位于气管前（或气管旁）间隙（图4-1、图4-3和图4-4A）。双肺的大部分区域（左肺上叶除外）淋巴的最终通路为该组淋巴结，因此不论肺部疾病发生在哪个位置，这些淋巴结通常会出现异常。

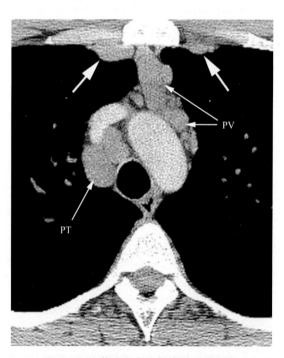

图4-1 ■ 结节病患者胸骨旁淋巴结肿大

图示双侧胸骨旁淋巴结（大箭头）、气管前（PT）及血管前（PV）淋巴结肿大

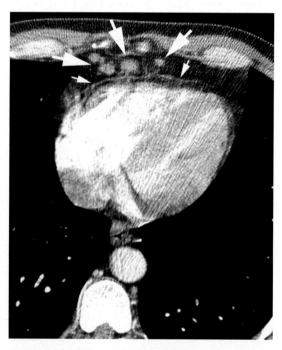

图4-2 ■ 心旁淋巴结肿大

图示淋巴瘤患者的心旁淋巴结肿大（大箭头），其位于心包（小箭头）前

Rouvière分组法将主-肺动脉窗淋巴结归于前组纵隔淋巴结，但是因为它们与右侧气管旁淋巴结功能相同，因此将之在图4-3C、图4-4B、图4-4C中进行描述。左肺上叶由主-肺动脉窗淋巴结引流。气管隆嵴下淋巴结位于气管隆嵴下间隙、左右主支气管之间（图4-4B～图4-4D）；引流下肺门及两肺下叶。它们依次与右侧气管旁淋巴结链交通。支气管周围淋巴结从两侧分别包绕左主支气管、右主支气管（图4-4B和图4-4C），并且与支气管肺淋巴结（肺门，图4-4C和图4-4D）、气管隆嵴下淋巴结及气管旁淋巴结相交通。

（三）后纵隔淋巴结

食管旁淋巴结位于气管后，或与食管毗邻，或两者均可（图4-5）。气管隆嵴下淋巴结不属于此组。

下肺韧带淋巴结位于肺门下方，下肺韧带内侧。在CT上可见此类淋巴结的右侧与食管毗邻，左侧与降主动脉相邻。当淋巴结位于肺门下方时，难以将其与食管旁淋巴结区分开。下肺韧带淋巴结与食管旁淋巴结共同引流中下肺叶、食管、心包及后隔膜。

椎旁淋巴结位于椎体旁，主动脉左后方（图4-5），引流后胸壁和胸膜。在淋巴瘤及转移癌患者中，椎旁淋巴结通常与膈脚后或腹膜后淋巴结同时受累。

（四）淋巴结分区

在20世纪70年代，美国癌症联合委员会（AJCC）和国际抗癌联盟（UICC）推出了以肺癌分期为目的的胸内淋巴结的数字定位系统。根据淋巴结在纵隔的部位对淋巴结进行相应的命名，称为淋巴结分区。美国胸科学会于1983年修改了AJCC/UICC淋巴结分区图，更精确地定义了每个分区的解剖范围及CT标准，并获得广泛使用。AJCC/UICC于1997年发表了进一步的修订版本，旨在将AJCC分区与美国胸科学会分区达成共识。这些淋巴结分区的详细知识并非临床实践所必需。

2009年，国际肺癌研究协会（IASLC）依据肺癌生存率统计资料，引入了简化和更实用（且易记）的淋巴结分类系统，并共同修订了肺癌分期系统（表4-1）。此系统将纵隔淋巴结分为四组（区）：①上纵隔区（气管旁淋巴结和血管前淋巴结）；②肺动脉主干区（主-肺动脉窗淋巴结）；③气管隆嵴下区（气管隆嵴下淋巴结）；④下纵隔区（食管周围淋巴结和肺下韧带淋巴结）。肺门淋巴结和更外围的支气管周围淋巴结归为其他两组。表4-1将IASLC淋巴结分区和AJCC/UICC淋巴结分区进行了比较。图4-6以图表的形式展示了AJCC/UICC淋巴结分区。

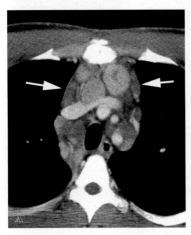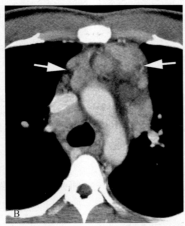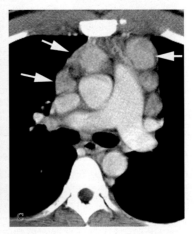

图4-3 ■ 霍奇金淋巴瘤患者血管前淋巴结肿大

图示无名静脉与大血管前方（A），主动脉弓和上腔静脉前方（B），上腔静脉、主动脉根部及肺动脉主干前方（C）均可见肿大的血管前淋巴结或前纵隔淋巴结。上述3个层面水平均可见肿大的气管前淋巴结。图C中，通常认为在主-肺动脉窗区域，血管前淋巴结与肺动脉主干旁淋巴结相连续。一些淋巴结呈现低密度可能是由坏死所致

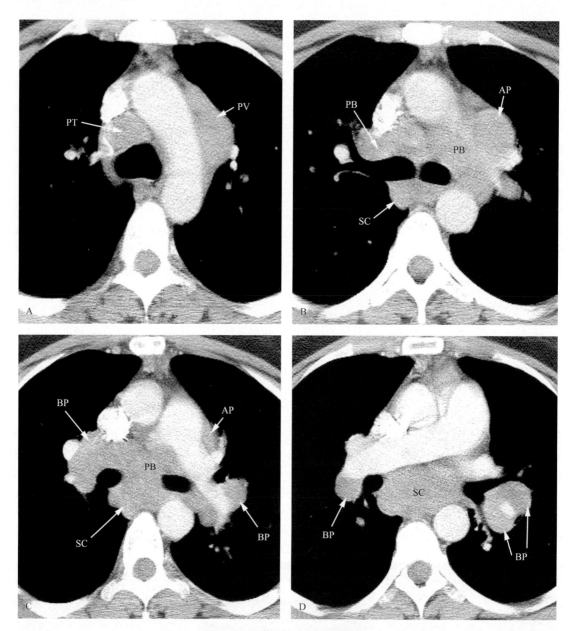

图4-4■结节病患者淋巴结肿大

A.主动脉弓层面，可见气管前（PT）淋巴结及血管前（PV）淋巴结肿大。B.气管隆嵴层面，左肺动脉旁的淋巴结被称为肺动脉主干（AP）淋巴结。邻近主支气管的淋巴结称为支气管周围（PB）淋巴结。气管隆嵴下（SC）淋巴结位于气管隆嵴后方。C.下一个层面，仍可见肺动脉主干、支气管周围及气管隆嵴下淋巴结。肺门的淋巴结被称为支气管肺（BP）淋巴结。D.图C层面的下方，仍可见较大的气管隆嵴下淋巴结和支气管肺淋巴结

二、淋巴结的CT表现

淋巴结CT通常表现为散在分布的、圆形或椭圆形软组织密度影，周围包绕纵隔脂肪；依据淋巴结的位置，可将其与血管区分开；淋巴结常呈簇状分布（图4-7）。平扫时，在某些位置，毗邻血管的淋巴结很难被识别。正常的淋巴结可见脂肪门（图4-7）。

健康受试者的CT图像上，不常显示胸骨旁淋巴结、心旁淋巴结和椎旁淋巴结；但在纵隔的其他区域常可观察到正常的淋巴结。正常淋巴结的大小随着位置的变化而变化，不过可用一些通

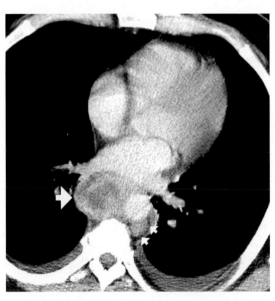

图 4-5 ■ 睾丸癌转移患者椎旁淋巴结肿大

右侧肿大淋巴结（大箭头）为食管旁淋巴结或下肺韧带淋巴结，其密度不均且出现坏死。主动脉后方可见肿大的左侧椎旁淋巴结（小箭头）

表 4-1　IASLC 与 AJCC/UICC 淋巴结分区对比表

IASLC 淋巴结分区	AJCC/UICC 描述	AJCC/UICC 分区
纵隔区		
上纵隔区	右上支气管旁	2R
	左上支气管旁	2L
	血管前	3
	右下支气管旁	4R
	左下支气管旁	4L
肺动脉主干区	主动脉下	5
	主动脉旁	6
气管隆嵴下区	气管隆嵴下	7
下纵隔区	食管旁	8
	肺韧带	9
肺门/下肺叶区域	肺门	10
	肺叶内	11
周围区域	肺叶	12
	肺段	13
	肺亚段	14

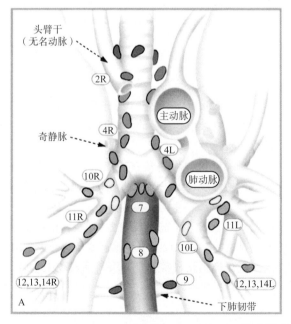
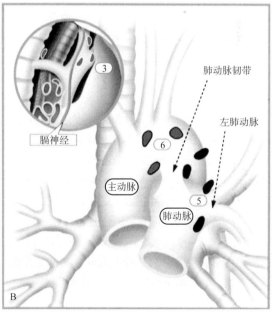

图 4-6 ■ AJCC/UICC 淋巴结分区示意图（彩图见 P63 二维码）

经许可转载自 Mountain CF，Dresler CM：Regional lymph node classification for lung cancer staging.Chest 111：1718-1723，1997.

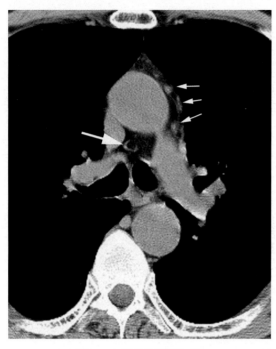

图4-7 ■ 正常纵隔淋巴结

在主-肺动脉窗（小箭头）可见一些短径＜1cm的小淋巴结。气管前可见1枚正常大小的淋巴结（大箭头），其有一脂肪门，并含有大量的脂肪；这是良性淋巴结的表现

表4-2 正常淋巴结短径的上限	
淋巴结组	淋巴结短径 * (mm)
气管旁主动脉上方	7
气管旁主动脉下方	9
主-肺动脉窗	9
血管前	8
气管隆嵴下	12
食管旁	8

*正常淋巴结直径均值加2个标准差

巴结由周围的脂肪衬出轮廓，呈散在分布（图4-3）。然而，当出现炎症或肿瘤浸润时，异常淋巴结可互相融合，表现为单个的大肿块或浸润并取代纵隔脂肪的软组织密度影。

淋巴结肿大的意义必须根据患者的临床情况进行解释。例如，若患者确诊为肺癌，那么肿大的淋巴结有70%的可能性是被肿瘤侵犯。然而，若不是肺癌患者，同样肿大的淋巴结的临床意义就小很多。若患者还未确诊任何疾病，那么肿大淋巴结应考虑为增生结节或炎性反应淋巴结。此外，淋巴结越大，其存在明显异常的可能性就越大。＞2cm的纵隔淋巴结常被考虑为肿瘤侵犯，但也可见于结节病或其他肉芽肿性疾病。

（三）淋巴结钙化

钙化可呈致密影，淋巴结钙化可表现为均质的、斑点状或蛋壳状影。异常淋巴结常肿大，但也可为正常大小。多发的钙化淋巴结常可见，通常相互邻近。

通常，淋巴结钙化首先提示为肉芽肿性疾病，包括结核、组织胞浆菌病和其他真菌感染，以及结节病（图4-8）。鉴别诊断也包括硅沉着病、煤工尘肺、霍奇金淋巴瘤治疗后、转移性肿瘤、典型的黏液腺癌、甲状腺癌或转移性成骨肉瘤。蛋壳样钙化最常见于硅沉着病或煤工尘肺、结节病和肺结核患者。

（四）低密度或坏死淋巴结

肿大淋巴结可呈低密度（图4-5），增强后常表现为边缘强化。通常，低密度反映存在坏死，

用的原则来区分。对于正常人，气管隆嵴下淋巴结较大，虽也可见气管前淋巴结，但这些淋巴结通常小于前者。主动脉上纵隔淋巴结通常小于气管前下方淋巴结，左气管旁淋巴结通常小于右气管旁淋巴结。

（一）淋巴结大小的测量

测量淋巴结大小时，一般采用淋巴结的短径或最小直径（即在横断面上观察到的最小直径）。测量短径比测量长径或最大直径更准确，因为当淋巴结与扫描平面倾斜时，测量短径更能真实地反映淋巴结的直径，且正常人之间此径线的变异也较小。不同纵隔淋巴结组的正常淋巴结的短径上限值如表4-2所示。在临床上，除气管隆嵴下淋巴结外，通常认为短径≤1cm的淋巴结为正常，正常气管隆嵴下淋巴结短径的上限为1.5cm。

（二）淋巴结肿大

若淋巴结（气管隆嵴下淋巴结除外）短径＞1cm则认为淋巴结肿大。在大多数情况下，淋

常见于活动性结核、真菌感染和肿瘤（如转移瘤和淋巴瘤）等疾病。

（五）淋巴结的强化

增强后，正常淋巴结可呈一定程度的强化，富血供的异常淋巴结可有明显的强化；对于明显强化的纵隔淋巴结，其鉴别诊断价值有限，包括转移癌（如肺癌、乳腺癌、肾细胞癌、甲状腺乳头状癌、肉瘤和黑色素瘤）、巨大淋巴结增生症（图4-15）、血管免疫母细胞性淋巴结病、感染

（如结核），有时也见于结节病。

三、纵隔淋巴结肿大的鉴别诊断

（一）肺癌

约35%确诊为肺癌的患者伴有纵隔淋巴结转移（图4-9）。肺癌通常侵犯中纵隔区淋巴结群。左肺上叶肺癌通常转移到主-肺动脉窗淋巴结；左肺下叶肺癌或右肺下叶肺癌趋向于转移至气管隆嵴下及右侧气管旁淋巴结群；而右肺上叶肺癌

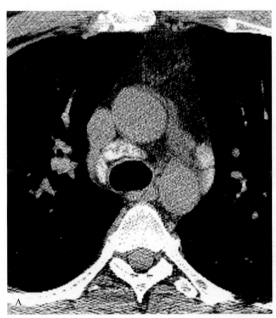
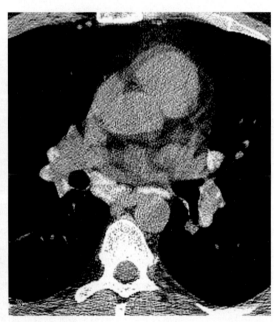

图4-8 ■ 结节病患者淋巴结钙化

A和B.肿大的淋巴结伴有均匀斑点状钙化，气管前、肺动脉主干、气管隆嵴下及肺门等区域的淋巴结受累

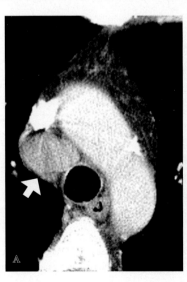
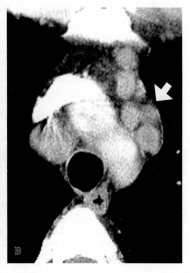

图4-9 ■ 右侧支气管肺癌伴淋巴结肿大

A.气管前间隙（箭头）可见肿瘤同侧肿大淋巴结（N2期），存在手术切除的可能；这些淋巴结较大，可能已受肿瘤侵犯。B.血管前间隙（箭头）可见肿瘤对侧不可切除的肿大淋巴结（N3期）

通常侵犯气管旁淋巴结。

1.肺癌的分期　尽管遗传、细胞类型及病理组织特点等因素均会影响非小细胞支气管肺癌患者的预后，但是肿瘤累及的解剖范围（肿瘤分期）通常对确定治疗方案最为重要。目前使用最广泛的肿瘤分期是2009年修订的TNM分期。

TNM分期基于以下几个方面：①肿瘤的大小、位置和原发肿瘤的累及范围（T）；②有无淋巴结转移（N）；③有无远处转移（M）（表4-3和表4-4）。基于TNM的肿瘤分期与治疗后生存

表4-3　肺癌TNM分期中T、N、M的含义（TNM7，2009年）

T分期（原发肿瘤）

T0	无原发肿瘤证据
T1	肿瘤表现：
	a.肿瘤的最大直径≤3cm
	T1a期：肿瘤最大直径≤2cm
	T1b期：2cm＜肿瘤直径≤3cm
	b.周围为肺或脏层胸膜
	c.未侵犯邻近肺叶支气管（即主支气管）
T2	具有下列任一特点的肿瘤：
	a.3cm＜肿瘤最大直径≤7cm
	T2a期：3cm＜肿瘤最大直径≤5cm
	T2b期：5cm＜肿瘤最大直径≤7cm
	b.累及脏层胸膜
	c.累及主支气管，但距离气管隆嵴≥2cm
	d.伴有肺不张或阻塞性肺炎，并延伸至肺门区，但未累及全肺
T3	具有下列任一特点的肿瘤：
	a.肿瘤最大直径＞7cm（$T3_{>7}$）
	b.原发肿瘤的肺叶出现其他癌结节（$T3_{Satell}$）
	c.累及胸壁、横膈、膈神经、纵隔胸膜或心包壁层（$T3_{Inv}$）
	d.累及主支气管（距气管隆嵴＜2cm，但未及气管隆嵴）（$T3_{Centr}$）
	e.伴有全肺肺不张或阻塞性肺炎（$T3_{Centr}$）
T4	肿瘤大小不定，具有下列任一特点的肿瘤：
	a.累及心脏、大血管、气管、气管隆嵴、喉返神经、食管或椎体（$T4_{Inv}$）
	b.原发肿瘤同侧的不同肺叶出现其他癌结节（$T4_{Ipsi\ Nod}$）

N分期（区域淋巴结）

N0	无区域淋巴结转移
N1	同侧支气管周围、肺门周围或肺内淋巴结转移
N2	同侧纵隔或气管隆嵴下淋巴结转移
N3	对侧肺门或纵隔淋巴结转移，或前斜角肌或锁骨上区淋巴结转移

M分期（远处转移）

M0	无远处转移	
M1	有远处转移	
	M1a	肺内转移，具有以下任一特点：
		a.原发肿瘤对侧肺叶出现的癌结节（$M1a_{Contr\ Nod}$）
		b.恶性胸腔积液或胸膜结节（$M1a_{Pl\ Dissem}$）
		（与转移无明显关系的胸腔积液对分期无用）
	M1b	远处转移

修改自 Rami-Porta R，Crowley JJ，Goldstraw P：The revised TNM staging system for lung cancer.Ann Thorac Cardiovasc Surg 15：4-9，2009，and Detterbeck FC，Boffa DJ，Tanoue LT：The new lung cancer staging system.Chest 136：260-271，2009.

表4-4　TNM肺癌分期（TNM7，2009）

期别	T	N	M
Ⅰa	T1a, b	N0	M0
Ⅰb	T2a	N0	M0
Ⅱa	T1a, b	N1	M0
	T2a	N1	M0
	T2b	N0	M0
Ⅱb	T2b	N1	M0
	T3	N0	M0
Ⅲa	T1～3	N2	M0
	T3	N1	M0
	T4	N0, 1	M0
Ⅲb	任何T	N3	M0
	T4	N2	M0
Ⅳ	任何T	任何N	M1a, b

修改自Rami-Porta R，Crowley JJ，Goldstraw P: The revised TNM staging system for lung cancer.Ann Thorac Cardiovasc Surg 15: 4-9，2009，and Detterbeck FC，Boffa DJ，Tanoue LT: The new lung cancer staging system.Chest 136: 260-271，2009.

期之间存在极好的相关性。

就影像学检查目的而言，通常无须对肿瘤进行精确分期。然而，区分可切除的肿瘤（Ⅰ～Ⅲa期）与不可切除的肿瘤（Ⅲb～Ⅳ期）十分重要。可手术切除的标准虽被普遍认可但并非绝对，不同的外科医师可能有不同的标准。尤其是一些Ⅲa期肿瘤是否可以切除这一问题是备受争议的，通常Ⅲa期肿瘤在手术之前可能先行化疗或放疗。

下文将讨论纵隔淋巴结转移和纵隔侵犯对肺癌分期的影响。第5章及第7章将讨论肺癌分期的其他影响因素。

2.肺癌纵隔淋巴结转移　在TNM肺癌分期系统中，伴有同侧纵隔及气管隆嵴下淋巴结转移的肺癌属于N2期，其存在手术切除的可能（尽管并非总是如此）；若出现对侧淋巴结转移，则为N3期，无法手术切除。

在肺癌患者中，纵隔淋巴结受肿瘤侵犯的可能性直接与肿瘤的大小成正比。虽然肿大淋巴结更可能为肿瘤侵犯所致（图4-9），但它们也可能是良性的；同理，虽然小淋巴结通常是正常的，但它们也可能发生肿瘤转移。虽然在临床实践中，将短径＞1cm的淋巴结定义为异常肿大的淋巴结，但仅凭淋巴结的直径大小是无法准确地将良性淋巴结与肿瘤侵犯的淋巴结区分开的，认识到这一点是非常重要的。

若将淋巴结短轴直径为1cm作为淋巴结大小的上限，则约60%的淋巴结转移患者CT可检出纵隔淋巴结肿大（CT诊断的敏感性），而约70%淋巴结正常的患者，CT也诊断为正常（CT诊断的特异性）。虽然CT诊断淋巴结转移的准确率并不是很高，但仍常用于指导后续的诊疗决策。

对于CT未见淋巴结肿大的肺癌患者，无须行纵隔镜检查，可直接进行开胸手术，但外科医师对此仍有不同意见。虽然一些这样的患者在术中可发现镜下或微小的淋巴结转移，但并不说明外科手术不恰当。一些伴有同侧纵隔淋巴结转移（N2期）的肺癌患者，在手术切除淋巴结及放疗或化疗后，也可取得理想的治疗效果。

相反地，若CT显示纵隔淋巴结肿大，约70%的患者有淋巴结转移，而其余30%为纵隔淋巴结良性增生。当患者的纵隔淋巴结肿大时，通常在术前采用纵隔镜检查对淋巴结进行采样或在CT引导下行穿刺活检。若纵隔镜发现淋巴结转移，即使淋巴结归为N2期，也通常不选择手术；对于纵隔镜检查明确为淋巴结转移的患者来说，手术治疗预后较差。需要注意的是，对于CT显示淋巴结肿大并明确为纵隔淋巴结转移的患者来说，肿大的淋巴结不一定就是转移；也就是说，在某些情况下CT诊断可能歪打正着。

在评估肺癌患者的纵隔淋巴结方面，正电子发射断层成像（PET）较CT更为准确，也在术前分期中起重要作用。PET诊断纵隔淋巴结转移的敏感度约为80%（CT约为60%），特异度约为90%（CT约为70%）。由于PET对解剖细节显示不佳，因此通常PET与CT被联合使用（即PET-CT）。

纵隔镜的敏感性稍高于CT，而特异度

（100%，即在纵隔镜下，正常淋巴结不会被误诊为异常）却远远高于CT。然而，由于纵隔镜不能评估整个纵隔或所有淋巴结群，因此不少（高达20%）支气管肺癌患者虽然纵隔镜检查为阴性，但是手术中仍可发现纵隔淋巴结转移。

采用标准经颈入路，纵隔镜检查只能评估气管前、气管隆嵴下前间隙及右主支气管前方的淋巴结。前纵隔区（血管前间隙）、主-肺动脉窗及后纵隔区（如气管隆嵴下后间隙及奇静脉食管隐窝）的淋巴结无法采用该方法评估，但其中的部分淋巴结可采用左胸骨旁纵隔镜检查（Chamberlain法）进行评估。与此相反，CT及PET-CT可对上述所有区域进行评估，可显示肿大淋巴结的位置，若肿大淋巴结位于纵隔镜标准入路无法评估的区域，CT可引导穿刺活检或引导胸骨旁纵隔镜检查。

3.肺癌的纵隔侵犯 除了淋巴结转移外，支气管肺癌可直接蔓延至纵隔，即纵隔侵犯。在目前的临床手术中，纵隔胸膜、心包壁层、横膈膜或胸壁受侵（T3期）的肺癌患者也可进行手术。然而，如肿瘤明显侵犯纵隔脂肪或其他纵隔结构，如心脏、大血管、气管、食管或椎体等（T4期）（图4-10），则其无法手术切除。一些不伴淋巴结转移或肺门淋巴结转移的T4期肺癌患者，在化疗或放疗后，可考虑手术。

CT诊断纵隔受侵的准确率有多高呢？一个明确的征象就是如果CT显示肺部肿块未与纵隔相连，即认为肿块未侵犯纵隔，这是CT的重要作用之一。纵隔侵犯的CT表现（图4-10）包括以下几个方面：

（1）纵隔脂肪被软组织密度肿块替代。

（2）纵隔大血管受肿瘤压迫或移位。

（3）肿瘤包绕纵隔结构（如主动脉或肺动脉）环周90°以上（环周包绕程度越大，如180°，纵隔受侵的可能性越大）。

（4）大部分纵隔结构周围的纵隔脂肪界面消失。

（5）肿瘤与纵隔接触面超过3cm。

（6）肿瘤与纵隔的接触面成钝角。

（7）纵隔胸膜或心包增厚。

若CT可见肿瘤浸润纵隔脂肪，则可确诊纵隔受侵；纵隔受侵的其他征象的准确度较差。如果未发现上述表现，那么肿瘤很可能可以切除。

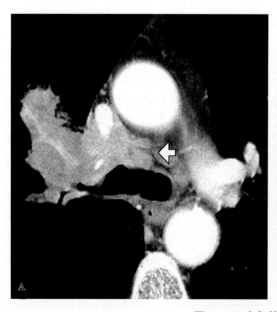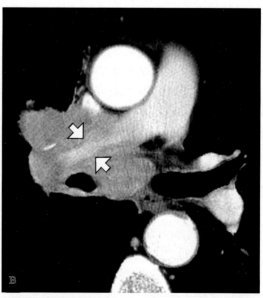

图4-10 ■ 支气管肺癌侵犯纵隔

A.右肺门肿瘤广泛侵犯气管隆嵴前（箭头，A）纵隔区，包绕右侧肺动脉并使其受压变窄（箭头，B）。肿瘤取代了大部分纵隔脂肪，包绕肺动脉，肺动脉和上腔静脉可见受压，毗邻大血管的脂肪界面消失

（二）淋巴瘤和白血病

淋巴瘤患者常见纵隔淋巴结受累。小部分患者由于胸部 X 线片提示纵隔肿块而首次发现，通常这些患者伴有全身性症状和体征，包括发热、盗汗、消瘦、虚弱及疲劳。

1. 霍奇金淋巴瘤　霍奇金淋巴瘤，又称霍奇金病（Hodgkin disease，HD），首发及复发均倾向于侵犯胸腔。HD 可发生于任何年龄段，但发病高峰期为 30～50 岁。

超过 85% 的 HD 患者最后会进展为胸内病变，通常累及上纵隔（血管前、气管前及主-肺动脉窗）淋巴结（图 4-3 和图 4-11）。一个重要的原则是未累及上纵隔淋巴结的胸内淋巴结病不太可能是 HD。

一项研究表明，若患者的胸部 X 线片正常，则 CT 也较少显示纵隔淋巴结肿大；但若胸部 X 线为异常，在许多患者中，CT 还可发现其他区域的淋巴结肿大。CT 对于气管隆嵴下、胸骨旁及主-肺动脉窗淋巴结肿大的诊断最有优势。约 10% HD 患者的心膈角（心包）可见淋巴结并在 CT 上很好地显示（图 4-2）。在其他疾病中，此区域的淋巴结肿大较为少见。相当一部分的患者因 CT 发现有其他区域的淋巴结受累而改变了治疗方案。

HD 患者可见单个淋巴结组肿大，最常见于血管前纵隔区（前纵隔），这通常提示 HD 的组织类型为结节硬化型，该型占成人 HD 患者的 50%～80%。HD 患者的纵隔淋巴结可相互融合形成单一的巨大肿块（图 4-12），而非孤立分散的结节。在 HD 患者中，纵隔结节或肿块在 CT 上可呈囊性或液性（图 4-12）；淋巴结钙化少见且范围局限，但治疗后的情况除外。

2. 非霍奇金淋巴瘤　非霍奇金淋巴瘤（non-Hodgkin's lymphoma，NHL）是一组多样化的疾病，具有多种影像学表现、临床表现、疾病进程及预后。与 HD 相比，NHL 较少见，发病年龄较大（40～70 岁）。当发现时，病变通常已经较广泛（85% 的患者处于 Ⅲ 期或 Ⅳ 期），化疗是最合适的治疗方法；正因如此，NHL 的精确解剖分期不如 HD 重要。

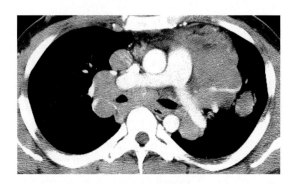

图 4-11　霍奇金病

图中可见广泛的纵隔及肺门淋巴结肿大，左肺结节提示肺部受侵

表 4-5　霍奇金病的纵隔淋巴结肿大

位置	异常（%）	CT可见（%）	胸部X线片可见（%）
气管前区	64	64	57
主-肺动脉窗区	62	62	48
气管隆嵴下区	46	44	9
胸骨旁区	38	38	4
后纵隔区	18	12	11
心旁区	13	10	7

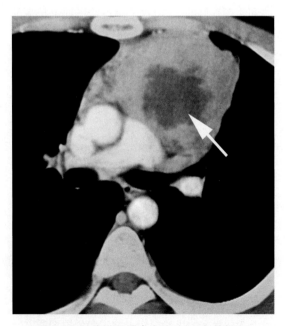

图 4-12　前纵隔霍奇金病（HD）伴坏死

图中可见前纵隔肿块内含有不规则的液性坏死区（箭头）

一系列研究表明，43%的NHL患者伴有胸内病变，40%的患者仅有一个淋巴结群受累，较HD患者更为常见（图4-13）。此外，后纵隔区淋巴结更常受累。仅4%的患者伴有肺部侵犯；某些患者的肺部浸润进展迅速。

NHL可表现为原发性纵隔肿瘤，最常见的细胞类型为淋巴母细胞淋巴瘤（约占60%，图4-13）和大B细胞淋巴瘤。这些淋巴瘤与纵隔HD的表现类似，主要表现为前纵隔大肿块，发病年龄也相似，最常见于年轻人。

与HD患者相似，CT可观察到NHL患者胸部X线片未发现的胸内病变，并影响局限性病变患者（Ⅰ期或Ⅱ期）的治疗方案。

3. 白血病 白血病，特别是淋巴细胞型，可引起肺门或纵隔淋巴结肿大、胸腔积液，偶尔可表现为浸润性肺部病变。淋巴结肿大通常局限在中纵隔区，通常不会出现在淋巴瘤中可见的大肿块。

（三）转移瘤

不论有无肺门或肺内转移（图4-5和图4-14），胸外原发肿瘤可导致纵隔淋巴结肿大。淋巴结转移可来源于向下扩散的颈部肿块（甲状腺癌和头颈部肿瘤）、沿膈下淋巴结链向上扩散的肿块（睾丸癌、肾细胞癌和胃肠道恶性肿瘤），或通过其他途径播散而来（乳腺癌及黑色素瘤）。当肿瘤来源于膈下时，中纵隔（气管旁）或椎体旁的纵隔淋巴结最易受侵。乳腺癌常发生胸骨旁淋巴结转移。

（四）结节病

60%～90%的结节病患者通常伴有纵隔淋巴结肿大。淋巴结肿大的范围较广，可累及肺门及纵隔，且大部分患者表现为双侧对称的肿块（图4-1、图4-4及图4-8），这有助于与淋巴瘤鉴别，后者更常表现为淋巴结非对称性肿大。此外，结节病患者的淋巴结可以很大，但在淋巴瘤患者中，孤立的大肿块较为少见。气管旁淋巴结常受累。虽然通常认为结节病不累及前纵隔淋巴结，但在CT上常可见其受累；偶见椎旁淋巴结肿大（表4-6）。

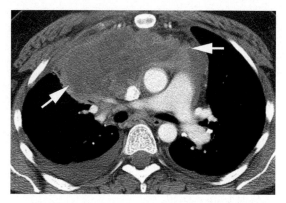

图4-13 ■ 淋巴母细胞型非霍奇金淋巴瘤（NHL）侵犯前纵隔
纵隔区可见一大肿块（箭头），内含可能为坏死所致的低密度区，大血管向后移位，伴有双侧胸腔积液。单个淋巴结群的受侵常见于NHL。淋巴母细胞型NHL通常表现为前纵隔肿块，这与HD类似

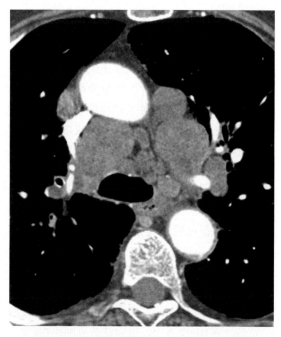

图4-14 ■ 结肠癌的弥漫性纵隔淋巴结转移
气管前间隙、血管前间隙、主-肺动脉窗及肺门可见肿大淋巴结

表4-6　结节病：CT上可见肿大淋巴结的频率

淋巴结组	频率（%）
肺门	90
气管旁右侧	100
主-肺动脉窗	90
气管隆嵴下	65
前纵隔	50
后纵隔	15

（五）感染

在感染急性期，多种传染性病原体可引起纵隔淋巴结肿大，包括许多真菌感染（常为组织胞浆菌病和球孢子菌病）、结核、细菌感染及病毒感染，通常出现急性感染的症状和体征，胸部X线片上可见肺炎的征象。淋巴结通常呈非对称性肿大，可累及肺门及中纵隔淋巴结。结核患者的肿大淋巴结在注射对比剂后呈环形强化，中央坏死；对既往有相关病史的患者来说，这种CT表现极具诊断意义。慢性真菌感染或结核杆菌感染可见淋巴结钙化。

（六）Castleman病（巨大淋巴结增生症，血管滤泡性淋巴组织增生）

巨大淋巴结增生症是一种不明原因的少见疾病，通常具有2种类型。较为常见的类型是局限型，特点是肺门或纵隔淋巴结肿大，常为中纵隔或后纵隔淋巴结；通常，CT表现为一个平滑或分叶状肿块，肿块可较大，增强后肿块明显强化。局限型巨大淋巴结增生症通常无症状，且为良性病程。另一种较为罕见的类型为弥漫型巨大淋巴结增生症，其可导致弥漫性淋巴结肿大，累及肺门及纵隔淋巴结，并常累及腋下、腹部和腹股沟淋巴结群（图4-15）；通常伴有全身症状，即使采取治疗，病变仍会继续进展。与局限型类似，弥漫型增强后淋巴结显著强化。

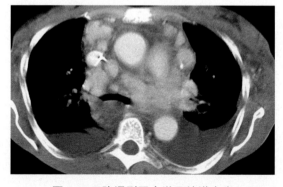

图4-15　弥漫型巨大淋巴结增生症
可见纵隔淋巴结弥漫性肿大，明显强化；也可见腋下、腹部和腹股沟淋巴结肿大，双侧胸腔积液

四、纵隔肿块的诊断

通常，纵隔肿块的CT鉴别诊断常基于多个方面。肿块的定位是鉴别诊断的基础，尽管大部分的纵隔肿块可以发生在纵隔的不同位置，但大多有特定的好发部位（表4-7）。本章根据不同的发生部位对肿块进行分类，表4-7包含的淋巴结肿块（如淋巴瘤，已在本章中阐述）及其他章节中讨论过的病变（如主动脉瘤）不在本章赘述。

鉴别诊断应考虑的其他因素：肿块是单发还是多发（即是否侵犯纵隔的多个区域），肿块的形状（圆形或分叶），以及其他表现如胸腔积液。肿块的密度（脂肪、液性、软组织或混合密度，以及有无钙化、钙化特点及钙化的多少）对于鉴别诊断也非常重要（表4-8）。

五、血管前间隙肿块

当位于血管前间隙的肿块较大时，可向后推移主动脉及大动脉分支（图4-13），但较少造成这些管壁相对较厚的血管结构出现明显受压或狭窄。在主动脉上纵隔区，头臂静脉的移位、受压或阻塞并不少见；在主动脉下纵隔区，只有肿块发生在右侧时，才可出现典型的上腔静脉向后移位或受压的表现。如果肿块位于左侧，可见肺动脉主干受压。

以往我们传授的是：前纵隔肿块的鉴别诊断包括"4T"（胸腺瘤、畸胎瘤、甲状腺肿瘤和恶性淋巴瘤）。事实上，鉴别诊断的范围应当扩展如下：①胸腺瘤和其他胸腺肿瘤；②畸胎瘤和其他生殖细胞肿瘤；③甲状腺肿块；④淋巴瘤和其他淋巴结肿块；⑤甲状旁腺肿块、囊肿，脂肪瘤及淋巴管瘤（淋巴水囊瘤）。

（一）胸腺肿瘤

胸腺细胞来源的肿瘤有多种不同的组织类型，包括胸腺瘤、胸腺癌、胸腺类癌、胸腺脂肪瘤、胸腺囊肿、淋巴瘤及白血病。胸腺增生可类似于肿瘤。

表4-7 基于常见好发部位的纵隔肿块的鉴别诊断

血管前间隙肿块（前纵隔区）	➢ 颈动脉瘤
➢ 胸腺肿块	➢ 前肠囊肿
· 胸腺瘤	**气管隆嵴下间隙及奇静脉食管隐窝肿块（中纵隔区）**
· 胸腺癌	➢ 淋巴结肿块
· 胸腺神经内分泌肿瘤	· 肺癌
· 胸腺脂肪瘤	· 结节病
· 胸腺囊肿	· 淋巴瘤
· 胸腺增生	· 转移瘤
· 胸腺淋巴瘤	· 感染（如结核）
➢ 生殖细胞肿瘤	➢ 前肠囊肿
· 畸胎瘤和皮样囊肿	➢ 奇静脉扩张
· 精原细胞瘤	➢ 食管肿块
· 非精原细胞性生殖细胞肿瘤	➢ 静脉曲张
➢ 甲状腺肿块（甲状腺肿及甲状腺瘤）	➢ 疝
➢ 甲状旁腺肿瘤或增生	**椎旁肿块（后纵隔区）**
➢ 淋巴结肿块（尤其是HD）	➢ 神经源性肿瘤
➢ 血管病变（主动脉和大血管）	· 神经鞘瘤
➢ 间叶组织异常（如脂肪过多症、脂肪瘤）	· 交感神经节瘤
➢ 前肠囊肿	· 副神经节瘤
➢ 淋巴管瘤	➢ 脊膜膨出
➢ 血管瘤	➢ 前肠囊肿
胸骨后间隙肿块（前纵隔区）	➢ 神经管原肠囊肿
➢ 淋巴结肿块	➢ 胸椎病变
气管前间隙肿块（中纵隔区）	➢ 髓外造血
➢ 淋巴结肿块	➢ 积液、假性囊肿
· 肺癌	➢ 血管病变
· 结节病	➢ 疝
· 淋巴瘤（尤其是霍奇金病）	➢ 食管肿块
· 转移瘤	➢ 静脉曲张
· 感染（如结核）	➢ 间质肿块（如脂肪过多症、脂肪瘤）
➢ 前肠囊肿	➢ 淋巴结肿块
➢ 气管肿瘤	· 淋巴瘤（尤其是非霍奇金淋巴瘤）
➢ 间质肿块（如脂肪过多症、脂肪瘤）	· 转移瘤
➢ 甲状腺病变	➢ 奇静脉或半奇静脉扩张
➢ 血管病变（主动脉及大血管）	➢ 疝
➢ 淋巴管瘤和血管瘤	➢ 淋巴管瘤和血管瘤
主-肺动脉窗（中纵隔区）	➢ 胸腺肿块或生殖细胞瘤
➢ 淋巴结肿块	**前心膈角肿块**
· 肺癌	➢ 淋巴结肿块（尤其是淋巴瘤和转移瘤）
· 结节病	➢ 心包囊肿
· 淋巴瘤	➢ 脂肪垫
· 转移瘤	➢ Morgagni孔疝
· 感染（如结核）	➢ 胸腺肿块
➢ 间质肿块（如脂肪过多症、脂肪瘤）	➢ 生殖细胞肿瘤
➢ 血管病变（主动脉或肺动脉）	

表 4-8　纵隔肿块的密度特点*

肿块	气体	脂肪	水	软组织	>软组织	钙化
胸腺瘤	N	N	O	A	N	O
胸腺脂肪瘤	N	A	N	C	N	N
淋巴瘤（胸腺）	N	N	O	A	N	R
皮样囊肿/畸胎瘤	N	O	O	A	N	O
生殖细胞瘤	N	N	R	A	N	R
甲状腺肿瘤	N	N	O	A	C	C
脂肪瘤	N	A	N	N	N	N
淋巴管瘤	N	C	C	C	N	N
囊肿（先天性）	R	N	C	O	N	R
疝	O	O	N	O	N	N
肺癌（结节）	N	N	N	A	N	N
肺结核（结节）	N	N	C	A	N	C
结节病（结节）	N	N	R	A	N	N
巨大淋巴结增生症（结节）	N	N	N	A	N	N
神经源性肿瘤	N	O	C	C	N	O
神经管原肠囊肿	R	R	A	N	N	N
脊膜膨出	N	N	A	N	N	N
造血异常	N	O	N	A	N	N

*A-C-O-R-N：A，always，总是；C，common，常见；O，occasionally，偶尔；R，rare，罕见；N，never，无（"never"并不是说某种密度永远不会出现，而是不太可能出现，因此在日常工作中放射科医师对某种疾病的诊断应当"不"考虑此诊断；即便鉴别诊断被证实是错误的，也"绝不会"受到责备）

1. 胸腺瘤　起源于胸腺上皮细胞的胸腺瘤是成人前纵隔区的常见肿瘤，偶尔也发生于中纵隔区、后纵隔区。依据组织学标准，很难判定胸腺瘤的良恶性；但是，世界卫生组织（WHO）提出一种基于侵袭性、转移及生存率的，由字母和数字组成的组织学分类系统（即 A、AB、B1-3、C）。依据外科手术所见，胸腺瘤总的分为侵袭性及非侵袭性两类。约30%的胸腺瘤在术中和病理上被发现呈侵袭性。侵袭性胸腺瘤最典型的是侵犯纵隔结构或胸膜腔，远处转移较少见。

10% ～ 30%的重症肌无力患者患有胸腺瘤，而更多的胸腺瘤患者（30% ～ 50%）患有重症肌无力。其他与胸腺瘤相关的症状包括红细胞发育不良和低丙球蛋白血症。

在CT上，胸腺瘤通常位于血管前间隙（图4-16），但也可位于心缘旁，表现为局限性肿块，使正常时呈箭头形的胸腺变形或移位。典型的胸腺瘤为单侧发病，可有钙化和囊变。若CT上胸腺瘤表现为双侧对称、较大、分叶状、边缘模糊且伴有胸腔积液或结节，则提示其为侵袭性胸腺瘤，但CT确诊较难。

对于因患重症肌无力而怀疑患有胸腺瘤的患者，CT可检出X线平片上无法发现的肿瘤。尽管如此，CT可能仍无法区分小的胸腺肿瘤与正常或增生的胸腺。

2. 胸腺癌　类似于侵袭性胸腺瘤，胸腺癌也起源于胸腺上皮细胞。然而与之不同的是，基于组织学表现，胸腺癌即可诊断为恶性，归为上述WHO系统中的C类。它更具侵袭性，较侵袭性胸腺瘤更容易发生远处转移。除非出现转移，否则CT无法准确地鉴别胸腺癌与胸腺瘤。

3. 胸腺神经内分泌肿瘤　胸腺神经内分泌肿瘤可进一步分为类癌、非典型类癌及小细胞神经内分泌癌，通常为恶性且具有侵袭性。它的CT表现与胸腺瘤无明显不同，但预后较差。由于肿瘤分泌促肾上腺皮质激素，约40%的患者患有库欣综合征，近20%的患者伴有多发性内分泌瘤综合征 I 型或 II 型。

4. 胸腺脂肪瘤　胸腺脂肪瘤是一种罕见的良性胸腺肿瘤，它主要由脂肪组成，但也含有条索状或岛状的胸腺组织。患者一般无症状，首次检出（通常在胸部X线片上发现）时，肿瘤较大。由于含有脂肪并较柔软，肿瘤在心脏周围呈垂帘样生长，造成心脏增大的假象。在CT上，脂肪成分及其内的少量条索状软组织是胸腺脂肪瘤术前诊断的依据（图4-17）。

5. 胸腺囊肿　胸腺囊肿可以是先天性的，也可以是后天获得的，若其壁薄且内容物密度接近于水，CT即可诊断。但在一些病例中，胸腺囊肿可表现为软组织密度。囊肿边缘可伴有钙化。

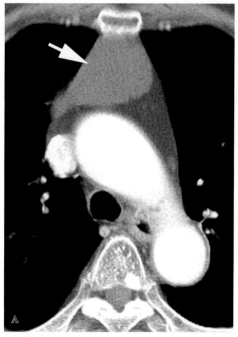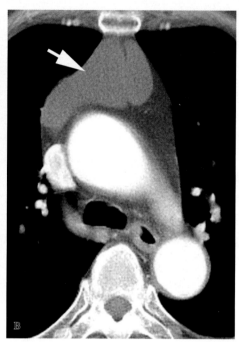

图4-16 ■胸腺瘤

　　A和B.2个不同的CT层面，胸腺右叶可见1个边界清晰的大肿块（箭头）。术后病理证实其为非侵袭性胸腺瘤，胸腺左叶被脂肪替代

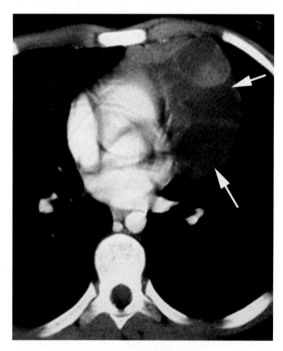

图4-17 ■胸腺脂肪瘤

　　前纵隔区可见巨大低密度肿块（箭头），其主要为脂肪成分，也可见少量条索状软组织成分，肿块略呈下垂状

　　值得注意的是，胸腺瘤也可含有囊性成分，但同时具有实性成分、壁增厚或不规则。

　　诊断纵隔肿块的一个重要通用原则是，囊肿可以表现为实性密度，而实性（恶性）肿块可以伴有囊变或坏死。真正的囊肿壁薄，而囊变的肿块通常壁厚而不规则。

　　6. 胸腺增生及胸腺反跳性增生 胸腺增生可导致胸腺肿大或局灶性胸腺肿块，与重症肌无力有关。胸腺增生在CT上有时很难与胸腺瘤鉴别。

　　胸腺增生表现为胸腺增大或相对致密（含少量脂肪）。年轻的恶性肿瘤患者化疗停止后3个月至1年，胸腺可表现为明显的反跳性增生，表现为胸腺明显肿大。

　　7. 胸腺淋巴瘤 超过50%的HD患者可伴有前纵隔区淋巴结肿大（图4-3和图4-9）或胸腺受累（图4-18）。累及胸腺的淋巴瘤可表现为单个球形或分叶状肿块，或表现为胸腺肿大。在这种情况下，很难将淋巴瘤与胸腺瘤或其他血管前间隙肿块鉴别。但是，如果病灶表现为多灶性（表示其起源于淋巴结）或伴有其他位置的淋巴结肿

大，较容易做出淋巴瘤的诊断（图4-18）。CT上，淋巴瘤可见液化坏死区（图4-12），除了罕见的病例，未经放射治疗的淋巴瘤没有钙化。局限于血管前纵隔区的HD通常是结节硬化型。

（二）生殖细胞肿瘤

几种不同的、起源于原始生殖细胞残留的肿瘤（包括畸胎瘤、皮样囊肿、精原细胞瘤、绒毛膜癌及内胚窦瘤）可发生在前纵隔区。这些肿瘤较胸腺瘤少见，约80%的生殖细胞肿瘤是良性的。生殖细胞瘤通常分为三类，即畸胎瘤和皮样囊肿、精原细胞瘤与非精原细胞性生殖细胞肿瘤。

1. 畸胎瘤和皮样囊肿　畸胎瘤可以是囊性或实性的，且大部分为良性的。畸胎瘤包含外胚层、中胚层及内胚层组织。皮样囊肿是一种特殊类型的畸胎瘤，主要起源于表皮组织，也可见其他组织。畸胎瘤依据组织类型可分为成熟型和未成熟型。成熟型畸胎瘤为良性的，未成熟型畸胎瘤在成人通常表现为恶性，但在儿童可为良性。

畸胎瘤的好发部位与胸腺瘤类似，罕见发生于后纵隔。良性病灶通常为圆形、椭圆形，且边界光滑；与胸腺瘤类似，畸胎瘤呈不规则、分叶状或边界模糊不清时，提示为恶性。通常畸胎瘤较胸腺瘤大，但也可为任何大小。畸胎瘤内可有钙化成分（图4-19），但除了肿块内含有骨头或牙齿之外（较为少见），钙化是非特异性的。畸胎瘤可表现为囊性或含有可见的脂肪，脂肪成分对畸胎瘤具有重要鉴别诊断价值（图4-19），也可见脂-液平面。

2. 精原细胞瘤　精原细胞瘤几乎全部发生于年轻男性，它是最常见的纵隔恶性生殖细胞肿瘤，约占30%。在CT上其表现为较大的、均匀的、光滑或分叶状软组织肿块，有时可见小的低密度灶，通常伴有脂肪界面消失，也可见胸腔积液或心包积液。精原细胞瘤对放射治疗敏感，患者的5年生存率达50%～75%。

3. 非精原细胞性生殖细胞肿瘤　胚胎性癌、内胚窦瘤（卵黄囊瘤）、绒毛膜癌及混合型肿瘤由于其罕见性、表现相似、侵袭性行为及预后不

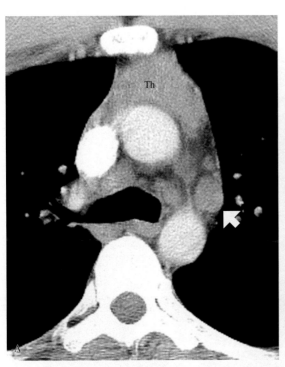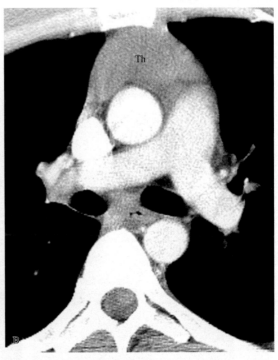

图4-18 ■ 伴纵隔淋巴结肿大及胸膜受累的淋巴瘤
A和B.胸腺（Th）对称性地增大，提示胸腺瘤及其他胸腺原发性肿瘤。但在主-肺动脉窗（A，箭头）和气管前间隙可见肿大淋巴结，其为淋巴瘤的诊断提供了线索

良等共同特点，通常被统一归为非精原细胞性生殖细胞肿瘤。这些肿瘤由于在确诊时，就已存在局部浸润或远处转移，通常无法手术切除；与精原细胞瘤不同，放射治疗对非精原细胞性生殖细胞肿瘤的价值有限。在CT上，此类肿瘤常呈不均匀密度影，由于继发的坏死、出血或囊变，其内可见边界不清的低密度区；通常呈浸润性生长，伴脂肪界面消失，可见毛刺或钙化。

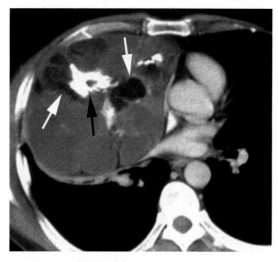

图4-19 ■ 成熟型畸胎瘤

前纵隔可见分叶状肿块，内含有低密度脂肪（诊断的重要征象，白箭头）和钙化（黑箭头）

（三）甲状腺肿块

小部分患有甲状腺肿块的患者，病灶可以延伸至上纵隔区；罕见情况下，源于纵隔异位甲状腺组织的肿块可完全位于胸内；大部分患者为甲状腺肿（图4-20）；但是，其他病变（Graves病及甲状腺炎）和肿瘤也可导致胸腔内肿块；肿块通常不对称。

大部分胸内甲状腺肿患者没有明显症状，可有气管或食管受压的症状。CT上可见胸腔内肿块与颈部甲状腺组织相连，位置时有变化，可位于气管的前方或后方。位于气管前方的肿块可将头臂血管撑开，而主要位于气管后侧方的肿块将头臂血管向前推移。位于大血管前方的甲状腺肿块较少见（图4-20）。甲状腺肿患者常见钙化和低密度囊变。此外，由于病灶富含碘，甲状腺肿、Graves病及甲状腺炎等在CT上的密度较软组织及甲状腺肿瘤高，但低于正常甲状腺组织。通常，如果临床怀疑甲状腺肿瘤，应行CT平扫检查，以便随后行放射性核素检查。而注射含碘对比剂将使核素显像延迟。

（四）间叶组织异常

脂肪过多症及脂肪瘤　长期皮质类固醇激

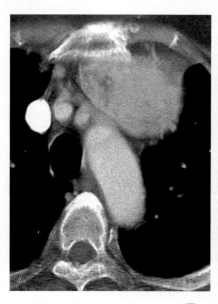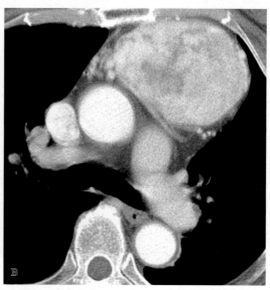

图4-20 ■ 纵隔甲状腺肿

A.前纵隔区可见巨大不均匀肿块；B.增强后肿块可见强化，在更高的层面可见肿块与甲状腺下极相连

素治疗的库欣综合征患者或外源性肥胖者可引起游离脂肪在纵隔弥漫性积聚，称为纵隔脂肪过多症，一般无症状。CT可见在前纵隔区包绕大血管的脂肪普遍增多，伴有纵隔胸膜反折的侧向隆起。脂肪在CT上呈典型的低密度，CT值范围为−50 ～ −100HU。

与其他的间叶组织肿瘤相似，脂肪瘤可发生于纵隔的任何位置，但最好发于前纵隔。脂肪瘤由于柔软性，极少引起症状。尽管脂肪瘤与脂肪过多症的密度相同，但脂肪瘤是局限的。大多数脂肪性肿块是良性的。脂肪肉瘤、畸胎瘤和胸腺脂肪瘤等肿瘤含有脂肪，但也含有软组织成分，因此可与脂肪瘤及脂肪过多症相鉴别。

（五）淋巴管瘤（淋巴水囊瘤）

组织学上，淋巴管瘤可分为单纯性淋巴管瘤、海绵状淋巴管瘤和囊性淋巴管瘤三类。单纯性淋巴管瘤由薄壁的小淋巴管组成，并含有许多结缔组织间质；海绵状淋巴管瘤由扩张的淋巴管组成；而囊性淋巴管瘤（淋巴水囊瘤）为单囊或多囊性肿块，囊内充满浆液或乳糜液体，与正常淋巴管几乎无相通。淋巴管瘤最常见于儿童，病灶可延伸至颈部；但也可见于成人。在CT上，淋巴管瘤可表现为单囊、多囊，或包绕（而不是挤压）纵隔组织；散在的小囊可能观察不到；无钙化。增强扫描可显示异常血管强化。

六、胸骨后间隙肿块

肿大的胸骨旁淋巴结引起胸骨旁淋巴结链的特定部位凸起（图4-1）。除了淋巴结肿大外，发生在胸骨后间隙的肿块不常见，其中，最常见转移瘤及淋巴瘤。上述的前纵隔肿块可突入此间隙。

七、气管前间隙肿块

取代或推移正常的气管前脂肪是气管前间隙肿块的典型表现。由于气管前间隙的左前方受限于位置相对固定的主动脉弓，较大的肿块倾向于向右侧生长，导致上腔静脉受压或向前或向外侧移位。气管前间隙肿块可使受压的上腔静脉呈月牙形或向外侧凸出。向外侧移位的上腔静脉大部分在X线平片上表现为纵隔增宽。较大的肿块也

可以使气管向后移位，但气管软骨通常可防止气管发生明显的狭窄。在此间隙的肿块几乎均来源于淋巴结，而好发于纵隔其他部位的肿块也可侵犯气管前间隙。

八、主-肺动脉窗肿块

主-肺动脉区域的肿块主要表现为取代纵隔脂肪；当肿块较大时其可引起纵隔胸膜反折向外侧移位；有时可见主动脉、肺动脉和气管的移位或受压。主-肺动脉窗的肿块几乎都是肿大淋巴结（图4-3和图4-4）。在此区域的其他肿块包括主动脉异常（动脉瘤或假性动脉瘤）和化学感受器瘤。

九、气管隆嵴下间隙及奇静脉食管隐窝

位于气管隆嵴下间隙的大肿块可产生：①奇静脉食管隐窝凸起；②气管隆嵴撑开；③气管隆嵴向前移位；④食管向左移位；⑤和（或）右肺动脉向前移位和管腔受压。此区域最常见的肿块为淋巴结肿大、囊肿及食管病变。

（一）支气管囊肿及食管重复畸形囊肿

先天性支气管囊肿是由前肠发育过程中异常的胚芽产生的，可发生在纵隔的任何部位，但在气管隆嵴下最为常见；表现为单个圆形或椭圆形的光滑肿块（图4-21），偶见囊壁或囊内容物钙化。罕见因与气管或支气管相通而产生的气-液平面。当支气管囊肿较大时，其可压迫纵隔结构而产生临床症状。当伴有感染或出血时，支气管囊肿可迅速增大。

食管重复畸形囊肿与先天性支气管囊肿较难鉴别，但通常前者与食管相连，表现为边界清楚的孤立性肿块，偶尔当囊肿与食管相通时，可见气-液平面。

CT在诊断纵隔囊肿方面具有较大的价值。当肿块为薄壁、内容物为液性密度（约0HU）时，可诊断为良性囊肿。虽然较高的CT值（20 ～ 40HU）提示为实性肿块，但也可见于前肠重复畸形囊肿，这些囊肿内含稠厚的胶状物或血液，此病通常需经手术诊断，但磁共振成像有时也可提供有用的诊断信息。

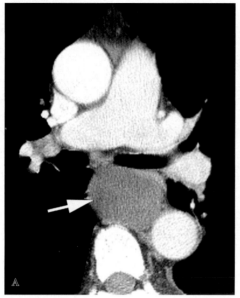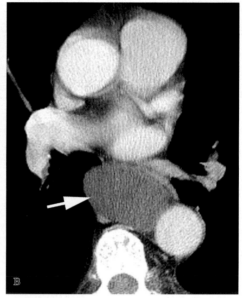

图4-21 ■ 支气管囊肿

A和B.可见位于气管隆嵴下及奇静脉食管隐窝的椭圆形低密度大囊肿（箭头），该区域是支气管囊肿的典型好发部位

（二）食管病变

食管病变内容详见第17章。

十、椎旁肿块

椎旁肿块可见椎旁脂肪被取代。当左侧椎旁肿块较大时，位于主动脉后方的、正常内凹的纵隔胸膜反折可向外凸出。而在右侧，当仅有少量正常组织时，也可见椎旁凸起（图4-5）。

（一）神经源性肿瘤

神经源性肿瘤按起源可分为3种类型：①周围神经或神经鞘（神经纤维瘤或神经鞘瘤）；②交感神经节（神经节细胞瘤或神经母细胞瘤）；③副神经节细胞（嗜铬细胞瘤或化学感受器瘤）。这3种类型的肿瘤既可以是良性的，也可以是恶性的。尽管神经源性肿瘤可发生于任何年龄，但最常见于年轻患者。神经节细胞瘤和神经母细胞瘤最常见于儿童，而神经纤维瘤和神经鞘瘤更常见于年轻人。

在影像学上，神经源性肿瘤表现为边界清楚的圆形或椭圆形软组织肿块，典型位于一侧椎旁区（图4-22）。尽管不同的肿瘤并非都能鉴别开来，但神经节细胞瘤常呈细长状，贴附于脊柱

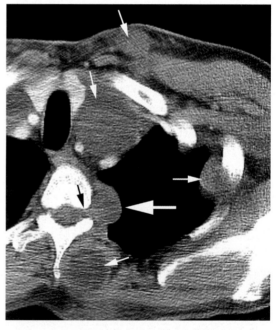

图4-22 ■ 神经纤维瘤，多发性神经纤维瘤病患者

椎旁可见光滑的后纵隔肿块（白色大箭头），椎间神经孔轻度扩大（黑箭头），另外，可见多发神经纤维瘤，其中一些神经纤维瘤的密度相对较低（白色小箭头）

旁；神经纤维瘤和神经鞘瘤较小且形状更呈球形。虽然神经源性肿瘤常表现为软组织的密度，但当存在富含脂肪的施万细胞、脂肪或液性区域

时，可表现为低密度。尽管良性肿瘤通常边界清晰且密度均匀，恶性肿瘤趋向于浸润生长且形态不规则，但是这些信息对于诊断并不完全可靠。肿瘤可有钙化，特别是在神经母细胞瘤中；但钙化在良恶性病变的鉴别方面意义不大。

起源于神经根的神经纤维瘤可表现为哑铃形，即部分在椎管内，部分在椎管外。在这种情况下，椎间孔可扩大。CT有助于确定肿块范围和伴随的椎体异常，且CT增强扫描可将肿块与主动脉瘤或其他血管性病变鉴别开。脊髓造影后行CT检查，有助于显示病变在椎管内的延伸范围。

（二）前向胸内脊膜膨出或侧向胸内脊膜膨出

胸内脊膜膨出表现为脊膜通过椎间孔或椎体缺损处的异常疝出，在胸部X线片上呈软组织肿块影。大部分患者伴有神经纤维瘤病，且好发于成人。据文献报道在神经纤维瘤病患者中，脊膜膨出是引起后纵隔肿块的最常见原因，但笔者对此持怀疑态度。

根据与脊柱的位置关系，脊膜膨出可分为侧向或前向2种类型；其中右侧脊膜膨出略为常见。提示脊膜膨出的征象包括与病灶同一水平的肋骨或椎体异常，或者伴有脊柱侧弯。脊膜膨出常见于脊柱侧弯曲线的顶端。椎管内注射对比剂后行CT检查显示膨出的脊膜内有对比剂填充，即可做出诊断（图4-23），磁共振成像也可诊断本病。

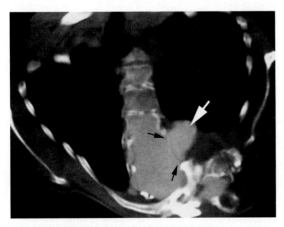

图4-23 ■ 侧向胸内脊膜膨出

神经纤维瘤病及脊柱侧弯患者，可见脊膜膨出（白箭头）伴椎间孔缺损（黑箭头）；脊髓造影检查可见对比剂进入脊膜膨出病灶

（三）神经管原肠囊肿

神经管原肠囊肿是一种由神经和胃肠道成分共同组成的罕见病变，常附着于脊膜与胃肠道。它表现为均匀的后纵隔肿块，罕见与腹腔脏器相通而含气体。与脊膜膨出类似，它常伴有椎体异常或脊柱侧弯。但与脊膜膨出不同的是，神经管原肠囊肿常引起疼痛，一般在年轻时就已确诊。

（四）胸椎病变

肿瘤（良性或恶性）、感染性脊柱炎或椎体骨折伴出血均可表现为椎旁肿块。椎旁肿块常为双侧且呈梭形，依据此特点可与孤立性肿块（如神经源性肿瘤）相鉴别。伴随的椎体或椎间盘的异常有助于上述病变的诊断，应注意寻找。椎体破坏而相关椎间盘仍保存，提示肿瘤或结核；椎间盘破坏除了结核以外，还提示其他感染。

（五）髓外造血

在严重贫血的患者中（常为先天性溶血性贫血或地中海贫血），髓外造血可导致椎旁肿块。肿块的起源不详，可能起源于淋巴结、静脉或肋骨骨髓。肿块可呈双侧、多发，最常累及下段胸椎，在CT上无特异性征象，病变消退后可表现为脂肪密度。

（六）积液及假性囊肿

偶尔，后部胸腔积液可被误认为椎旁纵隔肿块。胰腺假性囊肿可通过主动脉或食管裂孔延伸至纵隔，但罕见。

（七）血管病变

位于后方的主动脉瘤可占据后纵隔的位置。奇静脉和半奇静脉扩张也可引起该区域异常。由于扩张的奇静脉和半奇静脉可在若干连续层面观察到，因此很容易将其与局灶性肿块相鉴别。

十一、心旁肿块

心旁肿块可压迫心房或右心室；由于左心室壁较厚且心室内压力相对较高，左心室受压较为少见。多种肿瘤可见于心旁；较大的前纵隔肿块常向后延至心旁区。

前心膈角肿块

尽管上述的许多纵隔肿块可发生在前心膈角的水平，但是此区域病灶的鉴别诊断包括以下几个特殊病变：心包囊肿、巨大心外膜脂肪垫、Morgagni孔疝和心旁淋巴结肿大（图4-2）。

1. 心包囊肿　心包囊肿最常贴近横膈，其中约60%位于右侧前心膈角，30%位于左侧心膈角，10%位于较高的纵隔区；大多数患者没有症状。心包囊肿典型表现为光滑的圆形均质肿块（图4-24），直径可达15cm。尽管它们的密度一般较低（即接近于0HU），但其也可呈软组织密度。

2. 脂肪垫　在左心膈角、右心膈角区，脂肪沉积并不少见，特别见于肥胖患者。在X线平片上，脂肪沉积可被误认为肿块；但在CT上非常容易诊断。

3. Morgagni孔疝（先天性胸骨旁疝）　腹腔内容物经膈肌的前内隔膜孔进入胸腔形成Morgagni孔疝，表现为心膈角肿块，其中约90%发生于右侧心膈角区。Morgagni孔疝的疝囊内常包含大网膜或肝脏，少见肠管。当疝囊内含脂肪成分时，CT可确诊其为良性肿块，但无法与脂肪垫相鉴别。当疝囊内含肝脏时，CT可通过肝血管或胆管做出诊断。若疝囊内含有肠管，则CT通常可见肠内气体。

十二、纵隔弥漫性病变

纵隔炎

纵隔感染（纵隔炎）分为急性及慢性两种类型。

1. 急性纵隔炎　急性纵隔炎常由食管穿孔或由咽、肺、胸膜及淋巴结等邻近组织间隙的感染蔓延而来。主要临床症状为胸骨后疼痛和发热。CT显示纵隔增宽，纵隔脂肪被液性密度或局限性积液取代，可伴有气泡（图4-25）。

2. 肉芽肿性纵隔炎　组织胞浆菌病、肺结核或结节病、慢性纵隔淋巴结肿大及伴随的纤维化可导致肉芽肿性纵隔炎。在这些患者中，由肿大淋巴结及伴随的纤维化组织形成纵隔肿块，可压

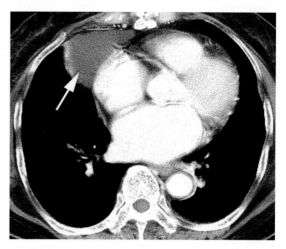

图4-24 ■心包囊肿

右侧心膈角可见一液性密度（0HU）的肿块（箭头），其位置及形态是心包囊肿的典型表现

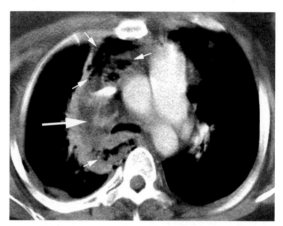

图4-25 ■因汽车天线导致食管穿孔而引起的急性纵隔炎

CT图像可见纵隔增宽，因感染导致纵隔脂肪密度升高（大箭头），多处纵隔积气（小箭头）

迫上腔静脉、肺动脉或肺静脉、支气管和食管。除结节病外，淋巴结通常呈不对称肿大。纤维化组织可替代正常可见的纵隔脂肪。在某些患者中可见淋巴结钙化，提示病变的良性过程。有时可见主支气管（通常为左侧）或肺动脉（常为右侧）受压。

3. 纤维性纵隔炎　一些患者的纵隔纤维化不伴有明显的肉芽肿性疾病。纤维性纵隔炎较肉芽肿性纵隔炎少见。少数患者的纤维性纵隔炎伴有其他部位的纤维化（腹膜后纤维化）。其症状及影像学表现与肉芽肿性纵隔炎类似，但无钙化。

4. 纵隔出血　　纵隔出血常由外伤（如静脉或动脉撕裂）、主动脉破裂（或夹层）或抗凝治疗所致（详见第3章）。通常CT可见上纵隔增宽和正常纵隔轮廓变模糊。在CT上纵隔出血表现为纵隔区的液体密度较高（＞50HU）。血液淤积在肺尖上部的胸膜外引起胸膜剥离，形成所谓的"肺尖帽"。在某些患者中，左侧胸腔也可见积血。CT增强扫描对伴有的主动脉瘤、主动脉夹层或破裂等具有诊断价值。

参考文献

Ahn JM, Lee KS, Goo JM, et al.: Predicting the histology of anterior mediastinal masses: Comparison of chest radiography on CT. *J Thorac Imaging* 11:265–271, 1996.

Bashist B, Ellis K, Gold RP: Computed tomography of intrathoracic goiters. *AJR Am J Roentgenol* 140:455–460, 1983.

Brown LR, Aughenbaugh GL: Masses of the anterior mediastinum: CT and MR imaging. *AJR Am J Roentgenol* 157:1171–1180, 1991.

Castellino RA, Blank N, Hoppe RT, et al.: Hodgkin disease:Contributions of chest CT in the initial staging evaluation.*Radiology* 160:603–605, 1986.

Castellino RA, Hilton S, O'Brien JP, et al.: Non-Hodgkin lymphoma: Contribution of chest CT in the initial staging evaluation. *Radiology* 199:129–132, 1996.

Dales RE, Stark RM, Raman S: Computed tomography to stage lung cancer: Approaching a controversy using metaanalysis. *Am Rev Respir Dis* 141:1096–1101, 1990.

Detterbeck FC, Boffa DJ, Tanoue LT: The new lung cancer staging system. *Chest* 136:260–271, 2009.

Freundlich IM, McGavran MH: Abnormalities of the thymus. *J Thorac Imaging* 11:58–65, 1996.

Glazer GM, Gross BH, Quint LE, et al.: Normal mediastinal lymph nodes: Number and size according to American Thoracic Society mapping. *AJR Am J Roentgenol* 144:261–265, 1985.

Glazer HS, Aronberg DJ, Sagel SS: Pitfalls in CT recognition of mediastinal lymphadenopathy. *AJR Am J Roentgenol* 144:267–274, 1985.

Glazer HS, Kaiser LR, Anderson DJ, et al.: Indeterminate mediastinal invasion in bronchogenic carcinoma: CT evaluation.*Radiology* 173:37–42, 1989.

Glazer HS, Molina PL, Siegel MJ, Sagel SS: Pictorial essay:Low-attenuation mediastinal masses on CT. *AJR Am J Roentgenol* 152:1173–1177, 1989.

Glazer HS, Siegel MJ, Sagel SS: Pictorial essay: High-attenuation mediastinal masses on unenhanced CT. *AJR Am J Roentgenol* 156:45–50, 1991.

Glazer HS, Wick MR, Anderson DJ, et al.: CT of fatty thoracic masses. *AJR Am J Roentgenol* 159:1181–1187, 1992.

Jolles H, Henry DA, Roberson JP, et al.: Mediastinitis following median sternotomy: CT findings. *Radiology* 201:463–466, 1996.

Kawashima A, Fishman EK, Kuhlman JE, et al.: CT of posterior mediastinal masses. *Radiographics* 11:1045–1067, 1991.

McLoud TC, Bourgouin PM, Greenberg RW, et al.: Bronchogenic carcinoma: Analysis of staging in the mediastinum with CT by correlative lymph node mapping and sampling. *Radiology* 182:319–323, 1992.

Mountain CF, Dresler CM: Regional lymph node classification for lung cancer staging. *Chest* 111:1718–1723, 1997.

Müller NL, Webb WR, Gamsu G: Paratracheal lymphadenopathy:Radiographic findings and correlation with CT.*Radiology* 156:761–765, 1985.

Müller NL, Webb WR, Gamsu G: Subcarinal lymph node enlargement: Radiographic findings and CT correlation. *AJR Am J Roentgenol* 145:15–19, 1985.

Quint LE, Glazer GM, Orringer MB, et al.: Mediastinal lymph node detection and sizing at CT and autopsy. *AJR Am J Roentgenol* 147:469–472, 1986.

Rami-Porta R, Crowley JJ, Goldstraw P: The revised TNM staging system for lung cancer. *Ann Thorac Cardiovasc Surg* 15:4–9, 2009.

Rosado-de-Christenson ML, Templeton PA, Moran CA: Mediastinal germ-cell tumors: Radiologic and pathologic correlation. *Radiographics* 12:1013–1030, 1992.

二维码可见彩图4-6

第 5 章

肺　门

计算机断层扫描（CT）有助于诊断支气管内病变、肺门和肺门旁肿块及肺门血管病变。

一、成像技术

5mm层厚螺旋扫描可以充分显示肺门（5mm层厚连续扫描约15层），而薄层扫描有助于识别支气管病变。常规1.25mm层厚的扫描适用于大多数胸部CT检查，同样适用于本章中肺门正常解剖的显示。CT增强扫描是显示肺门的最佳手段。

为了准确地分析肺门轮廓和支气管的解剖，CT图像的窗位通常设定在−600 ～ −700HU，窗宽为1000HU或1500HU（肺窗）。同时，采用0 ～ 50HU 的窗位和400 ～ 500HU的窗宽（软组织或纵隔窗）观察肺门结构、淋巴结和肿块。肺窗和纵隔窗在临床阅片中都是必不可少的。

二、肺门肿块、肺门淋巴结肿大的诊断

熟悉掌握肺门的断层解剖有助于在CT图像上发现肺门的异常病变并对其进行精确定位。采用增强扫描可以更容易地区分肺门的肿块与肿大的肺门淋巴结。

通常在肺门水平的连续层面的CT图像上，可以准确地识别肺叶和肺段支气管（图5-1）。正确识别肺叶和肺段支气管对解读肺门CT图像至关重要。通常，不同患者在同一肺段支气管层面上的肺门解剖和轮廓是相对固定的，因此，当阅读肺门CT的图像时，应首先观察支气管。相对于肺动脉和肺静脉的分支类型，支气管的解剖变异较少。

在某些位置，肺窗上正常的肺门形态相对恒定，在肺窗上，仅依据肺门轮廓的异常改变，就足以发现肺门淋巴结肿大或肺门肿块。而在其他

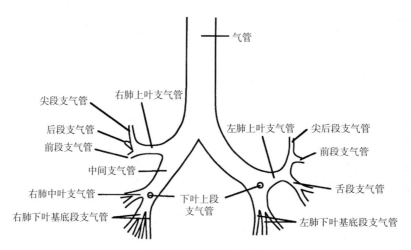

图 5-1 ■ 正常支气管树

图上所示的支气管在大多数患者的CT图像上均可以见到。其中，与扫描层面平行的支气管（如右肺上叶支气管）或与扫描层面接近垂直的支气管比斜行的支气管（如右肺中叶支气管或舌段支气管）要显示得更加清楚

位置，肺门的轮廓会因为肺门肺动脉、肺静脉的大小和位置的不同而发生变化，在这些位置，胸部CT增强使肺血管强化对于准确诊断必不可少。

局灶性或广泛的肺门轮廓变化提示存在肺门肿块或肿大淋巴结，如肉眼可见的肿块或淋巴结肿大，支气管狭窄、阻塞或移位，肺内支气管管壁增厚或闭塞。

一般来说，任何非血管性（无强化）的肺门结构短径＞5～10mm时，应视为可疑，可能是肿大淋巴结。然而，在肺门某些区域内，脂肪和正常淋巴结的短径是超过这个范围的。轻度的淋巴结肿大通常见于肺部炎症性疾病的患者（如肺炎），因此，这一类的淋巴结肿大一般不需要特别关注。

三、肺门解剖的正常表现和异常表现

阅读肺门CT有2种方法，一是分开看两侧的肺门，识别各自重要的结构；二是在连续的层面上对比两侧肺门，寻找相同点和不同点。在临床工作中，最好综合应用这2种方法。

建议在阅读下文的内容时，先学习右肺门的解剖，而暂时不看左肺门的解剖。当学习完右肺门的解剖并有一定的理解认识后，再重新学习并对比两侧肺门的解剖，着重注意哪些肺门的结构是对称的，哪些不是，以及左肺门、右肺门的不同点。同时，还需要学会从肺叶支气管起源追踪到肺段支气管分支，因为在分析肺门CT时需要用到这个技巧。

虽然左右两侧的肺门是不对称的，但它们还是有许多相似之处，因此，识别这些十分重要。这些相似的结构将在本章的后序部分中重点阐述。我们将着重学习肺门的正常解剖和由肿块或淋巴结肿大所导致的解剖改变，并逐层描述分析肺门的异常表现。

不同患者同一肺门层面的图像存在差异，因此，在左右肺门均可显示的CT层面上，两肺门的结构会出现一些变化。在图5-1和下文会阐述到左右肺门的这些关系。这些左右相对的变化通常较小（1～2cm），不同的个体并不一定都会出现这种变化。

在表5-1中简单回顾了肺叶支气管和肺段

表5-1　肺叶支气管和肺段支气管解剖

右肺	左肺
右肺上叶肺段	**左肺上叶肺段**
尖段	尖后段
后段	前段
前段	上舌段
	下舌段
右肺中叶肺段	
内侧段	
外侧段	
右肺下叶肺段	**左肺下叶肺段**
上段	上段
前基底段	前内基底段
内侧基底段	外侧基底段
外侧基底段	后基底段
后基底段	

支气管的解剖，掌握这些解剖知识是分析肺门CT的基础。表5-1中所列出的每个肺段支气管在CT图像上一般是可以见到的，但有时也有例外。

（一）上肺门

1. 右肺门　在经气管远端或气管隆嵴的CT层面上可以见到右肺上叶尖段支气管的横断面，其被大小相近的肺血管包绕（图5-2A、图5-2B），此层面能够清楚地辨认任意一侧肺门的肿块或肺门淋巴结肿大。若发现比正常肺血管直径更大的结构，应视为异常（图5-3和图5-4）。通过与对侧比照，有助于诊断。

2. 左肺门　左肺尖后段支气管及伴行的肺动脉、肺静脉与右肺同一层面的结构相似（图5-2B），若出现淋巴结肿大，其表现也相似（图5-3A）。

（二）右肺上叶支气管和左肺上叶肺段

1. 右肺门　距气管隆嵴约1cm以远，可见沿其长轴显示的右肺上叶支气管，同层面可见其前段和后段分支（图5-5A～图5-5C）。前段支气管

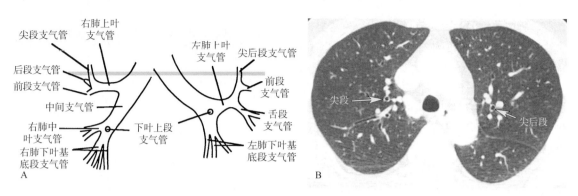

图5-2 ■ 上肺门水平正常解剖

A.图A为图B的大致扫描水平。B.CT肺窗，稍高于气管隆嵴层面，可见右肺上叶尖段支气管的横断面，与数个大小相近的血管毗邻。同层面左肺上叶尖后段支气管和伴行的肺动静脉外形也相近

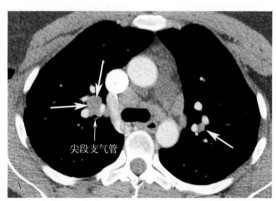
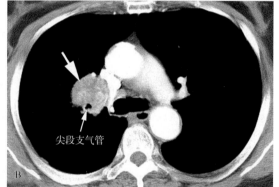

图5-3 ■ 2名患者的上肺门异常

A.结节病患者伴双侧肺门淋巴结肿大，增强扫描可见上肺门层面的淋巴结肿大（箭头）。右肺上叶尖段支气管前方可见1枚肿大淋巴结；左肺血管外侧可见1枚肿大淋巴结。B.右肺上叶肺癌患者，右肺上叶尖段支气管前可见肿大淋巴结（箭头）

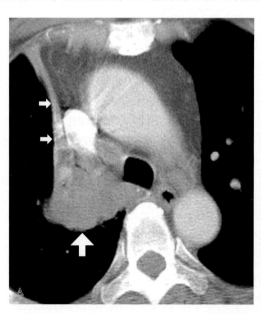
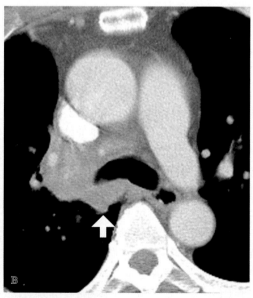

图5-4 ■ 支气管癌患者右上肺门的异常表现

A.一大肿块（大箭头）包绕右肺上叶尖段支气管的区域，紧贴右侧纵隔胸膜的薄层线状稍高密度影（小箭头），提示右肺上叶不张。B.在图A的下一层面，肿块（箭头）位于右主支气管后方，并堵塞右肺上叶支气管

的走行通常平行或接近平行于扫描平面，可显示长 1 ～ 2cm。后段支气管向头侧与扫描平面轻度成角而部分位于扫描层面之外，因而无法完全显示。如果在右肺上叶支气管水平未显示后段支气管，应在更高层面寻找。在一些正常个体中，右肺上叶尖段支气管的开口在 CT 图像上呈一圆形透亮影，通常见于右肺上叶支气管分叉处（或如本例患者，在前段、尖段、后段的三分叉处）。

右肺上叶支气管前方可见右肺动脉前干（供血至大部分右上肺叶）呈椭圆形的高密度影，大小不一，但一般与右主支气管的大小相同（图5-5C）。上肺静脉的分支（后段静脉）位于前段支气管和后段支气管的夹角内，几乎所有患者均

可见。右肺上叶支气管后壁由肺组织勾勒出轮廓，管壁光滑，厚度为 2 ～ 3mm。

在此层面，右上肺门内若见到大于肺动脉前干的软组织密度影，即可确认为肿块或肿大淋巴结（图 5-6），也可以通过增强扫描来证实。在前段支气管和后段支气管夹角内，任何大于后段静脉的结构都应视为异常（图 5-6）。再者，肺上叶支气管壁或主支气管壁的增厚（图 5-7）或是其后方出现软组织影都应视为异常。异常的肺静脉分支有时位于支气管的后方，可见于多个相邻层面。

2. 左肺门　在此层面或邻近层面的左侧，通常可见左肺上叶尖后段支气管和前段支气管（图

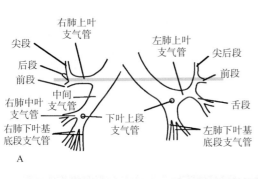

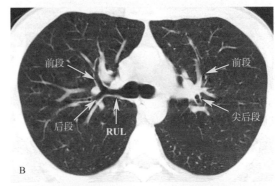

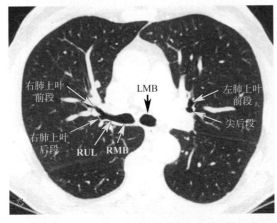

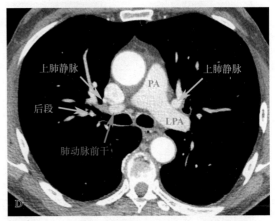

图 5-5 ■ 经右肺上叶支气管和左肺上叶肺段层面的正常解剖

A. 图 A 为图 B ～图 D 的大致扫描层面。B. 右肺门：2.5mm 层厚的 CT 图像上显示右肺上叶（RUL）支气管的长轴，右肺上叶前段和后段支气管呈 "Y" 形，从右肺上叶支气管发出。左肺门：左侧可见左肺上叶尖后段支气管和前段支气管，尖后段支气管呈一横断面，而前段支气管向前走行。C 和 D. 另一名患者，与图 B 同一水平层面的图像，图像层厚为1.25mm。右肺门：右肺上叶（RUL）支气管自气管隆嵴下的右主支气管（RMB）发出，然后发出前段支气管和后段支气管。右肺上叶支气管后壁厚约数毫米，并紧邻肺组织。肺动脉前干位于右肺上叶支气管的前方。上肺静脉的分支位于前段支气管、后段支气管之间的夹角内。上肺静脉的分支位于前方。左肺门：左主支气管（LMB）位于纵隔内，在这名患者中，左肺上叶前段支气管位于其与左肺上叶尖后段支气管的分离点。D. 左肺上叶支气管位于左肺动脉主干的外侧，形成肺门后部的凸起，而上肺静脉则形成肺门前部的凸起。供应左肺上叶前段的肺动脉位于前段支气管的内侧，毗邻肺静脉。PA，肺动脉，LPA，左肺动脉

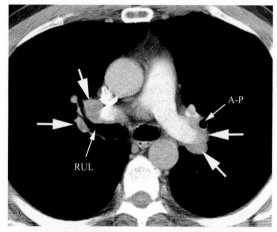

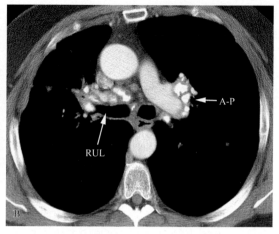

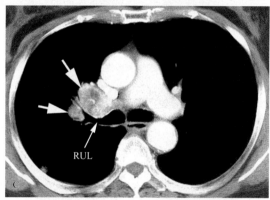

图5-6 ■ **3名肺门淋巴结肿大患者，CT层面与图5-5C和图5-5D在同一水平**

A.结节病患者，在右肺上叶（RUL）支气管和左肺上叶尖后段（A-P）支气管层面，可见肿大淋巴结（箭头）。在肺组织衬托下，右肺前外侧可见多个未强化的结节影；在后段静脉右侧可见软组织影，其直径大于正常的血管，据此判断该软组织影不是血管。在左肺门外侧和后侧可见肿大淋巴结（箭头），可与强化的左肺动脉相区分。B.在右肺上叶支气管和左肺上叶尖后段支气管水平，可见由结节病所致的淋巴结肿大伴广泛钙化。钙化淋巴结的位置和图A所示的淋巴结的位置相近。C.与图5-3B同一患者，在右肺上叶支气管水平，可见肿大淋巴结（箭头）

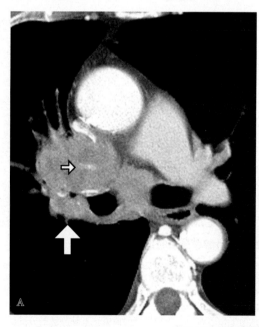

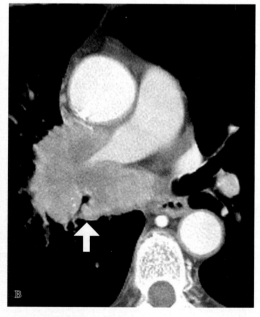

图5-7 ■ **支气管肺癌伴右肺门肿块**

A.巨大的癌灶导致右肺上叶支气管狭窄和前段支气管、后段支气管阻塞。位于右肺上叶支气管前方的肺动脉前干（小箭头）明显狭窄并被肿瘤包绕。右肺上叶支气管后壁（大箭头）和右主支气管后壁增厚。B.在更低的层面上，可见右肺中间支气管狭窄及后壁增厚（箭头）。肿瘤侵犯纵隔并包绕右肺动脉，导致右肺动脉狭窄

5-5A ~图 5-5C)。在横断面上, 尖后段支气管表现为一圆形的透亮影, 前段支气管大部分位于扫描层面内, 沿约 1 点钟方位向前发出。某些个体, 前段支气管出现在稍低的层面。尖后段支气管及前段支气管位于左肺动脉主要分支的外侧, 构成了此层面肺门后部的大凸起, 左上肺静脉构成了肺门前部的凸起。在许多正常个体中, 供应左肺上叶前段的动脉可见于前段支气管的内侧。通过识别这些结构有助于发现淋巴结病变, 在增强后尤其易于识别 (图 5-6A 和图 5-6B)。

(三) 右肺中间支气管和左肺上叶支气管

1. 右肺门　在右肺上叶支气管下方层面, 右肺中间支气管在多个相邻层面均表现为椭圆形的透亮影 (图 5-8), 其后壁的轮廓在肺组织的衬托下显示得锐利清晰。由于肺静脉的大小和位置不同, 支气管前方及外侧的肺门轮廓的形态也多变。在右肺动脉分叉的层面、右肺中间支气管的前方和后方, 可见一些脂肪和正常大小的淋巴结, 有时这些淋巴结的直径可超过 10mm (图 5-8)。不需要注射对比剂, 根据支气管后壁增厚 (图 5-7) 就能够诊断累及肺门后部的肿块; 右肺门肿块尤其是肺癌的患者中, 常可以见到右肺中间支气管后壁增厚。

诊断该层面水平的肺门前部或外侧的肿块, 通常需要进行增强扫描 (图 5-9 和图 5-10), 不应将正常的软组织和淋巴结 (图 5-8) 误认为肺门肿块。

2. 左肺门　左肺上叶支气管通常见于右肺中间支气管的层面。左肺上叶支气管与开口处成 10° ~ 30° 角向前外方发出, 沿轴位走行 (图 5-8)。左肺上叶尖后段支气管及前段支气管一般共干起源, 此共干由左肺上叶支气管在高于右肺上叶支气管的层面发出。在此层面, 左上肺静脉位于左肺上叶 (LUL) 支气管的前内侧, 在左肺上叶支气管的后外侧可见左上肺动脉的降支, 其呈椭圆形的软组织密度影。通常在动脉的内侧和支气管的外侧可见正常大小的淋巴结 (直径 < 5mm)。因为肺门的外侧只有卵圆形的动脉, 若肺门外侧面呈分叶状 (不止一个凸面), 提示肿块或淋巴结肿大 (图 5-9 ~图

5-11)。

尽管在数个层面可见肺组织紧贴并清晰地勾勒出右肺中间支气管后壁的轮廓, 但是仅在左肺上叶支气管的层面上可见由肺组织勾勒出左肺上叶后段支气管后壁的轮廓。在约 90% 的人群中, 肺组织清晰地勾勒出左主支气管或左肺上叶支气管 (位于下肺动脉的内侧) 的后壁 (图 5-8、图 5-12B 和图 5-12C), 称为左支气管后条带影, 与右侧相同, 支气管壁的厚度为 2 ~ 3mm。若此条带影增厚或其后方出现软组织密度灶, 提示存在淋巴结肿大或支气管壁增厚 (图 5-9 和图 5-11)。在 10% 的个体中, 由于下肺动脉位于内侧与主动脉相对, 所以肺组织并不直接接触支气管壁, 该表现不应被视为异常。

舌段支气管通常出现在左肺相当于右肺中间支气管的层面 (图 5-12A ~图 5-12D)。舌段支气管在左肺上叶支气管底面水平, 从左肺上叶支气管发出, 有时可见其 2 个分段 (上舌段和下舌段) (图 5-12)。左肺下叶的上段支气管常见在此水平向后方发出。此水平左肺动脉、左肺静脉的外观与左肺上叶支气管水平的左肺动脉、左肺静脉相同 (图 5-8); 动脉的内侧常可见正常淋巴结。在此层面上, 肺门外侧显著的分叶状轮廓提示肿块或淋巴结肿大 (图 5-13)。

(四) 右肺中叶支气管和左肺下叶支气管

1. 右肺门　在中间支气管的下方层面, 可见右肺中叶支气管从前方发出, 并向前外下方以 30° ~ 45° 的角度走行 (图 5-14)。由于右肺中叶支气管的斜行, 其在 CT 的每个层面上仅可见一小段管腔, 这种情况不应被误认为支气管阻塞。右肺下叶的上段支气管常在此层面向后外方发出 (图 5-14)。

在右肺中叶支气管开口层面, 上肺静脉位于右肺中叶支气管的前内侧, 而右肺动脉的降支 (叶间动脉) 位于右肺中叶支气管的后外侧 (图 5-12)。正常大小的淋巴结 (直径 < 5mm) 常位于右肺动脉和右肺中叶支气管的外侧。由于在此层面静脉和动脉分开走行, 因此肺门外侧的轮廓 (代表右肺动脉) 呈椭圆形, 而不表现为明显分叶状, 因此, 若此处出现任何分叶状结构, 提示

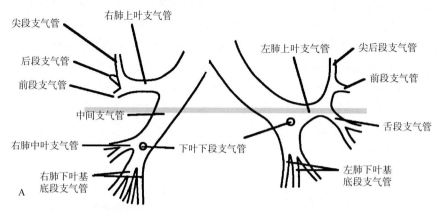

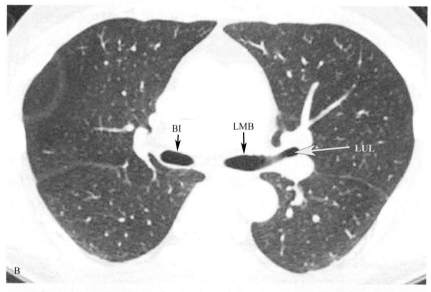

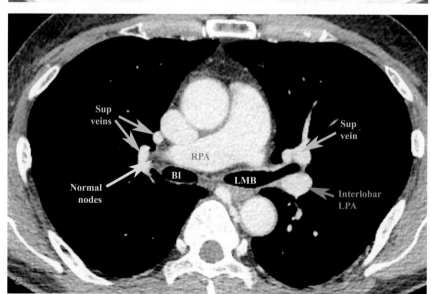

图 5-8 ■ **右肺中间支气管和左肺上叶支气管层面的正常 CT 表现**

A.图A为图B、图C的大致扫描层面。B和C.中间支气管（BI）呈椭圆形透亮影，相邻的肺组织清晰地勾勒出中间支气管的后壁。右肺门由位于支气管前外侧的右肺动脉（RPA）和上肺静脉（Sup vein）构成。在肺门的前外侧，可见正常大小的淋巴结（Normal nodes）和脂肪组织位于强化的肺动脉、肺静脉之间。左肺可见左主支气管（LMB）和左肺上叶（LUL）支气管。左上肺静脉位于左主支气管的前方，左肺动脉（LPA）的叶间支（Interlobar LPA）或降支位于左肺上叶支气管后方，呈椭圆形强化的软组织影

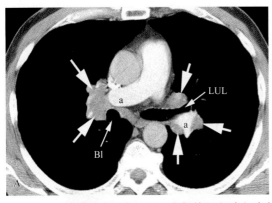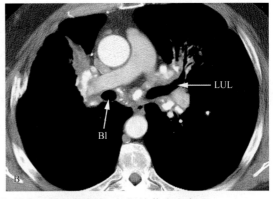

图5-9■右肺中间支气管和左肺上叶支气管水平的异常表现，2例结节病患者

A.在右肺中间支气管（BI）层面，可见位于右肺动脉（a）外侧的肿大淋巴结群（箭头），即为图5-8B所示的正常淋巴结群的异常肿大。在左肺上叶支气管层面，可见肿大淋巴结（箭头），位于左肺门前方、左肺上叶支气管后方，并包绕肺动脉（a）。B.在右肺中间支气管和左肺上叶支气管层面，可见多发钙化的淋巴结

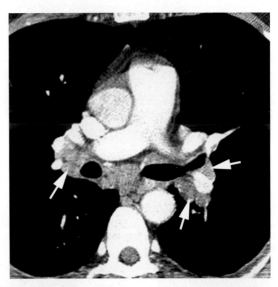

图5-10■右肺中间支气管和左肺上叶支气管水平的异常表现

非霍奇金淋巴瘤患者的CT图像上可见双肺门淋巴结肿大（箭头），肿大的淋巴结明显不同于强化的肺血管

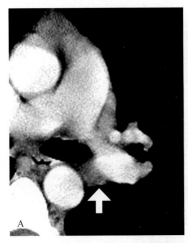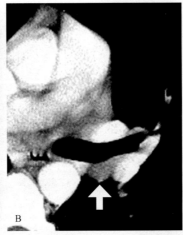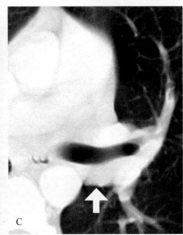

图5-11■左肺门淋巴结肿大（左肺上叶支气管层面）

A.可见肿大淋巴结位于肺门后侧、左肺上叶支气管后方、降主动脉和左肺动脉之间（箭头）。B和C.左肺上叶支气管后方（即支气管后条带区）可见肿大淋巴结，其后壁无法显示

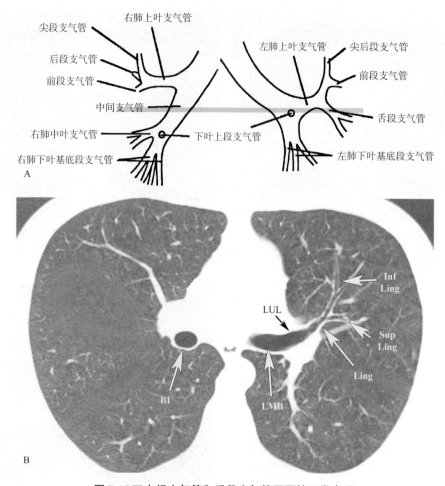

图5-12 ■ 中间支气管和舌段支气管层面的正常表现

A.图A为图B～图D的大致扫描层面。B.相当于图5-8下一层面的CT图像，层厚2.5 mm。图像的右侧可见右肺中间支气管（BI）呈椭圆形透亮影，其后壁轮廓在肺组织衬托下锐利清晰。左主支气管（LMB）向前外侧发出左肺上叶（LUL）支气管。在此层面上，左主支气管后壁由紧邻的肺组织勾勒，称为左支气管后条带影。舌段支气管（Ling）从左肺上叶的底部发出，分为2支，即上舌段（Sup Ling）和下舌段（Inf Ling）

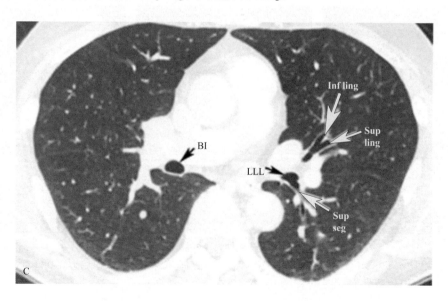

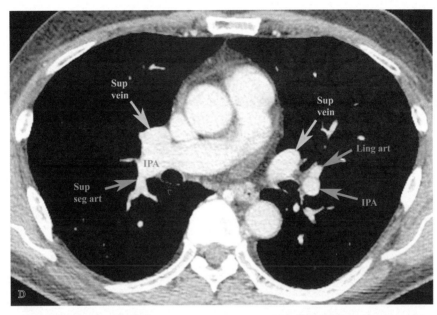

图5-12（续）■中间支气管和舌段支气管层面

C和D.图5-12B稍低层面的图像，层厚为1.25mm。右肺门：右肺中间支气管呈椭圆形透亮影，其后壁轮廓由肺组织清晰勾勒。叶间肺动脉（IPA）和上肺静脉（Sup vein）分别位于中间支气管的前侧和外侧，右肺下叶上段动脉（Sup seg art）的分支直接向后发出。左肺门：在左肺上叶支气管层面下方，左肺舌段支气管分为上舌段支气管和下舌段支气管，可见左肺下叶（LLL）支气管的近端及其第一个分支，即左肺下叶上段支气管（Sup seg）。左上肺静脉位于左肺舌段支气管的前内侧；左下肺动脉的降支位于舌段支气管的后方和下叶支气管的外侧。舌段动脉（Ling art）与舌段支气管相伴行。Inf ling，上舌段；Sup ling，下舌段

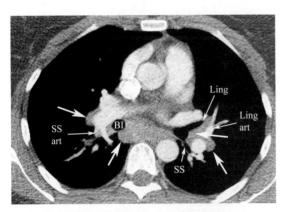

图5-13■结节病患者，中间支气管和舌段支气管层面的异常表现

右肺动脉和中间支气管（BI）旁可见肿大淋巴结（大箭头）。在左叶间动脉的内侧和外侧及舌段支气管（Ling）的后方可见肿大的淋巴结（大箭头）。SS，左肺下叶上段支气管；Ling art，舌段动脉；SS art，右肺下叶上段动脉

肺门淋巴结肿大或肺门肿块（图5-15～图5-17）。

在左肺上叶支气管或舌段支气管层面（图5-12），左肺门的影像表现与右肺中叶支气管层面的右肺门极相似（镜像）；因此在阅片时，常

双侧对比观察。需要注意的是，左肺上叶支气管或左肺舌段支气管通常高于右肺中叶支气管1～2cm。

2.左肺门 在右肺中叶支气管层面，通常可见左肺下叶基底段支气管（图5-14），但在某些患者中，可能仅可见左肺下叶上段支气管或左肺下叶的部分支气管节段。

（五）下叶支气管（基底段）

左肺门、右肺门

在此水平，左肺门、右肺门大致对称，因此阅片时双侧肺门相互对照有助于诊断。双肺下叶支气管主干（图5-14B和图5-14C）各自发出基底段支气管，其分支形态多样。右肺下叶支气管主干常在基底段支气管开口水平之上分为2支基底段支气管分支或基底干。

在双肺下叶支气管主干水平，肺组织通常勾勒出支气管的前壁，肺动脉分支位于支气管外侧，肺静脉位于支气管的后内侧（图5-14B和图5-14C）。在此层面，可以识别支气管前方的肿大

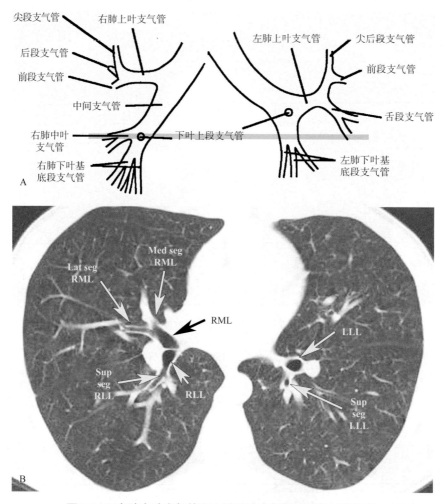

图5-14 ■ 右肺中叶支气管和左肺下叶支气管层面的正常表现

A.图A为图B～图E的大致扫描层面。B.右肺中叶（RML）支气管层面，层厚为2.5mm，可见右肺中叶支气管以约45°向前向外走行，分出内侧段（Med seg RML）和外侧段（Lat seg RML）支气管。在此层面也可见右肺下叶（RLL）支气管，向后外方发出上段支气管（Sup seg RLL）。叶间肺动脉位于右肺中叶支气管的外侧，可见左肺下叶（LLL）支气管和其上段支气管（Sup seg LLL）分支的一小部分。左肺下叶动脉位于左肺下叶支气管的外侧

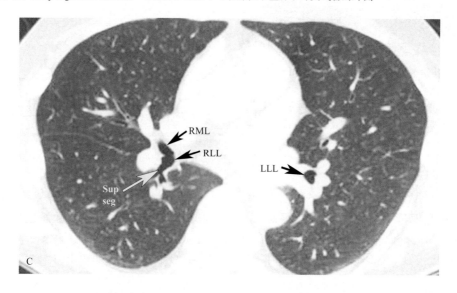

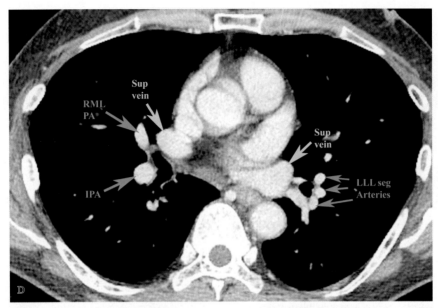

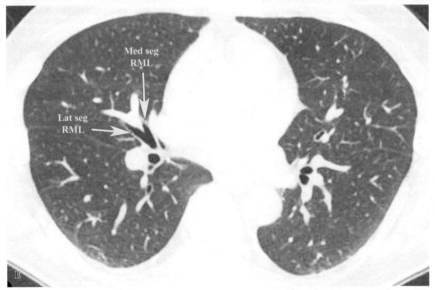

图5-14（续） ■右肺中叶支气管和左肺下叶支气管层面的正常表现

　　C和D.另一例患者，右肺中叶支气管和左肺下叶支气管层面的图像，层厚为1.25mm。右肺门：右肺中叶支气管末端走行与扫描平面成角，所以图像上仅可见右肺中叶支气管腔的一部分。与图B相似，图C上还可见右肺下叶支气管及其上段（Sup seg）支气管分支。上肺静脉（Sup vein）位于右肺中叶支气管的前内侧，而椭圆形的右肺动脉降支（叶间支）（IPA）位于右肺中叶支气管的侧后方。右肺中叶肺动脉（RML PA）和右肺中叶支气管相伴行。需要注意的是：此层面上右肺门的形态与左肺上叶支气管和左肺舌段支气管层面的左肺门的形态极其相近。左肺门：左肺下叶支气管位于左肺下叶上段支气管开口下方，当其开始分出左肺下叶基底段支气管时呈双管状。右上肺静脉（Sup vein）位于右肺中叶支气管的前方，左肺下叶基底段动脉（LLL seg Arteries）位于左肺下叶支气管的外侧。E.图C稍下方层面，可见右肺中叶支气管的内侧段（Med seg）和外侧段（Lat seg）。RML，右肺中叶支气管；RLL，右肺下叶支气管；LLL，左肺下叶支气管

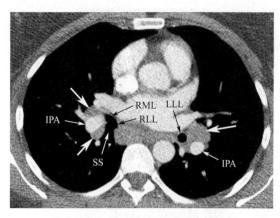

图5-15 ■ 结节病患者，右肺中叶支气管和左肺下叶支气管层面的异常表现

在右侧叶间动脉（IPA）的前侧和后侧可见肿大淋巴结（大箭头），它们位于右肺中叶（RML）支气管、右肺下叶（RLL）支气管和下叶上段（SS）支气管的外侧；也可见气管隆嵴下淋巴结肿大。左肺可见肿大淋巴结（大箭头）位于左肺下叶（LLL）支气管的外侧，并包绕叶间动脉

淋巴结。

肺下叶基底段支气管的影像表现因其走行不同而变化多样（图5-18）。右肺下叶通常可见4个基底段支气管（内侧段、前段、外侧段和后段）；左肺下叶常可见3个基底段支气管（前内段、外侧段和后段）。这些基底段支气管在薄层CT上显示得更清楚。CT上有时难以识别所有特定的肺下叶基底段分支，一般也没有临床意义。

肺动脉分支与基底段支气管伴行，其直径稍大于基底段支气管；段支气管和肺动脉分支的走行几乎垂直于扫描平面，其在CT图像横断面上可以见到（图5-18）。下肺静脉在支气管的后内方进入左心房，与肺动脉不同的是，下肺静脉走行通常与扫描层面平行，在CT图像上可见下肺静脉的长轴。根据肺门轮廓异常或双侧肺门不对称，可以诊断肺门肿块或淋巴结肿大。大于肺动

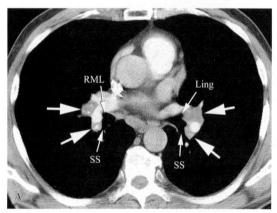
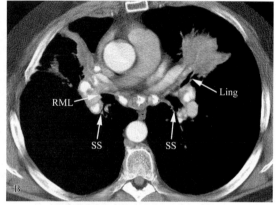

图5-16 ■ 2例结节病患者，右肺中叶支气管和左肺舌段层面的异常表现

A.右肺中叶（RML）支气管开口层面，肺动脉前方、后方均可见肿大淋巴结（大箭头），部分伴有钙化。左肺舌段支气管层面，可见肿大的淋巴结（大箭头）分别位于肺动脉影的前方、后方（与右侧类似）。B.与图A一样，为右肺中叶支气管和左肺舌段支气管层面，可见肿大的淋巴结（伴钙化）分别位于肺动脉的前侧、后侧。SS，下叶上段支气管；Ling，舌段支气管

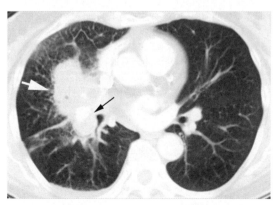

图5-17 ■ 右肺门肿块（支气管肺癌）

右肺中叶支气管阻塞，不可见（黑箭头）；右肺门可见一巨大的肿块（白箭头）

脉、肺静脉分支管径的软组织密度影，应怀疑为异常（图 5-19、图 5-20 和图 5-21）。在此层面可见最大的淋巴结，其通常位于前侧。

四、支气管异常病变

CT 良好的对比度和空间分辨率有助于准确评价支气管病变；对疑似肺门或支气管病变的患者，CT 也常用于指导支气管镜检查。支气管镜检查的适应证包括：①支气管的管壁增厚；②支气管腔内肿物；③支气管的管腔狭窄或阻塞。

CT 最易评估支气管管壁是否增厚，尤其在支气管与肺毗邻的区域，如右主支气管、双肺上叶支气管及右侧中间支气管的后壁。炎症性疾病、肺水肿或肿瘤浸润可导致支气管壁均匀增厚（图 5-7 和图 5-22），而局灶性或分叶状增厚通常提示肿瘤浸润或淋巴结肿大（图 5-11）。

薄层 CT 易于诊断支气管内肿物。息肉状的支气管内肿物通常表现为圆形或分叶状（图 5-24 和图 5-25），在某些病例中，支气管内肿物也可导致局部支气管腔扩张。

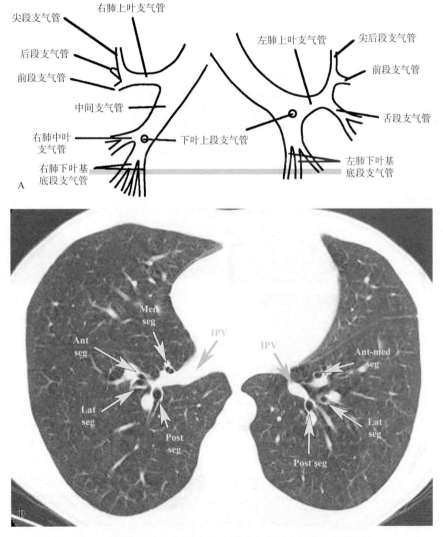

图 5-18 ■ 肺下叶支气管（基底段支气管）层面的正常表现

A. 图 B 的大致扫描层面。B. 可见右肺下叶内基底段（Med seg）、前基底段（Ant seg）、外基底段（Lat seg）和后基底段（Post seg）支气管，基底段支气管开口的形式多样。下肺静脉（IPV）位于内基底段支气管的后内方，肺段动脉的分支呈圆形，与对应的支气管伴行。此层面可见左肺下叶前内基底段（Ant-med seg）、外基底段和后基底段支气管。左肺血管的解剖与右肺相同

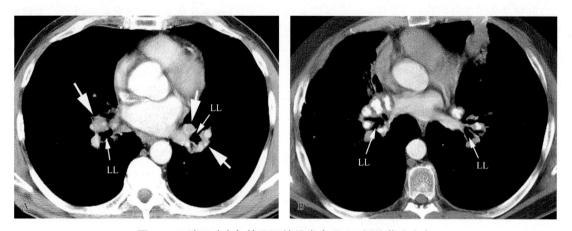

图5-19 ▪ 肺下叶支气管层面的异常表现，2例结节病患者

A和B.在肺下叶（LL）支气管层面上，可见肿大淋巴结（箭头）位于与肺下叶支气管毗邻的血管分支前方

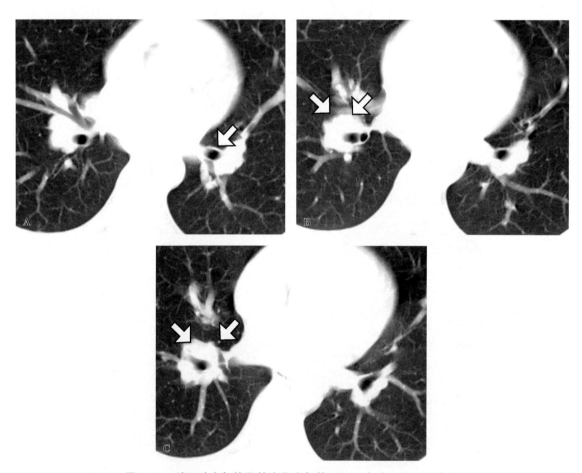

图5-20 ▪ 肺下叶支气管及基底段支气管层面，右肺门淋巴结肿大

A.右肺中叶支气管层面，右肺门呈分叶状，提示淋巴结肿大。注意左肺下叶支气管干（箭头）的前壁紧邻肺组织，肺动脉、肺静脉分别位于下叶支气管的外侧、后侧及内侧，其为正常表现。B.右肺下叶支气管干分为2支，位于支气管前方的软组织影是肿大的淋巴结（箭头）。左肺下叶支气管干的前壁仍由紧邻的肺组织勾勒。C.基底段支气管层面，左肺、右肺的支气管不对称，右肺支气管被软组织影包绕，其前方可见淋巴结（箭头）

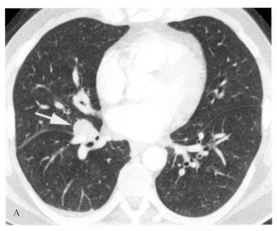
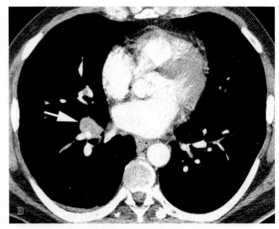

图5-21 ■ 下叶支气管层面，右肺门淋巴结肿大

A和B.非霍奇金淋巴瘤患者，右肺下叶支气管分支的前方可见一肿大的淋巴结（箭头）

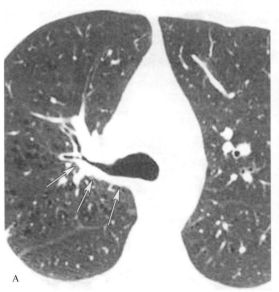
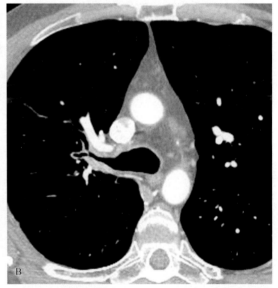

图5-22 ■ 支气管肺癌伴支气管壁增厚

A和B.肿瘤浸润（箭头）导致右肺上叶支气管和右主支气管的后壁增厚，伴右肺上叶支气管不规则狭窄。正常的右肺上叶支气管壁是薄且光滑的

　　支气管腔内肿瘤（图5-23）或支气管腔外肿物的压迫（图5-7和5-17）可能导致支气管的狭窄和阻塞。在CT上观察到支气管管径的骤然变化，通常提示环支气管壁的肿瘤浸润或支气管内肿物（图5-23），但在诊断之前必须观察邻近层面的图像以排除由于支气管斜行而偏离扫描层面所导致的支气管狭窄的假象（如右肺中叶支气管）。对于主要表现为黏膜异常的支气管病变来说，由于黏膜轻微增厚，在CT上容易被漏诊。

　　总体而言，主要采用肺窗来识别正常支气管和发现支气管的异常病变。当CT的层厚较厚时，常高估支气管的狭窄程度。通过软组织窗（纵隔窗）可以更准确地评价异常的支气管管径（并显示肿块），但也可能高估管腔的直径。若疑似支气管病变，应分别采用肺窗和纵隔窗进行综合评估。薄层扫描，尤其是多排螺旋CT的薄层扫描，对于识别支气管的异常病变有很大价值。

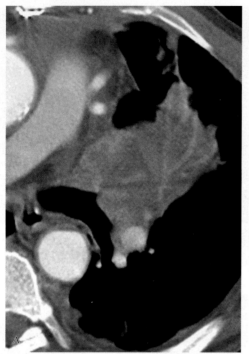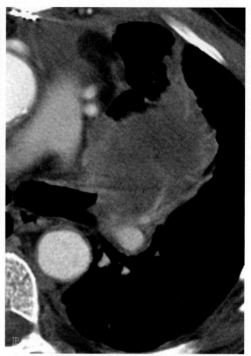

图5-23 ■ 支气管肺癌伴左肺上叶支气管阻塞

A和B. 左肺上叶支气管骤然中断，伴左肺上叶远端肺不张和实变，高度提示支气管肺癌

五、肺门肿块和肺门支气管异常的鉴别诊断

（一）肺癌

支气管肺癌是肺门肿块或淋巴结肿大最常见原因。肺癌局部浸润肺实质而导致肺门肿块形态不规则。中央型肺癌（通常为鳞状细胞癌或小细胞癌）在CT上常可见异常的支气管（狭窄或阻塞）（图5-7、图5-17和图5-23）。如果癌灶累及气管隆嵴，可能无法手术切除。相对于CT而言，支气管镜检查可以更准确地决定能否手术治疗。

当周围型肺癌伴肺门淋巴结转移时，相对于原发于肺门的肿瘤而言，肺门转移性肿块的边缘更光滑锐利，但仅根据这一点很难区分两者。中央型肺癌伴支气管阻塞时，也常出现周围肺实质的异常。当发生肺门淋巴结转移时，CT上所见的支气管异常通常是由肿大的肺门淋巴结外压所致，但是也可能存在癌肿浸润支气管。15% ～ 40%的肺癌患者在术中发现肺门淋巴结转移。

在支气管肺癌的患者中，肿大的肺门淋巴结并不一定代表转移。肺癌患者，尤其是伴有支气管阻塞和远端阻塞性肺炎或肺不张的患者，常出现增生性淋巴结肿大。反之，正常大小的淋巴结也可能发生镜下转移。在肺癌分期中（表4-3），同侧的肺门淋巴结转移归为N1，对侧的肺门淋巴结转移归为N3。

（二）其他原发性支气管肿瘤

其他类型的原发性支气管肿瘤可伴有肺门肿块，最常见的是类癌。80% ～ 90%的类癌起源于主支气管、叶支气管或肺段支气管（图5-24），该肿瘤生长缓慢，局部浸润生长，典型表现为边界清楚的支气管内肿块，有时也可见支气管外的肺门肿块。类癌是富血供肿瘤，增强后通常显著强化，可伴钙化。

腺样囊性癌（cylindroma）与类癌的CT表现类似，但强化并不明显。与类癌相比，腺样囊性癌更常起源于气管。

支气管良性肿瘤，如错构瘤、纤维瘤、软骨

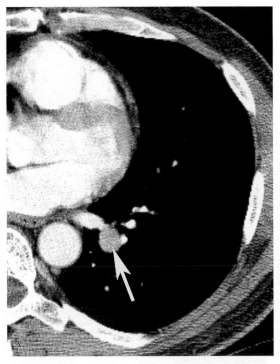
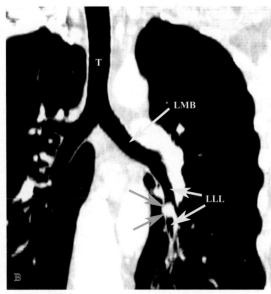

图 5-24 ■ 年轻患者，支气管内类癌伴反复发生的左肺下叶炎症

A.螺旋CT图像，层厚为1.25mm。左肺下叶支气管可见1枚圆形肿块（箭头），虽然该肿块有可能被误认为是血管，但是肿块的密度明显低于强化的动静脉。B.CT冠状位重组图像上可见左肺下叶（LLL）支气管内1枚圆形肿块（深蓝箭头）。T，气管，LMB，左主支气管

瘤和脂肪瘤，通常在CT上表现为局灶性支气管内肿物，无侵袭性生长；支气管良性肿瘤通常不伴有支气管外的肿块；支气管阻塞为主要的CT表现。

（三）淋巴瘤

25%的霍奇金淋巴瘤患者和10%的非霍奇金淋巴瘤患者可见肺门淋巴结肿大（图5-10），受累的肺门通常不对称；也可见肺门或纵隔的多发淋巴结肿大。淋巴瘤也可见支气管内病灶，或肿大淋巴结压迫支气管，但与肺癌相比，这种表现明显少见。淋巴瘤的肺门淋巴结肿大无特异性，因此不能作为确诊的依据。

（四）转移

胸外原发性肿瘤的肺门淋巴转移或支气管转移并不少见。肺门淋巴结转移可为单侧或双侧，也可见支气管内转移而不伴肺门淋巴结转移（图5-25和图5-26），支气管内转移可表现为支气

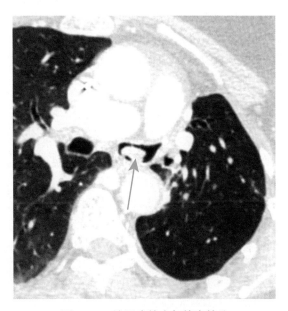

图 5-25 ■ 结肠癌的支气管内转移

左主支气管内可见局灶性支气管内病灶（箭头），提示肿瘤的支气管内转移

管腔内的局灶性肿块或支气管壁的浸润。头颈部癌、甲状腺癌、泌尿生殖系统肿瘤（尤其是肾细胞癌和睾丸癌）、黑色素瘤和乳腺癌特别容易发生肺门转移或支气管内转移。

（五）炎症性疾病

单侧或双侧的肺门淋巴结肿大和支气管狭窄可见于多种传染性和炎症性疾病。原发性结核常引起单侧的肺门淋巴结肿大。真菌感染，尤其是组织胞浆菌病和球孢子菌病，引起单侧或双侧肺门淋巴结肿大。大多数结节病患者有双侧对称性的肺门淋巴结肿大（图5-9）。硅沉着病和煤工尘肺也常伴双侧肺门淋巴结肿大。

在原发性结核、组织胞浆菌病、结节病或硅沉着病的患者中，常可见肺门淋巴结钙化（图5-9）。淋巴结蛋壳样（外周）钙化最常见于硅沉着病、结节病和结核。钙化的淋巴结可以侵入支气管，造成支气管阻塞，称为支气管结石病。

（六）黏液

支气管内的黏液栓通常附着于支气管后壁，在CT上可能类似单个或多发支气管内病灶。若考虑到该诊断，如发现本不应该出现的支气管内的局灶性病灶，可以让患者咳嗽后再重复扫描即可明确是否为黏液。若为黏液，咳嗽后再次扫描可见病灶消失。大的黏液栓在CT上也可与肺门肿块混淆或被视为支气管异常病变。

六、肺血管性疾病

CT有助于区分肺血管性病变与肺门淋巴结肿大。肺动脉高压伴肺动脉扩张相对常见，在X线平片上表现类似于肺门肿块（图5-27）。对于肺动脉扩张患者，CT可以准确测量肺动脉的管径大小。如果肺动脉主干管径大于升主动脉的管径，那么可能存在肺动脉高压。偶尔，在慢性肺动脉高压患者中，肺动脉钙化被认为是动脉粥样硬化所致。引起肺动脉增宽的其他疾病已在第3章讨论。

CT可以评估支气管肺癌的肿瘤组织包绕或压迫左肺动脉、右肺动脉的情况，对评估手术的切除范围也很有价值。例如，当肿瘤环绕左肺动

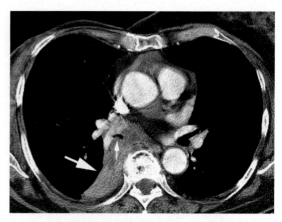

图5-26 ▪ 乳腺癌的支气管内转移

右乳切除术后患者，可见一局灶性肿块导致右肺下叶支气管（小箭头）管腔狭窄伴右肺下叶不张（大箭头），提示肿瘤的支气管内转移

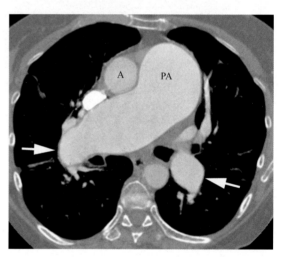

图5-27 ▪ 肺动脉高压，肺动脉增宽

肺动脉（PA）管径大于升主动脉（A）的管径，其是肺动脉高压的典型表现，肺门动脉（箭头）也可见增宽

脉时，一般提示需行全肺切除术而不是肺叶切除术。但是，需警惕的是，肺动脉狭窄可能是由受压而不是肿瘤浸润造成的。要充分评估上述情况则需行CT增强检查。CT诊断肺栓塞已在第3章中讨论。

七、肿块与肺不张

患者同时存在肺门肿块和支气管阻塞时，远端的肺不张或实变使肿块的边界模糊不清，不利于诊断。在X线平片上，有时根据不张或实变的肺叶（如Golden S 征）的形状变化，可以发现肿

块；同样，存在肿块时，CT上可见不张肺叶的形状改变。

注入对比剂后，不张肺叶的强化程度通常高于引起肺不张的肿块的强化程度（图5-28）。虽然支气管已阻塞，但有时仍可见空气支气管征，这对区别肿块和肺实变有额外的价值。空气支气管征提示存在肺实变，而肿块内通常看不到空气支气管征。在某些患者，在塌陷的肺组织中可见低密度充满液体的支气管征（如黏液支气管征）而不是空气支气管征。

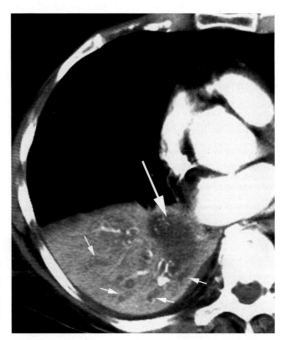

图 5-28 ■肺门肿块伴肺不张
右肺门中央型肺癌伴右肺下叶不张的患者，增强扫描可以区分肺门肿块和不张的肺叶，肿块（大箭头）的密度低于实变并强化的肺组织；在实变肺叶内可见呈低密度的、充满黏液的支气管（小箭头）；这些征象与支气管阻塞有关，称为黏液支气管征

参考文献

Glazer GM, Gross BH, Aisen AM, et al.: Imaging of the pulmonary hilum: A prospective comparative study in patients with lung cancer. *AJR Am J Roentgenol* 145:245–248, 1985.

Müller NL, Webb WR: Radiographic imaging of the pulmonary hila. *Invest Radiol* 20:661–671, 1985.

Naidich DP, Khouri NF, Scott WJ, et al.: Computed tomography of the pulmonary hila: I. Normal anatomy. *J Comput Assist Tomogr* 5:459–467, 1981.

Naidich DP, Khouri NF, Stitik FP, et al.: Computed tomography of the pulmonary hila: II. Abnormal anatomy. *J Comput Assist Tomogr* 5:468–475, 1981.

Ng CS, Wells AU, Padley SP: A CT sign of chronic pulmonary arterial hypertension: The ratio of main pulmonary artery to aortic diameter. *J Thorac Imaging* 14:270–278, 1999.

Park CKA, Webb WR, Klein JS: Inferior hilar window. *Radiology* 178:163–168, 1991.

Rami-Porta R, Crowley JJ, Goldstraw P: The revised TNM staging system for lung cancer. *Ann Thorac Cardiovasc Surg* 15:4–9, 2009.

Remy-Jardin M, Duyck P, Remy J, et al.: Hilar lymph nodes:Identification with spiral CT and histologic correlation.*Radiology* 196:387–394, 1995.

Remy-Jardin M, Remy J, Artaud D, et al.: Volume rendering of the tracheobronchial tree: Clinical evaluation of bronchographic images. *Radiology* 208:761–770, 1998.

Sone S, Higashihara T, Morimoto S, et al.: CT anatomy of hilar lymphadenopathy. *AJR Am J Roentgenol* 140:887–892,1983.

Webb WR, Gamsu G: Computed tomography of the left retrobronchial stripe. *J Comput Assist Tomogr* 7:65–69,1983.

Webb WR, Gamsu G, Glazer G: Computed tomography of the abnormal pulmonary hilum. *J Comput Assist Tomogr* 5:485–490, 1981.

Webb WR, Glazer G, Gamsu G: Computed tomography of the normal pulmonary hilum. *J Comput Assist Tomogr* 5:476–484, 1981.

Webb WR, Hirji M, Gamsu G: Posterior wall of the bronchus intermedius: Radiographic–CT correlation. *AJR Am J Roentgenol* 142:907–911, 1984.

第6章

肺部疾病

正常肺CT的表现取决于窗宽、窗位的设定。当窗位设在-600～-700HU，窗宽设在1000～1500HU时，虽然双肺呈黑影，但不及气管或支气管内的气体影黑。因此，为了辨别肺实质与空气之间在密度上的细微差别，需选择合适的窗技术以获得最佳显示。如观察肺组织时选择的窗位太高，肺内软组织结构（如血管、支气管或肺结节）将难以辨识或它们的大小被低估，并可能漏诊如肺大疱之类的透亮影。毕竟肺不是简单的气囊，应避免让它们显示成这样。相反，如选择过低的窗位，将会高估肺内软组织结构的大小。

一、肺叶解剖

肺叶是根据主肺裂、副肺裂（即斜裂和水平裂）来区分的（图6-1）。

（一）主肺裂

主肺裂（斜裂）在5mm层厚的CT图像上不

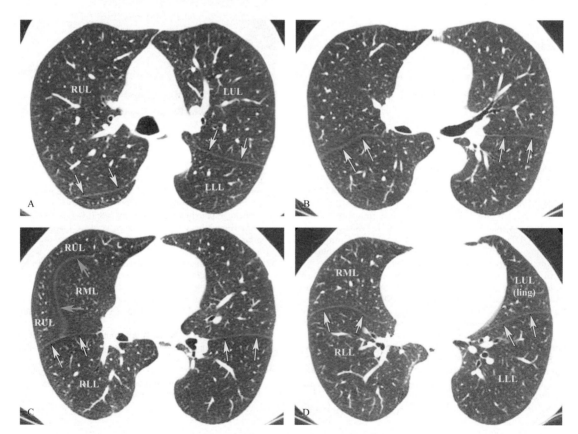

图6-1 ■ 正常肺裂

A.稍低于主动脉弓的层面，斜裂（箭头）表现为细线状，向后外侧斜行。右侧斜裂将右肺上叶（RUL）和右下叶背段分隔开。左侧斜裂将左肺上叶（LUL）和左肺下叶（LLL）分隔开。B.数厘米下层面显示斜裂（箭头）位置前移。C.斜裂（浅蓝箭头）仍可见显示，水平裂（深蓝箭头）向外侧和前方平均分隔右中叶（RML）和右上叶。D.在更低层面，斜裂向前外侧斜行（箭头）呈弓形。右中叶位于右斜裂的前方。左上叶舌段位于肺裂的前方。RLL，右下叶

能清晰显示，但在1.25mm层厚的CT图像上容易显示，呈细的白线影（图6-1）。肺裂相邻的肺组织只含有少量血管，表现为血管稀疏区。需注意的是斜裂在许多患者中并不完整（即不能完整地分隔肺叶）。

在下胸腔，斜裂起始于纵隔的前外侧，向前外侧走行，终止于半膈的前1/3。它们将后部的双肺下叶与左肺上叶、右肺中叶、右肺上叶分隔开。在上胸腔，斜裂向后外侧斜行，在主动脉弓上层面达后胸壁。

（二）副肺裂

副肺裂（水平裂）在与扫描层面平行时在薄层图像上不易观察，水平裂根据其方向的不同显示为不同清晰度和粗细的白线。多数患者水平裂双侧为相对的血管稀疏区。部分患者水平裂与斜裂类似，但较其位置靠前。

由于水平裂常向尾侧凸起，故上叶、中叶及下叶肺可出现在一个扫描层面。当水平裂向尾侧凹陷时，它可显示为两部分或呈环形（图6-2），即中叶位于两肺裂线之间或在肺裂环的中央，而上叶位于肺裂最前部的前方。

（三）副裂

对于存在奇叶的患者，定会在奇静脉上水平肺内见到4层胸膜构成的奇裂。奇裂向外突出，呈"C"形，前起自于右头臂静脉，后止于椎体右前外侧缘（图3-16）。CT上偶见其他副裂，相对最常见的是下副裂。但它们一般无诊断意义。

二、大叶性肺炎

肺部炎症导致的肺大叶性实变（即大叶性肺炎）相对少见。临床上肺炎更多显示为散在实变影，其常为小叶性肺炎或支气管肺炎的表现。实变在CT上用于描述肺泡内的气体被替代而呈均匀不透光区，血管和支气管壁显示不清，空气支气管征（病灶内可见含气支气管）是其典型表现，但并非恒定出现。在增强CT中，实变肺内的血管结构和走行正常。与之相反，肿块或占位性病变常导致血管或支气管移位，或由于血管受侵或阻塞而显示不清。除肺炎以外，其他引起肺叶实变的原因包括阻塞性肺炎（主支气管的阻塞）、侵袭性黏液腺癌及少见的血管性病变（如肺栓塞）。

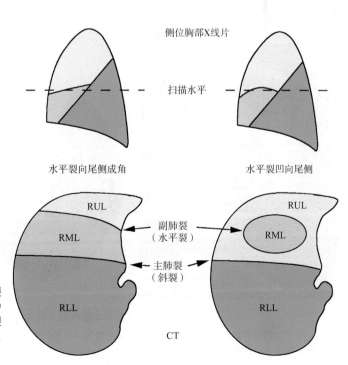

图6-2 ■水平裂的可能表现
水平裂的表现与肺叶的关系根据水平裂的方向不同而变化。如水平裂向下斜行，中叶、上叶可同时显示于同一层面。如果水平裂凸向上方，它可呈环形或弧形。RLL，右下叶；RML，右中叶；RUL，右上叶

大叶性肺炎患者实变肺组织体积可正常，也可增加（图6-3）。通常机体反应所致的大量炎性渗出易在肺泡间扩散，从而导致肺炎范围扩大，并终止于肺裂。如在大叶性肺炎演变的早期成像，它可表现为圆形、边界不清的实变区，有时称为球形肺炎。

需与大叶性肺炎进行鉴别诊断的常见病原微生物感染包括肺炎链球菌、肺炎克雷伯菌、军团菌、支原体、结核分枝杆菌、其他细菌和一些病毒及真菌感染。这些肺部感染也可表现为其他CT征象，包括单发或多发结节、肿块和空洞、支气管扩张和树芽征、斑片状实变、磨玻璃影（GGO）、小叶中央性结节和粟粒（随机）结节，这些将在本章随后进行讨论。

三、肺不张：肺叶不张的类型和模式

肺不张常见的原因包括支气管阻塞（阻塞性肺不张）、胸腔积液或其他可引起肺叶不张的胸膜病变（被动性或松弛性肺不张），或肺纤维化（瘢痕性肺不张）。不同原因引起的肺不张表现不同。CT和胸部X线片同样可见肺体积缩小的征象。CT可见纵隔移位（尤其是前纵隔）、膈肌膨升和肺裂移位。

（一）阻塞性肺不张

肺癌和其他肿瘤是阻塞性肺不张的常见病因，故应仔细观察气管情况。肺叶肺不张为其常见表现，受累肺叶常部分或完全实变（图6-4），通常无空气支气管征，但也不绝对。CT上有时可见黏液支气管征（阻塞支气管中的低密度液体或黏液）。肺不张时，被空气或黏液填充的支气管可扩张，类似支气管扩张表现。若注入对比剂，实变不张的肺叶内常可见强化的血管（肺不张不是简单的无气，肺泡内充满了液体）。如果肺叶体积缩小不明显，常称为阻塞性肺炎（图6-5）。

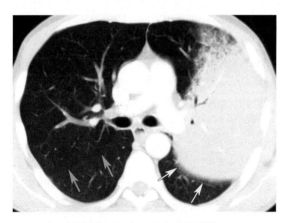

图6-3 ■ 左肺上叶大叶性肺炎
肺炎球菌肺炎导致左肺上叶后部的均匀性实变，以左侧斜裂为界，相应斜裂向后呈弓形（浅蓝箭头）。右肺斜裂也可见（深蓝箭头）

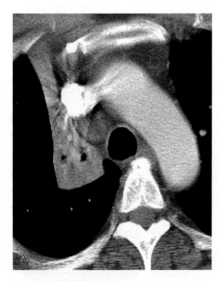

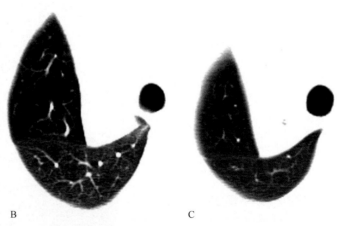

图6-4 ■ 右肺上叶肺不张
A.图示为肺癌引起右肺上叶支气管阻塞，可见空气支气管征和血管影。B和C.不张的右肺上叶呈三角形。不张的肺叶外侧与右肺中叶相邻，后方为右肺下叶

当 CT 上出现肺裂移位时可诊断肺不张。如图 6-6、图 6-7 为肺不张的典型表现模式。

1. 右肺上叶不张　由于肺上叶逐渐变平并紧贴纵隔,斜裂向前内侧旋转(图 6-4 和图 6-6)。肺裂弓形向前。当肺门出现肿块时,CT 呈现与 X 线平片所见相似的 Golden 征。部分患者不张肺叶呈三角形(图 6-4)。

2. 左上肺叶不张　与右肺一样,斜裂向前内侧旋转;但在肺门之上,左肺下叶上段可取代部分纵隔旁左肺上叶的位置,使得不张肺叶后缘呈"V"形(图 6-6),右肺有时可有类似的表现(图 6-4)。

3. 中叶肺不张　中叶体积缩小时,水平裂向内下旋转。塌陷肺叶呈三角形,底边毗邻纵隔(图 6-7)。上叶位于前外侧,勾勒出塌陷的中叶,下叶位于其后外侧。这些含气的肺叶常将不张肺叶与侧胸壁分隔开。

4. 下叶肺不张　双侧斜裂均向后内侧旋转(图 6-7)。塌陷肺下叶与后纵隔和后内侧胸壁接触,并与内侧膈肌连贴。

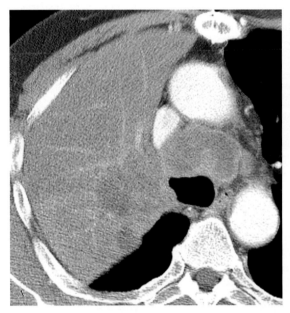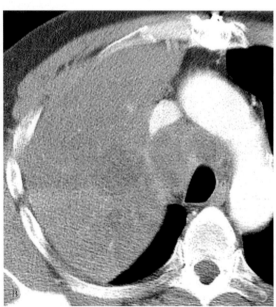

图 6-5 ■ 肺癌伴阻塞性肺炎

A 和 B. 右上肺实变,肺体积无明显缩小。无空气支气管征,但可见强化血管影,同时可见呈低密度的肿大坏死纵隔淋巴结

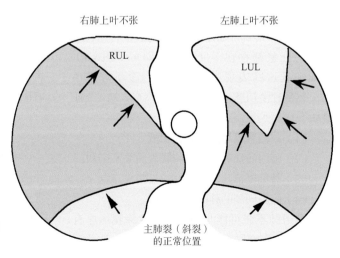

图 6-6 ■ 上叶不张的典型模式

LUL,左肺上叶;RUL,右肺上叶。斜裂向前、向中间移位(箭头)

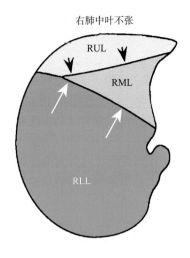

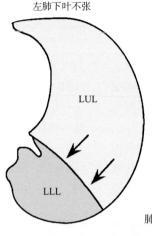

图6-7 ■中叶和下叶不张的典型模式

RUL，右肺上叶；RML，右肺中叶；RLL，右肺下叶；LUL，左肺上叶；LLL，左肺下叶

（二）被动性肺不张

当出现胸腔积液时，肺向肺门处回缩或塌陷。液体进入肺裂而分隔肺叶。注入对比剂后肺组织强化明显，可与周围积液区分。球形肺不张是被动性肺不张的一种类型。肺底部线形、盘状或片状的肺不张可能是膈肌运动受限所致。

球形肺不张

球形肺不张代表局限、塌陷和折叠的肺。它通常并绝大多数与胸膜增厚或胸腔积液相关。

球形肺不张最常见于后脊柱旁区。存在双侧胸膜异常的患者可同时出现双侧的球形肺不张。其常表现为肿块或肿块样实变，直径常为数厘米。由于肺的体积缩小或折叠，特征性表现为邻近的支气管和血管弯曲或呈弓形指向圆形肺不张的边缘（图6-8），称为"彗星尾征"。有时肿块内可见空气支气管征。注射对比剂之后，球形肺不张的密度可增加。

确诊球形肺不张须在CT上发现4个征象；如这些征象都存在，仅需随访即可（图6-8）。但如缺乏这些表现中的某一个，诊断时需小心，必要时密切随访或进行活检检查。这4个征象如下。

（1）同侧胸膜增厚或胸腔积液。

（2）肺内病灶和异常的胸膜表面关系密切。

（3）彗星尾征。

（4）阴影同侧的肺叶体积减小。

球形肺不张可能与石棉相关性胸膜增厚有关，常发生在增厚胸膜毗邻的区域，但在这些病

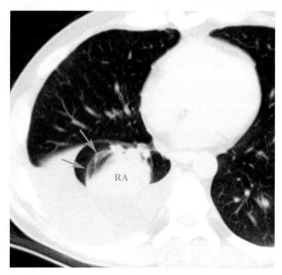

图6-8 ■球形肺不张

球形肺不张（RA）出现于右侧大量胸腔积液的患者，CT可见扭曲血管（箭头）指向不张肺叶的边缘，即彗星尾征。本例病变与胸膜接触面广，可见斜裂向后移位，提示下叶体积减小

例中它的表现常不典型。石棉暴露者的肺不张或局限性纤维化形态上可不规则，可不与胸膜广泛接触，也可不伴有彗星尾征。这种情况下，需要活检确诊。

（三）瘢痕性肺不张

瘢痕性肺不张与存在肺纤维化有关，可能合并结核、放疗或慢性支气管扩张。瘢痕性肺不张常无支气管阻塞的表现，然而空气支气管征和支气管扩张常见于不张肺叶区域，肺体积缩小常较明显。

四、先天性病变

（一）肺不发育和肺发育不全

肺不发育指肺组织、支气管和血供完全缺失。肺发育不全的患者可见未发育的支气管呈终端盲囊（支气管闭锁），而肺实质和肺血管缺如（图6-9）。

（二）气管性支气管

气管性支气管全部或部分起源于右肺上叶支气管的气管发出处（通常是尖段）（图6-10）；发

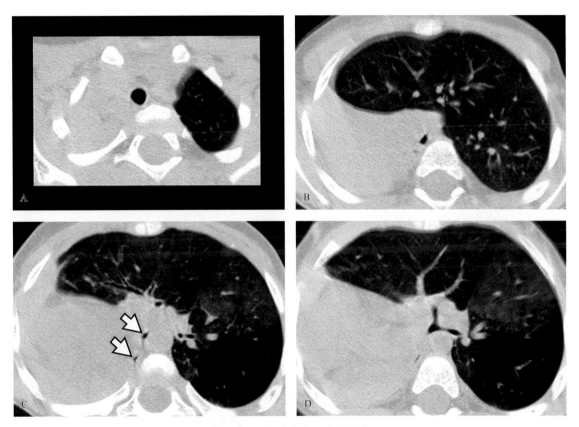

图6-9 ■ 1例肺发育不全的儿童

A～D.右肺完全缺失，纵隔右移，左肺疝过中线。右侧发育不全的支气管残端提示该患者为肺发育不全，而不是肺不发育

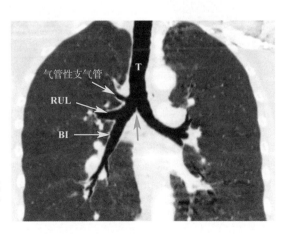

图6-10 ■ 气管性支气管

冠状位重组图像显示气管（T）和支气管。气管性支气管在气管隆嵴上方从气管侧壁发出（深蓝箭头）。右肺上叶主支气管（RUL）可见于更低水平。BI，中叶支气管

生率＜1%。左侧气管性支气管更少见。气管性支气管常见于偶蹄类动物，如猪、绵羊、山羊、骆驼和长颈鹿；在人类，它与反复感染有关。

（三）支气管囊肿

纵隔支气管囊肿的表现见第4章。典型的肺支气管囊肿边界清晰，呈圆形或椭圆形，呈水样或软组织密度；并发感染时可伴有气体或气-液平面。当囊肿含气时，其壁菲薄，周围肺组织可受压实变。支气管囊肿最常见于肺下叶。

（四）动静脉瘘

肺动静脉瘘可以单发（65%），也可以多发（35%），常与遗传性出血性毛细血管扩张症（Osler-Weber-Rendu综合征）有关（65%）。动静脉瘘最常见类型是单一扩张的血管囊，CT上表现为光滑、边界清晰的圆形或椭圆形结节；也可为纠集纤曲扩张的血管，CT上表现为分叶状或匐行性肿块。无论哪种类型，CT均容易显示扩张的供血肺动脉和引流肺静脉。单一供血动脉和引流静脉的动静脉瘘（简单瘘）最常见；复杂瘘具有多重供应血管。大多数动静脉瘘位于胸膜下。CT平扫时如发现上述特征，一般足以明确诊断，甚至可诊断只有数毫米大小的动静脉瘘。

虽然动静脉瘘的诊断通常无须CT增强扫描，但增强后，动静脉瘘表现为迅速明显强化，随后迅速廓清（图6-11），其强化发生在右心室和肺动脉的强化之后。对于＞3mm的瘘，可以选择导管栓塞治疗。

（五）肺隔离症

肺隔离症表现为局灶性的异常肺组织，由单根或多根异常的体动脉供血，无正常支气管或肺动脉供血。CT上其表现为囊性或实性肿块，

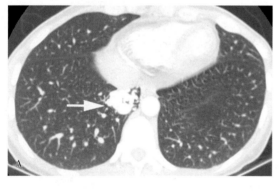
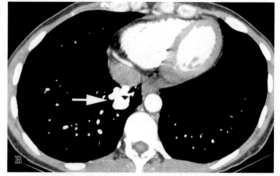
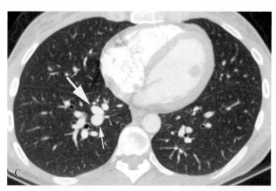
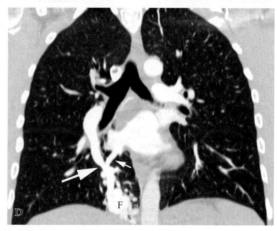

图6-11　肺动静脉瘘

A.1.25mm层厚多排CT增强（肺窗）扫描显示右肺下叶基底段分叶状、匐行性肿块，提示典型的肺动静脉瘘（箭头）。B.软组织窗上，肿块可见明显强化（箭头）。C.在近头侧的层面可见动静脉瘘的供血动脉（大箭头）和引流静脉（小箭头）。D.冠状位重建显示供血动脉（大箭头）、引流静脉（小箭头）和胸膜下瘘（F）

70% ～ 90%位于左下肺后内侧。多数肺隔离症在增强CT上可见供血的体动脉（图6-12和图6-13）。肺隔离症分为2种类型，具体说明见下。

1.叶内型肺隔离症 叶内型肺隔离症最常见，多见于成年人。隔离肺包裹在肺叶胸膜内，常位于左下叶。反复慢性感染常见。隔离肺常经肺静脉引流，也可见经体静脉（奇静脉）引流。叶内型肺隔离症常含气，其表现多样。叶内型肺隔离症CT表现如下。

（1）肺内过度透亮区（图6-12A）。

（2）单囊或多囊结构（有时伴有气-液平面）。

（3）肺实变或肺不张（图6-13）。

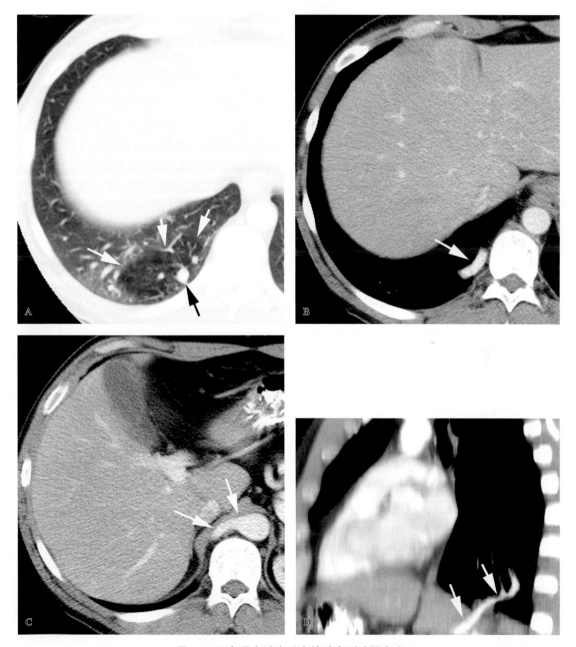

图6-12 ■表现为过度透亮的叶内型肺隔离症

A.叶内型肺隔离症增强CT（肺窗）显示右肺底的透亮区（白箭头）。透亮区内可见异常的血管（黑箭头）。B.在更低层面（软组织窗）可见异常血管（箭头）。C.接近肺底部的层面可见异常的血管起源于主动脉（箭头）。D.矢状位重组图像显示异常血管（箭头）来源于腹部，供应下叶后基底段

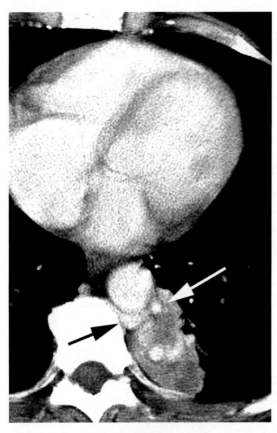

图6-13 ▪ 表现为实变的叶内型肺隔离症

图为叶内型肺隔离症增强CT，可见左下叶毗邻主动脉的实变区（软组织窗）。供应隔离肺的异常动脉（白箭头）起源于降主动脉，引流静脉（黑箭头）与半奇静脉相交通

（4）上述表现合并出现。

肺内透亮区通常意味着或部分表明是叶内型肺隔离症（图6-12A）。隔离肺内不含正常的支气管。如隔离肺含气，其内可见异常血管分支。

2. 叶外型肺隔离症　叶外型肺隔离症常见于婴儿或儿童，感染罕见，有独自的胸膜包裹，常表现为实性肿块，罕见含气，常经体静脉回流。

（六）肺发育不良（弯刀）综合征

肺发育不良（弯刀）综合征罕见，绝大部分发生于右肺，以下4个特征不同程度合并存在。

（1）发育异常的肺段或肺叶。

（2）同侧肺动脉的发育不良。

（3）异常的肺静脉回流（弯刀静脉），常从右上叶或整个右肺引流到腔静脉或右心房。

（4）异常的体动脉为部分发育不良的肺供血，通常为下叶常见。

CT上，肺发育不良常因心脏和纵隔向患侧移位而被发现（图6-14），也可以表现为支气管结构异常：缺乏支气管分支、镜面支气管或肺动脉分支。当出现异常（弯刀）静脉时，CT可清晰显示该静脉，其经常引流入右心房或上腔静脉。肺动脉发育不良常表现为发育不良肺组织内的血管缩小，这可能与先天性心脏病有关。

（七）异常肺静脉回流

肺静脉分支异常发病率约为0.5%，常无临床症状。异常静脉可以引流至各种血管结构。右侧最常引流到上腔静脉、奇静脉、下腔静脉和右心房。左侧可引流到左头臂静脉、永存左上腔静脉或冠状静脉窦。引流静脉可位于膈下，可独立存在，也可并发先天性心脏病。

五、孤立性肺结节和局灶性肺部病变

CT常用来评估胸部X线片上发现的孤立性结节、肿块或局限性病灶，可用于：①明确肺部实质性病变；②判定其形态；③发现结节中的钙化或脂肪；④明确增强后结节有无强化；⑤引导经皮活检。CT也被用来进行肺癌筛查，以及仅需较保守的方式来对非特异性肺结节进行随访。

肺部局灶性病灶≤3cm定义为结节，＞3cm为肿块。这些测量值也用于肺癌分期系统（表4-3）中以区分T1期肿瘤（≤3cm）和T2期肿瘤（＞3cm）。

多排螺旋CT扫描采用1.25mm层厚的图像是较为理想的，但肺癌筛查可采用更厚的层厚（如2～5mm）和低剂量技术。高分辨重建算法一般用于图像重建。

（一）局灶性病变和肺结节的形态

实性结节或肿块的鉴别诊断繁多（表6-1）。但肺癌和一些其他局灶性病变在CT上可具有特征性的表现，这有助于诊断或缩小鉴别诊断范围。

1. 肺癌　表现为肺部结节的最常见肺癌类型是腺癌，其他细胞类型也可见。虽然CT不能对

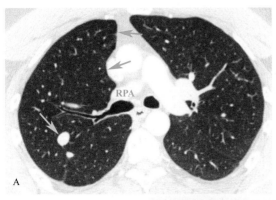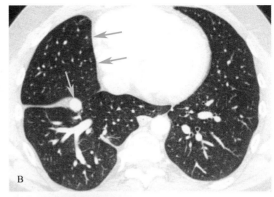

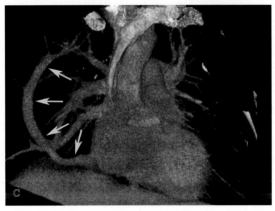

图6-14 ■肺发育不良综合征

A.在右肺上叶支气管层面，右肺上叶缩小，纵隔向右偏移（深蓝箭头）。右肺动脉（RPA）相比左侧缩小。右肺可见弯刀静脉（浅蓝箭头）。B.在心脏层面，可见心脏右移（深蓝箭头），弯刀静脉（浅蓝箭头）毗邻增厚的斜裂。C.三维重建显示异常静脉（浅蓝箭头）引流入右心房。它的弧形外形酷似土耳其弯刀

肺癌进行确诊，但是孤立性结节有如下表现时强烈提示为恶性。

（1）结节边缘不规则或有毛刺，主要是纤维化或侵犯周围肺组织所致（90%带毛刺的结节为恶性，图6-15）。

（2）结节呈分叶状（图6-16）。

（3）空气支气管征（图6-15）、结节内囊性区或"多泡样"含气区域（见于65%的肺癌，仅见于5%的良性病变）。

（4）＞5mm的磨玻璃影（GGO）结节或混合性磨玻璃影结节和实性结节（2/3是恶性，图6-17）。

（5）空洞伴壁结节（图6-16）或空洞壁厚度超过15mm（90%是癌）。

（6）直径＞2cm（95%是癌）。

毛刺、空气支气管征或空泡在腺癌中十分常见。分叶也可提示肺癌，但也可见于其他病变，

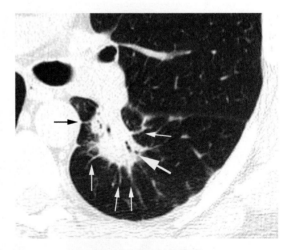

图6-15 ■毛刺状腺癌

高分辨率CT显示左肺下叶可见边缘毛刺的肿块（小白箭头），CT征象提示为癌。线状密度增高影与胸膜表面粘连（黑箭头），称为胸膜尾征。注意结节内含多发空气支气管征（大白箭头）

表6-1　单发或多发肺结节的鉴别诊断

先天性病变和正常变异

　肺动静脉瘘[*]

　支气管源性囊肿

　黏液嵌塞（支气管闭锁）

　肺隔离症

恶性肿瘤

　癌[*]

　淋巴瘤

　淋巴增生疾病[*]

　转移性肿瘤

　肺肉瘤（如软骨肉瘤、脂肪肉瘤、纤维肉瘤）

良性肿瘤和肿瘤样病变

　错构瘤

　组织细胞增生症

　良性肿瘤（软骨瘤、脂肪瘤、纤维瘤）

感染和寄生虫

　血管侵袭性曲霉菌病[*]

　犬恶丝虫

　棘球绦虫[*]

肉芽肿性感染或肉芽肿（结核、肺结核分枝杆菌、真菌）[*]

　肺脓肿[*]

　足菌肿（肺曲霉球）[*]

　炎症（非侵染性）状态

　机化性肺炎[*]

　类风湿结节[*]

　结节病[*]

　多血管炎性肉芽肿（韦格纳肉芽肿）

气道和吸入性疾病

　支气管扩张中的黏液嵌塞[*]

　融合肿块或进展性块状纤维化（如硅沉着病）

　类脂质性肺炎[*]

血管病变

　血管瘤

　梗死[*]

　脓毒性栓塞[*]

其他

　淀粉样变性

　球形肺不张

[*]也常出现多发结节

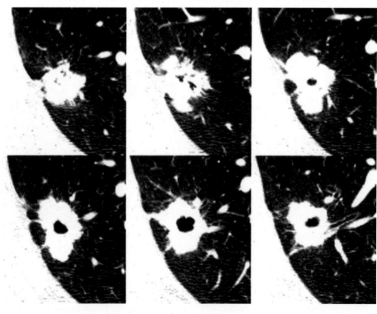

图6-16 ■伴有不规则空洞的毛刺状腺癌

图为通过螺旋CT技术和1mm重建获得的6个扫描层面，见结节呈分叶状，边缘毛刺和厚壁空洞，另可见胸膜尾征

尤其是错构瘤。

原发性肺癌和转移瘤都可形成空洞。通常癌性空洞壁厚、不规则并伴有附壁结节（图6-16），但一些转移瘤，特别是肉瘤和鳞状细胞癌来源的肿瘤可以出现薄壁空洞。壁厚＜5mm的薄壁空洞多（90%）是良性。

目前公认许多腺癌表现为磨玻璃影（ground-glass opacity，GGO）结节或为混合性磨玻璃影结节和实性结节（图6-17）。磨玻璃影是用来描述肺密度模糊样增高，但不掩盖其内的血管或支气管壁影。

最近修订的肺腺癌分类见表6-2的总结。腺癌新的组织亚型包括原位腺癌（AIS）、微浸润性腺癌（MIA）、附壁为主的腺癌（LPA）和浸润性黏液腺癌。

任意一种腺癌的新的组织亚型在CT上可表现为磨玻璃影。AIS常表现为单纯磨玻璃影结节（图6-17A）。MIA和LPA常表现为混合实性成分的磨玻璃影结节（如晕征，图6-17B）。"晕征"用于描述中心具有软组织密度，周边环绕磨玻璃样稍低密度晕环的结节。

这3种类型腺癌比实性腺癌（均匀密度）预后好。AIS和MIA的5年生存率是100%，LPA为75%，实性腺癌的5年生存率为50%。非典型腺瘤样增生（AAH）为癌前病变，主要表现为直径5mm或以下的磨玻璃结节。

表6-2 肺腺癌分类（2011）

恶变前
非典型性腺瘤样增生（AAT）
侵袭前
原位腺癌（AIS）*
微浸润性腺癌（MIA）*
浸润性腺癌
附壁生长为主的腺癌（LPA）*
浸润性腺癌（多种细胞类型）
浸润性腺癌的变种
浸润性黏液腺癌*
多种细胞类型

*最新组织学类型

AIS、MIA和LPA之前被称为细支气管肺泡癌（BAC）。这些肿瘤的特征是至少部分为附壁生长，即肿瘤以肺泡壁作为支架沿肺泡壁生长，而不侵犯肺泡壁。AIS为单纯贴肺泡壁生长，MIA沿肺泡壁生长而侵犯范围＜5mm；LPA沿肺

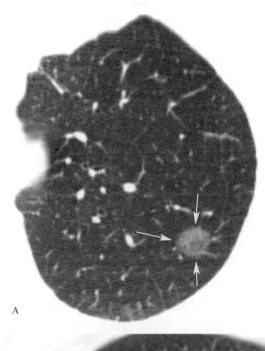

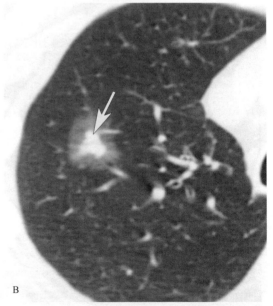

图6-17 ■ 2种磨玻璃影相关性腺癌

A.纯磨玻璃影结节是原位腺癌（AIS）的表现。B.结节中心高密度影（箭头），外环绕磨玻璃影（晕征），这是附壁生长为主的腺癌（LPA）的表现，软组织密度中心范围＞5mm

泡壁生长而侵犯范围＞5mm。

侵袭性黏液腺癌以前被称为弥漫性或多发性BAC，因为它通常表现为多发结节或多灶性磨玻璃影结节或实变，将在本章后面内容对其进行介绍。

虽然肺腺癌常表现为实性结节，但多达20%的腺癌存在多种同步发生的癌，它们常表现为磨玻璃影。

2. 错构瘤　CT在诊断肺错构瘤方面具有较大价值。错构瘤边缘光滑，外形呈圆形或分叶状。由于薄层CT显示局灶性或弥漫性脂肪成分（60%，图6-18A）、脂肪伴钙化（30%）或弥漫性钙化（10%），可以确诊约2/3的错构瘤。脂肪成分易被检出，其CT值的范围为−40～−120HU。"爆米花"样钙化是结节内软骨钙化所致（图6-18B）。

3. 肺梗死和脓毒性栓塞　肺梗死可表现为局部的肺部阴影，脓毒性栓塞常多发，上述两者结节典型表现如下：①位于肺外周或毗邻胸膜表面；②呈圆形或楔形；③有肺动脉分支延伸到其内（供应血管征），部分结节由于周围出血出现晕征。肺结节出现空洞在脓毒性栓塞患者常见。应用对比增强CT可以发现肺梗死近段动脉内的

血栓，但在脓毒性栓塞并不常见。

4. 晕征和血管侵袭性曲霉菌病　CT上所见的"晕征"首先被用来描述血管侵袭性曲霉菌病的患者（图6-19）。如前所述，"晕征"用于描述结节中心为软组织密度、周围环绕较低密度的磨玻璃影。在免疫抑制的患者中，特别是进行白血病治疗的、白细胞计数减低的患者，该表现强烈提示血管侵袭性曲霉菌病，确诊之前常可开始治疗。在血管侵袭性曲霉菌病患者中，"晕征"代表由出血环绕（晕）的脓毒性梗死（中心致密）。

在有临床支持情况下，"晕征"虽然对血管侵袭性曲霉菌病具有诊断意义，但是它是非特异性的，也可见于其他感染性疾病（结核、军团菌感染、诺卡菌病和巨细胞病毒感染），部分肿瘤（尤其是腺癌、淋巴瘤和卡波西肉瘤），以及肺栓塞和韦格纳肉芽肿。"晕征"的组织学本质多样，常代表出血（曲霉菌病、卡波西肉瘤、梗死、韦格纳肉芽肿）、各种炎症（感染）或沿肺泡壁生长的肿瘤（腺癌）。

5. 空气新月征和足菌肿　肺部肿块被新月状气体影包绕，称为空气新月征（图6-20和图6-21），它通常提示空腔内存在肿块。空气新月征

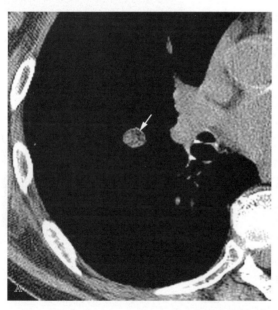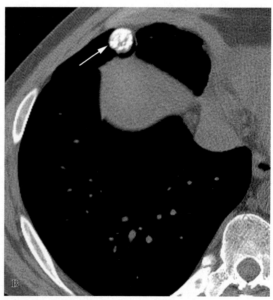

图6-18　2例患者的错构瘤的常见表现

A. 高分辨率CT软组织（纵隔）窗显示胸部X线片检查发现的肺部小结节。该结节呈圆形，边界清晰，内部低密度区（箭头）提示存在脂肪成分，借此可明确错构瘤诊断。B. 另一例错构瘤（箭头）患者，可见圆形的、边界清晰的结节，伴"爆米花"样钙化，该征象可在部分错构瘤患者中出现

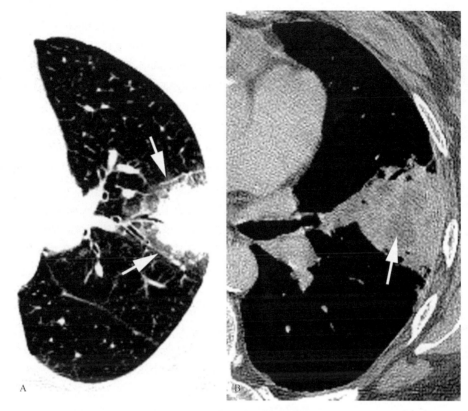

图6-19　侵袭性曲霉菌病的晕征

A.免疫抑制的白血病患者，CT可见一边界不清的肺肿块，周围环绕不太致密的晕征（箭头）。如患者存在相关病史，该征象强烈提示曲霉菌病的诊断。B.同一层面软组织窗显示病灶中心坏死（箭头）

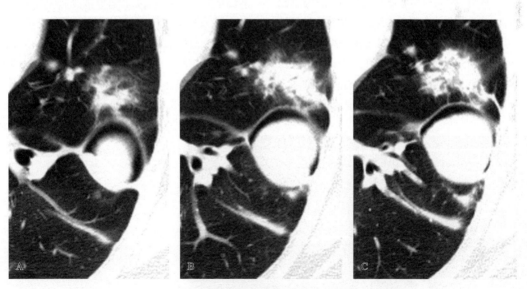

图6-20 ▮侵袭性曲霉菌病伴空气新月征

新月形的气体勾画出空洞内肿块的轮廓。在侵袭性曲霉菌病中，肿块代表球形肺梗死，空洞代表先前肺所占据的空间。这与真菌球不同，真菌球的空气新月征反映了先前存在的空洞发生了真菌感染。空洞前方的局部肺实变一般由急性感染造成

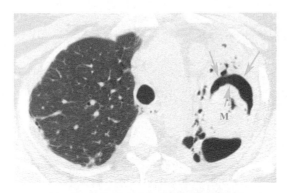

图6-21■先前存在空洞的真菌球患者

新月形的气体（箭头）勾画出由于先前结核杆菌感染而出现的空洞内肿块（足菌肿，M）。该肿块是可移动的，并且患者俯卧位时其会改变位置

是足菌肿的典型表现，但也可见于血管侵袭性曲霉菌病的后期、部分细菌感染伴肺梗死、空洞型肿瘤、空洞内的血凝块或新生物及包虫囊肿。

患者先前存在肺囊肿或空洞，如有腐生菌感染（通常是曲霉菌）则可形成足菌肿或真菌球（图6-21）。CT上表现为空洞内出现圆形或椭圆形可移动肿块（真菌球），肿块上方为新月形的气体，常可见空洞壁增厚。

在进展期足菌肿患者，真菌球常包含多发空气。同样的表现可见于半侵袭性（慢性坏死性）曲霉菌病，真菌同样可以侵犯囊肿或空洞壁，常伴出血和咯血。在侵袭性曲霉菌作用下，肺脓毒性梗死患者可在恢复期出现空气新月征（图6-20）。

6.肺脓肿和空洞　多种细菌、真菌和寄生虫感染可以引起肺脓肿。肺脓肿的特征是肺炎或实变区出现坏死或空洞，坏死区可以表现为极不规

则。增强CT常可见坏死区，表现为肺阴影内一个或多个低密度区。当病灶内可见气体时，此处称为空洞。当胸部X线片提示该诊断时，常需CT检查进一步明确诊断。单发或多发的气-液平面常见于细菌感染（图6-22），但不常见于空洞型肺癌、结核或真菌感染。CT有助于区分肺脓肿和脓胸，第7章将会对肺脓肿和脓胸的CT表现进行比较。

7.肉芽肿性病变、感染和卫星结节　肉芽肿常呈圆形，边界清晰，可能出现钙化。感染或肉芽肿性病变可表现为肺结节或肿块，邻近或周边见小结节（如卫星结节）（图6-23）。在结节病的患者中，该表现称为银河征。肺癌也可见卫星结节（表4-3），但仅少数肺癌患者可存在明确的卫星结节。

8.结核（TB）和不典型分枝杆菌感染　大多数有结核接触史及结核菌素试验（PPD）阳性患者的CT是正常的。钙化或不钙化肺小结节代表结核杆菌感染的原发部位，此类患者可见淋巴结钙化，肺尖小结节是初次感染结核杆菌时发生血源播散的表现。多数患者的这些愈合病灶不会进展，小部分患者，特别是儿童或免疫抑制的患者，初次接触结核杆菌可以发生局限性肺炎（可发生于任何肺叶），50%的患者可见肺门和纵隔淋巴结肿大，增强CT上结节常呈低密度。

原发性肺结核进展（常发生于免疫低下的患者）或先前感染灶（常位于肺尖）再活动可引起空洞型肺结核（图6-24）。空洞的形状常不规则，伴有不规则的壁和多发分隔。空洞继发出血或感染可出现气-液平面，但不常见。空洞可以多发，

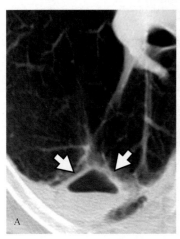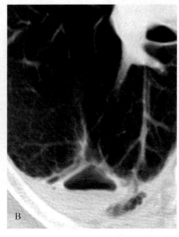

图6-22■肺脓肿

A和B.右肺后部可见一薄壁的肺脓肿（箭头），内含气-液平面

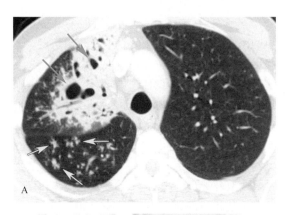

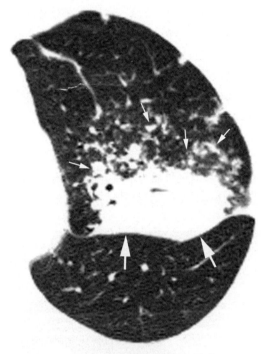

图6-23 ▪ 结节病患者的卫星结节

　　1例结节病患者的高分辨率CT，左肺上叶存在1个肿块，后面弧形边缘是斜裂（大箭头）。在高分辨率CT上，肿块被许多更小的卫星结节包绕。这种表现是很典型的肉芽肿形成过程。它也被称为银河征

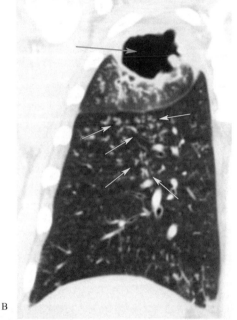

图6-24 ▪ 结核的支气管播散和树芽征

　　A和B.活动性肺结核的患者，右肺尖可见不规则的空洞病变（深蓝箭头），相邻肺小叶的中央性小结节和分支状树芽影（浅蓝箭头）为感染沿支气管播散的表现

并可见卫星病灶。感染物质通过在支气管播散可引起支气管肺炎的表现（如散在实变，树芽征或小叶中央性结节），其常出现在近空洞的区域和下叶（图6-24）。本章高分辨率CT（HRCT）部分将对树芽征和小叶中央性结节进行描述。

　　致病性非典型分枝杆菌感染可导致相同表现，真菌感染也可出现与结核病相似的表现，鉴别诊断时如考虑结核，也应同时考虑到真菌感染的可能。

　　9.类脂质性肺炎　慢性脂质吸入（动物、蔬菜或矿物油）可导致类脂质性肺炎，脂肪和不同量的纤维可导致局限性实变或肿块。最典型的是矿物油吸入者，CT上可见低密度实变影（-50～-140HU），提示内部的脂质成分。当以纤维组织为主时，肿块呈软组织密度。类脂质性肺炎不同于错构瘤，虽然后者也含有脂肪成分，但错构瘤内脂肪成分体积更大，边界欠清晰，形态更不规则。

　　10.胸膜（肺裂）病变　CT常可见胸膜旁的微小结节（数毫米），其常不被引起重视。这

些小结节通常呈扁平状或三角形。但需引起注意的是，部分接触肺裂的小圆形结节可能有临床意义，需对其进行随访。偶尔肺裂处的异常可能为胸膜病变（如胸膜斑、包裹性积液或局限性胸膜纤维瘤），这些病变可与肺部结节混淆，在CT上找到肺裂有时可以避免这样的错误。

　　（二）结节钙化的CT诊断

　　CT显示结节钙化提示其为良性结节，一般无须切除。25%～35%的良性结节在胸部X线片上不能被发现钙化，而通过薄层CT可以显示。

虽然薄层CT显示钙化最佳，但采用5mm层厚的图像同样可以发现致密钙化，软组织窗对于显示钙化最佳。

应用CT诊断"良性"钙化时，放射科医师必须确定钙化的表现为良性（图6-25）。有据可循地确定良性钙化诊断，需符合下列表现之一：①弥漫性钙化（图6-25B），为肉芽肿典型表现；②高密度中心性钙化（即牛眼样），为组织胞浆菌病典型表现（图6-25C）；③中心性爆米花样钙化，为错构瘤的典型表现（图6-18B）；④同心

圆钙化（靶样钙化，图6-25D），组织胞浆菌病的典型表现。结节内显示可见的钙化CT值一般为100～200HU。

5%～10%的肺癌含有一定的钙化成分，可能是肿瘤钙化或是肿瘤包含原有的肉芽肿钙化。恶性肿瘤中的钙化常呈点状或斑点状，或为结节内偏心钙化（图6-26）。虽然这些钙化的形式也可见于良性病变，但在解释CT表现时，应该考虑到这种钙化的性质为不确定性或具有潜在恶性可能（图6-26A）。需要警惕的是，肉瘤和类癌的

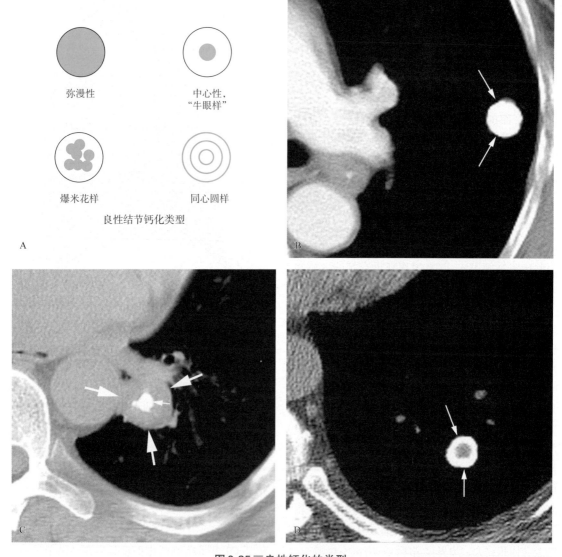

图6-25 ■ 良性钙化的类型

A.良性结节典型的钙化类型；B.结核瘤内的弥漫性钙化（箭头）；C.左肺下叶结节中心致密钙化（牛眼样）（箭头）；D.同心圆钙化（箭头）勾勒出肺结节外形

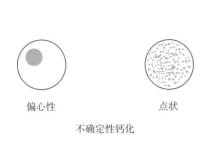

偏心性　　　　　点状

不确定性钙化

A

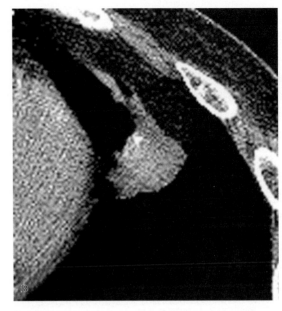

B

图6-26 ▌不确定性钙化

A.该种钙化形式可见于良性或恶性结节；B.腺癌患者，薄层CT显示位于左肺舌段的偏心性钙化结节，偏心性钙化也可见于腺瘤

致密钙化可以是均匀的或呈"短粗的"。

（三）结节影

在注入对比剂之后，肺癌比良性病变更倾向于出现强化。将强化程度大于15HU作为具体的强化标准，则可以敏感地检测出肺癌，但一些良性病灶，如良性肿瘤和活动性肉芽肿病变也可以出现强化。由于CT强化程度判断良恶性结节的局限性，目前临床实践中不常应用此技术来判断肿瘤良恶性，而是应用PET或PET-CT技术。

（四）结节增长率和肺结节CT随访

体积倍增（相当于结节直径增加26%）时间可用于评估肺结节的生长速率，进而判定结节的恶性可能性。良性肺结节体积倍增时间通常小于1个月或大于16个月。然而良、恶性病变的增长速率常有重叠，因此很难将倍增时间作为恶性肿瘤诊断的绝对指标。

笔者认为，只要结节有增大，不管增大程度如何，均应考虑恶性的可能；因为部分肺癌倍增时间可以超过1000d。CT上表现为磨玻璃影结节或混合性磨玻璃影的肺癌，比起表现为实性结节的侵袭性腺癌其生长速率更慢、倍增时间更长。

CT上偶然发现的非特异性肺小结节十分常见。当结节大小、形态或临床表现提示无须采取更为积极的临床干预时，常用CT进行随访，以明确有无大小变化。一般认为，超过2年都没有生长的孤立性肺结节良性可能性大，其无须切除。

Fleischner协会最近发布了非特异性实性结节（表6-3），以及完全或部分磨玻璃影的单发或多发结节（表6-4和表6-5）的CT随诊指南，目前已被广泛采用。

一般来说，对于CT上偶然发现的实性结节，结节直径≤4mm且患者为低风险人群（如非吸烟者），则无须进行随诊（图6-3）。吸烟者则需要CT随诊1年。直径＞4mm的肺结节需要进行短期内CT随诊；直径＞8mm的肺结节需要采取更为积极的手段（图6-3）。

如果患者有已知肿瘤史，无论结节大小如何均应进行随诊；并且应该参考临床情况来决定随诊间隔时间。

对于磨玻璃影结节或实性混合磨玻璃影结节，推荐在初次发现病灶后第3个月进行随访

（因为有些磨玻璃影结节可以被吸收），如果结节持续存在，推荐至少随访3年。PET在诊断CT显示直径1cm或更大的实性肺癌结节方面具有高的敏感度（97%）和特异度（80%）。而对于CT表现为磨玻璃影的肺癌结节，PET的诊断敏感性较低，因此不推荐PET用于磨玻璃影结节的评估。

在CT随访评估肺小结节大小变化时，选取与原来的研究相同的扫描层厚和窗宽、窗位观察是十分重要的。通过螺旋CT容积成像，结节一般不易漏诊，除非患者在检查时没有屏住呼吸。

当寻找或对比结节大小时，在2个相同扫描水平进行观察是十分重要的。识别和匹配结节周围的肺血管分支是明确观察水平的准确方法。如果在首诊和随访2次扫描中观察到同样的血管而结节却看似不同，即可明确结节确实不同；如果观察到的血管分支形式不同，那么即使结节大小存在可见的差异，也可能是不真实的。

表6-3　Fleischner协会肺实性结节的CT随访指南*

结节大小	低风险患者	高风险患者
≤4mm	无须CT随访（随访是可选择的）	于第12个月CT随访；如果结节无变化则无须进一步随访
>4～6mm	于第12个月CT随访；如果结节无变化则无须进一步随访	于第6～12个月初次CT随访；如果结节无变化则于第18～24个月再次随访
>6～8mm	于第6～12个月初次CT随访；如果结节无变则于第18～24个月再次随访	于第3～6个月初次CT随访，第9～12个月再次随访；如果结节无变化则于第24个月随访
>8mm	可选的：于第3个月、第9个月、第24个月CT随访；PET；活检或电视胸腔镜手术	

*结节大小指长度和宽度的平均值。低风险患者，极少或无吸烟史，或无其他已知危险因素；高风险患者，有吸烟史或其他已知危险因素

表6-4　Fleischner协会对孤立性磨玻璃影或部分磨玻璃影结节的CT随访指南

结节类型	推荐方案	附注
孤立性纯磨玻璃影结节≤5mm	无须CT随访	采用1mm层厚的薄层扫描确认结节为纯磨玻璃影结节
孤立性纯磨玻璃影结节>5mm	于第3个月CT随访；如果结节持续存在，每年CT随访1次，至少3年	PET诊断价值有限，不推荐使用
孤立性部分实性结节	于第3个月行CT随访；如结节持续存在且实性成分<5mm，之后每年CT随访1次，持续至少3年；如结节持续存在且实性成分≥5mm，则行活检或切除	结节>1cm时可以考虑PET

表6-5　Fleischner协会对多发磨玻璃影结节或部分磨玻璃影结节CT随访指南

结节类型	建议方案	附注
多发纯磨玻璃影结节≤5mm	于第2年和第4年CT随访	考虑其他可能引起磨玻璃影结节的病因
多发纯磨玻璃影结节>5mm；无主病灶	于第3个月CT随访；如果结节持续存在，之后每年CT随访，至少3年	PET诊断价值有限，不推荐使用
有主病灶的部分实性结节	初次CT随访后第3个月进行CT随访；如果结节持续存在，则行活检或切除，尤其是实性成分≥5mm的病灶	主病灶疑为肺癌的病例考虑手术

肺癌在随访中有时可以出现短暂的体积缩小。1次随访显示结节体积缩小并不能确定结节为良性，若第2次扫描结节体积持续缩小，才可明确良性结节的诊断。

（五）肺癌的CT筛查

CT常被用来筛查有吸烟史的肺癌高风险人群。对比胸部X线片筛查，CT可以发现更多、更小及更早期（Ⅰ期）的肺癌。但是也经常出现假阳性（我国某些区域筛查中高达70%的患者可发现至少1个肺结节）。

美国国家肺癌筛查试验（National Lung Cancer Screening Trial，NLST）刚刚发布了研究结果，该研究采用2～3mm层厚的低剂量CT或胸部X线片，对超过52 000名高风险患者进行了连续5年的随机筛查。在首次CT筛查中，27%的患者存在至少1个≥4mm的结节，并且约40%的患者存在至少1个结节。CT比胸部X线片检测肺癌敏感度更高（94% vs 74%），但特异度低（74% vs 91%）。总体来说，在CT筛查中，肺癌的发现率约为1.1%，最重要的结果是，CT筛查者的肺癌死亡率下降了20%，总体死亡率下降了6.7%。

（六）CT引导肺结节活检的运用

支气管镜是诊断累及支气管的中央型肿块的最准确方法，而细针穿刺活检是诊断周围型肺病变的最准确方法。对位于肺中央1/2的病变，如果CT上可见支气管异常或支气管征（病变区域的支气管狭窄或阻塞，或支气管位于肿块区内），可以尝试直接对相应区域进行支气管镜检查；如果CT上没有发现支气管异常或结节是周围型的，应该首先考虑细针穿刺活检。CT常用于引导肺结节细针穿刺活检，通过CT可以实现将针尖精确定位于结节内，同时可以选择最安全的穿刺路径（避开肺大疱、大血管等）。

CT引导定位技术可以用于辅助周围肺结节的胸腔镜活检或切除手术。这可能包括将亚甲蓝注射到结节周围肺组织或在结节内置入一个钩状装置。

六、多发性肺结节和肿块

CT在发现肺结节方面较胸部X线片有更好的敏感性，它可以轻易发现几毫米大小的肺结节（图6-27和图6-28）。

多发性肺结节和肿块的鉴别诊断（表6-1）包括多种病因所致的孤立性结节，如转移瘤、淋

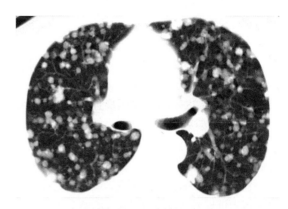

图6-27 ■肺转移瘤

CT显示双肺弥漫多发小结节，尽管结节很小，但边界清晰。这种结节分布形式称为随机性分布

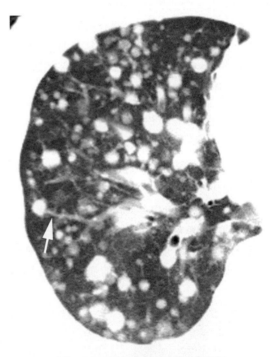

图6-28 ■肺转移瘤的供血血管征

肾细胞癌多发肺转移结节，边界清晰，典型表现是肺外周受累。部分结节（箭头）与肺血管相连，即所谓的供血血管征

巴瘤、支气管癌合并原发性肿瘤、细菌感染（图6-29）、真菌感染、一些病毒感染、肉芽肿病、结节病、韦格纳肉芽肿、类风湿肺疾病、淀粉样变性和脓毒性栓塞。在大多数病例中，这些结节的CT表现无特异性。以多发性小结节为特征的弥漫性肺疾病的鉴别诊断将在HRCT和弥漫性浸润性肺部疾病部分进行阐述。

（一）转移

肺转移瘤常为弥漫性的，好发于肺外周和胸膜下肺（图6-27和图6-28）；结节大小不一（图6-27和图6-28），通常呈圆形且边界清晰（图6-27），有些转移瘤伴瘤周出血，边界可以不清，或出现晕征。空洞和钙化可见于部分转移瘤。可见肺转移瘤与肺动脉分支关系密切，其反映了它们的栓子特性（如供血动脉征，图6-28）。但是，该表现也可见于其他病因所致的肺结节，如韦格纳肉芽肿和非脓毒性栓塞或脓毒性栓塞。

CT上常可见散在的肺小结节，大部分小结节是胸膜下正常的集合淋巴结或肉芽肿。因为5mm以下的结节太小而不能进行活检，所以在肿瘤患者中，通常于第3个月行CT复查来评估其肺部小结节的性质。典型转移瘤在没有治疗的情况下常可见体积增大。

（二）浸润性黏液腺癌

浸润性黏液腺癌是目前肺腺癌分类中的新类型，相当于原来的弥漫性或多灶性细支气管肺泡癌。该肿瘤表现为弥漫性或斑片状肺实变或磨玻璃影，或多发性小叶中央型肺结节（图6-30）。

尽管黏液腺癌主要是附壁生长，但肿瘤细胞可以分泌黏蛋白以充满肺泡进而导致实变。文献报道实变区在增强CT上出现的强化血管（称为

CT血管造影征），对黏液腺癌的诊断具有提示意义，但是也可见于其他病因导致的肺实变，如肺炎。支气管黏液溢（过量稀痰产生）可能与浸润性黏液腺癌有关。

（三）淋巴瘤和淋巴组织增生性疾病

当发现患有霍奇金淋巴瘤时，10%的霍奇金病患者在发病时存在肺实质侵犯，可见肺门淋巴结的直接侵犯、散在的局限性实变区或肿块样病灶；可在病灶区域发现空气支气管征或空洞区。未经治疗的霍奇金病患者，如果无纵隔淋巴结肿大（常是同侧肺门），肺组织一般也不受累。

非霍奇金淋巴瘤患者可发生肺浸润（如原发性肺淋巴瘤），而无淋巴结肿大；这种表现常见于获得性免疫缺陷综合征的患者，也可出现边界不清的大结节。

其他淋巴组织增生性疾病，如局灶性淋巴组织增生和移植后淋巴组织增殖疾病（PTLD），也可引起多发性肺结节或肿块。

（四）感染

在免疫抑制的患者中，多发性结节或肿块常提示真菌感染，较少可能为非结核分枝杆菌或细菌（如诺卡菌）感染，结节可出现"晕征"或空洞。在免疫抑制患者中，曲霉菌是真菌感染最常见的致病菌。

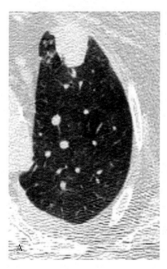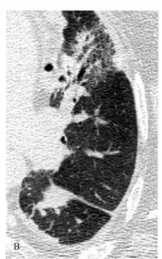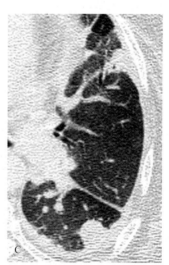

图6-29 ■**诺卡菌病患者的多发结节**
A ～ C.免疫抑制患者诺卡菌病，肺内见边界不清的多发性结节

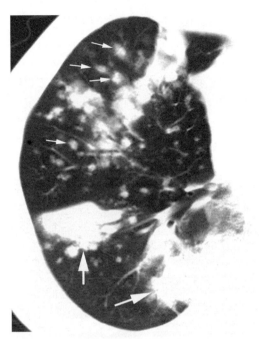

图6-30 ■**浸润性黏液腺癌伴实变和多发性结节**

右肺可见局限性实变区（大箭头），也可见多发性结节（小箭头）；这些结节通常位于小叶中心，反映了肿瘤组织是沿支气管播散的

免疫抑制患者可以发生社区获得性真菌感染（如组织胞浆菌病、球孢子菌病、芽生菌病、非结核分枝杆菌感染和隐球菌感染）和非结核分枝杆菌感染。除非存在大量病原微生物的接种（如在洞穴探险家中发生的多结节组织胞浆菌病），局灶性实变、单发结节或肿块通常比多发性结节或肿块多见。

（五）淀粉样变性

局灶性结节性淀粉样变性的患者通常无症状。淀粉样变性可表现为单发或多发肺结节或肿块，其常呈圆形，边界清晰。双肺结节常见，多位于肺外周或胸膜下区。在大多数情况下，结节直径为0.5～5cm，但也可大到10cm。30%～50%的病例中，X线片可见斑点状或致密影钙化，5%的病例可见空洞。结节可生长缓慢，数年内保持稳定。

（六）肉芽肿性血管炎（韦格纳肉芽肿）

肉芽肿性血管炎（韦格纳肉芽肿）是不明原因的多系统疾病，可累及上呼吸道（鼻腔、口腔或鼻窦）、下呼吸道（气道或肺）和肾脏。出现抗中性粒细胞胞质抗体是其特征性表现，可见于90%的患者，患者年龄通常为30～60岁。

肺多发性肿块或空洞的直径大小常为2～4cm（图6-31），通常可见少于十几个的结

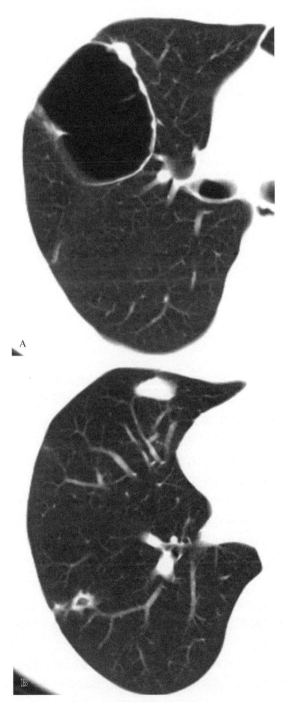

图6-31 ■**肉芽肿性血管炎（韦格纳肉芽肿）**

A和B.可见薄壁空洞和结节

节或肿块，少见情况下也可出现孤立性结节或肿块。随着疾病进展，结节和肿块的大小和数量逐渐增加；结节可在治疗后数月内消散。通常空洞性结节和肿块在治疗后，壁变薄，体积缩小，有时可完全消散。

七、气道异常

（一）气管

气管延伸到胸廓入口下方 8～10cm 处，分叉为左主支气管、右主支气管，气管常为圆形或卵圆形，直径约为 2cm，一些患者的气管可类似三角形，三角的尖端指向前方。这种外观尤其多见于气管隆嵴和近端支气管水平，气管软骨可表现为支气管壁内相对高密度的马蹄形结构，而马蹄的开口向后；支气管软骨钙化常见于老年患者，特别是女性。气管壁厚度不应超过 2mm 或 3mm，气管后膜不包含软骨，其壁菲薄，呼气时可弓向前方。

气管异常通常伴有气管管腔狭窄，可以是局限性的或弥漫性的。气管异常并不常见，可能也无临床症状，除非气管管腔直径缩小到数毫米。

1. 局灶性气管异常　气管内插管是引起局限性气管狭窄的一种较常见病因，狭窄通常在原来气管导管球囊或尖部的位置，形态呈漏斗状。气管管腔的狭窄与腔内出现大量反应性（肉芽）组织或气管壁塌陷有关，而气管塌陷则是气管环被破坏及伴发纤维化所致。

气管原发性肿瘤罕见。最常见的气管原发恶性肿瘤是鳞状细胞和腺样囊腺癌（图 6-32），两者发生率大致相仿。腺样囊腺癌通常来自于气管后壁，以上气道常见；鳞状细胞癌最常见于气管末端。CT 有助于气管肿瘤治疗方案的选择。如果没有发生纵隔侵犯（即无纵隔转移的证据），气管肿瘤可以通过气管部分切除来得到治愈。

纵隔肿瘤可以压迫、推移或侵犯气管，除非能看到气管腔内的肿瘤，否则很难确定气管是否受侵。当肿瘤发生在主支气管时，肺癌可以直接延伸而侵犯气管；当累及气管或气管隆嵴时一般

肺癌被认为是不可手术切除的（T4 期）。与病灶相连续的气管隆嵴或气管壁增厚提示肿瘤侵犯，但常需支气管镜来明确诊断。

2. 弥漫性气管异常　刀鞘状气管常见于慢性阻塞性肺疾病患者，在这种情况下，由于反复咳嗽损伤，胸腔内支气管横径变窄，而前后壁直径不变或增加（图 6-33）；而胸腔外气管正常。气

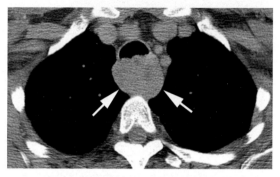

图 6-32 ■ 气管癌（腺样囊性癌）
肿瘤起源于气管后壁致气管腔狭窄，表现为外生性肿块（箭头）

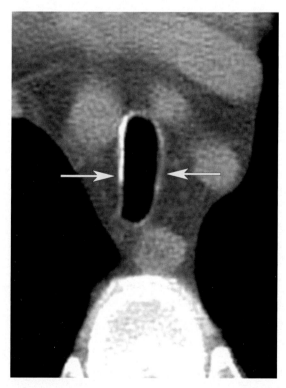

图 6-33 ■ 刀鞘状气管
气管双侧横径变窄（箭头），气管壁厚度正常，可见气管软骨钙化

管胸腔入口部首先受累，气管壁厚度一般正常。

多软骨炎（图6-34）是一种累及软骨的自身
免疫性疾病，包括气管、耳和关节软骨。由于炎
症和气管狭窄，它可导致前外侧气管壁（软骨存
在处）的增厚，胸内和胸外气管均可受累。

肉芽肿性血管炎（韦格纳肉芽肿）可累及
气管和主支气管，表现为气管壁增厚及管腔的狭
窄。声门下气管是最常见的受累部位，也可出现
弥漫性受累。

淀粉样变可累及气管和主支气管壁，出现弥
漫性或多处局灶性管壁增厚和管腔狭窄，常可见
钙化。

少数情况下，其他疾病可以累及气管和主
支气管，这些疾病包括肺结核、硬结病、侵袭
性气管支气管曲菌病、结节病和骨化性气管支气
管病。

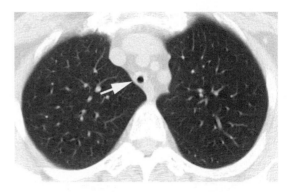

图6-34 ■ 多软骨炎所致的气管狭窄

气管呈向心性明显狭窄（箭头），这一表现明显不同于刀
鞘状气管。本例患者的气管呈弥漫性狭窄，类似于主支气管

（二）中央支气管异常

如第4章和第5章所述，最常见的中央支气
管异常是肿大的纵隔、肺门淋巴结或支气管外肿
块及支气管肿瘤对其造成的压迫。

（三）支气管扩张

支气管扩张为支气管的不可逆性异常扩张，
常伴有慢性感染和咳痰。

螺旋CT薄层扫描可对支气管扩张进行诊断。
通常情况下，患者的支气管和相邻的肺动脉（支
气管与动脉相伴行）直径大小相仿；支气管管径
通常约为动脉直径的60%。

在支气管扩张患者，扩张的环形支气管管
径大于邻近的伴行动脉，动脉与扩张支气管一起
形似戒指外形，该征象被称为印戒征（图6-35），
根据定义，如果支气管管径大于相邻动脉的直
径，则可出现印戒征。然而，这种表现可偶然见
于正常人，特别是超过60岁的老年人。由于感染
和炎症，支气管扩张的患者常可见支气管壁的增
厚，且支气管管径远大于动脉管径。支气管扩张
患者异常的支气管内可见黏液和脓液填充。更外
周的区域也可见小气道异常，可见树芽征及黏液
或脓液嵌塞的扩张支气管。支气管扩张常根据其
外形分为柱状、曲张状或囊状扩张，但这些名称

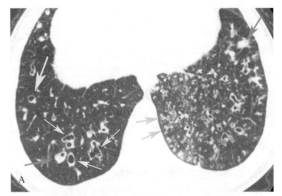

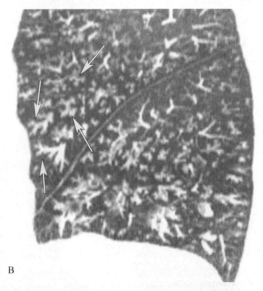

图6-35 ■ 纤毛运动障碍患者的支气管扩张

A.HRCT显示肺底部的支气管扩张。右肺下叶可见厚
壁和不规则扩张的支气管（浅蓝箭头），其呈柱状或曲张
状扩张；扩张的支气管管径大于邻近的肺动脉管径，表现
为印戒征（大浅蓝箭头）。许多支气管（深蓝箭头）被黏
液填塞而呈软组织密度，左肺下叶可见多发树芽征（中蓝
箭头）。B.左肺基底部的矢状位重建图可见树芽征（箭头）

没有太大的临床意义。囊状支气管扩张有时可见扩张支气管腔内的气-液平面。

支气管扩张有很多病因，儿童期感染、慢性呼吸道感染、免疫缺陷和囊性纤维化是常见原因。大多数支气管扩张患者的表现为非特异性的，病变在外周和肺下叶最为严重。很多疾病同时存在其他表现，囊性纤维化通常出现双侧支气管扩张，累及肺上叶，且以中央肺区（肺门旁）最为严重。

哮喘患者的变应性支气管肺曲菌病（ABPA）也表现为中央支气管扩张（图6-36A）；黏液痰栓常见，因为真菌引起钙盐浓聚，痰栓经常呈现高密度（图6-36B）。结核表现为双肺上叶的支气管扩张，且扩张的支气管常不对称。鸟分枝杆菌复合群（MAC）感染常见于老年女性（图6-37），相关的支气管扩张发生在肺中叶和舌段。免疫缺陷、儿童期感染和纤毛运动障碍［如Kartagener（译者注：疑英文原版版此处有误，现更正）综合征］的患者常与肺下叶支气管扩张有关。

（四）支气管炎

支气管壁增厚而不伴支气管扩张常提示存在炎症（如哮喘、炎性肠病和吸烟）或感染，称为支气管炎。当伴发支气管感染时，支气管腔内可见黏液或脓液，外周肺组织可见树芽征和（或）结节。

（五）细支气管炎（小气道病变）

在HRCT上，小气道（细支气管）疾病可见3种表现形式；这些形式各不相同，单个患者也可出现多种异常。

1.细胞性细支气管炎伴树芽结节 树芽征的表现正如其名（图6-35和图6-37），在肺周围或小叶中央区，可见大于血管影的分支状不透光区，通常伴有位于分支顶端的小结节。树芽征反映了扩张的小叶中央支气管被黏液或脓液填塞。常见的病因包括结核杆菌或鸟分枝杆菌沿支气管内播散（图6-24）、细菌性支气管肺炎、支气管扩张症伴发的慢性气道感染、真菌感染、病毒感染。发现该征象时首先应该考虑感染。该表现在其他疾病中并不常见，包括非感染性炎症性细支气管炎（如滤泡性细支气管炎）、支气管黏液嵌塞（如ABPA）、误吸和侵袭性黏液腺癌。树芽征可伴有下文中2种表现形式。

2.细胞性细支气管炎伴小叶中央性结节 小叶中央性结节可见于感染或炎症性细支气管炎的患者。在感染患者中，小叶中央性结节可伴有树芽征，结节通常散在分布。在非感染性细支气管炎的患者中，小叶中央性结节常为磨玻璃影结节，呈弥漫性分布［如过敏性肺炎（图6-47）或吸烟者的呼吸性细支气管炎］。小叶中央性结节

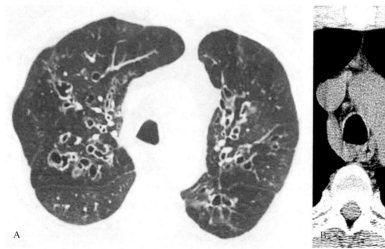
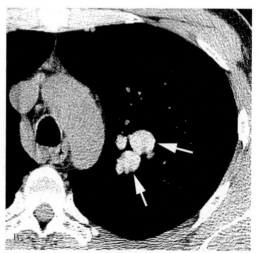

图6-36 ■ 2例变应性支气管肺曲菌病（ABPA）患者的支气管扩张

A.HRCT显示双侧上肺支气管扩张。肺实质由于马赛克灌注而密度显示不均。B.另一患者，纵隔窗显示黏液栓（箭头），其密度高于软组织密度，强烈提示ABPA的诊断

将随后讨论。

3.限制性（闭塞性）细支气管炎伴马赛克灌注 由限制性或细胞性细支气管炎引起小气道阻塞的患者，肺实质密度不均，伴散在的、地图样的相对透亮区。该表现称为马赛克灌注。马赛克灌注反映了肺灌注出现了不均匀减少。由于血流减少，透亮区的肺血管较非透亮区的血管更细（图6-38）。马赛克灌注最常见于气道阻塞的

患者，因为气道梗阻可引起反射性的血管收缩。马赛克灌注也可见于血管阻塞（如慢性肺栓塞的患者）。当发生气道阻塞时，于呼气相扫描可见空气潴留；一些限制性细支气管炎的患者不发生马赛克灌注，但呼气相可见空气潴留（图6-39）。一些患者还可伴有树芽征和小叶中央性结节。

八、弥漫性肺疾病和高分辨率CT

HRCT技术的介绍见第1章。HRCT包括使用薄层技术和高分辨（锐利）算法；在怀疑弥漫性浸润性疾病或气道疾病的患者中，常同时采取仰卧位和俯卧位成像，可用呼气相扫描发现空气潴留（图6-39）。

HRCT有时被用于评估伴弥漫性肺疾病的急性症状患者，以确定病变的特点并缩小鉴别诊断范围。伴随急性症状的弥漫性肺疾病的常见病因包括肺炎、误吸、多种原因所致的肺水肿和急性呼吸窘迫综合征所致的弥漫性肺泡损伤。另外，由于现在常规CT就是由薄层图像所得的，故所

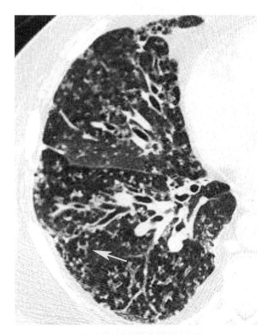

图6-37 ■ 鸟分枝杆菌复合群（MAC）感染
老年女性患者，可见支气管壁增厚、支气管扩张和树芽征（箭头），这些表现是MAC感染的典型改变。支气管扩张常在肺中叶和舌段最为严重

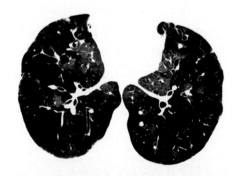

图6-38 ■ 限制性细支气管炎伴马赛克灌注
骨髓移植的患者，移植物抗宿主反应可导致限制性细支气管炎，HRCT可见肺密度不均；肺密度不均反映了肺的灌注不均，而肺灌注不均是由气道阻塞引起的通气异常所致。注意高密度肺区的血管较透亮肺区的血管粗大；这是提示存在马赛克灌注的重要线索

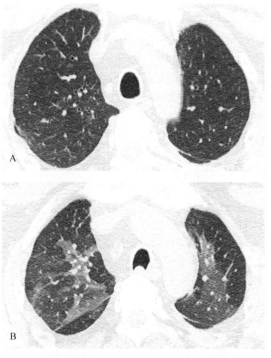

图6-39 ■ 限制性细支气管炎伴空气潴留
由肺移植排斥反应所致的限制性细支气管炎的高分辨率CT表现。A.吸气相扫描图像表现正常，无马赛克灌注的征象。B.呼气相扫描图像可见散在空气潴留。相对较高密度的肺区是正常的

有胸部CT均可视为HRCT。

HRCT更常被用于评估弥漫性浸润性肺疾病，尤其是疾病呈慢性或进展性，且诊断存在疑问的情况。弥漫性浸润性肺疾病用来描述多种异常情况，包括肺泡和间质，表现为广泛的肺实质异常。总的来说，HRCT被用于：①发现存在呼吸窘迫症状或肺功能检查异常而胸部X线片正常（10%～15%的浸润性肺病患者胸部X线片结果为正常）的肺疾病；②通过一系列形态学表现（如是否存在蜂窝样改变）来确定肺疾病特点，甚至可能做出特异性诊断；③评估疾病是否具有活动性；④对肺活检患者的异常区域进行定位。HRCT较胸部X线片有更好的敏感度（94% vs 80%）和特异度（96% vs 82%），能更准确地做出诊断（＞10%）。

HRCT可通过螺旋容积技术或间隔1～2cm的单个层面扫描获得。对于弥漫性肺疾病的患者，特别是疾病呈慢性或逐渐进展的患者，以1～2cm的间隔进行CT扫描，即可获得满足诊断所需的肺部解剖信息。螺旋扫描技术的辐射剂量更高，但也包含更多信息。

临床上CT扫描通常取仰卧位，于深吸气后进行。对疑似肺间质疾病的患者常采用俯卧位扫描，目的是为了避免仰卧位时可能导致的后部肺膨胀不全而引起的误诊。CT上经常会看到一些体位性肺萎陷，我们通过2种体位的联合扫描可将这些表现与轻微病变区分开。为了发现小气道疾病所导致的空气潴留，常需得到3～5个层面的呼气后扫描图像。

（一）健康人的高分辨率CT表现

肺是一个分叶器官，是由无数次级肺小叶组成的。次级肺小叶（或单纯肺小叶）呈多边形，通常直径为1～3cm，它们被包含血管和淋巴管道的小叶间隔分隔（图6-40），小叶的中央是肺动脉和细支气管分支。

在HRCT上，有时可见到正常小叶间隔，它呈薄的，厚度均匀的，长1～2cm的直线样结构，但是在正常受试者中通常只能看到少数边界清晰的分隔。次级肺小叶或胸膜下1cm内的肺区可见线状、分支状或点状阴影，其是小叶中央性动脉

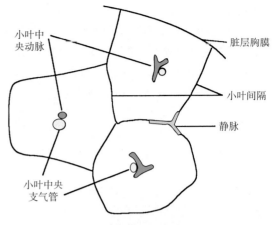

图6-40 ■ 正常肺小叶

分支的表现；小叶中央性细支气管通常不可见。健康人的胸膜表面、肺裂、中央血管和支气管的边缘平滑且边界清晰。

（二）异常HRCT表现

虽然接下来叙述的影像表现与HRCT密切相关，但它们同样可以用于常规CT的诊断。

1. 增厚的小叶间隔　小叶间隔增厚可见于多种肺间质疾病的患者（图6-41）。在肺中央区，增厚的小叶间隔可以勾勒出肺小叶六角形或多边形的轮廓，内含1条可见的中央动脉分支；在肺外周区，增厚的小叶间隔经常延伸至胸膜表面。不同疾病中，增厚的小叶间隔可表现为光滑的、结节状的或不规则状的。

通常肺外周区的小叶间隔增厚代表广泛的肺间质增厚，也与以下情况相关：①胸膜下间质增厚所致的肺裂增厚；②包绕中央小叶结构的结缔组织鞘增厚，从而导致小叶中央结构显著增厚；③中央血管和支气管周围间质组织增厚（如支气管袖套）。

引起HRCT上小叶间隔增厚的常见病因包括：

（1）癌性淋巴管炎（平滑或结节样增厚，图6-41）。

（2）间质性肺水肿（光滑增厚）。

（3）结节病（当形成肉芽肿时呈结节状；发生纤维化时或疾病终末期呈不规则状）。

2. 肺纤维化的表现　肺纤维化时肺组织由于破坏后形成的囊性区域，可呈现蜂窝状改变。在

HRCT上其呈现特征性的粗网状或囊状改变（图6-42和图6-43），囊状结构通常直径在数毫米到1cm不等，囊壁厚且清晰，典型表现为肺周围和胸膜下区的成排状和簇状结构，并与邻近的囊状病灶共壁。在胸膜下区若无成排或簇状的囊状病灶，单凭蜂窝状改变不能确定肺纤维化的诊断。HRCT上蜂窝样改变提示存在纤维化，这对普通型间质性肺炎（UIP）的诊断非常重要，但也不应夸大其诊断价值。

HRCT上以蜂窝样改变为主要表现的纤维化常见病因包括：

（1）特发性肺纤维化（IPF，占60%～70%，图6-43）。

（2）胶原血管疾病，特别是风湿性关节炎、硬皮病（图6-42）。

（3）药物相关纤维化。

（4）胸膜增厚相关石棉沉着病。

（5）终末期过敏性肺炎。

（6）终末期结节病（小部分患者）。

网状改变（网状类型）表现为网线状阴影，常见于肺纤维化患者（图6-44），与血管或肺裂等结构扭曲和移位有关。

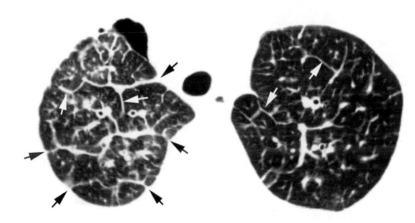

图6-41 ■ 增厚的小叶间隔

乳腺癌性淋巴管炎患者，HRCT显示明显增厚的小叶间隔（箭头），其是本病的特征性改变。虽然双侧小叶间隔均有增厚，但以右侧明显，右上胸腔也见少量气胸

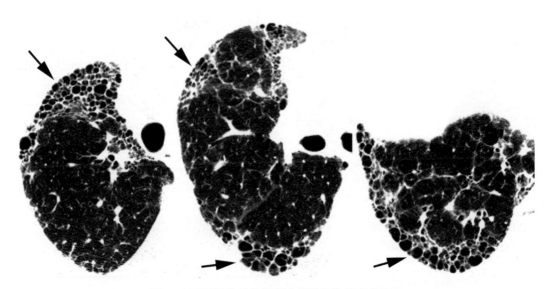

图6-42 ■ 风湿性关节炎的肺纤维化和蜂窝状改变

右肺的3个层面的HRCT扫描，可见特征性的小的厚壁囊肿（蜂窝状囊肿），以肺外周分布为著（箭头），根据该表现可诊断其为肺纤维化

牵拉性支气管扩张（由周围肺纤维化导致的支气管扩张）在肺纤维化和网状改变类型的患者中十分常见，它常出现在蜂窝肺患者中。在支气管扩张的患者中，扩张的大气道或小气道呈现极不规则的螺丝锥样表现（图6-44）。

肺纤维化的融合肿块（如进展性块状纤维化）可见于结节病和硅沉着病患者的肺上叶，肿块内可见牵拉性支气管扩张。

3. 结节 小结节（直径为数毫米到1cm）可见于肉芽肿性疾病患者，如结节病、粟粒性肺结核，也见于转移瘤患者和小气道疾病患者。通过HRCT确定肺结节的3种分布类型（图6-45），对于鉴别诊断具有极其重要价值。

淋巴管周围分布结节发生在富含淋巴管道的肺区。它们的主要分布位置：①胸膜表面（特别是肺裂）；②毗邻大血管和支气管；③小叶间隔内；④小叶中央区（图6-45和图6-46）。典型呈散在分布，最常见于结节病、硅沉着病和癌性淋巴管炎。

随机分布结节累及胸膜表面，但在肺内呈弥漫性、均匀性及随机分布，最常见于血源性疾病，如粟粒性肺结核或真菌感染及血行转移瘤（图6-27和图6-45）。该形式在结节病中不常见。

小叶中央性结节通常不位于胸膜表面，而位于小叶中央部（图6-47），它们通常与小血管有关，最外围的结节距胸膜表面约5mm。

由于小叶大小相仿，结节间距相仿，初看似随机分布，但是，小叶中央型不出现胸膜结节。小叶中央性结节可以散在分布或弥漫性分布，可以是软组织样密度或磨玻璃密度。小叶中央性结

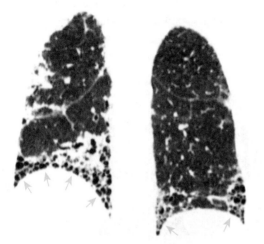

图6-43 ■**肺纤维化、蜂窝状改变，1例特发性肺纤维化（IPF）的普通型间质性肺炎（UIP）**

HRCT冠状位重组图像显示肺基底部和胸膜下区为主的蜂窝状改变（箭头），这是UIP的典型表现

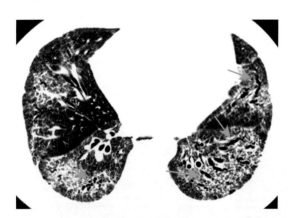

图6-44 ■**纤维化的非特异性间质性肺炎（NSIP）患者，出现网状结构和牵拉性支气管扩张的肺纤维化表现**

HRCT显示1例胶原血管病合并纤维化NSIP的患者，出现异常的肺网状结构，伴随不规则的支气管扩张（牵拉性支气管扩张，箭头）。注意近胸膜下肺区相对正常，这是NSIP的典型表现

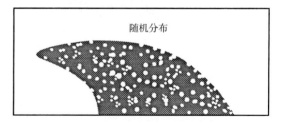

随机分布

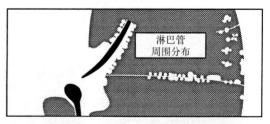

淋巴管周围分布

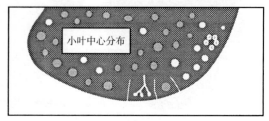

小叶中心分布

图6-45 ■**肺结节的分布**

树芽征的示意图，同时显示了小叶中央性结节和随机分布结节的示意图

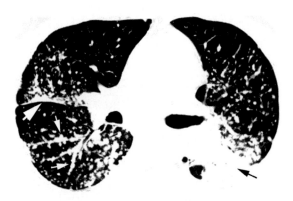

图6-46 ■淋巴管周围分布结节（结节病）

多发性结节沿着主要肺裂（大白箭头）、中央支气管和血管（小白箭头）分布。这是结节病的特征性表现。注意其散在分布的形式，一些肺区受累而其他肺区正常。左肺可见一伴有卫星结节的融合肿块（黑箭头）

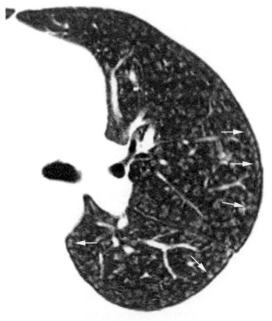

图6-47 ■过敏性肺炎患者肺的小叶中央性结节

可见小的、边界不清的磨玻璃结节影，最外围的结节（箭头）距离肺裂或胸膜约5mm，胸膜表面不受累

节常反映了疾病发生在小叶中央性细支气管，常见于感染的支气管内播散（如结核和细菌性支气管肺炎），肿瘤组织的支气管扩散（如侵袭性黏液腺癌），以及细胞性细支气管炎（如过敏性肺炎和呼吸细支气管炎）。小血管疾病（血管炎）和异常病变（水肿或出血）也可以导致小叶中央性结节，但相对少见。这些病例是感染所致的小叶中央性结节，也可见树芽征。

想要诊断多发性结节属于三种类型中的哪一种，最容易的是首先判断结节是否与胸膜表面及叶间裂相关。如果没有胸膜结节，那么分布可能是小叶中央型的；如果出现叶间裂结节，那么其类型取决于肺结节的总体分布形式：若结节呈散在分布且发生与前面列出的特定结构相关，提示为淋巴管周围分布；弥漫均匀性分布提示结节为随机分布。这种方法可以对超过95%的病例进行正确分类。

4. **肺实变** 肺实变的HRCT表现前文已阐述，其表现为肺实质均匀致密影伴肺血管闭塞，常可见空气支气管征。

肺实变的鉴别诊断主要根据症状的持续时间，伴有急性症状的实变常为肺炎（图6-3）、严重肺水肿或出血、误吸或急性呼吸窘迫综合征伴发的弥漫性肺泡损伤。具有慢性症状的肺实变（如超过4～6周）患者，常见的原因包括机化性肺炎、侵袭性黏液腺癌（图6-30）、慢性嗜酸细胞性肺炎和类脂性肺炎。

5. **磨玻璃影** 部分轻微间质性肺疾病患者的肺泡壁轻度增厚及肺泡腔轻微实变，HRCT表现为模糊的肺密度增高（图6-39），这称为磨玻璃影（GGO）。GGO与实变的区别在于，其密度增高区不遮盖其下面的肺血管影。

GGO无特异性，可见于多种疾病。和实变一样，GGO的鉴别诊断主要基于患者症状的持续时间：伴有急性症状的GGO常代表非典型肺炎（耶氏肺孢子菌或病毒性肺炎）、肺水肿（图6-48）、出血、误吸或急性过敏性肺炎；伴有慢性症状的患者（如病程＞4～6周）的常见病因包括亚急性过敏性肺炎、非特异性间质性肺炎（NSIP）、脱屑性间质性肺炎（DIP）、机化性肺炎、侵袭性黏液腺癌、类脂性肺炎和肺泡蛋白质沉积症。

在所有伴随急性症状的患者中，GGO提示其是一种活动性疾病。在60%～80%伴随慢性症状的患者中，该表现与某些类型的活动性肺病有关。然而，如果GGO仅见于出现纤维化的肺区（如蜂窝样改变、网格状改变和牵拉性支气管扩张），那么GGO很可能是纤维化而不是活动性疾病的表现。在普通型间质性肺炎（UIP）和IPF

的患者中，GGO在纤维化区中较为常见，这种情况下，GGO代表纤维化组织。

6. 肺囊肿　肺囊肿是肺实质内的薄壁含气区。囊肿可见于蜂窝样变、大疱性肺气肿和肺炎所致肺大疱（如肺孢子菌肺炎）。许多罕见肺疾病以肺囊肿作为首发表现，包括朗格汉斯细胞组织细胞增生症、淋巴管肌瘤病（图6-49）、淋巴细胞性间质性肺炎或淀粉样变，特别是当其与干燥综合征和Birt-Hogg-Dube综合征有关时。

（三）特定疾病的HRCT表现

尽管有超过200种疾病可导致弥漫性肺部异常，但只需要相对较少的知识要点即能对大多数的病例进行正确诊断。超过90%的肺弥漫性疾病患者可归因于13种疾病之一。随后描述的一些疾病虽然不常见，但有典型的HRCT表现，因此，对其正确识别是十分重要的。

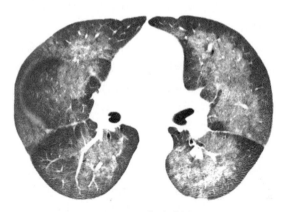

图6-48 ■ **磨玻璃影**

肺门旁的磨玻璃影反映了使用可卡因后的急性反应性肺水肿和出血。注意斜裂和水平裂的表现（与图6-2比较）

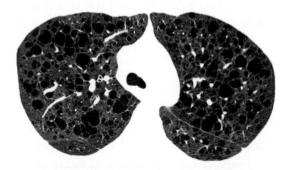

图6-49 ■ **肺淋巴管肌瘤病（LAM）的多发肺囊肿**

1名年轻女性的肺部CT显示弥漫的、薄壁的、类圆形多发囊肿，此为LAM的典型表现

1. 转移癌　虽然癌的淋巴管和血行播散表现的形式不同，但常可见重叠，一些患者可同时出现2种表现。

癌性淋巴道播散：有恶性肿瘤和进行性呼吸困难病史的患者，出现以下HRCT特征性表现时可以诊断癌性淋巴道播散。

（1）小叶间隔平滑或结节样增厚（图6-41）。

（2）支气管周围间质增厚（支气管袖套征）。

（3）肺裂增厚（平滑或结节状）。

（4）散在或单侧分布（部分病例）。

（5）淋巴结增大（部分病例）。

肿瘤的血行播散具有如下特征。

（1）随机分布的小结节，有时以周围带为主（图6-27和图6-28）。

（2）肺裂和胸膜表面受累。

（3）双侧分布。

（4）出现大的结节灶。

2. 普通型间质性肺炎或特发性肺纤维化　普通型间质性肺炎（UIP）组织学上以散在肺纤维化和蜂窝状改变为特征。普通型间质性肺炎可由特发性肺纤维化（IPF）引起，占全部病例的2/3。其他可引起普通型间质性肺炎的疾病包括胶原血管病（特别是风湿性关节炎和硬皮病）、药物相关性纤维化、石棉沉着病、终末期的过敏性肺炎（HP），另外，有时结节病也可引起普通型间质性肺炎。普通型间质性肺炎是特发性间质性肺炎的一种类型，特发性间质性肺炎还包括非特异性间质性肺炎（NSIP）、机化性肺炎（OP）和脱屑性间质性肺炎（DIP）等，如后所述。

若CT或病理学上可见普通型间质性肺炎的改变，而没有与此类组织学改变相关的疾病或暴露史时，即可诊断特发性肺间质纤维化。换而言之，特发性肺纤维化是特发性的普通型间质性肺炎。特发性肺纤维化常见于年龄大于50岁的男性患者，典型临床表现为进行性呼吸困难，疾病预后极差。

普通型间质性肺炎的HRCT表现特征如下。

（1）病变以胸膜下区或基底部为主。

（2）网状结构（伴牵拉性支气管扩张）。

（3）蜂窝状改变（图6-42和图6-43）。

（4）无与疾病不一致的特征，包括如下：①病变以中上叶或支气管周围为主；②广泛性的

GGO（大于网状结构的范围）；③大量微结节（双侧上叶）；④不表现为蜂窝状的散在囊肿；⑤马赛克灌注或空气潴留（双侧，大于3个肺叶）；⑥肺段或肺叶实变。

如果HRCT表现满足以上4个标准就可以诊断普通型间质性肺炎。如果患者不存在已知疾病（即普通型间质性肺炎是特发的），那么即为特发性肺纤维化。然而，如该患者存在普通型间质性肺炎的表现和石棉暴露史，可诊断石棉沉着病。

3. 非特异性间质性肺炎　与非特异性间质性肺炎（NSIP）的名字不同，其组织学表现是特异性的。它通常与胶原血管病或药物治疗相关，但也可以是特发的。尽管与普通型间质性肺炎和特发性肺纤维化比较相对较少，但在临床中仍不少见。NSIP组织学上表现为细胞（炎性改变）型和纤维化型，在细胞型阶段治疗有效，其预后良好。

NSIP表现不一，但常有下列特征。

（1）病变以外周、后部、基底部肺区为主，呈向心性分布（图6-44和图6-50）。

（2）紧邻胸膜下肺区不受累（可见于50%的患者），该表现高度提示NSIP（图6-44和图6-50）。

（3）细胞期NSIP表现为磨玻璃影（图6-50）。

（4）网状结构（图6-44）。

（5）牵拉性支气管扩张（纤维型NSIP常见，但并非都有，图6-44）。

（6）蜂窝状改变罕见，即使有，范围也很有限。

4. 胶原血管疾病　类风湿肺病、硬皮病和其他胶原病可以引起普通型间质性肺炎、NSIP（图6-42、图6-44和图6-50）、机化性肺炎或淋巴样间质性肺炎（LIP）的表现。特异性胶原病可出现疾病相关特异性表现或常见合并症（如类风湿结节，硬皮病的食管扩张）。

5. 机化性肺炎　机化性肺炎（OP）是一种组织学改变，它可以是特发性的，或可由感染、毒物暴露、药物反应或胶原病引起。其通常导致与肺炎相似的进行性呼吸困难和低热表现，特发性机化性肺炎又称为隐匿性机化性肺炎（COP）。

HRCT特征是非特异性的，包括：

（1）形态不规则的斑片状或结节状实变。

（2）斑片状或结节状磨玻璃影（图6-51）。

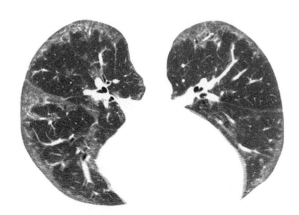

图6-50 ■ 硬皮病患者的细胞非特异性间质性肺炎（NSIP）

俯卧位HRCT显示肺外周胸膜下磨玻璃影，这是NSIP的典型表现

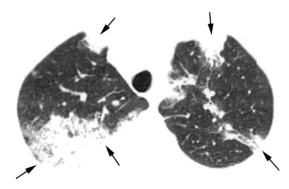

图6-51 ■ 机化性肺炎

在肺外周可见散在的实变影（箭头），这是伴有慢性症状患者的典型表现

（3）外周和支气管旁分布。

（4）环礁征或反晕征，表现为环状实变围绕磨玻璃影，该征象在其他疾病不常见。

6. 脱屑性间质性肺炎（DIP）和呼吸性细支气管炎-间质性肺炎（RB-ILD）　这些疾病密切相关，几乎均由吸烟引起，2种疾病都表现为肺泡充满巨噬细胞。在DIP中，肺部受累十分广泛，而RB-ILD受累区域仅限于支气管周围区。症状主要为咳嗽和呼吸困难，治疗包括戒烟或类固醇治疗，预后好。

HRCT特征如下。

（1）斑片状或弥漫性的磨玻璃影（DIP）。

（2）小叶中央性磨玻璃影结节（RB-ILD）。

（3）磨玻璃影区域内的含气囊肿。

（4）部分可见空气潴留。

（5）罕见纤维化改变。

（6）过敏性肺炎（HP）。

7.过敏性肺炎 过敏性肺炎（HP）是一种由接触一系列有机粉尘（如养鸟人肺）导致的一种常见的肺疾病。在急性或亚急性期，可见间质和肺泡浸润及边界不清的支气管周围肉芽肿；慢性期可见纤维化和蜂窝征。如能在亚急性期行类固醇治疗或去除环境变应原，过敏性肺炎预后较好，然而有50%患者无法查明变应原。

在亚急性期，HRCT典型表现如下。

（1）斑片或地图样的磨玻璃影（80%，图6-52A）。

（2）边界不清的小叶中央性磨玻璃影结节影（50%，图6-47）。

（3）以中上肺为主，累及整个肺横断面（如不以胸膜下为主）。

（4）细支气管阻塞引起的马赛克灌注（图6-52A）。

（5）空气潴留（常见于呼气相扫描，图6-52B）。

（6）兼有斑片状磨玻璃影和马赛克灌注（称肉冻征，是由于它形似由猪头肉做成的皮冻香肠，图6-52），肉冻征（headcheese sign）是过敏性肺炎的典型表现。

在慢性或纤维化期，过敏性肺炎常有如下表现。

（1）散在片状或地图样的网状影和牵拉性支气管扩张。

（2）在某些病例中出现蜂窝征。

（3）上肺或中肺为著，累及整个肺横断面。

（4）细支气管阻塞引起的马赛克灌注。

（5）空气潴留（常见于呼气相扫描）。

8.慢性嗜酸细胞性肺炎 慢性嗜酸细胞性肺炎是特发性肺炎，其特征是肺泡内充满以嗜酸性细胞为主的混合炎性渗出物。外周血嗜酸性细胞计数常可见增多。患者表现为发热、咳嗽和呼吸急促；HRCT表现是非特异的，与机化性肺炎的表现类似或相同，影像表现包括：①斑片状实变影，少数情况下见磨玻璃影；②肺外周或支气管周围分布；③环礁征或反晕征。

9.结节病 多数结节病患者可根据其表现得

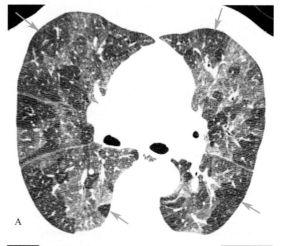

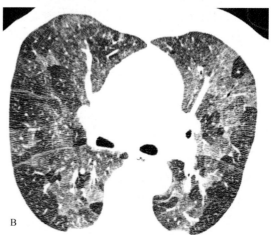

图6-52 ■ 过敏性肺炎的磨玻璃影和马赛克灌注

A和B.多发散在斑片状肺密度增高区是磨玻璃影的典型表现。地图样的相对透亮区反映了细胞细支气管炎所致的马赛克灌注。兼有磨玻璃影和局限性透亮影的表现是过敏性肺炎的典型改变，被称为肉冻征

到诊断。尽管病变广泛，但患者症状相对轻或无症状。患者活动期和终末期的HRCT表现不一。

活动期结节病患者的HRCT表现如下。

（1）淋巴管周围型结节，1～10mm（特别是胸膜下和支气管周围，图6-23和图6-46）；可见钙化。

（2）大量支气管周围结节可形成肺门旁的大肿块，伴有卫星结节（如银河征）；可出现空气支气管征。

（3）斑片状分布，常不对称。

（4）上叶为主。

（5）肺门和纵隔淋巴结增大（有助于诊断，但不总出现）；可见钙化。

（6）磨玻璃影提示出现小肉芽肿（不常见）。

终末期结节病和纤维化患者的HRCT表现如下。

（1）不规则的小叶间隔增厚。

（2）肺组织结构扭曲。

（3）肺门旁的融合结节，内含纠集和扩张的支气管，常累及肺上叶。

（4）蜂窝样改变（小部分）。

（5）肺门和纵隔淋巴结增大（不总出现）。

10. 硅沉着病和煤工尘肺　硅沉着病和煤工尘肺的表现类似结节病，但也存在明显差异，表现如下。

（1）淋巴管周围型结节，1～10mm（特别是胸膜下和支气管周围），某些患者可见钙化。

（2）对称分布。

（3）肺后部为主。

（4）上叶为主。

（5）上叶的结节融合性肿块或纤维化。

（6）肺门和纵隔淋巴结增大，可能有蛋壳样钙化。

11. 结核　结核疾病类型不同，外观表现各异。对于原发性肺结核患者，CT可以表现正常或出现肺炎样改变。对于播散性肺结核的患者，HRCT的表现依其播散形式而异。

（1）支气管内播散

1）小叶中央性结节（图6-24）。

2）树芽征结节（图6-24）。

3）局限性实变区。

4）支气管壁增厚或支气管扩张。

5）斑片状或局限。

（2）粟粒样播散

1）1～5mm随机结节（图6-45）。

2）常为弥漫性。

12. 肺泡蛋白沉积症　肺泡蛋白沉积症（PAP）以富含脂质的蛋白样物质充盈肺泡腔为特征。大多数病例是特发的，但部分与粉尘暴露（特别是硅）、血液或淋巴恶性肿瘤或化疗有关。可发生诺卡菌或分枝杆菌双重感染。具有诊断意义的HRCT表现包括：①斑片状或地图样的磨玻璃影；②磨玻璃影内的小叶间隔平滑增厚。这两者并存现称为铺路石征。虽然这是肺泡蛋白沉积症的典型表现，但它并不具有特异性。

13. 朗格汉斯细胞组织增生症　朗格汉斯细胞组织增生症（组织细胞增生症）在疾病早期可出现小叶中央性结节，晚期可出现囊性病灶，结节和囊肿可并存。疾病与吸烟相关，男女均可发生。

它有如下特征。

（1）小叶中央性结节，可形成空洞。

（2）形态极不规则的厚壁或薄壁肺囊肿。

（3）上叶为主。

（4）肋膈角无病变。

14. 淋巴管肌瘤病（LAM）　LAM的HRCT表现为累及全肺的圆形薄壁囊肿，囊肿之间的肺组织相对正常。当女性患者存在特征性病史（即呼吸困难、自发性气胸，有时存在乳糜胸）时，结合影像学表现可以明确诊断。LAM仅发生在育龄期妇女，但同样的异常可见于结节性硬化的患者，也几乎全为女性。

LAM的HRCT表现如下。

（1）圆形的薄壁肺囊肿（图6-49）。

（2）囊肿之间的肺组织正常。

（3）弥漫性分布，肺基底部也受累。

（4）部分患者伴淋巴结增大或胸腔积液。

（5）部分患者伴肾血管平滑肌脂肪瘤。

九、肺气肿

在HRCT或薄层螺旋CT上，肺气肿表现为密度降低区，其周围包绕正常肺实质。由于大多数肺气肿患者肺气肿区域无可见的囊壁（图6-45），故通常可以将肺气肿和蜂窝肺或囊性肺病区分开。在CT上，肺气肿可以分为小叶中央型、全小叶型、间隔旁型或肺大疱。

小叶中央型肺气肿最常见，常与吸烟有关，肺上叶最严重（图6-53），HRCT显示病变位于小叶中央，如出现肺上叶多发斑点状透亮影，且无可见囊壁，即可诊断为小叶中央型肺气肿。

全小叶型肺气肿更不常见，常与α_1-抗胰蛋白酶缺乏相关，呈弥漫性分布或在肺基底部最严重，表现为全肺密度降低，肺血管形态缩小（图6-54）。由于没有局灶性透亮影的改变，全小叶肺气肿早期常不易被发现。

间隔旁型肺气肿常见，主要累及邻近胸壁和纵隔的胸膜下肺组织，气肿的空间直径约为数厘米，边界易于辨别（图6-55）。它可单独发生在年轻患者或与小叶中央型肺气肿并存，主要位于上肺。

以肺大疱为主的肺气肿称为大疱型肺气肿，其最常合并间隔旁型肺气肿，有时可见较大的肺大疱，特别是年轻男性。肺大疱内有时可出现气-液平面，提示合并感染。

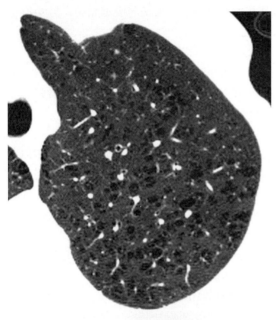

图6-53 ■ **小叶中央型肺气肿**

在高分辨率CT上可见无囊壁的多发斑点状囊性透亮区，这是小叶中央型肺气肿的典型表现

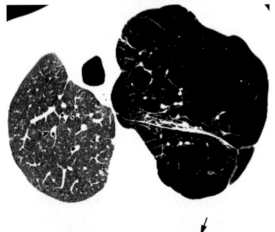

图6-54 ■ **全小叶型肺气肿**

右肺移植后的全小叶型肺气肿患者。左侧本体肺可见肺气肿，肺透亮度明显增高，血管异常缩小

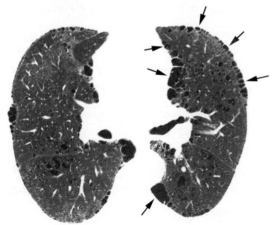

图6-55 ■ **间隔旁型肺气肿**

胸膜下透亮影（箭头）是间隔旁型肺气肿的典型表现，也可见于小叶中央型肺气肿。它的表现与蜂窝影相似，但常为单层，上叶显著，且不合并纤维化

参考文献

Aberle DR, Hansell DM, Brown K, Tashkin DP: Lymphangiomyo-matosis:CT, chest radiographic, and functional correlations. *Radiology* 176:381–387, 1990.

Aberle DR, Adams AM, Berg CD, et al.: Reduced lung-cancer mortality with low-dose computed tomographic screening. *N Engl J Med* 365:395–409, 2011.

Akira M, Yamamoto S, Yokoyama K, et al.: Asbestosis: Highresolution CT–pathologic correlation. *Radiology* 176:389–394,1990.

American Thoracic Society/European Respiratory Society:American Thoracic Society/European Respiratory Society international multidisciplinary consensus classification of the idiopathic interstitial pneumonias. *Am J Respir Crit Care Med* 165:277–304, 2002.

Aquino SL, Gamsu G, Webb WR, Kee SL: Tree-in-bud pattern: Frequency and significance on thin section CT. *J Comput Assist Tomogr* 20:594–599, 1996.

Austin JH, Müller NL, Friedman PJ, et al.: Glossary of terms for CT of the lungs: recommendations of the Nomenclature Committee of the Fleischner Society. *Radiology* 200:327–331, 1996.

Balakrishnan J, Meziane MA, Siegelman SS, Fishman EK:Pulmonary infarction: CT appearance with pathologic correlation.*J Comput Assist Tomogr* 13:941–945, 1989.

Brauner MW, Grenier P, Mompoint D, et al.: Pulmonary sarcoidosis: Evaluation with high-resolution CT. *Radiology* 172:467–471, 1989.

Cartier Y, Kavanagh PV, Johkoh T, et al.: Bronchiectasis:Accuracy of high-resolution CT in the differentiation of specific diseases. *AJR Am J Roentgenol* 173:47–52, 1999.

Church TR, Black WC, Aberle DR, et al.: Results of initial low-dose computed tomographic screening for lung cancer. *N Engl J Med* 368:1980–1991, 2013.

Davis SD: CT evaluation for pulmonary metastases in patients with extrathoracic malignancy. *Radiology* 180:1–12,1991.

Engeler CE, Tashjian JH, Trenkner SW, Walsh JW: Ground-glass opacity of the lung parenchyma: A guide to analysis with high-resolution CT. *AJR Am J Roentgenol* 160:249–251, 1993.

Foster WL, Gimenez EI, Roubidoux MA, et al.: The emphysemas: Radiologic–pathologic correlations. *Radiographics* 13:311–328, 1993.

Gruden JF, Webb WR, Naidich DP, McGuinness G: Multinodular disease: Anatomic localization at thin-section CT–multireader evaluation of a simple algorithm. *Radiology* 210:711–720, 1999.

Gruden JF, Webb WR, Warnock M: Centrilobular opacities in the lung on high-resolution CT: diagnostic considerations and pathologic correlation. *AJR Am J Roentgenol* 162:569–574, 1994.

Ikezoe J, Murayama S, Godwin JD, et al.: Bronchopulmonary sequestration: CT assessment. *Radiology* 176:375–379,1990.

Johkoh T, Müller NL, Cartier Y, et al.: Idiopathic interstitial pneumonias: Diagnostic accuracy of thin-section CT in 129 patients. *Radiology* 211:555–560, 1999.

Kuhlman JE, Reyes BL, Hruban RH, et al.: Abnormal airfilled spaces in the lung. *Radiographics* 13:47–75, 1993.

Leung AN, Miller RR, Müller NL: Parenchymal opacification in chronic infiltrative lung diseases: CT–pathologic correlation. *Radiology* 188:209–214, 1993.

Lewis ER, Caskey CI, Fishman EK: Lymphoma of the lung: CT findings in 31 patients. *AJR Am J Roentgenol* 156:711–714,1991.

Lynch DA, Travis WD, Müller NL, et al.: Idiopathic interstitial pneumonias: CT features. *Radiology* 236:10–21, 2005.

Mahoney MC, Shipley RT, Cocoran HL, Dickson BA: CT demonstration of calcification in carcinoma of the lung. *AJR Am J Roentgenol* 154:255–258, 1990.

McGuinness G, Naidich DP, Leitman BS, McCauley DI: Bronchiectasis: CT evaluation. *AJR Am J Roentgenol* 160:253–259, 1993.

McHugh K, Blaquiere RM: CT features of rounded atelectasis. *AJR Am J Roentgenol* 153:257–260, 1989.

Moore AD, Godwin JD, Müller NL, et al.: Pulmonary histiocytosis X: Comparison of radiographic and CT findings. *Radiology* 172:249–254, 1989.

Müller NL, Colby TV: Idiopathic interstitial pneumonias: High-resolu-tion CT and histologic findings. *Radiographics* 17:1016–1022, 1997.

Müller NL, Miller RR: Computed tomography of chronic diffuse infiltrative lung disease: I. *Am Rev Respir Dis* 142:1206–1215, 1990.

Müller NL, Miller RR: Computed tomography of chronic diffuse infiltrative lung disease: II. *Am Rev Respir Dis* 142:1440–1448, 1990.

Müller NL, Miller RR: Diseases of the bronchioles: CT and histopathologic findings. *Radiology* 196:3–12, 1995.

Naidich DP: High-resolution computed tomography of cystic lung disease. *Semin Roentgenol* 26:151–174, 1991.

Naidich DP, Ettinger N, Leitman BS, McCauley DI: CT of lobar collapse. *Semin Roentgenol* 19:222–235, 1984.

Park JS, Lee KS, Kim JS, et al.: Nonspecific interstitial pneumonia with fibrosis: Radiographic and CT findings in seven patients. *Radiology* 195:645–648, 1995.

Patel RA, Sellami D, Gotway MB, et al.: Hypersensitivity pneumonitis: Patterns on high-resolution CT. *J Comput Assist Tomogr* 24:965–970, 2000.

Primack SL, Hartman TE, Lee KS, Müller NL: Pulmonary nodules and the CT halo sign. *Radiology* 190:513–515, 1994.

Primack SL, Müller NL: Radiologic manifestations of the systemic autoimmune diseases. *Clin Chest Med* 19:573–586,1998.

Proto AV, Ball JB: Computed tomography of the major and minor fissures. *AJR Am J Roentgenol* 140:439–448, 1983.

Raghu G, Collard HR, Egan JJ, et al.: An official ATS/ERS/JRS/ALAT statement: Idiopathic pulmonary fibrosis: evidence-based guidelines for diagnosis and management. *Am J Respir Crit Care Med* 183:788–824, 2011.

Remy J, Remy-Jardin M, Giraud F, Wattinne L: Angioarchitecture of pulmonary arteriovenous malformations:Clinical utility of three-dimensional helical CT. *Radiology* 191:657–664, 1994.

Siegelman SS, Khouri NF, Scott WW, et al.: Pulmonary hamartoma: CT findings. *Radiology* 160:313–317, 1986.

Silva CIS, Müller NL, Churg A: Hypersensitivity pneumonitis:Spectrum of high-resolution CT and pathologic findings.*AJR Am J Roentgenol* 188:334–344, 2007.

Stern EJ, Frank MS: CT of the lung in patients with pulmonary emphysema: Diagnosis, quantification, and correlation with pathologic and physiologic findings. *AJR Am J Roentgenol* 162:791–798, 1994.

Swensen SJ, Viggiano RW, Midthun DE, et al.: Lung nodule enhancement at CT: Multicenter study. *Radiology* 214: 73–80, 2000.

Templeton PA, Zerhouni EA: High-resolution computed tomography of focal lung disease. *Semin Roentgenol* 26:143–150, 1991.

Traill ZC, Maskell GF, Gleeson FV: High-resolution CT findings of pulmonary sarcoidosis. *AJR Am J Roentgenol* 168:1557–1560, 1997.

Travis WD, Hunninghake G, King TE, et al.: Idiopathic nonspecific interstitial pneumonia: Report of an American Thoracic Society project. *Am J Respir Crit Care Med* 177:1338–1347, 2008.

Travis WD, Brambilla E, Noguchi M, et al.: International Association for the Study of Lung Cancer/American Thoracic Society/European Respiratory Society international multidisciplinary classification of lung adenocarcinoma. *J Thorac Oncol* 6:244–285, 2011.

Webb EM, Elicker BM, Webb WR: Using CT to diagnose nonneoplastic tracheal abnormalities: Appearance of the tracheal wall. *AJR Am J Roentgenol* 174:1315–1321, 2000.

Webb WR: Radiologic evaluation of the solitary pulmonary nodule. *AJR Am J Roentgenol* 154:701–708, 1990.

Webb WR: High-resolution computed tomography of the lung: Normal and abnormal anatomy. *Semin Roentgenol* 26:110–117, 1991.

Webb WR: High-resolution computed tomography of obstructive lung disease. *Radiol Clin North Am* 32:745–757,1994.

Zwirewich CV, Vedal S, Miller RR, Müller NL: Solitary pulmonary nodule: High-resolution CT and radiologic–pathologic correlation. *Radiology* 179:469–476, 1991.

第7章

胸膜、胸壁、横膈

一、扫描技术

通常使用常规胸部计算机断层扫描（CT）技术来评估胸膜和胸壁的病变。采用增强扫描有助于鉴别胸膜增厚和胸腔积液。胸膜、胸壁和横膈病变的最佳观察方式是软组织窗和骨窗相结合进行评估。

值得注意的是，横膈和胸膜后间隙延伸至肺基底下部，扫描下限必须达到横膈穹窿才可以完全评估这些结构。扫描准则是：若肋骨可见则意味着胸膜腔可见。患者采取俯卧位扫描有助于评估胸膜病变；当患者从仰卧位变成俯卧位检查时，游离的胸腔积液可移动到身体下垂的部位；而包裹性积液或纤维化，积液位置变化很小或不变。当胸腔积液的患者需要放置引流管时，最常采用CT俯卧位扫描。

二、胸膜

（一）正常解剖

由于胸侧壁肋骨是斜向走行的，通常CT扫描的单个层面只显示一根肋骨的一小段，肋骨节段每向前移动一个代表上一根肋骨（图7-1），如在同一水平层面，第5肋骨位于第6肋骨的前方，第4肋骨位于第5肋骨的前方。在肺尖，第1肋前端与紧邻锁骨下方的胸骨柄形成关节。

许多患者的第1肋骨与胸骨柄的关节下缘可见骨性突出，在横断面图像中，该骨性突出仿佛由肺组织包绕，易被误认为肺内结节；骨性突出由于双侧对称，可与真正肺结节相鉴别；有时，骨性突出被误认为钙化结节。

1. 肋间胸膜　在正常人的CT或高分辨率CT（HRCT）上，相邻两肋骨节段之间的肋间隙常可见一条1～2mm厚的软组织线（图7-1），此线主要代表最内肋间肌。在脊椎旁区，最内肋间肌不可见，而在胸膜表面可见更细的软组织线（或软组织线也不可见）。脏层胸膜及壁层胸膜紧贴肋骨和最内肋间肌的内侧，且由胸膜外薄脂肪层隔开，但在CT上通常不可见。

2. 肺叶间裂　肺叶间裂在第6章中已介绍（图6-1）。正常延伸至膈肌表面斜裂下方的脂肪沉积可能被误认为叶间胸膜增厚或积液，注意它们在纵隔窗呈脂肪密度。

3. 下肺韧带　在两侧下肺静脉下方，壁层胸膜及脏层胸膜相交汇形成一条沿着纵隔面向下延伸至膈面的褶皱，此即为下肺韧带，主要作用是固定下肺。在肺窗上，下肺韧带呈≤1cm的小三角形，尖端向外指向肺组织，基底对着纵隔，并与食管相邻（图7-2）。当发生胸腔积液或气胸时，病灶受限于下肺韧带而不扩散。

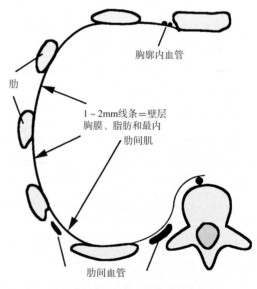

图7-1 正常胸膜示意图

胸膜表面可见一条1～2mm的软组织线状影，其主要结构为最内肋间肌、脏层胸膜、壁层胸膜和胸内筋膜。在脊椎旁区，此线状结构更薄，甚至不可见

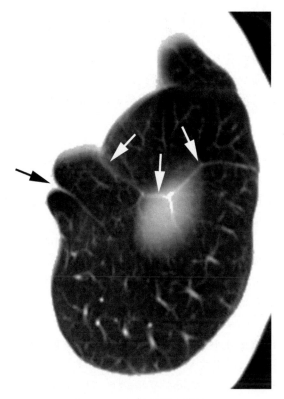

图7-2 ■ 下肺韧带和膈神经
与食管相邻的小三角形密度增高影（黑箭头）即为左下肺韧带。与横膈面相邻的长条线状密度增高影（白箭头）即为与膈神经相邻的胸膜褶

右肺可见类似的线状影，位于下腔静脉外侧（位于下肺韧带前方）；左肺类似的线状影起于左心室外侧，向下延伸至横膈并沿膈面向外走行数毫米（图7-2）。这些线状影为膈神经及其胸膜褶，它们很常见，且易与其他结构混淆。

（二）胸膜增厚及类似胸膜增厚的表现

胸膜增厚在CT上表现为一条位于肋骨及最内肋间肌内侧的线状软组织密度影。CT上可见胸膜显示表明胸膜增厚。注射对比剂后，增厚的胸膜因强化而清晰显示。通常，CT显示的增厚的胸膜为壁层胸膜。

当胸膜增厚时，胸膜外脂肪层也常增厚并将胸膜线与肋骨及肋间肌分隔开；在脊椎旁区或纵隔旁可见增厚的胸膜呈清晰的条带影。

少量胸腔积液与胸膜增厚的表现相似，然而胸腔积液呈新月形且通常随体位变化而移动；注射对比剂后，增厚的胸膜发生强化而积液无强化。

正常情况下，在肋骨内侧面，尤其是下胸腔后外侧部，有时可见约数毫米厚的胸膜脂肪垫，其可能不易与胸膜增厚或胸腔积液区分。然而，与胸膜病变不同，脂肪垫为低密度且常呈对称性分布。

在下胸部的后方，一根或多根肋骨内侧缘有时可见1～2mm的条带影，即为肋下肌。与胸膜增厚不同，肋下肌边缘光滑、厚度均匀且双侧对称。

在脊椎旁区常可见肋间静脉的节段，类似于局灶性胸膜增厚。肋间静脉与奇静脉或半奇静脉相连，据此可与胸膜增厚鉴别。

（三）胸腔积液和脓胸

1. 横膈旁积液的诊断 脏层胸膜覆盖于肺表面，其下缘即为肋膈角区的肺下缘。壁层胸膜紧贴胸壁及横膈，并且延伸至肋膈角区的肺基底之下。因此，在肋膈角区的胸腔积液位于肺基底下方，易被误诊为腹水。

在肝周和脾周水平，胸腔积液及腹水因胸腔与腹腔的弧形曲度轮廓而呈弧形或半月形密度增高影，分隔肝脏或脾脏与相邻的胸壁。积液与同侧膈肌脚的关系（见稍后讨论）有助于确定积液位于胸腔还是腹腔。在后肋膈角区的胸腔积液位于横膈后部，膈肌脚向外侧移位；腹水位于横膈的前方和膈肌脚外侧，膈肌脚向内移位。肝脏后部的积液位于胸腔内，腹腔未延伸至肝脏后方（该区称为肝脏"裸区"）。

大量胸腔积液可向前推移肺下叶或导致肺不张。当被胸腔积液（位于后部）和腹水（位于前部）环绕时，肺下叶后缘可表现为与膈肌类似的结构，称为假膈（图7-3）。大范围的序列扫描有助于做出正确的诊断。通常，下叶肺不张呈增厚的弧形影，与残余的下叶肺组织相连，常见空气支气管征。

2. 叶间积液 大量胸腔积液常延伸至肺叶间裂，向内向后推移肺下叶。当包裹性胸腔积液位于斜裂和水平裂时，在CT上其可被误诊为实质性肿块。然而，若逐层仔细观察，则有助于确定病灶与肺叶间裂的位置关系。叶间积液呈锥形，与肺叶间裂相符，并可见"鸟嘴征"（图7-4）。

3. 胸腔积液的性质：渗出性与漏出性 胸

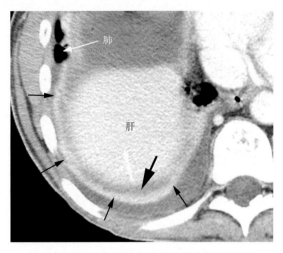

图7-3 ■ 与腹水表现类似的肺底积液及假膈

右侧大量胸腔积液患者，右肺下叶后部压缩实变（小黑箭头），类似于横膈。积液（大黑箭头）将此部分肺组织与肝脏分离，在肝后方未见液体影，此表现称为"裸区征"。此位置并无腹水出现，在假膈的前方可见含气的下肺影（白箭头）

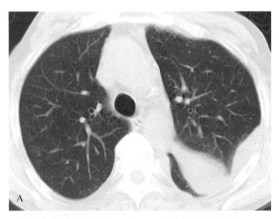

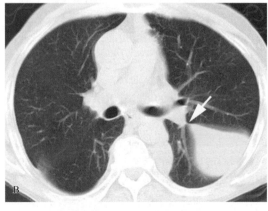

图7-4 ■ 叶间积液

A和B. 图中可见游离的左侧胸腔积液延伸至左肺叶间裂。积液沿着肺叶间裂向内侧逐渐变细（B，箭头），呈"鸟嘴征"。叶间积液较局限，但为非包裹性积液

腔积液的性质根据临床胸腔穿刺术的检验结果分为渗出液（高蛋白含量的积液，胸膜病变所致的胸腔积液）或漏出液（低蛋白含量的积液，全身性系统性病因所致的胸腔积液）（表7-1）。渗出液的蛋白质含量高，易呈包裹性，需采取胸腔引流；其CT表现有助于诊断及评估。

在CT上，紧贴胸膜且受重力影响的新月形积液大多（并不总是）为游离性积液（游离性胸腔积液可随患者体位的改变而改变），新月形积液可为渗出液或漏出液（图7-5和图7-6）。积液若呈梭形、孤立而不受重力因素影响，常呈分叶状，则很可能为渗出液或脓胸（图7-6和图7-7）。在描述胸腔积液时，首先要明确积液的形态（新月形或梭形）及位置（紧贴胸膜且受重力影响或孤立而不受重力因素影响）。

大多数积液的密度接近于水的密度，CT值的测量并不能可靠地预测其比重或性质（即渗出液或漏出液）。胸腔积液患者，CT上若出现胸膜增厚（图7-6和图7-7），则提示积液为渗出液而非漏出液，其特异度接近100%。CT上可见胸膜表明存在胸膜增厚，增强扫描有助于明确诊断。漏出液不伴有胸膜增厚（除外一些罕见病例，如已患有胸膜病变的患者继发与之无关的漏出液）。

胸腔积液患者若在增强CT上未见胸膜增厚，则难以判断积液的性质；这种情况下，积液既可为渗出液，也可能为漏出液（图7-7）。仅50%～60%的渗出液伴有CT上可见的胸膜增厚。尽管如此，若增强CT未见胸膜增厚，则可排除

表7-1 渗出液与漏出液的常见病因

渗出液	漏出液
肺炎旁胸腔积液	充血性心力衰竭
脓胸	肝脏疾病
恶性肿瘤	肾脏疾病
胶原血管病	水肿
肺栓塞	低蛋白血症
腹部疾病	
血胸	
乳糜胸	

脓胸；在增强CT上，脓胸几乎均伴有壁层胸膜增厚。

4.胸腔积血 当胸腔积液中血细胞比容达50%时，即可定义为胸腔积血。它可能是外伤性或与其他出血因素有关。胸腔积血的密度较高（＞50HU）或不均匀，在有些区域，特别是重力作用的区域，其密度高于周边的积液。可见液-液平面（血细胞比容效应）或者因重力作用而沉积的凝血块（图7-8）。

5.肺炎旁胸腔积液 肺炎旁胸腔积液是指肺炎患者即使胸膜腔未被感染，也可见胸腔积液。它是由炎症引发的脏层胸膜的渗透性增高所致。通常为渗出液。

约1/2的肺炎旁胸腔积液患者伴有壁层胸膜

增厚，约1/4患者伴有脏层胸膜增厚。由于分隔不常见，因此，积液呈典型新月形且位于重力作用的部位（图7-9）。

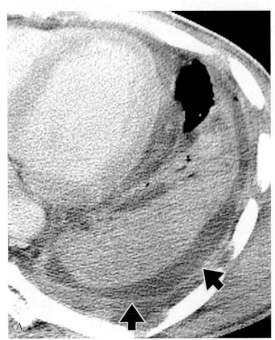
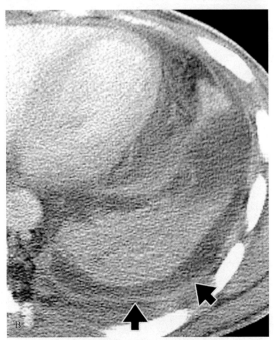

图7-6 ■ 新月形胸腔积液伴胸膜增厚

A和B.可见紧贴着胸膜的新月形积液。虽然该表现提示积液为游离性，但是并不是所有具有此表现的积液都是游离性积液。壁层胸膜可见增厚（箭头），提示其为脓胸所致的渗出液，左肺下叶不张

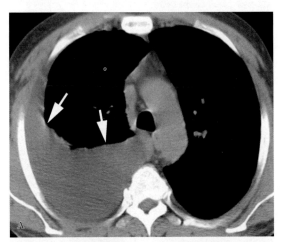
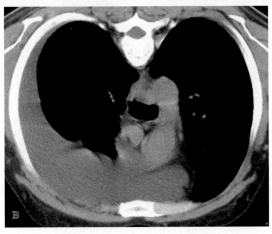

图7-5 ■ 随体位变化而变化的游离胸腔积液

A.右侧胸腔后部可见大量新月形积液（箭头）。B.俯卧位，积液移动至胸腔前部，提示积液为游离性而非包裹性；未见胸膜增厚

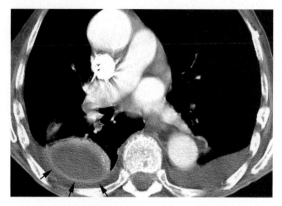

图7-7 ■ 伴或不伴胸膜增厚的胸腔积液

双侧胸腔积液：右侧胸腔积液呈梭形，伴胸膜增厚（箭头）和胸膜分离征，提示为脓胸。左侧胸腔积液不伴胸膜增厚，无特异性，为漏出液

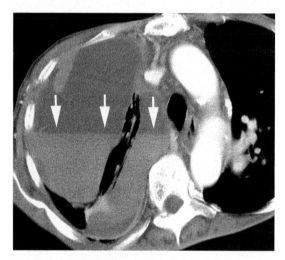

图7-8 ■ 胸腔积血

右侧胸腔大量积液，可见明显的液-液平面，下部为密度较高的血液或凝血块（箭头）

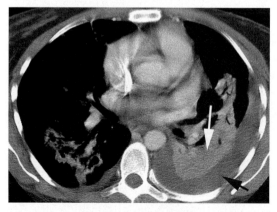

图7-9 ■ 肺炎旁胸腔积液

左肺下叶炎症（白箭头），伴左侧胸腔积液（黑箭头）。积液发生于重力作用部位，呈新月形，不伴胸膜增厚

6.脓胸　若涂片或培养发现胸腔积液含有传染性微生物，则可将其诊断为脓胸。典型的脓胸伴有胸膜分离征，表现为增厚的脏层胸膜和壁层胸膜被脓胸分隔而包裹在脓胸的内外侧面（图7-7和图7-10），脏层胸膜、壁层胸膜一般呈均匀性增厚。

然而，并不是所有脓胸患者均显现胸膜分离征。虽然绝大部分脓胸在增强CT上均伴有壁层

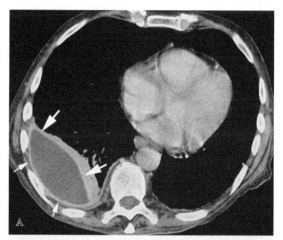

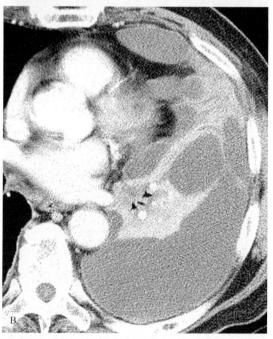

图7-10 ■ 2例脓胸患者

A.典型的梭形且边界清晰的脓胸。增强后，可见增厚的脏层胸膜（大白箭头）及壁层胸膜（小白箭头），也可见胸膜分离征。B.脓胸伴左侧胸腔大量积液、胸膜增厚及多发包裹性积液

胸膜增厚，但是仅有50%的脓胸患者在增强CT上可见脏层胸膜增厚，因此，胸膜分离征也只见于这50%患者（图7-6）。

脓胸可为游离性积液或包裹性积液，呈新月形（图7-6）、圆形、椭圆形或梭形（图7-6、图7-7和图7-10）。若患者出现重力作用相关的新月形胸腔积液伴胸膜增厚，则无法鉴别肺炎旁胸腔积液和脓胸。包裹性胸腔积液典型呈椭圆形或梭形，通常不与重力作用相关；包裹性积液不常见于肺炎旁胸腔积液，而常见于脓胸。脓胸也可表现为多发的包裹性胸腔积液（图7-10B）。

脓胸内出现气体通常是近期的胸腔穿刺术所致，也可能是存在支气管胸膜瘘（图7-11）或产气微生物所致。若未行胸腔穿刺术，此征象提示临床应行胸腔引流。

自溃性脓胸是指侵犯胸壁的脓胸。约2/3的病例是肺结核所致，也可由其他微生物引起，如放线菌和诺卡菌。CT表现为胸壁内出现低密度积液。

7. 脓胸和肺脓肿的鉴别　对于临床感染的患者来说，脓胸和肺脓肿的鉴别诊断有时非常重要。脓胸常需采用胸腔导管引流进行治疗，而肺脓肿则一般不用。CT，尤其是增强CT，有助于两者的鉴别。

脓胸的外壁与邻近肺组织分界锐利清晰，增强后可见脓胸壁的厚度均匀。当并发支气管胸膜瘘、脓胸内出现气体或由于胸腔穿刺术引入气体时，通常可见光滑的脓胸内壁。

相反，肺脓肿的形态欠规整，通常含有多个低密度坏死灶或积气、积液。增强后，相对于脓腔内的液体，脓肿壁一般强化呈高密度影。脓肿内壁不规整且厚薄不均，外壁由于邻近肺组织实变而边界不清。

脓胸与胸壁的接触面可成锐角或钝角（图7-12）；而肺脓肿一般与胸壁成锐角。此外，脓胸趋向于推移邻近的肺组织或血管，表现为占位性肿块；而肺脓肿通常直接破坏邻近的肺组织而非推移。

8. 胸腔引流管　感染性胸腔积液通常呈包裹性且难以排出。当引流治疗效果不佳时，可采用CT评估引流管的位置。错位的胸腔引流管可位于肺裂、包裹性积液内（而其他的积液未引流），或位于脓胸外。

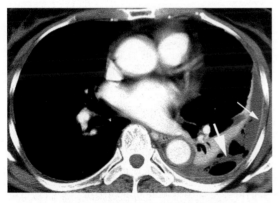

图7-11 ■ 脓胸和支气管胸膜瘘
左侧胸腔新月形积液伴胸膜增厚（小箭头）。左侧胸腔积液内可见由支气管胸膜瘘引起的多发气体影（大箭头），多发分散的气泡影提示存在多房分隔的胸腔积液

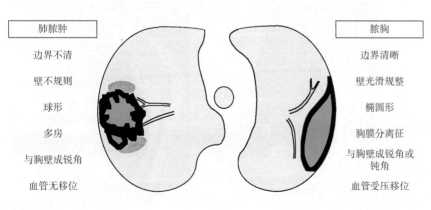

肺脓肿		脓胸
边界不清		边界清晰
壁不规则		壁光滑规整
球形		椭圆形
多房		胸膜分离征
与胸壁成锐角		与胸壁成锐角或钝角
血管无移位		血管受压移位

图7-12 ■ 脓胸与肺脓肿的鉴别

（四）胸膜增厚

1. 组织性脓胸（胸膜皮） 慢性脓胸（尤其是由结核杆菌所致）患者中，成纤维细胞向内生长可导致胸膜纤维化和慢性胸膜增厚；CT可以显示增厚的胸膜皮（图7-13）；患侧胸廓体积减小是重要征象（图7-13）。在疾病初期，钙化常为局灶性，后期可能进展（图7-14）。通常，也可见增厚的胸膜外脂肪层，明显厚于正常的脂肪垫，将壁层胸膜与肋骨隔开（图7-14）。通常其需行胸膜剥脱术治疗。当胸膜明显增厚甚至伴有钙化时，并不意味着胸膜疾病处于非活动期。CT可以显示在增厚的胸膜内，存在由活动性感染所致的包裹性积液（图7-14）。

2. 胸膜钙化和滑石粉胸膜固定术 胸膜增厚及钙化可见于慢性脓胸（尤其为结核性）、胸腔积血吸收期及石棉沉着病（图7-15和图7-21），而罕见于胸膜肉瘤。胸膜固定术中使用滑石粉后的胸膜表现与胸膜钙化类似。滑石粉的密度高，通常聚积在胸腔后下部（图7-16）。

3. 石棉相关的胸膜疾病 石棉相关的胸膜增厚在CT上具有典型表现，早期呈断续状胸膜增厚，间隔以正常的胸膜；局灶性胸膜增厚称为胸膜斑（图7-15和图7-19）。胸膜疾病通常为双侧，钙化常见。弥漫性胸膜增厚可能继发于石棉相关的良性胸腔积液。在石棉相关的胸膜疾病患者中，胸膜增厚、胸膜斑或钙化主要累及壁层胸膜；在CT上较难区别脏层胸膜与壁层胸膜，除非存在胸腔积液将两者分隔开的情况。

石棉相关的胸膜疾病通常累及横膈（图7-19）。然而，横膈的走行大致与扫描层面平行，不易发现位于横膈表面的非钙化胸膜斑。在某些患者中，在肺底下方的后肋膈角可见横膈胸膜斑；由于后肋膈角区只有壁层胸膜存在，因此，胸膜病变发现于壁层胸膜。虽然普遍认为在石棉相关的胸膜疾病患者中，罕见沿纵隔胸膜生长的胸膜斑，但事实上约40%的患者可在CT上观察到沿纵隔胸膜生长的胸膜斑。脊椎旁区的胸膜增厚也很常见。虽然胸膜增厚较少累及肺叶间裂，但仍可导致局限性肺叶间裂胸膜斑，它们易与肺结节相混淆，明确显示肺叶间裂平面有助于区分

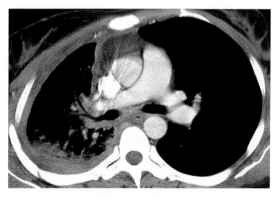

图7-13 ▪ 胸膜皮

先前患有脓胸的患者，右侧胸膜广泛光滑增厚，右侧胸腔体积减小，这是胸膜纤维化的特征性表现

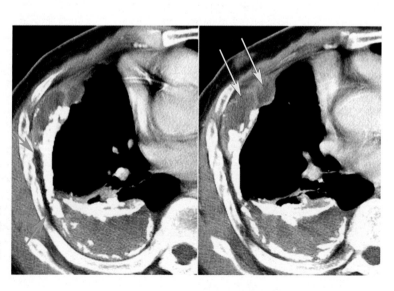

图7-14 ▪ 与肺结核相关的胸膜增厚伴钙化

脏层胸膜和壁层胸膜出现高密度钙化。钙化的壁层胸膜外可见增厚的胸膜外脂肪（深蓝箭头）。胸膜腔内可见残余积液，前方的包裹性积液（浅蓝箭头）提示胸膜病变处于感染活动期

两者。

（五）胸膜肿瘤

1.*恶性肿瘤伴胸腔积液*　在恶性肿瘤患者中，肿瘤侵犯胸膜或肺门及纵隔的淋巴回流受阻可导致胸腔积液，这种情况下的胸腔积液常为渗出液，且积液量较大。

恶性胸腔积液是指积液中含有恶性肿瘤细胞。胸膜转移或胸膜间皮瘤患者可发生恶性胸腔积液。恶性胸腔积液时，增强 CT 或可见胸膜增厚，或不可见（图 7-17）。

2.*恶性肿瘤的 CT 表现*　原发性恶性肿瘤或转移性肿瘤均可能侵犯胸膜，伴或不伴胸腔积液。高度提示胸膜恶性侵犯（图 7-18）的 CT 表现如下。

（1）结节状胸膜增厚。

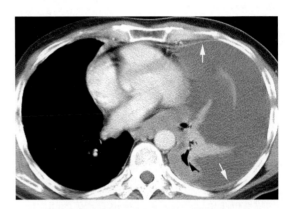

图 7-17 ■ 恶性转移瘤引起的恶性胸腔积液
左侧胸腔大量积液伴左肺不张、纵隔左移、左侧胸膜增厚（箭头）

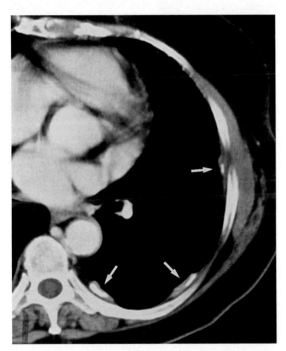

图 7-15 ■ 与石棉沉着病相关的胸膜斑
可见典型的钙化胸膜斑（箭头），它们通常位于肋骨内缘

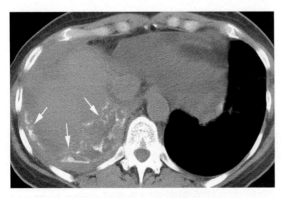

图 7-16 ■ 滑石粉胸膜固定术
右侧胸腔后部的条状高密度影为胸膜固定术中注入的滑石粉（箭头），其 CT 表现与胸膜增厚伴钙化相似

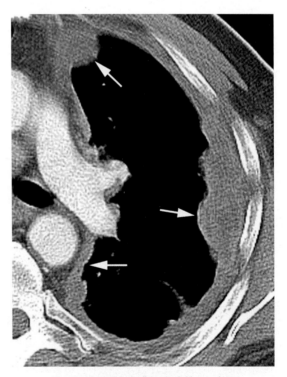

图 7-18 ■ 恶性胸膜间皮瘤的 CT 表现
左侧胸膜弥漫性、结节样增厚（箭头），纵隔胸膜增厚，厚度 > 1cm，提示恶性

（2）增厚的胸膜＞1cm。

（3）胸膜向心性增厚，并包绕肺组织。

（4）纵隔胸膜增厚。

3. 间皮瘤 间皮瘤（又称弥漫性间皮瘤或恶性间皮瘤）是一种预后极差的高度恶性肿瘤，其形态学特征为大块状和结节状胸膜增厚。然而，间皮瘤常伴有血性胸腔积液，其可掩盖增厚的胸膜，从而使胸膜增厚在早期难以被发现。间皮瘤最常见的播散方式是胸膜局部浸润。在大多数患者中，该肿瘤的发生与石棉接触史相关；虽然普通人群的发病率很低，但石棉工人的发病率可达5%。

CT检查有助于间皮瘤的初步诊断和明确肿瘤的侵犯范围。虽然新增的胸腔积液或弥漫性胸膜增厚可能是仅有的CT表现（图7-18），但是，通常可见不规则或结节状的胸膜增厚（图7-19）。下胸部的胸膜增厚常最为显著。增强扫描有助于区分肿瘤与伴发的胸腔积液。采取俯卧位或侧卧位扫描有助于鉴别胸腔积液与被积液遮盖的间皮瘤。

虽然间皮瘤最常发生于侧胸壁，但在疾病的进展期，可见纵隔胸膜增厚或向心性胸膜增厚（图7-18）。患侧胸腔缩小且固定，吸气时胸腔容积几乎不变化。肺叶间裂增厚，尤其是主肺裂下部的增厚，反映了肿瘤的浸润情况。恶性间皮瘤的生长方式以局部浸润为主，可累及纵隔，也可累及胸壁。虽然约30%的患者可出现血行转移或远处转移，但临床意义不大，预后主要取决于局部浸润的程度。

4. 局限性胸膜纤维瘤 局限性胸膜纤维瘤，以往称为良性间皮瘤，较少见，通常在胸部X线片检查中偶然发现，临床上可表现为胸痛、低血糖及肺性肥大性骨关节病。约70%为良性，30%为恶性。

局限性胸膜纤维瘤常起源于脏层胸膜，累及肋胸膜最常见（图7-20），偶发于肺叶间裂内（图7-21）。CT表现为单发的、边缘光滑、境界清晰的肿块，肿块常较大且与胸膜表面相连（图7-20和图7-21）。

局限性纤维瘤在CT上常呈均质肿块；当发生坏死时，胸部X线片或增强CT上均表现为多囊样，可能伴有钙化。大肿块通常不均匀（图7-21）。虽然普遍认为胸膜病变的病灶与胸壁成钝

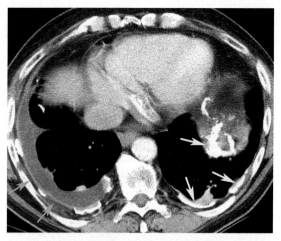

图7-19 ■ 石棉接触史患者的胸膜间皮瘤

双侧胸膜可见多发斑片样钙化，提示石棉接触史（浅蓝箭头）；注意左侧横膈表面的钙化斑。右侧胸腔积液伴有胸膜增厚（深蓝箭头）是非特异性表现，但在此病例中，提示胸膜间皮瘤

角，但是局限性纤维瘤可与邻近的胸膜（轻度增厚呈尖锥形）成锐角（图7-20）。该"胸膜增厚"是由于肿块分离的脏层胸膜与壁层胸膜之间的胸膜腔存在少量积液。当局限性纤维瘤发生于肺间裂时，胸部X线片上常可见类似"鸟嘴"或"刺样"的征象。

5. 胸膜转移 表现为恶性胸腔积液伴或不伴CT上可识别的胸膜增厚。但是在某些病例中，CT上可见胸膜转移所致的胸膜大结节。绝大多数胸膜转移的患者表现为结节状胸膜增厚，并伴胸腔积液。增强后，结节性胸膜转移显示更清晰，其密度高于积液的密度（图7-22和图7-23）。侵袭性胸腺瘤和某些其他肿瘤也可能出现胸膜结节，但通常不伴胸腔积液。

胸膜转移瘤可弥漫浸润，延及整个胸膜；这时不易与间皮瘤鉴别（图7-24）。胸膜转移也可蔓延至肺叶间裂，表现为肺叶间裂内的肿瘤结节或肺叶间裂增厚（图7-25）。

6. 淋巴瘤 约15%的霍奇金淋巴瘤患者伴有胸腔积液，通常由纵隔或肺门肿块导致淋巴或静脉回流受阻所致，而非胸膜受侵。行纵隔或肺门局部放射治疗后，该胸腔积液则消退。但是，约5%的患者伴心包积液，通常提示心包受侵。在霍奇金淋巴瘤或非霍奇金淋巴瘤患者中，有时可见肿块侵犯胸膜或胸膜外的胸壁。

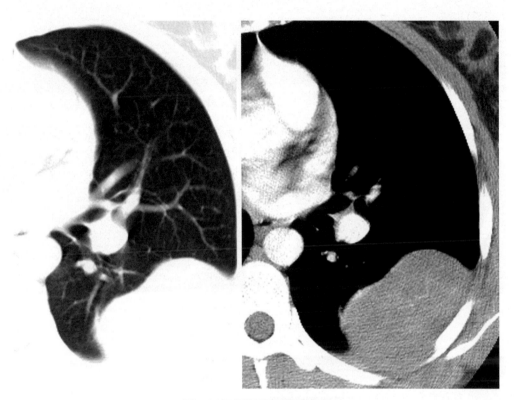

图7-20 ▌局限性胸膜纤维瘤

肿块均质、边缘光滑、境界清晰；肿块邻近的胸膜轻度增厚，呈鸟嘴样，可能为少量胸腔积液所致

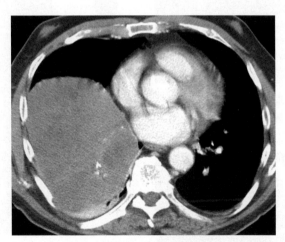

图7-21 ▌局限性胸膜纤维瘤

肿块较大、密度欠均匀、伴钙化、边缘光滑、境界清晰

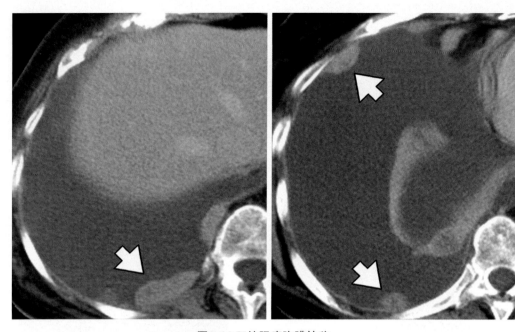

图7-22 ■ 结肠癌胸膜转移

CT增强后，显示壁层胸膜结节样增厚（箭头）及胸腔大量积液

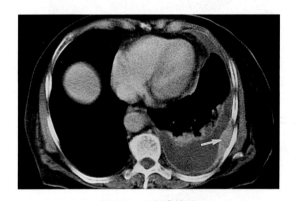

图7-23 ■ 胸膜转移

增强CT，清晰显示胸膜增厚、强化的胸膜肿块（箭头）及胸腔积液

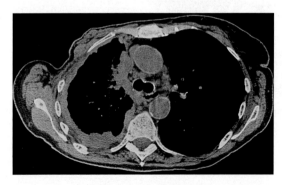

图7-24 ■ 胸膜转移

乳腺癌患者，胸膜转移表现为弥漫性结节样胸膜增厚，与胸膜间皮瘤表现类似

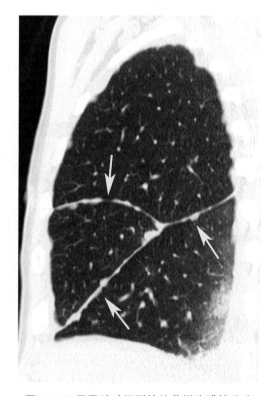

图7-25 ■ 累及肺叶间裂的结节样胸膜转移瘤

矢状位重组图像，结肠癌患者发生胸膜转移，表现为水平裂及斜裂多发结节（箭头），后肋膈角可见少量胸腔积液

三、胸壁

（一）肺癌侵犯胸壁

周围型支气管肺癌通常直接侵犯胸壁。在肺癌分期中（表4-3），肿瘤侵犯胸壁、横膈、膈神经、纵隔胸膜或心包为T3期，此期通常可行手术切除。肿瘤侵犯椎体或肺尖大血管则为T4期；若淋巴结转移仅累及肺门淋巴结，常在放疗或化疗后行手术切除。

小部分的霍奇金淋巴瘤直接侵犯纵隔或肺进而累及胸壁；恶性间皮瘤虽然少见，但也可侵犯胸壁。

CT诊断胸壁受侵较为困难，但有多种CT征象可提示胸壁受侵。胸壁受侵最准确的CT征象按特异性高低（图7-26和图7-27）排列如下。

（1）肿瘤与胸膜接触面成钝角。

（2）肿瘤和胸壁广泛相连（＞3cm或70%的肿瘤直径）。

（3）胸膜外脂肪层消失。

（4）周围软组织浸润。

（5）胸壁肿块。

（6）骨质破坏。

若肿瘤仅与胸壁毗邻，则不应将其诊断为胸壁受侵；与胸膜相邻的肿瘤，即使伴局灶性胸膜增厚和胸腔积液，也未必侵袭胸壁。支气管肺癌患者出现胸腔积液的原因有多种，包括阻塞性肺炎或肿瘤导致淋巴管或肺静脉受阻。只有当胸腔积液中发现肿瘤细胞（恶性积液）或出现胸膜结节时，才提示肿瘤无法切除（M1期，表4-3）。

（二）肺上沟瘤

起源于肺上沟的侵袭性肿瘤常会引起霍纳（Horner）综合征及肩臂疼痛等典型的临床症状，称为Pancoast综合征。以往普遍认为肺上沟瘤的预后差；目前联合治疗方案（先放疗，再行手术切除肺上叶、受侵的胸壁和周围组织），可将患者的5年生存率提高至30%。对需要采用联合治疗的患者来说，CT检查可以明确肿瘤的侵犯范围，从而有助于制订放疗计划和确定手术方案。

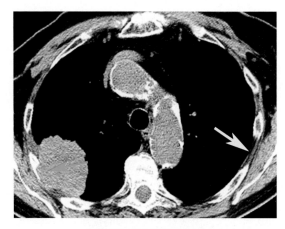

图7-26 ■ 肺癌侵犯胸壁

多个CT征象提示胸壁受侵，包括肿瘤与胸壁接触范围＞3cm、肿瘤与胸膜表面成钝角，以及肿瘤与胸壁的接触长度大于肿瘤直径的70%、胸膜外脂肪层消失（深蓝箭头）、肋骨骨质破坏及胸壁肿块。左侧可见正常的胸膜脂肪层（浅蓝箭头）

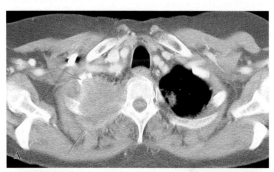

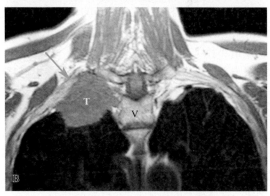

图7-27 ■ 肺上沟癌侵犯胸壁

A.CT可见右肺尖肿块，伴胸壁受侵和肋骨骨质破坏（箭头）。虽然肿瘤紧邻椎体，但椎体似乎未受侵。B.冠状位MRI图像，显示肿瘤（T）与受侵的椎体（V）及臂丛神经（箭头）的相互关系

现已证明MRI比CT更能精确显示肺尖肿瘤的侵犯范围。

肺尖肿瘤倾向于向后或向外生长，主要侵犯

胸壁（图7-27）。即使胸壁受侵，肿瘤仍可行手术切除；当肿瘤广泛侵犯胸壁和骨组织时，手术困难且胸壁广泛受侵的预后较差。肿瘤向内后方侵犯肋骨或椎体发生于1/3～1/2的患者，通常CT扫描可检出；肿瘤向内前方侵犯食管、气管和头臂静脉；以上情况大多无法手术切除。

四、腋窝

通常，腋窝的边界由以下肌肉的筋膜构成：前壁为胸大肌、胸小肌；后壁为背阔肌、大圆肌和肩胛下肌；内侧壁为胸壁和前锯肌；外侧壁为喙肱肌及肱二头肌。当CT扫描患者双臂举过头顶时，腋窝外展。

腋窝内有腋动脉、腋静脉、臂丛神经分支和某些肋间神经分支及众多淋巴结，这些结构周围为脂肪组织。腋血管和臂丛神经向外走行，紧邻腋窝顶部和胸小肌。通常腋静脉走行于腋动脉的前下方，而大部分臂丛神经走行于腋动脉的后上方。CT平扫可显示腋窝血管，但在大部分健康人群中，较难区分腋动脉、腋静脉与臂丛神经，除非增强后静脉因强化呈高密度而易于识别。

淋巴结肿大

在正常人群中，腋窝淋巴结的直径通常最大为1cm，偶尔为1.5cm。当淋巴结直径＞1cm（短轴或最小径）且在临床基础上怀疑某种疾病时，提示为可疑异常；无论是否有临床病史，淋巴结直径＞2cm均考虑为病理性。腋窝淋巴结肿大最常见于淋巴瘤和转移瘤。淋巴结肿大可通过双侧腋窝对比来判断。位于胸大肌后方的腋窝肿大淋巴结（胸大肌后淋巴结）无法通过触诊发现，但其在CT上可以清晰显示。CT也可用于明确腋窝肿块与臂丛神经的相互关系。

五、乳腺

女性患者行仰卧位CT扫描时，CT可显示乳腺组织。CT可以检出局灶性乳腺肿瘤，但其CT表现不具有特异性。增强后，若肿瘤强化则提示乳腺癌的可能。当CT检查偶然发现乳腺肿瘤时，应行体检触诊和乳腺钼靶检查。

（一）乳腺癌

除非为了肿瘤分期，否则CT不用于乳腺癌患者的常规影像学评估。但是，CT由于可以准确地测量胸壁厚度和检出胸骨旁淋巴结转移，从而有助于制订放疗计划。

（二）乳腺切除术

根据外科手术方式不同，乳腺切除后患者的胸部解剖结构特征可发生不同的变化。有时，CT可用于评估局部肿瘤复发和引导穿刺活检。

乳腺癌外科手术通常采用乳腺肿瘤切除术，CT检查几乎看不见乳腺组织，而仅见手术瘢痕。段或部分乳腺切除术患者，CT上仍可见残余乳腺腺体组织。单纯乳腺切除术指切除整个乳房。不论何种手术方式，均需清扫腋窝淋巴结。通常情况下，在CT上可见腋窝手术夹和局灶性手术瘢痕；术后瘢痕表现为腋下脂肪内不规则软组织影；乳腺或腋下可见术区局部积液。

根治性乳房切除术包括完全切除乳腺组织、胸大肌、胸小肌和扩大的腋窝淋巴结清扫。在CT上，尽管大多数的胸肌缺如，但有时也可在胸骨和肋骨连接处看见残余的胸大肌组织，不应将其误诊为肿瘤复发。

乳腺癌改良根治术包括切除乳腺、胸小肌及进行腋窝淋巴结清扫。当行改良根治术时，胸小肌保留范围因患者而异。若无详细的临床相关资料，有时很难鉴别术后改变与肿瘤复发。

需要注意的是，若患者行CT扫描时，因手术原因无法将双手同时上举，CT上可表现为乳腺、腋窝、深部肌群的不对称（如一侧胸肌较对侧增厚），不应判断为异常。

六、横膈

（一）解剖

由于CT是轴位断层的图像，横膈的中心部无法在一幅图像中完整显示，它的位置只能通过横膈上方的肺底部和横膈下方的上腹部器官来判定。然而，随着横膈的周围部向尾侧延伸附着于胸骨和肋骨，在腹膜后脂肪附近可以观察到横膈的前部、后部和外侧部（图7-28）。当横膈与肝脏或脾脏邻近时，有时在膈下脂肪层的对比下，可清晰显示其结构轮廓。

1. 膈肌脚　左膈肌脚、右膈肌脚是起源于上段腰椎椎体及椎间盘前缘的肌腱结构，与脊柱的前纵韧带相连续。于主动脉两侧，膈肌脚在椎体前方向上走行，向前向内汇入横膈肌部，在主动脉前方形成主动脉裂孔（图7-28）。右膈肌脚比左膈肌脚大且长，右膈肌脚起自第1～3腰椎水平，左膈肌脚起自第1～2腰椎水平。

膈肌脚由于呈圆形，易被误诊为肿大淋巴结或肿瘤；在膈肌脚附近确实可见主动脉旁淋巴结。然而观察CT连续层面，可见随着向膈顶水平延伸，膈肌脚与横膈逐渐融合；与呼气时相比，深吸气时的膈肌脚随肺容积的增大而增厚。

2. 横膈的裂孔　横膈有多个裂孔，通过这些裂孔某些组织结构从胸部穿行至腹部。主动脉裂孔位于后部，由后方的椎体及前方的膈肌脚环绕而成；经此裂孔穿行的有主动脉、奇静脉及半奇静脉、胸导管、肋间动脉和内脏神经。食管裂孔位于横膈前部（肌部），食管、迷走神经和某些小血管于此穿行。下腔静脉裂孔穿过横膈的纤维中心腱部，位于食管裂孔的右前方。

以上3种裂孔中，主动脉裂孔最易识别。CT可见食管裂孔位于食管与胃的连接水平。下腔静脉裂孔应根据下腔静脉的位置来判断。正常人CT上不可见胸骨旁裂孔（Morgagni孔，莫氏孔）和胸腹膜裂孔（Bochdalek孔，博氏孔）。

（二）横膈疾病

1. 疝　腹腔及腹膜后器官或组织可通过先天性或获得性的横膈薄弱区或横膈外伤性破裂处进入胸腔而形成膈疝，以食管裂孔疝最为常见。

成人的胸腹膜裂孔疝（博氏孔疝）较罕见；但是，约5%的正常成人，在CT上可见小的胸腹膜裂孔。胸腹膜裂孔疝是婴幼儿膈疝的最常见类型。左侧多发，虽然常见于横膈后外侧部，但也可发生于沿着后肋膈缘的任何地方（图7-29）。成人胸腹膜裂孔疝的疝内容物通常为腹膜后脂肪，或少见肾脏疝入。

通过胸骨旁裂孔形成的胸骨旁疝较罕见。与

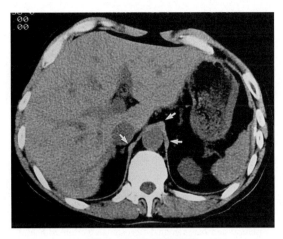

图7-28 ■ 正常的横膈

在腹膜后脂肪的对比下，清晰显示横膈的结构轮廓。当横膈与肝脏和脾脏相邻时，通常显示为连续性结构。膈肌脚较粗大（箭头），它们在主动脉前方形成主动脉裂孔

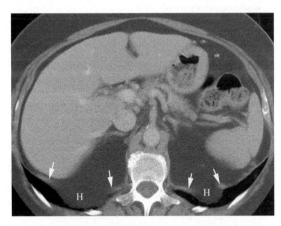

图7-29 ■ 胸腹膜裂孔疝（博氏孔疝）

双侧胸腹膜裂孔疝（H），疝囊内容物为腹膜后脂肪。CT上，沿着横膈的边缘（箭头），可见横膈局部薄弱区（疝口）

胸腹膜裂孔疝不同的是，大部分胸骨旁疝（莫氏孔疝）发生于横膈右侧，常含腹膜囊的延伸部分，其内容物包括大网膜、肝脏或肠管。

了解横膈前部的解剖对胸骨旁疝的正确诊断是至关重要的。心脏前方可见肠管结构通常提示存在膈疝，但也并非绝对。

腹部或胸部的穿透或非穿透性外伤可导致膈肌破裂。绝大多数累及左侧横膈，横膈中部或后部破裂最常见。横膈受损表现为横膈的局灶性缺如，其周围的横膈或同侧膈肌脚增厚。大网膜、胃、小肠或大肠、脾脏和肾脏均可能由横膈缺损

处疝入。矢状位或冠状位CT重组图像有助于膈疝的诊断，可见形似"脖子"的疝口。

若膈肌破裂伴有脾破裂，小片脾组织可能种填到左侧胸腔，称为胸腔脾种植。CT表现为左侧胸膜小结节，常伴有脾切除术和膈肌损伤的表现。

2. 肿瘤　累及横膈的肿瘤通常包括胸膜肿瘤（如胸膜间皮瘤）、胸膜转移瘤或上腹部肿瘤的局部侵犯。原发性横膈肿瘤罕见。胸膜脂肪瘤也可偶然发现。

3. 膈膨升或膈肌麻痹　右侧膈肌局限性膨升可致肝脏向上移位，其在胸部X线片上难以与周围型肺肿瘤或胸膜肿块相鉴别；增强CT可显示正常走行的肝内血管而得以鉴别。

膈肌麻痹可见膈肌抬高；慢性膈肌麻痹的同侧膈肌较对侧薄。

参考文献

Aberle DR, Gamsu G, Ray CS, Feuerstein IM: Asbestosrelated pleural and parenchymal fibrosis: Detection with high-resolution CT. *Radiology* 166:729–734, 1988.

Adler BD, Padley SPG, Müller NL: Tuberculosis of the chest wall: CT findings. *J Comput Assist Tomogr* 17:271–273,1993.

Aquino SL, Webb WR, Gushiken BJ: Pleural exudates and transudates: Diagnosis with contrast-enhanced CT. *Radiology* 192:803–808, 1994.

Berkmen YM, Davis SD, Kazam E, et al.: Right phrenic nerve: Anatomy, CT appearance, and differentiation from the pulmonary ligament. *Radiology* 173:43–46, 1989.

Choi JA, Hong KT, Oh YW, et al.: CT manifestations of late sequelae in patients with tuberculous pleuritis. *AJR Am J Roentgenol* 176:441–445, 2001.

Dynes MC, White EM, Fry WA, Ghahremani GG: Imaging manifestations of pleural tumors. *Radiographics* 12:1191–1201, 1992.

Federle MP, Mark AS, Guillaumin ES: CT of subpulmonic pleural effusions and atelectasis: Criteria for differentiation from subphrenic fluid. *AJR Am J Roentgenol* 146:685–689,1986.

Ferretti GR, Chiles C, Choplin RH, Coulomb M: Localized benign fibrous tumors of the pleura. *AJR Am J Roentgenol* 169:683–686, 1997.

Halvorsen RA, Fedyshin PJ, Korobkin M, et al.: Ascites or pleural effusion? CT differentiation: Four useful criteria. *Radiographics* 6:135–149, 1986.

Im J-G, Webb WR, Rosen A, Gamsu G: Costal pleura: Appearances at high-resolution CT. *Radiology* 171:125–131, 1989.

Kawashima A, Libshitz HI: Malignant pleural mesothelioma: CT manifestations in 50 cases. *AJR Am J Roentgenol* 155:965–969, 1990.

Leung AN, Müller NL, Miller RR: CT in differential diagnosis of diffuse pleural disease. *AJR Am J Roentgenol* 154:487–492, 1990.

McLoud TC, Flower CDR: Imaging the pleura: Sonography,CT, and MR imaging. *AJR Am J Roentgenol* 156:1145–1153, 1991.

Müller NL: Imaging the pleura. *Radiology* 186:297–309, 1993.

Naidich DP, Megibow AJ, Hilton S, et al.: Computed tomography of the diaphragm: Peridiaphragmatic fluid localization. *J Comput Assist Tomogr* 7:641–649, 1983.

Naidich DP, Megibow AJ, Ross CR, et al.: Computed tomography of the diaphragm: Normal anatomy and variants. *J Comput Assist Tomogr* 7:633–640, 1983.

Stark DD, Federle MP, Goodman PC, et al.: Differentiating lung abscess and empyema: Radiography and computed tomography. *AJR Am J Roentgenol* 141:163–167, 1983.

Takasugi JE, Godwin JD, Teefey SA: The extrapleural fat in empyema: CT appearance. *Br J Radiol* 64:580–583, 1991.

Waite RJ, Carbonneau RJ, Balikian JP, et al.: Parietal pleural changes in empyema: Appearances at CT. *Radiology* 175:145–150, 1990.

第二篇

腹部与盆腔

第8章

腹部及盆腔CT概述

多排螺旋CT（MDCT，目前探测器高达128排）的迅速发展使CT成为腹部及盆腔的主要影像学检查手段。如今MDCT技术仍然以增加探测器的排数和缩短扫描时间为主要发展方向。由于薄层快速多期增强扫描技术扩展了体部CT检查的适应证，目前人们关注的焦点集中于CT辐射剂量及是否过度检查。由于CT体素的各向同性（体素在各个方向上大小相等），在轴位上所采集的数据能以相同的分辨率进行任何平面的图像重组。冠状位、矢状位和任意平面图像重组已成操作常规；CT血管成像及仿真内镜技术得以实现。

相对于全身其他部位而言，CT评估腹部及盆腔时，更应注意患者检查前准备、扫描技术及个体化情况。放射科医师通过了解患者的临床状况、评估图像质量、调整及优化检查方案，可获得最佳的影像信息。

一、技术因素

在行腹部、盆腔CT检查前，放射科医师需复习患者的病史及所有相关影像学检查以评估患者的临床情况。病史对于CT检查十分重要，包括检查的适应证、注射对比剂的风险（包括是否有过敏史或肾功能不全）、是否有心血管疾病或其他疾病、是否有腹部手术史、是否有恶性肿瘤史及放疗史，以及既往所有的影像学检查资料。必须审阅以往所有的影像学资料，并对以往所有的确诊病变及可疑征象进行合理的再评估。

个性化的检查方案应该包括以下内容。

· 扫描区域：解剖标志和扫描范围。

· 放射剂量（毫安和最大千伏，kVp）、螺距、扫描速度和机架旋转时间。

· 线束准直（探测器宽度及排数）。

· 对比剂的种类：静脉、口服、直肠、腔内对比剂。

· 静脉对比剂浓度、注射速率及给药方式，动脉成像、静脉成像的扫描时间，或实质性脏器动脉期、静脉期及延迟期的扫描时间。

· 层厚、重建间距、图像重组平面及三维图像重组。

大部分医疗机构针对不同的适应证制订标准化的CT扫描方案，这些方案部分取决于厂商及探测器的排数。必要时可修改扫描方案以便更好地解决临床问题。

二、胃肠道对比剂

几乎所有的腹部CT扫描都需要引入腔内对比剂来显示胃肠道腔内情况并扩张胃肠道。对比剂可以是被稀释的钡剂或碘对比剂。CT检查中，1%～3%浓度的碘对比剂能够很好地显示胃肠道腔内情况，而X线透视检查则需要使用30%～60%浓度的碘对比剂。口服对比剂时，钡剂及水溶性碘剂效果相似。

空气和水是最好的阴性（低密度）对比剂。经肛管注入二氧化碳来充盈结肠是CT结肠造影首选方法。可利用口服少量水及口服发泡剂产生的气体的方法来扩张胃。对于上消化道而言，水是最好的阴性对比剂。在观察膀胱病变时，尿液充盈膀胱产生极好的对比。检查膀胱前患者应憋尿或夹闭导尿管。CT小肠造影常使用低浓度的钡剂。

三、静脉对比剂

经静脉注射的对比剂可以使血管强化、提高腹腔脏器的CT值、明确腹腔脏器灌注情况，并且能够增加病灶与正常组织的图像对比，从而提高腹部CT的图像质量。MDCT可以动态地显示对比剂流经动脉系统、器官及肿瘤、静脉系统的情况。延迟期图像可显示对比剂通过肾脏的排泄情况、延迟强化，也可显示脏器和病灶内的对比剂滞留情况。大多数检查均使用高压注射器注射对比剂，这样可以准确地控制对比剂的注射速率及剂量。

低渗透性"非离子型"碘对比剂副作用较小，对于大部分的腹部增强扫描，其是首选的静脉注射对比剂。无菌的碘对比剂可用于静脉注射，也可以注入导尿管、引流管、窦道及瘘管，以评估病变的范围。静脉内给药，通常使用浓度为60%～75%的碘对比剂。早期离子型的碘对比剂，由于其渗透性高、副作用大，已不用于静脉注射。然而，离子型对比剂的价格便宜，可用于副作用极少的腔内注射。使用浓度为2%～3%的碘对比剂注射入膀胱可行CT膀胱造影或注入内置导管以显示瘘管、窦道或脓腔的情况。

尽管本文无法详细阐述静脉注射对比剂的不良反应及安全使用事项，但需牢记患者的安全必须放在首位。静脉注射对比剂的不良反应包括过敏反应、心搏呼吸骤停、肾毒性及荨麻疹等。读者可以参阅章末关于安全使用碘对比剂的文献。

四、如何解读腹部及盆腔的CT扫描图像

当我们刚开始学习如何解读体部CT图像时，制订一个影像判读清单十分必要；此判读清单可以确保所有的结构均已观察及所有关键点均已记录，以达到准确而全面的诊断。由于MDCT的图像数量剧增，最好在工作站上将原始图像重建成观察图像。图像显示于工作站时，我们可以快速翻阅序列图像，便捷地调整窗宽和窗位，也可快速地进行多平面和三维图像重组。

解读腹部CT图像时，需要调整窗宽和窗位以观察更多的影像信息。常规软组织窗（窗宽＜400HU；窗位30～50HU）适用于观察大部分腹部脏器的解剖结构。但在观察肝脏时，还需采用更窄的肝窗（窗宽100～150HU；窗位70～80HU）来增加肝脏的对比度及提高小病灶的检出率。扫描上腹时所包含的肺底部分应使用肺窗（窗宽1000～2000HU；窗位600～700HU）来观察。肺窗也可用来发现腹腔游离气体及积气。最后，采用骨窗（窗宽2000HU，窗位600HU）来观察腹部及盆腔骨骼，可能会为一些疾病提供诊断线索（图8-1）。

应系统地观察每个器官及结构的所有期相的CT图像。若无增强的期相（动脉期、静脉期、皮质期、髓质期、延迟期等），难以做出准确的诊断。

- 肺底：是否有结节、浸润、瘢痕、胸腔积液及肺不张等。
- 肝脏：大小，密度是否均匀，是否均匀强化，门静脉、肝静脉、肝动脉情况。
- 胆道及胆囊：胆管是否可见，壁厚度，有无胆囊，胆囊有无扩张，低/高密度结石。
- 脾脏：大小（正常上限为14cm），早期不均匀强化，晚期均匀强化；副脾、脾静脉及脾动脉情况。
- 肾上腺：正常肾上腺为"Y"形或"V"形，侧支厚度＜1cm，边缘未见突出。
- 胰腺：大小及位置；头、颈、体、尾；胰管的直径；伴行的脾静脉；正常的胰周脂肪间隙清晰。
- 肾脏：成人的肾脏正常大小为9～13cm，对称强化；肾盏、肾盂及输尿管情况，位置和肾轴方向。
- 淋巴结：腹膜后区，肠系膜，大网膜，肝门及盆腔。
- 血管：主动脉，下腔静脉，腹腔干及其分支，肠系膜上动脉、肠系膜下动脉，肾动脉，肾静脉，脾静脉，肠系膜上静脉，门静脉。
- 胃：位置，是否扩张，内容物，胃壁厚度，黏膜厚度。
- 十二指肠及小肠：位置，是否扩张，肠壁厚度，周围脂肪，肠系膜。
- 结肠及直肠：位置，是否扩张，肠管壁厚度，肠内容物，是否存在憩室。
- 子宫及卵巢：大小，位置，子宫内膜，卵泡，与患者年龄和月经周期是否相符，子宫及附件包块。
- 前列腺和精囊腺：大小，轮廓，边界，钙化情况。

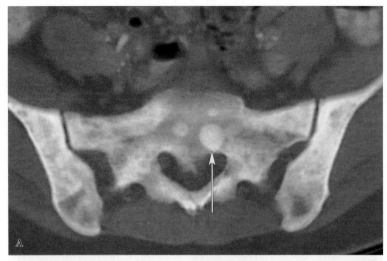

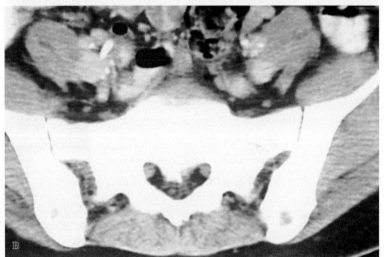

图8-1 ■骨窗

A和B.骨窗（A）可清晰地显示前列腺癌的骶骨和髂骨转移灶（箭头），病灶在常规软组织窗（B）上不可见

· 膀胱：是否扩张，壁厚度，腔内容物。

· 骨骼：退行性变，转移性病变，矿化情况。

经过经常使用图像判读清单，详细观察图像就会成为一种习惯，且越来越熟练。值得一提的是，观察者通常"看到"他所寻找的东西，并且很难"看到"不存在的东西，如胆囊缺如或异位肾通常被忽视。

五、体部CT伪影

（一）患者运动

CT扫描时，患者运动会导致正常的解剖结构移位、扭曲及模糊不清。如果扫描时患者运动，图像上会出现异常的白色条带或黑点。如今MDCT扫描时间非常短，快速的扫描能减少但并不能完全消除心脏搏动、血管搏动及胃肠道蠕动所带来的伪影。在腹部扫描时，大多要求患者屏气≤20s。对于在扫描时无法配合的患者，呼吸或躁动均会导致严重的图像伪影而影响诊断（图8-2）。

（二）容积效应

原理上，CT是通过X线照射若干个三维组织层块以获得二维图像。所有的CT图像是将一定厚度的组织求和并"容积平均"而得到的二维图像（图8-3）。通过该技术，图像显示的是一定

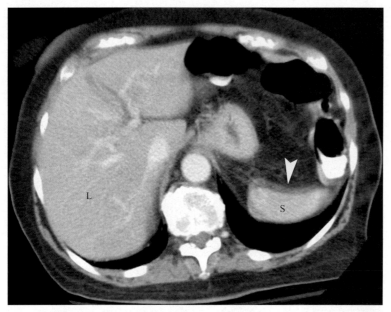

图8-2 ▇ 运动伪影

尽管扫描时间少于1s，但患者的呼吸运动仍导致脾脏（S）边缘模糊（箭头），形成脾包膜下积液的假象。仔细观察图像就会发现肝脏（L）轮廓和肝血管也是模糊的

层厚的组织求和后的平均密度，而不是单个组织的密度。例如，患者本来没有胆囊结石，但十二指肠含有阳性口服对比剂，容易造成胆囊内有高密度结石的假象。使用薄层扫描可以减少容积效应并提高图像的空间分辨率。MDCT能够快速扫描获得大量的薄层图像，从而减少容积效应伪影。

（三）射线硬化效应

射线硬化是指当X线穿过物体时，低能X线光子易被吸收，而高能X线光子较易穿透，从而导致它的平均能量增加。致密的结构具有很强的吸收X线光子的能力，当射线穿过时会使线束变硬，导致CT图像出现条纹状伪影。射线硬化伪影最常见于体部CT中髋关节及肩关节的骨密质（图8-4）。致密的金属物体，如手术夹、子弹及骨科的一些器材都能导致严重的射线硬化并产生明显的条纹状伪影，如果患者运动则会使射线硬化伪影更加明显（图8-5）。

（四）噪声：量子斑点

产生一幅符合要求的CT图像，需大量的数据进行重建。数据是由穿过患者的X线光子产生的，一些光子被患者吸收；另一些则直接穿透患者，被CT探测器所接收。穿过患者的光子数越

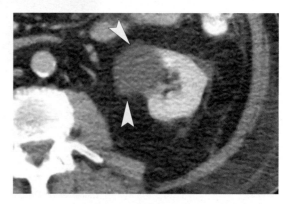

图8-3 ▇ 容积效应伪影

左肾囊肿边缘（箭头）模糊，这是在5mm层厚中，囊肿的密度与周围脂肪的密度求和平均后所致

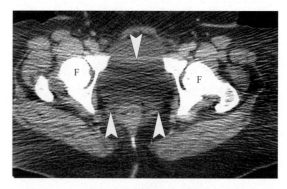

图8-4 ▇ 射线硬化伪影

肥胖患者的盆腔CT图像可见明显的、明暗交替的条纹状射线硬化伪影（箭头之间）。股骨头（F）及髋臼的骨密质选择性地吸收低能量的X线光子，导致穿过的X线束平均能量增高。肥胖患者吸收更多的射线，伪影加重

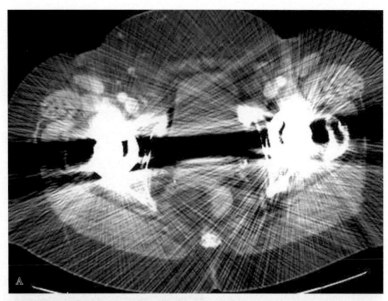

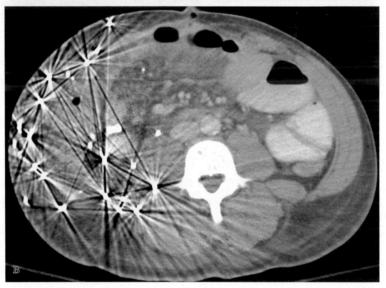

图8-5 ■金属伪影

A.双侧髋关节金属假体导致盆腔CT图像产生大量亮暗交替的条带及条纹。B.枪弹伤患者，体内的铅弹产生了与图A类似的金属伪影

多，数据质量越好。探测器获取的光子数量越少，影像数据越有限。但光子被吸收得越多，患者接受的辐射剂量也就越高。MDCT可进行多期相成像以评估各期相（动脉期、静脉期及延迟期）中器官及肿瘤的灌注情况；获取这些有助于诊断的影像学信息需要对患者进行多次扫描，其代价是增加患者的辐射剂量。目前的CT设备和MDCT扫描方案均强调在满足诊断要求的前提下，尽可能降低辐射剂量，不足之处就是导致图像噪声增加。低剂量技术是利用有限的光子数目来成像，从而产生量子斑点噪声，表现为椒盐状

颗粒（图8-6）。使用MDCT必须权衡患者的辐射剂量与可接受的图像噪声之间的平衡。在保证图像质量能满足影像学诊断的前提下，患者的体型显著影响着辐射曝光量。肥胖患者因横断面较大，所需的辐射量远高于瘦小者。CT的剂量参数必须根据患者的体型进行调整。薄层扫描可以提高分辨率，减少容积效应，但是由于光子数减少，从而噪声（量子斑点伪影）增加。为了获得满足诊断所需的图像质量，使用薄层扫描时应采用较高的辐射剂量。

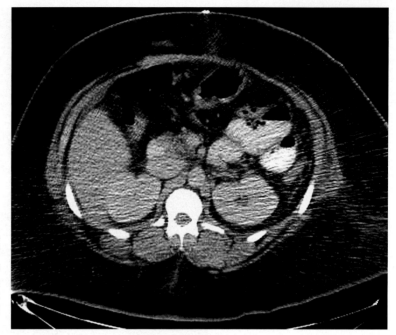

图8-6 ■ 量子斑点伪影

肥胖患者的腹部CT图像,可见大量明显的椒盐状颗粒(亮点和暗点),即量子斑点或噪声伪影,这是由产生图像所需的光子数不足所致。低剂量(mA)CT技术、薄层扫描及患者体型较大都是造成图像噪声增加的因素

六、CT辐射剂量

随着MDCT的普及及CT检查适应证的不断扩展,患者所接受的辐射剂量也显著增加。如今,在影像学检查中,超过40%的辐射剂量源于CT检查。美国每年约有6500万次CT检查,其中,约11%的检查对象为婴儿及儿童,这类人群更易遭受辐射损伤。MDCT的辐射剂量比单排螺旋CT高27%。就肾脏、输尿管、卵巢及骨盆骨髓的个体剂量来说,MDCT比单排螺旋CT高92%~180%。薄层扫描及增强多期重复扫描也会导致MDCT辐射剂量的增加。基于以上考虑,要求放射科医师及临床主管医师严格把握CT检查的适应证,制订合理剂量的CT扫描方案,对易受辐射损伤的婴幼儿采用其他可选的影像学检查方法,与机器制造商共同研究辐射剂量的控制方法,以及向患者和医务人员传授小剂量辐射潜在风险的相关知识。妊娠患者的影像学检查指南详见参考文献。

参考文献

Bettman MA: Frequently asked questions: Iodinated contrast agents. *Radiographics* 24:s3–s10, 2004.

Chintipalli KN, Montgomery RS, Hatab M, et al.: Radiation dose management: Part 1, minimizing radiation dose in CT-guided procedures. *AJR Am J Roentgenol* 198:W352–W356, 2012.

Cody DD, Mahesh M: Technologic advances in multidetector CT with a focus on cardiac imaging. *Radiographics* 27:1829–1837, 2007.

Dalrymple NC, Prasad SR, El-Merhi FM, Chintapalli KN: Price of isotropy in multidetector CT. *Radiographics* 27:49–62, 2007.

Fält T, Söderberg M, Hörberg L, et al.: Seesaw balancing radiations dose and IV contrast dose: evaluation of a new abdominal CT protocol for reducing age-specific risk. *AJR Am J Roentgenol* 200:383–388, 2013.

Goldberg-Stein SA, Liu B, Hahn PF, Lee SI: Radiation dose management: Part 2, estimating fetal radiation risk from CT during pregnancy. *AJR Am J Roentgenol* 198:W347–W351,2012.

Hendee WR, O'Connor MKO: Radiation risks of medical imaging: separating fact from fantasy. *Radiology* 264:312–321, 2012.

Hunt CH, Hartman RP, Hesley GK: Frequency and severity of adverse effects of iodinated and gadolinium contrast materials: retrospective review of 456,930 doses. *AJR Am J Roentgenol* 193:1124–1127, 2009.

Maldijian PD, Goldman AR: Reducing radiation dose in body CT: A primer on dose metrics and key CT technical parameters. *AJR Am J Roentgenol* 200:741–747, 2013.

Pasternak JJ, Williamson EE: Clinical pharmacology, uses, and adverse reactions of iodinated contrast agents: A primer for the non-radiologist. *Mayo Clin Proc* 87:390–402, 2012.

Prince MR, Zhang H, Newhouse JH: Science to practice: A new insight into nephrotoxicity after contrast medium administration. *Radiology* 265:651–653, 2012.

Thrall JH: Radiation exposure in CT scanning and risk: Where are we? *Radiology* 264:325–328, 2012.

Wang CL, Cohan RH, Ellis JH, et al.: Frequency, outcome, and appropriateness of treatment of nonionic iodinated contrast media reactions. *AJR Am J Roentgenol* 191:409–415, 2008.

Wang PI, Chong ST, Kielar AZ, et al.: Imaging of pregnant and lactating patients: Part 1, evidence-based review and recommendations. *AJR Am J Roentgenol* 198:778–784,2012.

Wang PI, Chong ST, Kielar AZ, et al.: Imaging of pregnant and lactating patients: Part 2, evidence-based review and recommendations. *AJR Am J Roentgenol* 198:785–792,2012.

第9章

腹膜腔、血管、淋巴结和腹壁

一、腹膜腔

（一）解剖

腹水存在时，CT很容易识别腹膜腔的各处凹陷和间隙。从病变的精准定位到定性诊断和制订干预治疗方案是一个较长的过程。腹膜是可分泌浆液的薄膜，浆液可以润滑腹盆腔。壁腹膜沿着腹壁走行并覆盖腹膜后腔，脏腹膜包绕器官和肠管。所有的腹膜腔间隙彼此潜在相通，腹膜腔的疾病，如脓肿，倾向包裹在一个或多个特定的位置。

右膈下间隙与环绕肝脏的肝下前间隙与肝下后间隙（Morison囊）相通。左膈下间隙与左肝下间隙自由相通。左膈下间隙、右膈下间隙被肝镰状韧带分开，两者不直接相通。小网膜囊是位于胃和胰腺间的独立腹膜间隙。小网膜囊与其他的网膜间腔（大网膜囊）通过小的网膜孔相通。经右侧结肠旁沟，右膈下间隙和肝下间隙与盆腔间隙相交通。由于膈结肠韧带的存在，左结肠旁沟与左膈下间隙或肝下间隙不相通。游离积液、血液、感染和腹膜转移常发生于盆腔，这是因为盆腔位于腹膜腔的最下方，同时盆腔与腹部两侧均相通。

小肠系膜是将空肠和回肠悬挂于腹后壁的双层腹膜，其内包含肠系膜动静脉分支和肠系膜淋巴结。肠系膜呈扇形展开，从位于左上腹的十二指肠悬韧带斜向右下至骶髂关节区域。因此，起源于韧带上方的病变可以直接延伸至右下象限，而起源于韧带下方的病变可向下延伸进入盆腔。

大网膜由悬挂于胃大弯侧的双层腹膜组成，它在腹腔脏器的前方下行。大网膜包含脂肪和少许血管。腹膜转移常种植于大网膜。

（二）腹腔积液

腹腔积液可有多种病因，同时成分也大不相同。浆液性腹水积聚在腹膜腔内，由肝硬化、低蛋白血症、充血性心力衰竭或静脉梗阻所致。渗出液与炎症有关，如胰腺炎、腹膜炎和肠穿孔。肿瘤性腹水由腹腔内肿瘤所致。乳糜性腹水是由胸导管或乳糜池阻塞或损伤所致。泌尿系统或胆道系统的阻塞或损伤可能引起尿液或胆汁在腹膜腔扩散。腹腔积血是腹部钝挫伤的一个重要征象。只要熟练掌握腹膜腔的解剖，在CT上容易识别腹腔各间隙或隐窝的积液。区分不同性质的积液，CT可提供一些线索；但如果要准确判断腹水的性质，需要行腹腔穿刺术。

· 游离腹腔积液蓄积于腹膜腔隐窝并使其扩张，肠祥漂浮在腹部中央。膈肌可被大量腹水抬高或反转。

· 浆液性腹水的CT值可接近于水（$-10 \sim 15HU$）；腹水趋向于积聚在大的腹膜腔，小网膜囊不受累。

· 腹腔积血的CT值（平均为45HU）较高，常高于30HU。大部分积血积聚在出血部位。

· 胰腺炎导致的渗出性腹水倾向于积聚在小网膜囊内。渗出性腹水和肿瘤性腹水的CT值介于浆液性腹水和血液之间。腹膜炎时（图9-1），腹膜增厚且增强后明显强化。

· 良性或恶性病变使腹腔粘连所致的包裹性腹水与腹部囊性肿块相似。张力性包裹性腹腔积液可积聚在空间有限的腔室，如小网膜囊，并推移邻近的肠祥；包裹性腹水往往与其所在的腹腔隐窝的形态一致，而囊性肿块往往有自己的形状，可邻近组织结构，移位更明显，且囊内成分更为多样化。

· 腹膜假性黏液瘤是阑尾黏液囊肿或黏液性囊腺癌的少见并发症，表现为凝胶状黏蛋白充满腹腔。黏蛋白液常为包裹性，导致肝脏或受累的肠管呈扇形样表现，具有占位效应（图9-2）。CT上可见分隔、混杂密度及黏液中的钙化，有时腹膜种植呈软组织密度。

（三）腹腔游离气体

腹腔游离气体是空腔脏器穿孔的一个重要征象，然而当腹腔气体量较小时，CT较难识别。

· 诊断要点为气体位于肠腔外（图9-3）。通常采用肺窗来观察腹腔游离气体（窗位：−400～−600HU；窗宽：1000～2000HU）；在肝脏前方

和与重力作用无关的、无肠管的腹腔隐窝发现游离气体，诊断较容易。若扩张的肠管壁菲薄，则较难鉴别。肠道内气体局限而腹腔游离气体不受限是诊断的一个要点。改变患者体位再行扫描，有助于疑难病例的诊断。

· 在诊断肠穿孔导致气腹之前，也应考虑到胸部因素如气胸或机械通气，或医源性改变如近期的穿刺术或外科手术。

（四）腹膜转移癌

腹膜腔弥漫性种植转移通常来源于腹腔肿瘤、盆腔肿瘤，最常发生种植转移的肿瘤为胃癌、胰腺癌、结肠癌和女性卵巢癌。肿瘤优先种

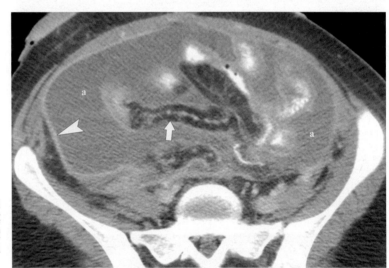

图9-1 ■ 腹膜炎和腹水

胰腺炎引起的腹水（a）充满腹膜凹陷。悬挂在充满脂肪的肠系膜（箭头）上的小肠漂浮于腹水中。壁腹膜（无尾箭头）增厚且增强后明显强化，均提示患者为腹膜炎

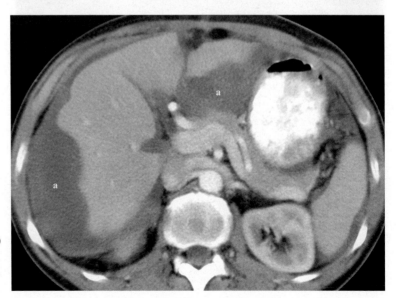

图9-2 ■ 腹膜假性黏液瘤

高密度凝胶状包裹性腹水（a）可见于腹膜隐窝，并推压邻近器官使其呈扇形外观，由胃黏液腺癌转移至腹膜所致

植于Douglas窝、右结肠旁沟及大网膜。腹膜种植转移的CT表现包括以下几点。

· 常见腹水且多为包裹性。

· 腹膜肿瘤结节呈软组织肿块或壁腹膜增厚（图9-4）。种植灶和受累的腹膜可有强化。

· 当肿瘤累及大网膜时，大网膜表现为结节样增厚，即"网膜饼征"。大网膜的肿瘤饼推移肠管并使其远离前腹壁（图9-5）。

· 肠系膜可见肿瘤结节和肿大淋巴结（图9-6）。

· 肿瘤由于种植于浆膜，引起肠壁增厚和结节。

· 当种植转移灶较小时，即使手术发现明显且弥漫的转移灶，但在CT上却因病灶体积过小而常被漏诊。当盆腔肿瘤、腹腔肿瘤（尤其是卵巢癌）的患者出现腹水时，应怀疑腹膜种植转移。CT上若见肿瘤种植转移灶伴钙化，则有助于定性诊断。伴钙化的腹膜转移癌最常见于卵巢、结肠或胃的浆液性腺癌。

· 结核性腹膜炎的CT表现与腹膜转移癌相似，均可致腹膜钙化。结核性腹膜炎引起的腹膜增厚很光滑，而腹膜转移癌引起的腹膜增厚呈不

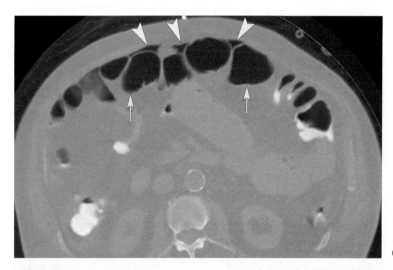

图9-3 ■ 气腹

腹腔内少量游离气体位于腹部肠袢间，呈特征性的三角形及线形（无尾箭头）；而肠道内的气体呈类圆形（箭头）

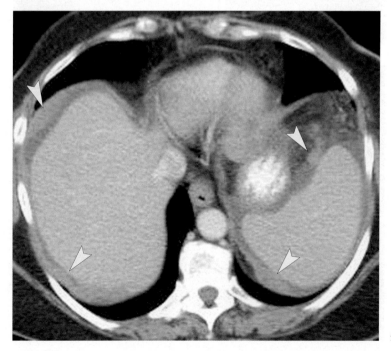

图9-4 ■ 腹膜转移瘤

来源于卵巢癌的腹膜转移灶（箭头）表现为局部腹膜增厚和结节

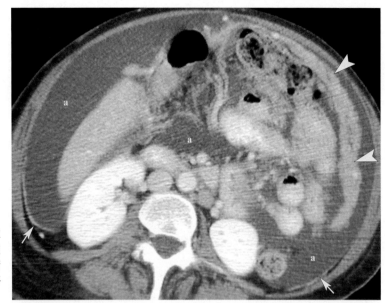

图9-5 ■ 网膜饼

　　腹膜腔充满液体。壁腹膜增厚（箭头）且增强后可见强化，提示该腹水为肿瘤性或炎性。网膜饼（无尾箭头）表现为层状不规则软组织，推移肠管并使其远离前腹壁

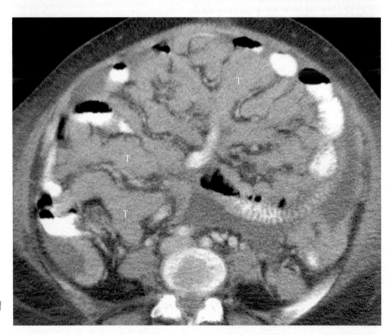

图9-6 ■ 肠系膜转移癌

　　卵巢癌种植于腹腔内，可见肿瘤结节（T）致小肠系膜皱襞弥漫性增厚

规则结节状。

（五）腹膜间皮瘤

　　虽然大多数恶性间皮瘤起源于胸膜，但20%～40%的间皮瘤起源于腹部。腹膜间皮瘤是一种快速致命的罕见肿瘤。与石棉直接接触是腹膜间皮瘤的一个重要的危险因素。

　　CT显示位于肠系膜、网膜或腹膜表面的强化实性肿块（图9-7）。腹膜间皮瘤可表现为腹膜弥漫性不规则增厚、多发小结节或浸润性肿块，也可表现为多房囊性肿瘤，大多数病例伴有腹水。

（六）脓肿

　　CT常用来诊断腹腔脓肿、盆腔脓肿，并可引导脓肿的经皮穿刺术或外科引流术。一旦发现脓肿，可通过经皮穿刺确诊，同时进行细菌培养。影像学检查引导下置管术通常用于引流脓

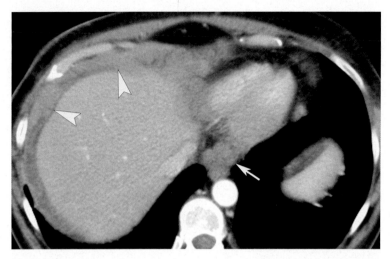

图 9-7 ▊ 腹膜间皮瘤

图中可见腹膜表面的肿瘤结节（无尾箭头），其与腹膜转移癌难以鉴别，活检证实为腹膜间皮瘤。食管旁淋巴结肿大（箭头）

液。大多数脓肿是腹部外伤、手术、胰腺炎或肠穿孔（阑尾炎穿孔、憩室炎）的并发症。腹腔脓肿通常位于盆腔和膈下及肝下间隙。脓肿的CT表现包括以下几个方面。

· 大多数脓肿表现为包裹性积液，挤压、推移肠管和邻近器官。积液内常见组织碎片、液-液平面及分隔；有时可见气-液平面空泡（图

9-8）。

· 通常可见不规则增厚的脓肿壁。

· 炎症渗出可致邻近的筋膜增厚和脂肪层炎性浸润或消失。

· 腹部脓肿常伴有腹水、胸腔积液和肺下叶浸润。

· 对临床疑似脓肿的患者来说，腹腔内的

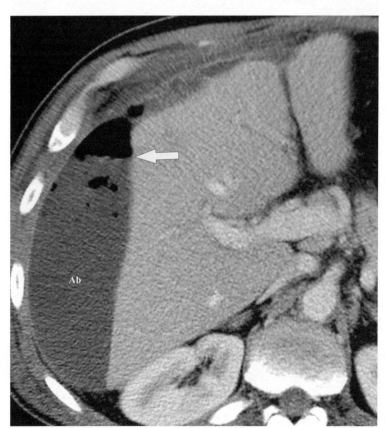

图 9-8 ▊ 膈下脓肿

术后脓肿（Ab）表现为位于膈肌和肝脏之间的积液，肝脏表面受压提示为包裹性积液；可见气-液平面（箭头），由产气大肠杆菌所致；该脓肿患者在CT引导下行经皮穿刺引流术后痊愈

任何积液都应考虑脓肿的可能。细针穿刺可排除或确诊脓肿，且安全可靠。

（七）腹部和盆腔囊性肿块

腹部和盆腔囊性肿块的诊断较难，鉴别诊断包括以下情况。

- 脓肿。
- 包裹性积液。
- 胰腺假性囊肿。
- 卵巢/卵巢旁囊肿/囊性肿瘤（见第18章）。
- 淋巴囊肿是包含淋巴液的囊性肿块，常是外科手术或外伤后淋巴管遭破坏所致的并发症，大小不一，可在术后数天至数年后出现。
- 囊性淋巴管瘤是一种先天的淋巴囊肿，普遍认为是由先天性淋巴管梗阻所致（图9-9）。大部分囊性淋巴管瘤表现为薄壁多房，密度介于水到脂肪之间。肠系膜囊肿是肠系膜的囊性淋巴管瘤。网膜囊肿是较为少见的大网膜囊性淋巴管瘤。

- 肠重复囊肿内衬胃肠道黏膜，常附着于正常肠管。
- 囊性畸胎瘤可起源于后腹膜、肠系膜或大网膜。CT表现为混杂密度的囊实性肿块，含水、脂肪及钙化。
- 腹膜包涵囊肿（见第18章）。
- 脊膜囊肿（见第18章）。

二、血管

（一）解剖

腹主动脉在脊椎左前方下行，于髂嵴水平分为左髂总动脉、右髂总动脉。正常主动脉直径不超过3cm，逐渐变细直至分叉。下腔静脉位于主动脉的右侧，可为圆形、椭圆形或裂隙状，这取决于屏气状态和血管内血液的平衡。当髂总动脉和髂总静脉从中线分出时，在横断面图像上其呈椭圆形；髂总血管在骨盆缘分叉，根据骶骨从凸（骶岬）到凹的形状变化来判断骨盆缘。髂外

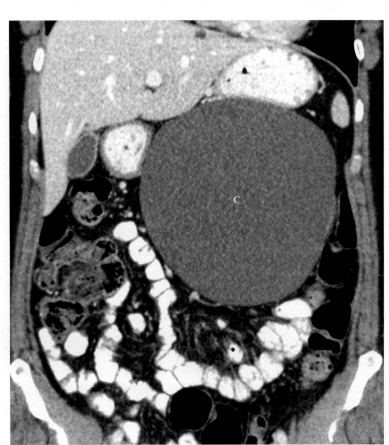

图9-9 ■囊性淋巴管瘤

冠状位CT重组图像，可见一边界清楚的囊性肿块位于肠系膜中央（c），其推挤小肠壁但未致肠梗阻；术后病理证实其为肠系膜囊性淋巴管瘤

血管走行于腹股沟三角前方，而髂内血管（下腹部）在骨盆后部有许多小分支；正常的髂动脉直径不超过1.5cm。

在膈肌主动脉裂孔水平，腹腔干发自腹主动脉前壁。在腹腔干下1cm处，肠系膜上动脉起源于主动脉前壁。在肠系膜上动脉下方1cm内，双肾动脉发自主动脉的侧壁。在腹主动脉分叉上方，自腹主动脉前壁发出的一个细小分支，即肠系膜下动脉。

（二）解剖变异

必须识别血管变异，以免将其误诊为异常病变。在腘窝以上水平，下肢和腹部的静脉通常是单支不成对的，管径较伴行动脉稍粗。

· 下腔静脉（IVC）重复畸形（图9-10）可位于左髂总静脉和左肾静脉之间，走行于主动脉左侧。

· 左肾静脉可以绕到主动脉后方，而不是位于主动脉前方（主动脉后型左肾静脉，图9-11）；重复畸形的肾静脉可位于主动脉的前方、后方（环主动脉型左肾静脉）。

· 下腔静脉肝段缺如，下腔静脉的血液经奇静脉回流至上腔静脉（下腔静脉与奇静脉异位连接）。

（三）技术因素

薄层多排螺旋CT（MDCT）联合三维重组技术已使CT血管造影（CTA）成为有助于诊断与制订手术计划的工具。与传统的导管法血管造影术相比，CTA创伤较小、成本更低、成像速度更快，并且能显示传统血管造影可能遗漏的重要非血管性病变。

CT下肢静脉造影联合肺动脉CTA技术可全面地评估肺栓塞。CT静脉造影诊断静脉血栓的

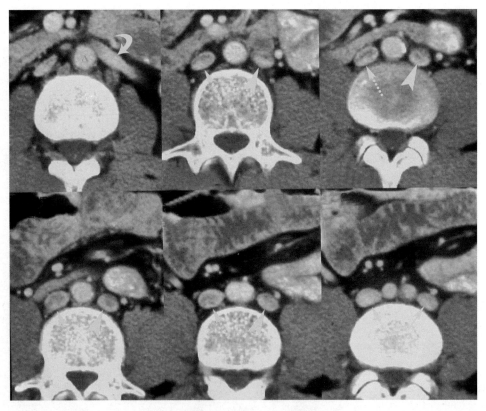

图9-10■**下腔静脉（IVC）重复畸形**

永存左下腔静脉（中蓝无尾箭头）为左髂总静脉（中蓝箭头）的延续，沿主动脉（A）左侧走行，终止于左肾静脉（中蓝弯箭头）。右髂总静脉（中蓝虚箭头）汇入正常的右下腔静脉（中蓝点箭头）后正常走行并分支进入肝脏。左下腔静脉的血液经由左肾静脉汇入右下腔静脉

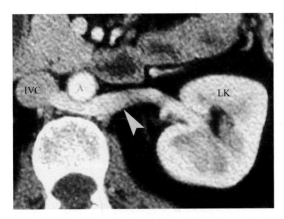

图9-11■主动脉后型左肾静脉

左肾静脉（箭头）从主动脉的后方而不是前方汇入下腔静脉。LK，左肾；A，主动脉；IVC，下腔静脉

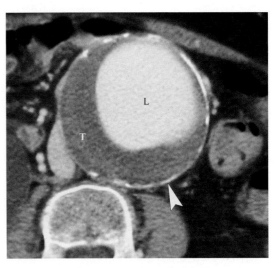

图9-12■腹主动脉瘤

图中可见一个巨大的主动脉瘤，直径超过5cm；大量血栓（T）环绕着强化的管腔（L）；动脉瘤壁可见动脉粥样硬化性钙化（箭头）

灵敏度为89%～100%，特异度为94%～100%。CT下肢静脉造影的最佳扫描时间是上肢静脉注入对比剂后210s。采用1.75～2.5mm的层厚观察图像。三维重组技术可提供血管的全景图。

（四）腹主动脉瘤

动脉瘤是指动脉的局限性扩张。真性动脉瘤累及动脉壁的三层结构（内膜、中膜和外膜）。大多数动脉瘤是由于动脉粥样硬化使动脉壁变薄，主动脉内血压高引起管腔扩张。腹主动脉瘤（AAA）的危险因素包括年龄＞60岁、吸烟、高血压和白种人。

· 腹主动脉瘤主要表现为腹主动脉的梭形、囊状或球形扩张（图9-12）。应注意避免因主动脉纡曲或斜位成像而高估主动脉直径。

· 若腹主动脉外径＞3cm，可诊断腹主动脉瘤。动脉瘤破裂的风险在很大程度上取决于动脉瘤的大小。腹主动脉瘤破裂的风险约是：外直径＜5cm时为5%；＞6cm为16%；＞7cm为76%。破裂的其他影响因素为动脉瘤扩张的速率、持续吸烟和持续性高血压。

· 主动脉远端未见逐渐变细是动脉瘤的另一个征象（图9-13）。远端血管扩张，即使直径＜3cm，仍是动脉瘤的征象。

· 髂动脉直径＞1.5cm即为髂动脉瘤（图9-14）。

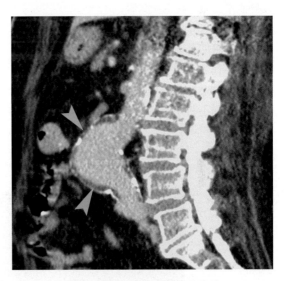

图9-13■腹主动脉囊状动脉瘤

矢状位重组图像可见腹主动脉局限性囊状扩张（箭头）；本例为81岁的女性患者，腹主动脉壁遍布动脉粥样硬化性钙化斑

· 增强后血管腔可见明显强化，动脉瘤内血栓仍然呈低密度。动脉粥样硬化斑块或呈低密度或为钙化。

· 主动脉壁和动脉瘤壁常伴钙化；偶尔，慢性血栓可也发生钙化。

· 必须评估腹主动脉瘤近端的扩张程度，以便于制订治疗计划。大部分腹主动脉瘤（90%）

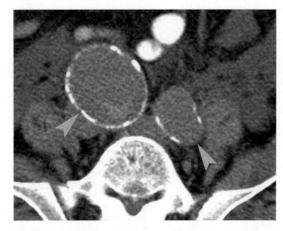

图9-14 ■ 双侧髂总动脉瘤

平扫CT可见双侧髂总动脉瘤（箭头），右侧直径为4cm，左侧直径为2.5cm

发生在肾动脉下方水平（肾下腹主动脉瘤）。由于需要进行更复杂的手术修复，所以必须确定肾动脉水平上方的腹主动脉瘤。

· 动脉瘤周围的软组织可见炎性反应和纤维化改变，可能是动脉粥样硬化斑块的免疫反应所致，并不代表动脉瘤的慢性渗漏。增强后，炎性组织可见强化，炎性包块可包绕并阻塞输尿管。若患者出现不明原因的肾衰竭，应行超声检查以评估肾动脉和腹主动脉。

（五）腹主动脉瘤破裂

腹主动脉瘤急性破裂具有高致死性（死亡率为77%～94%）；典型临床表现为腹痛、低血压及腹部搏动性包块。腹主动脉瘤破裂常会与临床其他疾病相混淆，CT检查有助于确诊。CT平扫即可显示腹主动脉瘤破裂的特征性表现。迅速干预治疗至关重要。

· 腹主动脉瘤通常较大且明显。

· 主动脉周围出血可分离肾旁和肾周腹膜后组织（图9-15），导致邻近腹主动脉瘤的腹膜后血肿。

· 主动脉布帘征是指腹主动脉瘤后壁显示不清，动脉瘤壁模糊不清，顺沿邻近的椎体的轮廓线。

· 增强后，可显示急性动脉出血；在腹膜后血肿内，可见外渗的呈条状和池状的对比剂。

· 髂动脉瘤，尤其当直径＞3.5cm时，也容易破裂，其表现类似于腹主动脉瘤破裂。

· 高密度新月征是指在腹主动脉瘤壁或腔内血栓的新月形高密度影（图9-16），该征象预示腹主动脉瘤即将破裂，它是急性出血剥离腔内血栓和瘤体薄壁所致，瘤壁的渐进性损坏导致瘤体破裂。

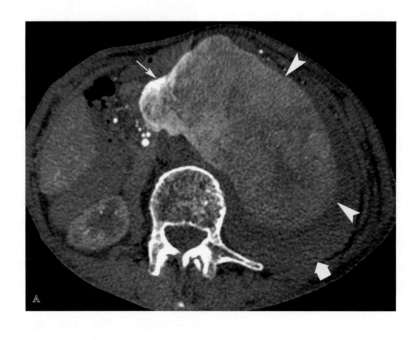

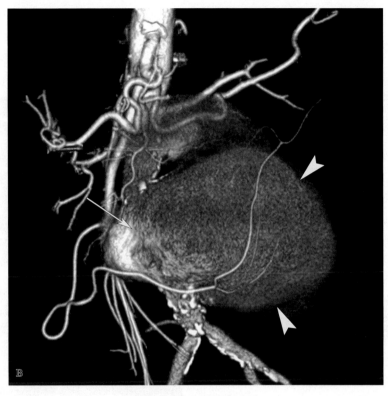

图9-15 ■ 主动脉瘤破裂

A.增强CT横断位图像，显示高密度（无尾箭头）的急性腹膜后出血延伸至低密度的血栓部分（粗箭头）。注意主动脉瘤壁破裂（细箭头）。B.最大密度投影三维重组图像，可见活动性出血（无尾箭头）从动脉瘤裂口（细箭头）外渗至腹膜后血栓

（六）感染性动脉瘤

感染性动脉瘤较为罕见，临床难以识别，并极易发生破裂（破裂率达53%～75%）。感染性动脉瘤也称真菌性动脉瘤，该术语并不意味着真正的真菌感染。大多数感染性动脉瘤由正常主动脉或动脉瘤的内膜被细菌感染所致，通常伴有细菌性心内膜炎，需行急诊手术。

· 几乎所有的感染性动脉瘤均为囊状，轮廓可呈分叶状（图9-17）；可发生于主动脉或动脉分支的任何位置；偶尔可见软组织中积气。

· 通常可见动脉周围的软组织增厚和积液。

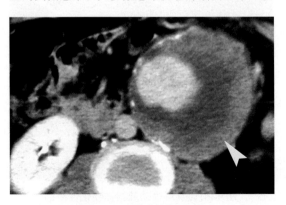

图9-16 ■ 高密度新月征

CT常规随访可见快速增大的主动脉瘤。动脉瘤外缘可见高密度新月征（无尾箭头），其高度提示动脉瘤先兆破裂

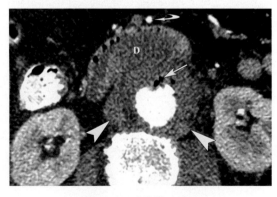

图9-17 ■ 感染性动脉瘤

本例感染性动脉瘤（无尾箭头）含有气泡（箭头），预示即将破裂至十二指肠水平部。强化的肠系膜上动脉（弯箭头）位于腹膜后十二指肠水平部的前方

· 感染性腹主动脉瘤的邻近椎体可发生骨髓炎。

（七）主动脉夹层

主动脉夹层指血液通过撕裂的内膜渗入中膜导致扩张的动脉呈双腔。分支血管可能闭塞，也可能由假腔或真腔供血。大部分夹层始于胸主动脉，但通常延续至腹主动脉。

· 主要征象为分离真腔、假腔的内膜片（图9-18）。

· 假腔血栓形成时，内膜片不易观察到。

· 识别真腔、假腔对于制订治疗计划至关重要。假腔通常较大且伴有血栓，而真腔通常无血栓；假腔外壁与内膜片的交汇处成锐角，称为"鸟嘴征"。真腔的管壁及内膜片可见钙化。

· 内膜钙化斑内移。

· 假腔内的大血肿可压迫真腔。

· 分支血管可能因受压而狭窄或闭塞，导致供血器官局部缺血或梗死。

· 壁内血肿是指不伴内膜撕裂的主动脉夹层。主动脉滋养血管破裂出血渗入主动脉壁使中膜变薄，不伴有内膜撕裂。CT平扫在主动脉壁内，可见高密度的出血（图9-19），内膜钙化向主动脉管腔移位。与更常见的附壁血栓相比，壁内血肿表面光滑，而血栓表面不规则。壁内血肿

可吸收或进展为主动脉夹层。

· 穿透性动脉粥样硬化性溃疡是动脉粥样硬化斑块发生溃疡，是壁内出血的前兆。CT可见局灶性溃疡延伸至内膜下血肿（图9-20）。其治

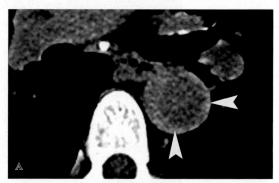

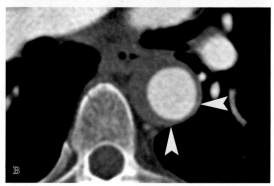

图9-19 ■ 壁内血肿

A.平扫CT显示降主动脉壁内出血呈高密度（无尾箭头），提示为壁内血肿。B.增强CT可见急性壁内血肿（无尾箭头）呈低密度，类似附壁血栓

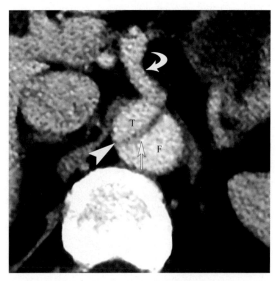

图9-18 ■ 主动脉夹层

胸主动脉夹层延伸至腹主动脉。增强CT清晰显示位于主动脉腔内的内膜片（箭头），腹腔干（弯箭头）发自真腔（T），"鸟嘴征"（无尾箭头）有助于识别假腔（F）

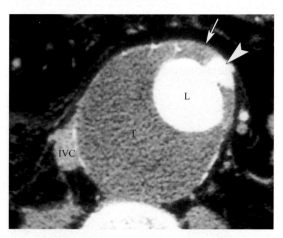

图9-20 ■ 穿透性动脉粥样硬化性溃疡

增强CT显示主动脉瘤的附壁血栓呈稍高密度（箭头），其内可见充盈对比剂的局灶性溃疡（无尾箭头），溃疡与强化的主动瘤腔（L）相通，动脉瘤内可见大量附壁血栓（T）；下腔静脉（IVC）受压推移

疗尚存在争议，大部分通过外科移植或腔内支架来切除和置换受累的主动脉。

（八）腹膜后纤维化

腹膜后纤维化表现为富含胶原蛋白的炎性组织增生并围绕肾下腹主动脉、下腔静脉和髂血管的一组病变，常包绕输尿管造成梗阻。2/3的病例是特发性的。已知病因包括药物（麦角生物碱）、肿瘤（淋巴瘤、转移癌和肉瘤）、腹膜后出血（腹主动脉瘤渗漏）和感染（结核杆菌和真菌）。

· CT可见主动脉周围不规则软组织密度肿块，从肾动脉延伸至髂血管。肿块部分包绕主动脉的前部和侧面，主动脉后部不受累是特征性表现（图9-21）。主动脉无移位。

· 其包绕输尿管引起梗阻和肾积水。

· 平扫时，肿块密度类似于肌肉。早期病灶呈特征性的明显强化，晚期和非活动期不强化或轻度强化。

· 其他征象包括深静脉血栓、局部淋巴结肿大及肾血管受累。

（九）深静脉血栓

静脉血栓相对稳定，也可能与脓毒症或肿瘤的侵袭有关。

· 血栓表现为静脉内低密度团块，引起管腔部分或完全阻塞（图9-22）。若血栓发生部位的静脉扩张，提示病程为急性期。

· 与正常侧相比，上游静脉可见扩张，周围软组织内可见条纹状和索状水肿（血栓性静脉炎）。

· 由于存在滋养血管，增强后受累的血管壁可见强化。

· 慢性血栓表现为管腔内不规则凝血块，可钙化，受累静脉壁常增厚，血管直径或正常或缩小。

· 流动伪影和对比剂的分层改变与血栓表现相似。对于疑难病例，静脉压测量和多普勒超声检查有助于确诊。

· 有时也很难鉴别伴有血栓的静脉与受外力推压和移位的静脉。肾癌、肝癌、肾上腺癌最可

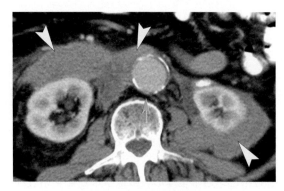

图9-21 ■ 腹膜后纤维化

增强CT可见条带状软组织（无尾箭头）围绕左肾并部分包绕主动脉及右肾。下腔静脉受压，显示不清。注意一个特征性表现：在腹膜后纤维化的病程中，主动脉后方不受累（箭头）

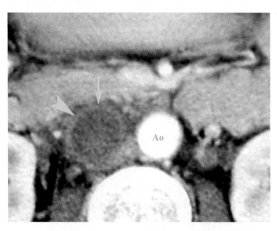

图9-22 ■ 下腔静脉血栓形成

血栓填充下腔静脉（箭头）并使其扩张。下腔静脉管壁强化（无尾箭头），进一步证明血栓形成，而不是流动伪影。Ao，腹主动脉

能侵入下腔静脉形成瘤栓。

三、淋巴结

（一）解剖

正常淋巴结呈椭圆形，在CT上密度均匀，大多数淋巴结平行于伴行的血管。腹主动脉旁淋巴结组围绕在主动脉和下腔静脉周围，常被腹腔、盆腔的恶性肿瘤累及。内脏淋巴结引流邻近脏器，包括肠系膜、肝脏、脾脏、胰十二指肠淋巴结组。

（二）淋巴结转移

伴淋巴结转移的腹部恶性肿瘤，大多预后不良。诊断异常淋巴结的主要标准是淋巴结的大小。当腹腔、盆腔淋巴结短轴＞10mm，膈角后区和肝门区淋巴结＞6mm时，诊断其为病理性肿大。若腹腔、盆腔多发8～10mm的淋巴结，考虑为可疑。通常良性淋巴结呈椭圆形，而恶性淋巴结通常呈球形。影像学诊断必须结合临床资料。在已知恶性肿瘤最好发淋巴结转移的区域，哪怕是轻微增大的淋巴结，也应考虑为转移可能。

然而，转移性淋巴结的CT值通常没有变化。在有些病例中，淋巴结大小也未达到诊断病理性增大的标准。良性病变中淋巴结也可能增大（假阳性），而正常大小的淋巴结也可以发生转移（假阴性）。

· 淋巴结内的脂肪密度通常是良性征象。

· 淋巴结钙化通常提示肉芽肿性病变。然而，治疗后的淋巴瘤、生殖细胞瘤及某些钙化性肿瘤也可见淋巴结钙化。

· 巨大淋巴结内部密度不均，提示坏死，通常与恶性肿瘤有关。

· 淋巴结内的囊性变常提示恶性，特别是非精原细胞性生殖细胞肿瘤。

· 淋巴结的不均匀强化是恶性肿瘤侵犯的征象。

（三）淋巴瘤

淋巴瘤分为霍奇金淋巴瘤和非霍奇金淋巴瘤两大类，占所有恶性肿瘤的5%～6%。霍奇金淋巴瘤约占淋巴瘤的40%，病变由邻近淋巴结逐站向远处顺序扩散。非霍奇金淋巴瘤是一组疾病，其名称和分类错综复杂。无序扩散和胃肠道受累是非霍奇金淋巴瘤的特征表现。腹腔、盆腔淋巴瘤的CT特征包括以下方面。

· 多发肿大淋巴结（短轴＞10mm）。

· 肿大淋巴结融合成圆形、分叶状肿块，包绕血管，推移内脏，阻塞输尿管（图9-23）。

· 融合成团的淋巴结是淋巴瘤的典型表现，而在转移性疾病或其他疾病中罕见。

· 与CT相比，正电子发射断层成像结合CT（PET-CT）对淋巴瘤的分期更为准确。

· 通常仅在治疗后出现淋巴结钙化。

· 淋巴瘤结外侵犯腹部实质脏器的征象包括受累的脏器弥漫性增大、多个低密度结节、脏器内的实性肿块、脏器外淋巴结肿块侵及脏器实质、胃肠道管壁弥漫性结节样增厚。

（四）获得性免疫缺陷综合征

药物可减缓获得性免疫缺陷综合征（AIDS）的疾病进程，且效果良好。然而，AIDS的CT表现主要为腹腔内机会性感染、AIDS相关淋巴瘤和卡波西肉瘤。大多数CT表现错综复杂，而不

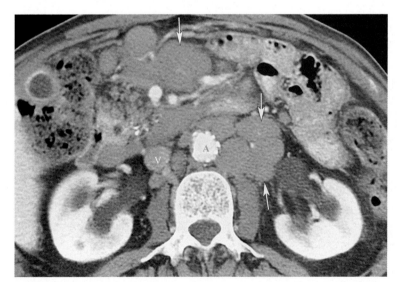

图9-23 ■淋巴瘤

小肠系膜可见多发肿大淋巴结（箭头），其围绕在主动脉（A）和下腔静脉（V）周围

单纯是人类免疫缺陷病毒（HIV）感染的表现。最常见的CT表现包括以下几个方面。

· 鸟胞内分枝杆菌感染（30%）、AIDS相关淋巴瘤（30%）、卡波西肉瘤及其他病毒感染可引起腹膜后、盆腔和肠系膜淋巴结肿大。淋巴结肿大不可能仅由HIV感染所致。不明原因的淋巴结肿大需活检。

· 鸟分枝杆菌感染、组织胞浆菌病及肝细胞疾病可引起无局灶性病变的肝脾大。

· 结核分枝杆菌、AIDS相关淋巴瘤、卡波西肉瘤或组织胞浆菌病通常可导致肝实质内出现小的局灶性低密度病灶。

· 结核分枝杆菌感染、鸟分枝杆菌感染、球虫病、念珠菌病、杆菌性紫斑病、卡波西肉瘤、AIDS相关淋巴瘤及卡氏肺囊虫感染常引起小的（＜1cm）脾脏局灶性低密度灶。

· 局灶性肠壁增厚或局灶性肠壁肿块几乎都是由AIDS相关淋巴瘤所致。

· 脾脏、淋巴结和肝脏的钙化通常由卡氏肺囊虫感染所致。

· 增强后，肾脏肥大伴条纹状肾图是HIV相关性肾病的征象。

· 分枝杆菌感染引起淋巴结肿大、实体脏器小的低密度病灶、肝脾大和肠壁增厚。

· 卡氏肺囊虫感染可引起实体脏器和淋巴结出现点状或结节状钙化，脾脏可见低密度病灶。

· 卡波西肉瘤引起淋巴结肿大和肝脾大；少见表现包括局灶性肠壁增厚、肝脏低密度结节和门静脉周边肝内低密度带。

· 腹部任何部位出现实性肿块，应考虑AIDS相关淋巴瘤的可能。其他表现包括：多发淋巴结肿大、受累肠壁增厚和局灶性肿块，以及肝脾肾的局灶性肿块。

四、腹壁

（一）解剖

CT在评估腹壁病变方面具有优势。在皮下和腹膜外脂肪的衬托下，腹肌轮廓清晰可见。腹直肌位于腹前壁，居腹直肌鞘内。腹外侧壁由腹外斜肌、腹内斜肌和腹横肌组成。腹后壁肌群包括背阔肌、腰方肌和竖脊肌。

（二）腹壁疝

肥胖导致腹壁疝的临床诊断较为困难。疝可能引起间歇性疼痛或肠梗阻。疝囊含有脂肪（通常为大网膜）、肠管，偶尔含腹水。并发症包括肠梗阻、肠嵌顿、肠绞窄，外伤和修补术后复发。

· 切口疝是常见的腹壁疝，表现为腹部内容物通过变薄弱的腹壁手术切口向外突出（图9-24）。

· 腹股沟疝分为斜疝和直疝。斜疝是先天性病变，在精索（男性）或圆韧带（女性）的前方、腹壁下血管的外侧疝出（图9-25）；直

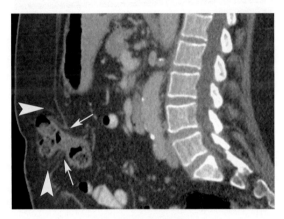

图9-24 ■ 切口疝

CT矢状位重组图像显示小肠袢经前腹壁的手术切口向外疝出。疝囊呈一薄膜（无尾箭头），可见明显的前腹壁缺损（箭头）

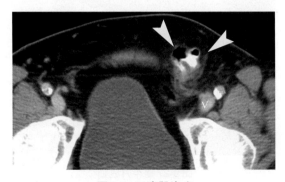

图9-25 ■ 腹股沟疝

肠管（无尾箭头）经左侧腹股沟内环疝入腹股沟管。左股静脉（V）和左股动脉（A）为解剖标志。双侧股动脉可见动脉粥样硬化斑块

疝常是后天性病变,在腹壁下血管的内侧疝出。

· 脐旁疝在脐区经腹白线疝出(图9-26)。

· 半月线疝较少见,但易发生肠嵌顿和肠绞窄。半月线疝经腹直肌侧缘的半月线疝出(图9-27)。临床上较难识别半月线疝,通常需要借助CT或其他影像学检查来诊断。

· 腰疝发生于后筋膜或第12肋以下、髂嵴以上的腰肌薄弱区。疝囊可包含腹膜后脂肪、肠襻、肾脏或其他脏器。

· 肠管壁疝仅一部分肠壁突入疝囊,系膜侧肠壁及其系膜并未进入疝囊。然而,若受累肠壁出现绞窄和梗死,则会发生肠穿孔,危险性升高。腹腔镜切口是肠管壁疝的常见发生部位。

（三）腹壁血肿

腹部肌肉组织血肿可以是出血性疾病或抗凝治疗的并发症,也可为外伤所致。血肿使受累肌肉肿胀,表现为高密度,随时间推移CT值逐渐降低(图9-28)。术后的一段时间内,手术切口处可见血肿。若发生感染则可导致脓肿形成、皮下脂肪浑浊、积气和液平面。需行经皮穿刺来确诊感染。

（四）腹壁肿瘤及皮下结节

在脂肪组织的衬托下,CT可以清晰地显示位于皮下组织的结节和肿块。诊断应考虑以下几种病变。

· 血行转移至皮肤是恶性黑色素瘤的特征表现(图9-29)。其他原发肿瘤应考虑乳腺癌、胃癌、卵巢癌、肾癌及肺癌。结节通常边界清晰,随着时间的推移而变大。

· 硬纤维瘤是结缔组织的局部侵袭性混合

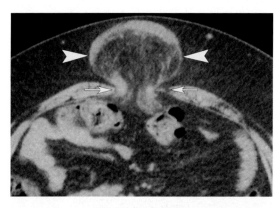

图9-26 ■ 脐旁疝
肥胖女性患者的CT图像,可见脐旁疝(无尾箭头),疝内容物为呈脂肪密度的大网膜。在脐水平的腹前壁可见缺损(箭头)

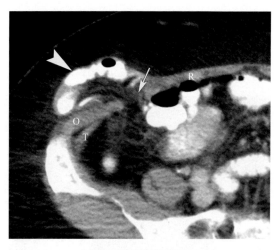

图9-27 ■ 半月线疝
放大的右下腹CT横断位图像,在腹前壁的腹直肌(R)侧缘可见缺损(箭头)。小肠(无尾箭头)经缺损处疝入皮下组织。腹内斜肌、腹外斜肌(O)回缩;也可见腹横肌(T)

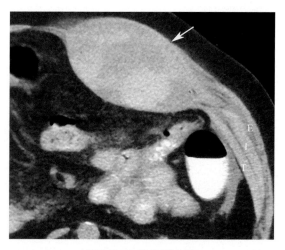

图9-28 ■ 腹直肌血肿
左侧腹直肌明显增大,其内可见不规则高密度(箭头),提示为肌肉内血肿。出血是透析治疗的并发症。腹外侧肌群清晰可见。T,腹横肌;I,腹内斜肌;E,腹外斜肌

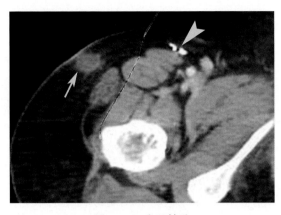

图9-29 ■ 皮下转移

皮下脂肪内可见1枚边缘毛糙的软组织结节（箭头），活检证实为转移性黑色素瘤。右腹股沟区可见淋巴结清扫术后残留的手术夹（无尾箭头）。右大腿处的原发病灶已于2年前切除

瘤，可侵犯前腹壁肌肉和筋膜；术后常见局部复发，家族性硬纤维瘤发生于Gardner综合征患者。

· 起源于前腹壁的良性纤维瘤、血管瘤和脂肪瘤相对常见。

· 注射相关的血肿及肉芽肿通常发生在前下腹壁。

· 皮脂腺囊肿大小各异并附着于皮肤表面。

· 扩张的皮下血管呈圆形、椭圆形或管状，可能与门静脉高压或静脉血栓相关，增强后明显强化。

· 外科手术可导致子宫内膜种植于手术瘢痕处而导致子宫内膜异位症，典型表现为经期出血和腹痛。

参考文献

Agarwal A, Yeh BM, Breiman RS, et al.: Peritoneal calcification:Causes and distinguishing features on CT. *AJR Am J Roentgenol* 182:441–445, 2004.

Aggarwal S, Qamar A, Sharma V, Sharma A: Abdominal aortic aneurysm: A comprehensive review. *Exp Clin Cardiol* 16:11–15, 2011.

Aguirre DA, Santosa AC, Casola G, Sirlin CB: Abdominal wall hernias: Imaging features, complications, diagnostic pitfalls at multi-detector row CT. *Radiographics* 25:1501–1520, 2005.

Caiafa RO, Vinuesa AS, Izquierdo RS, et al.: Retroperitoneal fibrosis: Role of imaging in diagnosis and follow-up. *Radiographics* 33:535–552, 2013.

Ganeshalingam S, Koh D-M: Nodal staging. *Cancer Imaging* 9:104–111, 2009.

Gidwaney R, Badley RL, Yam BL, et al.: Endometriosis of abdominal and pelvic wall scars: Multimodality imaging findings, pathologic correlation, and radiologic mimics. *Radiographics* 32:2031–2043, 2012.

Golledge J, Eagle KA: Acute aortic dissection. *Lancet* 372:55–66, 2008.

Katz DS, Loud PA, Bruce D, et al.: Combined CT venography and pulmonary angiography: A comprehensive review. *Radiographics* 22:S3–S24, 2002.

Kim S, Kim TU, Lee JW, et al.: The perihepatic space: comprehensive anatomy and CT features of pathologic conditions. *Radiographics* 27:129–143, 2007.

Kwee TC, Kwee RM, Nievelstein RAJ: Imaging in the staging of lymphoma: A systematic review. *Blood* 111:504–516,2008.

Levy AD, Arnaiz J, Shaw JC, Sobin LH: Primary peritoneal tumors: Imaging features with pathologic correlation. *Radiographics* 28:583–607, 2008.

Levy AD, Shaw JC, Sobin LH: Secondary tumors and tumorlike lesions of the peritoneal cavity: Imaging features with pathologic correlation. *Radiographics* 29:347–373, 2009.

Moyle PL, Kataoka MY, Nakai A, et al.: Nonovarian cystic lesions of the pelvis. *Radiographics* 30:921–938, 2010.

Pickhardt PJ, Bhalla S: Unusual nonneoplastic peritoneal and subperitoneal conditions: CT findings. *Radiographics* 25:719–730, 2005.

Rakita D, Newatia A, Hines JJ, et al.: Spectrum of CT findings in rupture and impending rupture of abdominal aortic aneurysms. *Radiographics* 27:497–507, 2007.

Thomas AG, Vaidhyanath R, Kirke R, Rajesh A: Extranodal lymphoma from head to toe: Part 2, the trunk and extremities. *AJR Am J Roentgenol* 197:357–364, 2011.

Tirkes T, Sandrasegaran K, Patel AA, et al.: Peritoneal and retroperitoneal anatomy and its relevance for crosssectional imaging. *Radiographics* 32:437–451, 2012.

第10章

腹部外伤

多排螺旋CT（MDCT）是诊断由腹部闭合伤引起的腹内脏器损伤的一种影像学检查方法。CT能够准确地描述外伤的特征或可靠地排除损伤，从而直接指导治疗。当腹部内科体检的结果模棱两可或不可靠时（如颅脑外伤患者、药物或酒精引起的意识障碍患者），CT检查具有重要价值。CT的优势在于一次扫描能够评估整个腹腔、盆腔。CT诊断腹内损伤的敏感度达90%以上。

有腹部钝伤史且血流动力学稳定的腹部外伤患者应行腹部CT检查。当患者血流动力学不稳定、有腹膜炎征象或有腹部穿通伤时应立即行剖腹探查术，而不应首选CT检查。有腹部钝伤史却没有明确腹部损伤体征的患者，在急诊CT中较少受益。

许多医疗机构采用超声检查快速筛查腹腔、盆腔是否存在游离积液（快速检查，只做腹部外伤的超声检查）。如果积液存在，进一步行腹盆腔CT检查。虽然不是所有严重的腹内损伤都伴随腹腔积血，但如果腹盆腔没有积液且临床评估提示低风险，急诊CT可暂缓进行。超声检测腹腔游离积液的敏感度为63%，主要是由于膀胱充盈欠佳而影响了穹窿部积液的显示。如果饮用200～300ml生理盐水充盈膀胱，敏感度可提高到84%。对育龄期妇女或儿童，局限于穹窿部的积液很可能是生理性积液。

一、扫描技术

对于腹部外伤患者，增强CT检查至关重要。实质性脏器的强化证实存在血流。增强CT更易检出平扫时呈等密度的裂伤或血肿。因外伤而行CT扫描时，必须包括腹部和盆腔。广泛的出血可能主要聚集在盆腔，仅扫描腹部容易漏诊。所有CT图像应采用肺窗来观察有无气胸、气腹，采用骨窗观察有无骨折，采用常规软组织窗观察有无脏器损伤。

外伤患者在CT扫描前是否应口服对比剂，一直存在争议；越来越多的医疗机构开始选择不使用口服对比剂。检查前口服对比剂有可能延误CT检查时机。患者可能出现呕吐或对比剂误吸。对于需要进一步治疗的活动性出血来说，口服对比剂也可能干扰血管造影。外伤引起的肠梗阻患者口服对比剂常分布不均。在笔者的医院，急性外伤患者行常规CT扫描前通常不用口服对比剂。大量研究证实，用或不用口服对比剂对于急诊外伤者CT诊断的准确性来说无显著差异。水也可以作为一种有效阴性对比剂，可用于扩张胃和近端肠管，且没有阳性对比剂的缺点。在不延误CT扫描的情况下，可以口服或通过鼻胃管引入400～700ml的水。

对于外伤患者，一般用高压注射器以3.5ml/s的流速经静脉团注150ml的碘对比剂后，延迟70s行多排螺旋CT扫描。采用2.5～5.0mm的层厚进行图像判读。如果第1次扫描提示肾周积液或其他肾脏损伤，则应在5～10min后行肾脏延迟扫描，以评估有无肾脏破裂。整个腹腔、盆腔扫描范围自膈顶至坐骨结节。如果同时评估了胸部外伤，则腹盆腔CT的扫描不重复扫描胸部。对于部分病例，延迟25～30s的动脉期扫描可用于评估活动性出血。动脉期扫描的适应证包括严重的机械性创伤、临床怀疑的活动性出血、骨盆骨折并移位。

当发现肉眼血尿、盆腔严重创伤、骨盆骨折或膀胱周围积液而怀疑膀胱损伤时，应行CT膀胱造影。膀胱需主动充盈至少250ml的尿量，以诊断或排除膀胱破裂。通过静脉注射对比剂被动充盈膀胱不足以排除膀胱损伤。CT膀胱造影术通过导尿管向膀胱内缓慢注射250～300ml 3%～5%的碘对比剂，在膀胱灌注前后分别行1次盆腔扫描，重建3～5mm层厚的图像。扫描后没必要将膀胱排空。

160

二、妊娠患者外伤CT检查

对于妊娠患者，应适当关注辐射剂量。外伤是导致孕妇死亡和流产的非产科性的主要因素。妊娠本身增加了腹部外伤的危险性。孕妇死亡几乎都导致胎儿死亡。每位受伤的孕妇都应进行个体化评估，对于主要为腹部外伤的孕妇来说，漏诊或延误诊断所导致的危害程度要远远高于低度危害的辐射剂量。应注意采用尽可能低的辐射剂量来获得满足外伤诊断需要的CT图像。

三、外伤的CT表现

腹盆腔外伤的CT表现包括以下几方面。

· 腹腔积血：是腹腔脏器损伤的可靠征象（图10-1）。新鲜非凝固血的CT值为30～45HU，高于腹水或血清的CT值（0～15HU）。凝固血液和血清分离可见分层现象。新鲜血液自损伤部位流向腹腔、盆腔的重力相关的腹膜隐窝。儿童、成年男性及女性经期发现少量低密度积液（10～15HU）是正常表现。

· 哨兵血块征：局部聚集的血凝块（＞60 HU）是邻近脏器损伤的可靠征象（图10-1A和图10-2）。偶尔，哨兵血块征是特定脏器损伤的唯一阳性发现。相对于低密度的非凝血块或血清而言，这种高密度凝血块更易被发现。

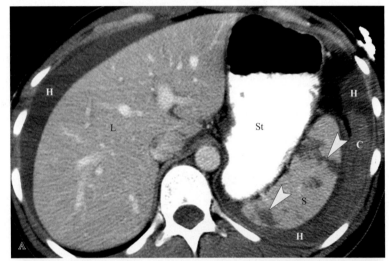

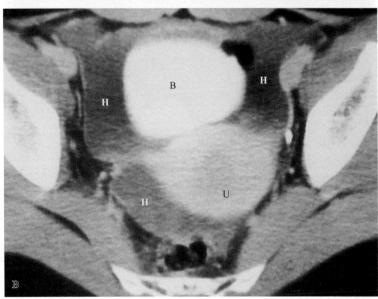

图10-1 ▌腹腔积血

A.上腹部增强CT显示围绕肝脏（L）和脾脏（S）的腹腔积血（H）。增强后可见脾脏多处裂伤呈裂隙样低密度（无尾箭头）。脾脏附近可见高密度的血凝块（C）。口服对比剂使胃（St）扩张。B.盆腔CT图像显示血液聚集在子宫（B）和膀胱（C）周围的腹膜隐窝内

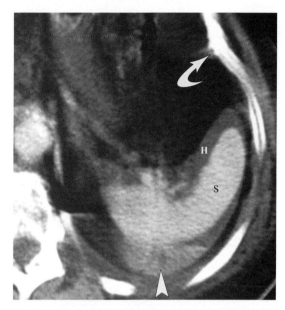

图10-2 ■ 哨兵血块征

脾脏（S）裂伤不明显时，高密度的凝血块可作为诊断依据（无尾箭头）。脾脏周边的腹膜隐窝内可见低密度血液积聚（H）。可见肋骨骨折（弯箭头）

· 活动性出血：动态增强的动脉期可检出活动性出血。活动性出血表现为低密度积血内的局灶性高密度影（图10-3），活动性出血的CT值范围为85～370HU，通常低于邻近动脉（如主

动脉）CT值20HU以内；延迟期，局部聚集的对比剂渐渐渗入周围的血肿中；以上表现提示出血可能危及生命，通常需要立即行血管造影或手术治疗。

· 腹腔游离气体：是肠穿孔的征象之一（图10-4），但这种征象既不敏感也不特异，仅见于32%～55%的肠穿孔患者。腹腔游离气体也可见于诊断性腹腔灌洗、气压伤或机械性通气。腹腔游离气体必须在伴有其他肠管损伤的表现时，才能够诊断肠穿孔。肺窗观察游离气体最佳。

· 腹腔内游离对比剂：肠穿孔时口服对比剂溢出，或尿道损伤时含对比剂的尿液漏出，均在腹腔内形成自然对比（图10-5）。肠穿孔时口服对比剂溢出的发生率仅为14%；其他征象如肠管壁增厚和肠系膜出血可证实肠管损伤。延迟期时，输尿管和膀胱充盈对比剂，可观察是否有尿液外溢。

· 包膜下血肿：呈新月形，压迫脏器表面使之受压变平（图10-6）。血肿密度低于强化的实质。血肿外缘局限于脏器包膜内，血肿内缘压迫邻近脏器实质。

· 实质内血肿：表现为强化的实质内出现不规则形或圆形低密度灶（图10-7）。实质内的小血肿通常称为挫伤。

· 撕裂伤：表现为实性脏器内的低密度灶，

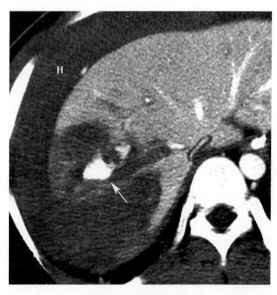

图10-3 ■ 活动性出血

外伤患者，增强CT显示肝脏的活动性出血（箭头），在肝脏低密度血肿内，可见无定形的血管外对比剂聚集灶；可见广泛的腹腔积血（H）

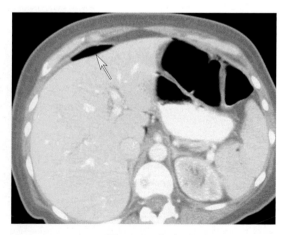

图10-4 ■ 气腹

腹部CT，肺窗上可见肝脏前方有肠外气体聚集（箭头）。该患者由外伤导致空肠撕裂。连续层面的图像显示该区域的气体不是肠道内的气体

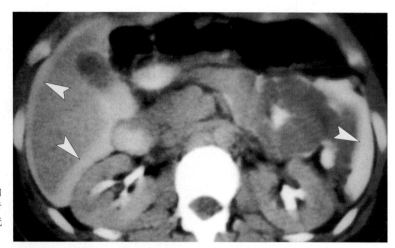

图10-5 ■ 腹腔内游离对比剂

上腹部CT图像显示腹膜隐窝内高密度对比剂（无尾箭头）。该患者膀胱破裂。尿液中的对比剂通过膀胱破口进入腹腔

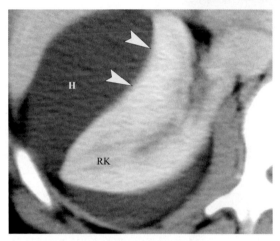

图10-6 ■ 包膜下血肿

右肾（RK）轮廓（无尾箭头）由于血肿（H）压迫而变形，血肿局限于肾包膜内；该征象提示血肿位于包膜下

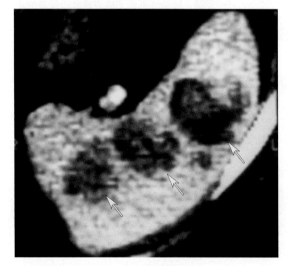

图10-7 ■ 实质内血肿

多发低密度血肿（箭头）与强化的脾实质形成对比

呈锯齿状、线形，常伴分支（图10-8）；大多数撕裂伤延至脏器包膜，并伴有腹腔积血。

· 脏器破裂：由多发裂伤所致（图10-9），常伴有多个受损的实质节段。部分强化及无强化脏器实质被血肿分隔。

· 脏器实质强化不明显：提示血供不足（图10-10），供血动脉可能受损或栓塞，影响整个或局部脏器的血供。

· 梗死：常呈楔形，边界锐利，强化不明显，延伸至脏器包膜（图10-11）；梗死由分支动脉的血栓或撕裂所致。

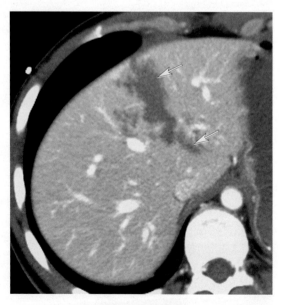

图10-8 ■ 肝裂伤

肝脏的外伤性撕裂伤（箭头）表现为强化的肝实质内锯齿状、未强化的低密度灶。血液和积液是裂伤呈低密度的原因。增强后病灶更加清晰

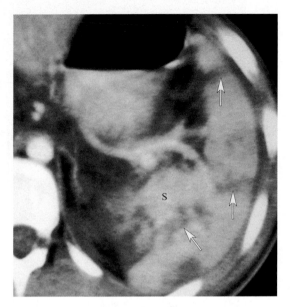

图10-9 ■ 脾破裂

脾脏实质（S）的多发撕裂伤（箭头）表现为锯齿状缺损

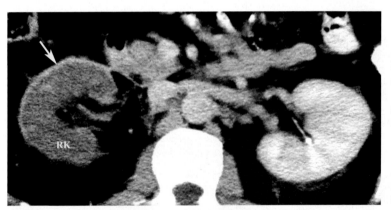

图10-10 ■ 肾蒂损伤

与左肾相比，右肾（RK）整体强化降低。脏器的强化程度降低提示其供血动脉受损。本例患者肾动脉主干内膜撕裂致血栓形成。肾边缘可见轻度强化，即为"皮质边缘征"（箭头）。肾包膜的供血动脉并非起源于肾动脉主干，所以肾动脉主干闭塞时，肾脏边缘仍强化。肾包膜供血动脉发出小分支供应肾脏边缘薄的皮质。肾血管受损约8h后"皮质边缘征"最明显

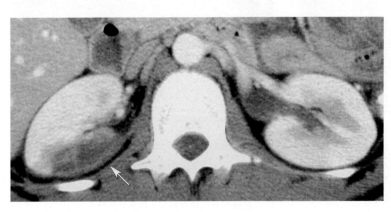

图10-11 ■ 肾梗死

右肾可见楔形无强化区（箭头），提示肾梗死，由肾动脉分支的栓塞或撕裂所致。左肾强化正常

（一）脾外伤

　　脾脏是最易受损的腹部器官。脾外伤目前的治疗原则是尽量避免脾切除。脾切除术可显著增加患者发生感染和败血症的风险。血流动力学

稳定的患者应非手术治疗、密切观察。脾脏延迟破裂可能发生在外伤后10d内（图10-12）。延迟破裂与轻度脾脏损伤有关，包括实质内及包膜下血肿。手术适应证为活动性出血、脾大部分无灌注、假性动脉瘤。多达40%的脾外伤与左侧低

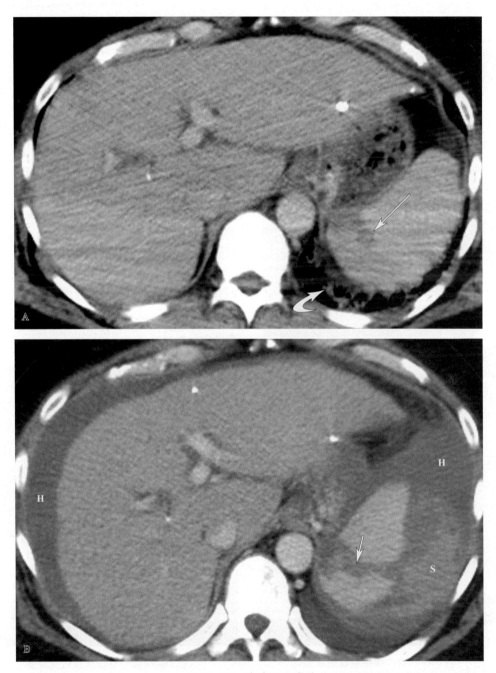

图10-12　脾脏延迟破裂
　　A. 外伤后首次CT扫描显示脾脏内小血肿（箭头）和左肺下叶肺不张（弯箭头）。无腹腔积血。B. 外伤后第3天，患者全腹疼痛伴左上腹疼痛加剧，随后行腹部CT扫描可见脾脏完全破裂（箭头）、腹腔大量积血（H）及邻近脾脏的哨兵血块（S）

位肋骨骨折有关。腹腔外出血可能伴有脾外伤及腹腔出血。血液沿着脾血管和胰腺流向肾旁前间隙。静脉快速注射对比剂并行MDCT快速扫描显示在动脉早期，脾脏呈不均匀强化（图10-13）。对比剂在脾髓质内扩散相对缓慢。动脉早期脾脏不均匀强化不要误诊为脾损伤或其他异常。延迟期可见脾脏均匀强化。

（二）肝外伤

肝是在腹部外伤中，第二位容易受损的脏器。然而，肝裂伤通常伴有重要并发症，发生率是脾裂伤的2倍。肝外伤时，多达45%的患者同时伴有脾损伤。肝包膜完好时，肝裂伤通常会在1～6个月愈合。肝裂伤通常平行于肝动脉的走行。

· 门静脉周围低密度影（图10-14），由于出血沿着邻近门静脉蔓延，或由补液过多致中心静脉压增高而引起的门静脉周围淋巴管扩张所致，胆道系统或肝内淋巴管受损也可出现门静脉周围低密度影；出现这一非特异性表现肝外伤也可非手术治疗。

· 弥漫性脂肪浸润造成裂伤和血肿识别困难。当脂肪浸润时，相对于强化的肝实质，血肿可能表现为高密度而非低密度。

· 肝外伤的晚期并发症达20%。肝血肿内的胆管愈合延迟，可能形成胆汁瘤。血管损伤可能导致假性动脉瘤或动脉门静脉瘘。大的胆汁瘤或血肿的占位效应可能导致梗阻性黄疸。其他并发

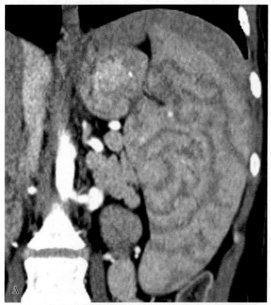

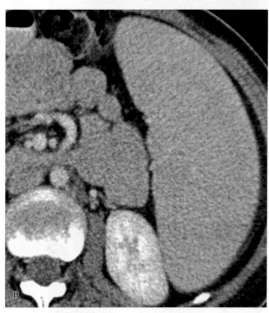

图10-13 ■ 动脉早期，脾脏呈花斑样强化

A.MDCT动脉期冠状位重组图像，显示在不规则强化的脾实质内，可见多发线状低密度区，这是对比剂在脾髓质扩散缓慢所致。B.同一例患者延迟期轴位CT图像显示脾脏均匀强化

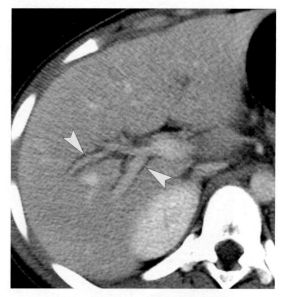

图10-14 ■ 门静脉周围低密度影

10岁患儿，外伤后增强CT显示在强化的门静脉周围可见低密度影（无尾箭头）。该患者需要仔细查找肝裂伤的其他证据。本例患者门静脉周围低密度影是静脉压过高所致

症包括持续性胆瘘、肝脓肿、胆道狭窄及迟发性出血。

· 肝裸区上中部的损伤可能伴有腹膜后血肿而非腹腔积血。

（三）胰腺外伤

胰腺损伤不常见，但致病率高且临床症状较隐匿。大多数胰腺损伤（75%）由穿通伤引起，包括刀伤和枪伤。腹部钝伤常与虐童有关，是儿童胰腺炎最常见的原因。胰腺体部紧邻脊柱，易发生挫伤、裂伤（图10-15）、横断、胰腺炎和局灶性出血性坏死。

· 胰腺组织移位可能很轻微，使胰腺撕裂伤不易被识别。邻近脾静脉的积液、不明原因的肾前筋膜增厚、小网膜囊或肾旁前间隙的积液等CT征象，均提示胰腺损伤可能。CT诊断胰腺损伤的敏感度达67% ～ 90%。

· 胰腺外伤的并发症常见，死亡率高达20%。并发症包括假性囊肿、坏死性胰腺炎、脓肿和胰瘘。

（四）肠管和肠系膜外伤

腹部钝伤中，约5%的患者伴有肠管和肠系膜损伤。肠管和肠系膜损伤的CT征象较隐匿而易被忽视。诊断的延迟增加了感染败血症和腹膜炎的风险。CT诊断肠管和肠系膜损伤的准确率达77% ～ 93%。

· 肠管最容易受损的部位是Treitz韧带附近的近端空肠和回盲瓣附近的远端回肠。十二指肠损伤可能是方向盘或自行车车把冲击中腹部所致。

· 正如前面所提到的，腹腔游离气体或口服对比剂外溢高度提示肠管损伤，但并不特异。很多肠管损伤病例中并不见上述征象。

· 腹腔积血但无实性脏器损伤时，应认真寻找细微的肠管和肠系膜损伤的依据。肠祥之间积液高度提示肠管损伤。

· 局灶性肠系膜血肿（图10-16）伴肠壁局限性增厚高度提示肠管损伤，需要手术治疗。

· 局灶性肠系膜血肿而不伴肠壁增厚是一种非特异性征象，可见于需行手术治疗或仅需保守治疗的损伤。一般孤立的肠系膜血肿不需行外科手术。

· 肠管壁呈环形或偏心形增厚（图10-17）。肠壁内高密度血肿高度提示肠管损伤。肠壁厚度＞3mm伴肠腔扩张为异常征象。

· 肠壁明显强化伴肠壁增厚和腹腔内游离液体强烈提示肠穿孔和腹膜炎。

· 腹膜后可见积气或口服对比剂高度提示十二指肠撕裂。

· 十二指肠水平段肠壁增厚高度提示十二指肠壁内血肿（图10-18）。胃和十二指肠近端可能梗阻。

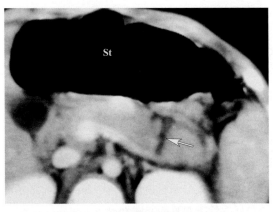

图10-15 ■ 胰腺撕裂伤

2岁女童，外伤后CT检查可见胰腺体部与尾部的横贯性撕裂伤（箭头），胃（St）内充满空气

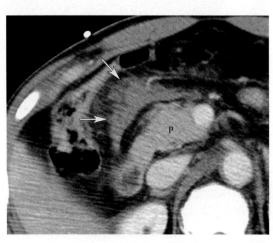

图10-16 ■ 肠系膜血肿

肠系膜血肿（箭头）可见，为包绕肠系膜血管的无定形密度影。胰头部（P）毗邻血肿。在本例，肠系膜血肿是唯一的损伤

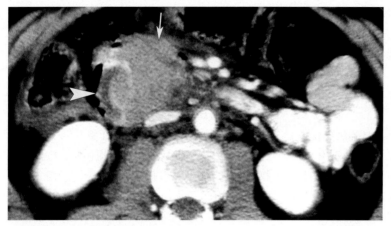

图10-17 ■ 十二指肠撕裂

十二指肠降段的纵向撕裂。肠腔内可见大血肿（箭头），并延伸至腹膜后血管周围。十二指肠壁（无尾箭头）增厚。本例为腹膜后损伤，不伴腹腔积血

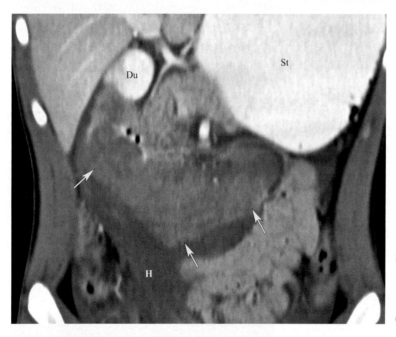

图10-18 ■ 十二指肠血肿

CT增强冠状位重组图像显示胃（St）及十二指肠球部（Du）明显扩张，内充满口服对比剂，十二指肠腔内血肿（箭头）致肠壁增厚，并致十二指肠降段和水平段梗阻。出血（H）延伸至腹膜后

• 空肠或回肠的撕裂或横断可在12h内导致腹膜炎和肠管扩张。50%的病例可见游离气体。敏感的征象包括局部肠壁增厚和哨兵血块征。放射科医师应注意观察肠袢的连续性。

• 结肠损伤可致腹腔内或腹膜外异常。

• 外伤患者严重的低血压和低灌注可引起肠休克。CT表现包括弥漫性小肠扩张、肠壁增厚（图10-19）、肠壁显著强化。结肠尚正常。下腔静脉扁平，肾实质明显强化。

• 补液过多使体内液体过剩可引起小肠肠壁弥漫性水肿，伴下腔静脉扩张、门静脉周围水肿，但肠壁及肾实质强化正常。

（五）肾脏外伤

腹部钝伤时，肾脏损伤的发生率为8%～10%。轻伤较常见（75%～85%），一般非手术治疗。轻伤包括挫伤、包膜下血肿、小撕裂伤伴局限性肾周血肿、皮质小梗死。血尿是尿路损伤的可靠征象。

• 在增强CT延迟期，若含高密度对比剂的尿液外溢至肾窦和肾周间隙内侧份（图10-20），即可诊断肾集合系统损伤。肾脏深部的撕裂伤可伴有尿液外溢至肾周间隙外侧份。只要没有尿路梗阻，尿液外渗可自行吸收。尿路梗阻需行支架置入术或外科手术修复。

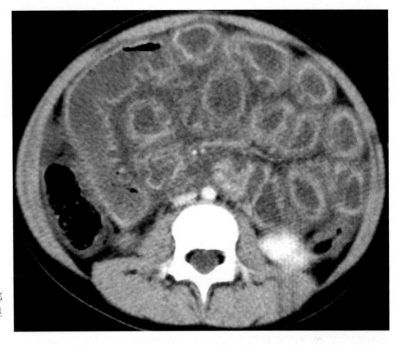

图10-19 ■ 肠休克

7岁女童，车祸撞伤后，中腹部增强CT显示弥漫性小肠扩张、肠壁显著强化。小肠腔扩张积液，可见腹水

·严重损伤需行外科手术治疗，包括肾碎裂、肾血管蒂损伤。肾碎裂（图10-21）由多个撕裂伤组成，对比剂排泄严重受损，广泛出血，肾集合系统撕裂伤伴尿液外溢，并且常伴有活动性动脉出血。可见失活的肾段。

·肾动脉内膜的弹性低于中膜和外膜，肾动脉主干血栓是肾蒂受牵拉至动脉内膜撕裂所致。撕裂的内膜片诱发血栓形成，并向远处延伸。受累的整个肾脏或部分肾段无强化（图10-10）。高质量的螺旋CT图像可显示肾动脉内充盈缺损。大多数栓塞发生在肾动脉近端2cm内。这种损伤通常不伴肾周血肿。皮质边缘征是肾动脉栓塞的晚期征象，出现在急性肾动脉栓塞至少8h后（图10-10）。肾边缘由肾包膜的侧支血管供血，因此强化；而肾脏大部分由肾动脉供血，缺乏侧支循环，因此肾动脉栓塞时无强化。

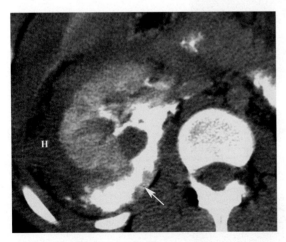

图10-20 ■ 肾集合系统撕裂

右肾延迟期CT图像显示对比剂（箭头）自肾盂外溢至肾周间隙，右肾周间隙充满血液（H）和尿液。动脉期未见对比剂溢出，可以排除活动性出血

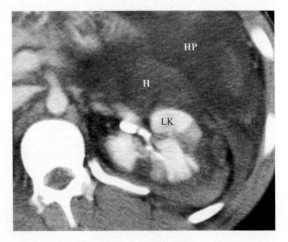

图10-21 ■ 肾碎裂

左肾（LK）可见多个撕裂伤，局部实质未见强化，提示血供中断；可见大的肾周血肿（H）；也可见脾撕裂伤所致的腹腔积血（HP）。这种严重的肾损伤必须行肾脏摘除术

· 肾动脉撕裂罕见，常危及生命。幸存的肾动脉撕裂患者行CT检查时可见肾脏不强化、肾周大血肿，并可能显示动脉血外渗。

· 肾盂输尿管结合部（UPJ）因骤然减速而撕裂。含尿囊肿一般发生于肾脏内侧，偶尔环绕肾脏，通常不伴肾周血肿。当UPJ完全横断时，仅在肾盂可见对比剂，远端输尿管不可见。当UPJ撕裂时，肾盂和输尿管均可见对比剂。CT检查发现输尿管内未见对比剂时，应行逆行肾盂造影检查。

（六）膀胱外伤

骨盆骨折时，10%的患者伴膀胱破裂。大多数的膀胱破裂（80%）由骨盆骨折的小碎骨片所致，并有尿液和对比剂渗漏到腹膜外间隙。20%的膀胱破裂由膀胱充盈时下腹部的打击伤所致，膀胱内压突然增高致膀胱顶部破裂，尿液进入腹腔。无论是经静脉还是经导尿管注射对比剂，CT均可诊断这2种类型的膀胱破裂。然而，膀胱容积至少充盈至250ml，才能可靠地诊断小的破裂。

· 盆腔内游离液体、血肿或者耻骨支、骶骨、髂骨骨折，提示膀胱损伤的可能性。应考虑行CT膀胱造影检查。

· 腹膜外膀胱破裂的特点是对比剂渗漏至耻骨后间隙，沿着筋膜蔓延至腹壁、阴囊、大腿、腹膜后间隙。外渗的对比剂常呈线样，边界不清。腹膜外膀胱破裂通常经非手术治疗愈合而无须外科手术。

· 腹膜内膀胱破裂的特点为对比剂进入腹腔肠管周围，并沿着结肠旁沟蔓延。脏腹膜及壁腹膜勾勒出外渗的对比剂轮廓。腹膜内膀胱破裂需行手术修补。

· 约5%患者同时发生腹膜外和腹膜内膀胱破裂（图10-22）。

· 膀胱挫伤表现为局灶性膀胱壁增厚。膀胱壁出血表现为局灶性高密度。

· 对于盆腔骨折、膀胱损伤、盆腔血肿的患者，应考虑是否有尿道损伤。临床表现为尿道口持续性出血。采用逆行尿道造影诊断尿道损伤。

（七）肾上腺外伤

成人严重外伤时，肾上腺出血的发生率约为2%。外伤后出血多发生于右侧肾上腺，占全部病例的90%。右侧肾上腺好发出血是由于其受到肝脏和脊柱的压迫。双侧肾上腺出血占全部病例的25%。双侧肾上腺出血的患者容易发展为肾上腺功能不全。

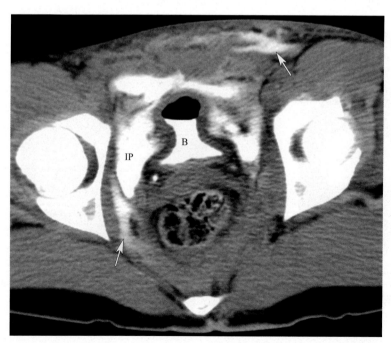

图10-22 ■腹膜内和腹膜外膀胱破裂

CT膀胱造影显示游离的对比剂自膀胱（B）溢入腹腔（IP）及腹膜外（箭头）

· 急性出血表现为高密度（50～75HU）、圆形或椭圆形的肾上腺占位（图10-23）。

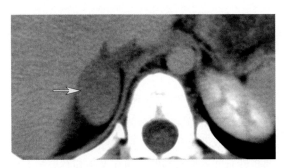

图10-23 ■ 肾上腺出血
车祸后多处外伤患者，右肾上腺区可见实性肿块（箭头），随访复查CT提示右肾上腺恢复正常形态，证实为外伤后右肾上腺出血

· 肾上腺邻近脂肪内可见条索状软组织密度影，反映出血渗入肾上腺周围脂肪组织。

· 随着时间推移，血肿缩小，密度降低。数月内肾上腺可见钙化。

（八）低灌注综合征

外伤后血液流失引起的持续性低血容量性休克在CT上的表现如下。

· 肝下段下腔静脉和肾静脉扁平。

· 腹主动脉管径变小。

· 肠休克表现为小肠壁弥漫性增厚且明显强化。

· 增强CT延迟期，肾髓质强化幅度降低。

· 脾脏强化幅度降低。

参考文献

Alonso RC, Nacenta SB, Martinez PD, et al.: Kidney in danger:CT findings of blunt and penetrating renal trauma. *Radiographics* 29:2033–2053, 2009.

Brofman N, Atri M, Hanson JM, et al.: Evaluation of bowel and mesenteric blunt trauma with multidetector CT. *Radiographics* 26:1119–1131, 2006.

Daly KP, Ho CP, Persson DL, Gay SB: Traumatic retroperitoneal injuries: Review of multidetector CT findings. *Radiographics* 28:1571–1590, 2008.

Hamilton JD, Kumaravel M, Censullo ML, et al.: Multidetector CT evaluation of active extravasation in blunt abdominal and pelvic trauma patients. *Radiographics* 28:1603–1616, 2008.

Kanki A, Ito K, Tamada T, et al.: Dynamic contrast-enhanced CT of the abdomen to predict clinical prognosis in patients with hypovolemic shock. *AJR Am J Roentgenol* 197:W980–W984, 2011.

Körner M, Krötz MM, Degenhart C, et al.: Current role of emergency US in patients with major trauma. *Radiographics* 28:225–244, 2008.

Linsenmaier U, Wirth S, Reiser M, Körner M: Diagnosis and classification of pancreatic and duodenal injuries in emergency radiology. *Radiographics* 28:1591–1601, 2008.

Lubner M, Menias C, Rucker C, et al.: Blood in the belly: CT findings of hemoperitoneum. *Radiographics* 27:109–125, 2007.

Millo NZ, Plewes C, Rowe BH, Low G: Appropriateness of CT of the chest, abdomen, and pelvis in motorized blunt force trauma patients without signs of significant injury.*AJR Am J Roentgenol* 197:1393–1398, 2011.

Ramchandani P, Buckler PM: Imaging of genitourinary trauma. *AJR Am J Roentgenol* 192:1514–1523, 2009.

Sadro C, Bernstein MP, Kanal KM: Imaging of trauma: Part 2, abdominal trauma and pregnancy — a radiologist's guide to doing what is best for the mother and baby. *AJR Am J Roentgenol* 199:1207–1219, 2012.

Smith J: Focused assessment with sonography in trauma (FAST): Should its role be reconsidered? *Postgrad Med J* 86:285–291, 2012.

Soto JA, Anderson SW: Multidetector CT of blunt abdominal trauma. *Radiology* 265:678–693, 2012.

Stuhlfaut JW, Soto JA, Lucey BC, et al.: Blunt abdominal trauma: Performance of CT without oral contrast material. *Radiology* 233:689–694, 2004.

Tsang BD, Panacek EA, Brant WE, Wisner DH: Effect of oral contrast administration for abdominal computed tomography in the evaluation of acute blunt trauma. *Ann Emerg Med* 30:7–13, 1997.

第11章

肝　脏

一、解剖

Couinaud（读音"kwee-NO"）国际分类系统将肝脏分为独立的八段（图11-1和表11-1）。每段都是可手术切除而不伤及其余肝脏的独立单元。每一肝段有自己的双重血供（肝动脉和门静脉）、自己的胆管引流和一个共同的血管流出道（肝静脉）。汇管区三联结构（胆管、肝动脉和门静脉）走行于肝段的中央，肝静脉界定肝段的边缘和外科切除平面。这种解剖分段有助于计算机断层扫描（CT）和其他影像学研究的病灶定位，已被广泛使用。

肝右静脉、肝中静脉和肝左静脉在横膈下方（约右心房下2cm）汇入肝段下腔静脉（IVC）。肝右静脉通常直接汇入下腔静脉，而肝中静脉和肝左静脉常于形成共干后（65%～85%）汇入下腔静脉。在大多数人中，这3条主要的肝静脉引流除尾状叶外的整个肝脏血液。肝短静脉独立引流尾状叶血液，直接汇入下腔静脉。作为解剖变异，副肝静脉独立引流肝Ⅴ段或Ⅵ段血液汇入下腔静脉。

门静脉由脾静脉与肠系膜上静脉在下腔静脉前方、胰颈后方汇合而成。它与肝动脉和胆总管伴行，在十二指肠后方上行进入肝门，在肝门处分为短而宽的门静脉右支和长而细的门静脉左支。

肝动脉有多种解剖变异。它的"经典"模式（55%）是左肝动脉、右肝动脉从肝固有动脉发出，而肝固有动脉是腹腔干发出的肝总动脉的延续。10%的个体，肝左动脉为胃左动脉的一个分支。11%的个体，肝右动脉起自肠系膜上动脉（SMA），这种情况下，"替代的"肝右动脉从肠系膜上动脉发出，行经门腔间隙后进入肝右叶。

肝脏八段法的划分基于3个垂直面和1个横断面。经肝中静脉、下腔静脉和胆囊窝的垂直面将肝脏分成肝左叶、肝右叶。经肝右静脉的垂直面将肝右叶分成右前叶（Ⅷ和Ⅴ）和右后叶（Ⅶ和Ⅵ）。经肝左静脉的垂直面将肝左叶分为左内叶（Ⅳa和Ⅳb）和左外叶（Ⅱ和Ⅲ）。经门静脉左支的横断面将肝左叶分为上段（ⅣA和Ⅱ）和下段（ⅣB和Ⅲ）。经门静脉右支的横斜面将右叶分成上段（Ⅷ和Ⅶ）和下段（Ⅴ和Ⅵ）（表11-1）。

Ⅰ段是尾状叶，前部的静脉韧带裂和后外侧的下腔静脉将尾状叶与其余肝脏分开。其由左肝动脉、右肝动脉和门静脉的分支供血，其静脉血通过无数的肝小静脉直接引流入下腔静脉。尾状叶的乳头突伸入小网膜囊内，可与尾状叶的其余部分区分，类似肿块或肿大的淋巴结。

肝Ⅱ段和Ⅲ段组成肝左外叶。经门静脉左支平面将肝左外叶划分为Ⅱ段和Ⅲ段。Ⅱ段构成肝左侧上份。Ⅲ段构成了肝左侧下份。Ⅳ段是肝左内叶。经门静脉左支平面将肝左内叶划分为Ⅳa段（上段）和Ⅳb段（下段）。Ⅳ段曾经称为方叶。

肝右叶的前段（Ⅴ段和Ⅷ段）和后段（Ⅵ段和Ⅶ段）由经肝右静脉平面划分开。肝右前叶的外侧面是由上方的Ⅷ段和下方的Ⅴ段组成。Ⅶ段位于Ⅷ段的后方，Ⅵ段位于Ⅴ段的后方。经门静脉右支的平面将肝右前叶分为Ⅷ段和Ⅴ段，将肝右后叶分为Ⅶ段和Ⅵ段。

然而，血供的自然解剖变异并不与几何平面的分段概念完全符合（Fasel et al，1998）。事实上，段与段之间的血管分水岭变化多样且弯曲起伏，而不是简单的平面。此外，许多文献的三维图示也误导了肝叶的定位。在正面投射图中，Ⅶ段隐藏于Ⅷ段之后，而不是某些图示标明的位于Ⅷ段的侧方。同样的，Ⅵ段是位于Ⅴ段的后方，而不是侧方。图11-1是CT横断位图像上显示的各个肝段。放射科医师应把表11-1所列的肝叶的解剖学描述与图11-1所示的肝叶位置相结合学习肝脏的分段。应当认识到，由于存在血供的解剖变异，病灶的肝段定位可能存在一些误差。此外，许多肝脏占位累及2个或多个肝段。

有些肝裂和韧带值得一提，因为它们或尤为突出，或定义了重要的肝周间隙。镰状韧带是从

脐延伸到横膈的双层腹膜结构，位于旁矢状位。镰状韧带的尾部游离缘包含肝圆韧带，肝圆韧带为闭锁的脐静脉残余。镰状韧带的腹膜反折在肝脏膈顶部后上方分离形成冠状韧带，冠状韧带覆盖肝脏大部，未覆盖则形成裸区。冠状韧带在肝脏和膈肌间反折，可阻止腹腔内的液体进入"肝裸区"。在CT上，"肝裸区"无游离液体是区分腹水与胸腔积液的重要征象。镰状韧带和肝圆韧带的其余部分进入肝脏，形成一个明显的充满脂肪的肝裂，称左叶间裂，将左半肝划分为左内

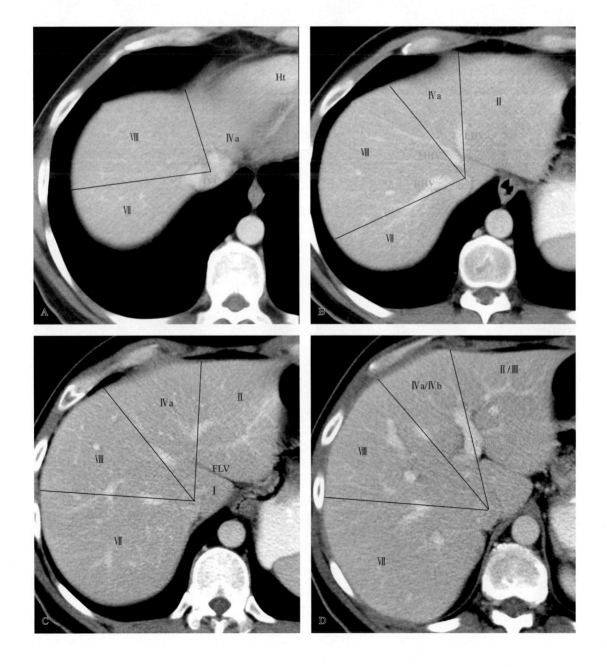

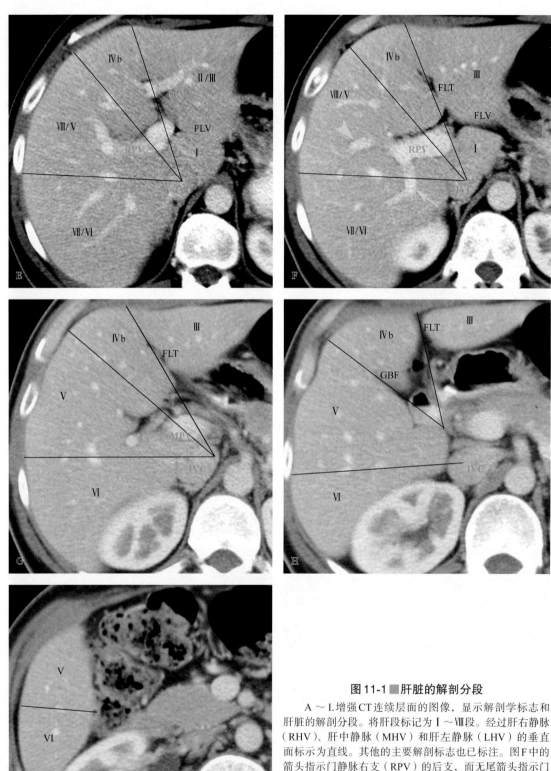

图 11-1 ■肝脏的解剖分段

A ～ I.增强CT连续层面的图像，显示解剖学标志和肝脏的解剖分段。将肝段标记为 Ⅰ ～ Ⅷ段。经过肝右静脉（RHV）、肝中静脉（MHV）和肝左静脉（LHV）的垂直面标示为直线。其他的主要解剖标志也已标注。图F中的箭头指示门静脉右支（RPV）的后支，而无尾箭头指示门静脉右支（RPV）的前支。该患者已行胆囊切除术。将直的几何平面应用于实际上弯曲的血管时，有一定的困难。GBF，胆囊窝；Ht，心脏；FLV，静脉韧带裂；FLT，肝圆韧带裂；IVC，下腔静脉；LPV，门静脉左支；MPV，门静脉主干

表11-1　肝脏的解剖学分段术语

Couinaud分段	解剖学描述	传统命名
I	尾状叶	尾状叶 左叶
II	左外上亚段	外侧段
III	左外下亚段	外侧段
IVa	左内上亚段	内段
IVb	左内下亚段	内段 右叶
V	右前下亚段	前段
VI	右后下亚段	后段
VII	右后上亚段	后段
VIII	右前上亚段	前段

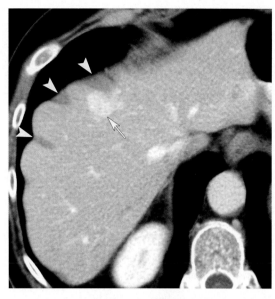

图11-2 ■ 膈带

78岁的老年女性，膈肌内折（无尾箭头）使肝脏周边局部缺如而呈低密度影。膈带更多见于老年患者。根据其位于肝周、呈特征性的线状外观可以识别膈带。可见强化的血管瘤（箭头）

叶和左外叶。

静脉韧带裂内含静脉导管的残余，静脉导管是胎儿时期将氧合血从脐静脉运输到下腔静脉的管道。静脉韧带裂内通常充填脂肪，在CT上易于辨认，将肝划分为尾状叶与肝左叶。

小网膜连接于肝脏的下表面与胃小弯侧和十二指肠球部，附着于静脉韧带裂内。小网膜再分为肝胃韧带和肝十二指肠韧带。肝胃韧带内含冠状静脉，当其增宽时，可作为门静脉高压的一个重要标志。在肝门与十二指肠之间，肝十二指肠韧带的右侧游离缘包含门静脉、肝动脉及胆总管。肝十二指肠韧带为Winslow孔的前缘，Winslow孔开口于小网膜囊。

正常肝脏密度均匀，平扫CT值为55～65HU。未强化的肝实质密度通常高于血管的密度，且比脾实质CT值高7～8HU。贫血时，肝血管的CT值降低，使得肝实质密度相对升高。肝脏轮廓光滑，凸向邻近的横膈，下缘锐利，底面凹陷。肝裂填充脂肪而易于辨认。肝右叶通常比左叶大，并且可延伸至尾侧形成Riedel叶，此为正常变异。肝左叶的大小更不恒定，肝左叶外侧段可向左侧延伸并包绕部分脾脏。先天性肝左叶缺如是一种罕见的异常。膈带是膈肌内折向下嵌入正常光滑的肝脏所致（图11-2）。>60岁的老年人膈肌内折的概率逐渐增加，不要误认为是肝内或横膈上的肿块。

二、技术因素

采用多排螺旋CT（MDCT）单次屏气10～25s即可完成全肝的薄层扫描。静脉注射对比剂后，常规在不同期相重复数次扫描。

肝脏CT的动态增强扫描有助于准确描述病灶的强化特征和显著提高诊断的特异性。某些病灶在增强后的某个特定期相得以最佳显示，某些病灶只能在某个特定期相中被检出。增强时，采用高压注射器以4～5ml/s的流速经静脉注入浓度为300mg I/ml的对比剂100～150ml。从静脉注射对比剂开始常规延迟25s获得动脉期图像，延迟65s获得门脉期图像。在多排螺旋CT扫描时，常规以1.25～2.50mm层厚采集图像，重建5mm层厚观察病变。薄层采集有利于实现高度详细的多平面图像重组。在增强的各个期相，正常肝脏的肝实质都呈均匀强化。

· 平扫通常为病灶的增强程度提供参考基线。平扫可以检出肝脏多种病变，但一些小病灶常被误认为血管断面。平扫在检出脂肪浸润或其他导致肝实质密度改变的病变方面优于增强扫描。

· 动脉期对肝动脉供血的富血供病变显示最佳，如肝癌、类癌转移、局灶性结节增生（FNH）。当病灶的强化程度高于周围肝实质的强化程度时，病灶显示良好。各种灌注异常仅见于动脉期。

· 总的来说，门脉期最有利于病灶的检出，因为此期肝实质强化最显著。病灶在强化显著的肝实质背景下呈低密度，从而得到良好的显示。

· 平衡期为注射对比剂后2～3min进行图像采集。在平衡期时，血管内和血管外间隙的对比剂浓度几乎相等，使得大多数肝脏病灶不可见。

· 注射对比剂后10～20min采集获得延迟期图像，延迟期有助于显示血管瘤的延迟填充强化和检出纤维化的肿瘤，如胆管细胞癌。

三、肝脏血流动力学和灌注异常

肝脏是唯一的双重血供器官，正常情况下肝脏的血液供应约25%来自肝动脉，约75%来自门静脉。对于肝脏整体来说，这种血液分配方式是不均匀的。在增强CT上，可观察到部分肝组织的动脉和静脉血供改变引起的一过性灌注异常。有些灌注异常是一过性的，而另一些可能是先天性或慢性，可导致肝脏代谢改变，如局灶性脂肪变性和弥漫性脂肪肝的肝岛。可能引起一过性灌注异常的原因包括在CT扫描的屏气过程中肋骨或膈肌内折压迫肝包膜。血供的变异被称为第三肝流入道，属慢性病变，可能会导致肝实质内局部代谢改变。第三肝流入道是指一小部分肝脏除了正常的肝动脉和门静脉供血外还由异常的体静脉供血。

灌注异常通常是肝实质的局部门静脉供血量减少而肝动脉供血量增加。在大多数情况下，灌注异常表现为肝段或亚段的动脉期强化增加，在门脉期与正常肝实质强化相当。若血流异常持续存在，则导致代谢异常，表现为局灶性脂肪变性或肝岛。大部分灌注异常是无症状的，但必须对其有所认识，以免将其误认为是有临床意义的病灶。

第三肝流入道通过体静脉引起肝脏特定区域内的灌注异常，因此相对容易识别。体静脉与门

静脉分支相交通使局部门静脉血流量减少，导致该区域的肝动脉血流量增加。这些区域是局灶性脂肪变性或肝岛的好发区域。

· 胆囊相邻的Ⅳ段和Ⅴ段肝实质有时由引流胆囊的胆囊静脉供给。

· Ⅳ段的背侧邻近肝门，可由引流胃远端和胰头的胆管旁静脉供给。

Ⅳ段和Ⅲ段的前部与肝圆韧带裂相邻，常由引流前腹壁血液直接汇入肝的腹壁脐周静脉供给（图11-3）。当上腔静脉或下腔静脉梗阻时，此静脉丛可扩张并在CT上显示清晰。在门静脉高压时，这些侧支血管扩张且血流可能出现反流，即流出肝脏，而非流入肝脏。

肝包膜外源性压迫引起的低密度影具有以下特点。

· 在门脉期，肝包膜的凹面压痕下方可见边界模糊的低密度影。

· 在同一区域平扫、动脉期、平衡期或延迟期的图像均未见异常。

· 肋骨的压迫或膈带是显而易见的。肝脏腹膜面的转移性病变和包膜下积液可引起类似的灌注现象。

肿瘤可能以多种方式影响相邻肝实质的灌注。

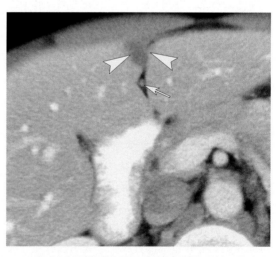

图11-3　第三肝流入道引起的假性病变

门静脉早期CT图像显示与肝圆韧带裂相邻的、低密度的局灶性结节（无尾箭头），其为第三肝流入道引起的常见的假性病灶。镰状韧带的其余部分（箭头）表现为肝裂内的软组织密度影

· 富血供的肿瘤可存在瘤内动脉-门静脉分流。在动脉期，该分流可引起肿瘤周边的肝实质呈一过性边缘楔形强化和门静脉外围分支较门静脉主干提前显影。肿瘤周边的强化不要误认为是肿瘤组织而高估肿瘤的大小。

· 肿瘤浸润、压迫或诱发血栓形成都可能引起门静脉或其分支阻塞。受累的肝实质在平扫时由于水肿而呈低密度，在动脉期由于动脉血流增多而引起一过性强化增高（图11-4）。门静脉内可见血栓。

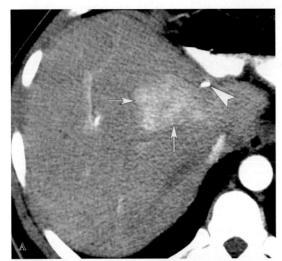

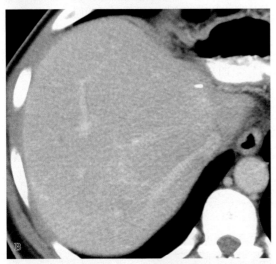

图11-4 ■ 一过性动脉灌注异常
A.肝左叶切除术后患者的肝动脉期图像可见边界模糊的明显强化灶（箭头）。在连续层面图像上，此区域未见肿块。术区可见一金属钉（无尾箭头）。B.同一区域的门脉期图像显示该区域肝实质强化正常。该灌注异常是术后该区域的门静脉分支闭塞导致肝动脉血流代偿性增多所致

· 富血供的肿瘤，如大的肝细胞肝癌（HCC），可侵犯局部的肝动脉，或使局部肝动脉扩张。肿瘤可以从相邻肝实质"盗血"或使邻近肝实质的动脉血流增加。因此，在动脉期，大的富血供肿瘤的邻近肝实质可能出现强化增加或降低。

四、肝脏弥漫性病变

（一）脂肪肝

肝脏的脂肪浸润（肝脂肪变性）是肝脏CT诊断中最常见的病变之一。脂肪浸润是肝细胞对多种损伤刺激的非特异性反应，各种损伤包括酒精中毒、肥胖、糖尿病、高脂血症、病毒性肝炎、化疗、皮质激素治疗、静脉输入高营养或营养不良。

目前，随着肥胖增加，非酒精性脂肪性肝病和非酒精性脂肪性肝炎（NASH）的发病率日益增加。在美国，接受肝活检的患者中高达10%患有NASH。高达80%的肥胖患者（体重指数＞30kg/m^2）患有脂肪肝，高达30%的肥胖患者患有NASH。NASH导致肝纤维化、肝硬化，并可能引起某些患者发生肝衰竭。NASH与冠状动脉粥样硬化的风险增高相关。NASH的危险因素包括代谢综合征、高血压、糖尿病、胰岛素抵抗、高脂血症和肥胖症。

脂肪浸润使受累肝实质的CT值降低。CT平扫可准确评估肝脂肪浸润。正常肝的CT值比脾至少高10HU。脂肪浸润使肝实质的CT值比脾至少低10HU。穿过脂肪浸润区域的肝血管的CT值不变。脂肪变性在增强CT上难以判断，这是因为扫描时间各不相同，并且肝脏强化峰值比脾晚。CT值低于−40HU是脂肪肝的有力证据，但不适用于轻度病变。

大多数弥漫性脂肪浸润可见整个肝脏密度均匀降低（图11-5）。血管在密度降低的肝实质背景下显而易见，且走行正常，不伴有占位效应所致的血管移位或狭窄。肝脏体积通常增大，肝实质强化轻微。此类型最常见且最容易识别。某些脂肪浸润虽然弥漫全肝，但由于严重程度不同而呈不均匀低密度。

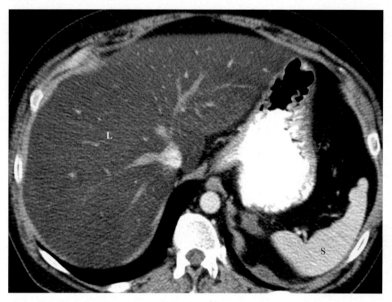

图 11-5 ■ 弥漫性脂肪浸润
肝实质（L）呈弥漫性低密度，显著低于脾实质的密度（S），提示肝细胞弥漫性脂肪浸润。肝内血管分布正常且逐渐变细，不伴占位效应

局灶性脂肪浸润呈肝内地图状或扇形的脂肪浸润，而其余肝脏密度正常（图 11-6）。低密度区域可以延伸至肝脏表面，但不会凸出于肝轮廓外。病变区域内可见血管正常走行。脂肪浸润区域和正常肝组织的界线通常呈直线且边界清楚，反映血流的供血分水岭。脂肪浸润局限于肝段和亚段。由体静脉（第三肝流入道）供血的肝区常受累，如邻近胆囊、肝圆韧带裂及肝门的肝区。

多灶型脂肪浸润表现为肝内散在分布的斑片状低密度灶（图 11-7）。当脂肪浸润灶被正常肝实质包绕或脂肪浸润灶包绕正常肝岛时不要将其误认为肿瘤。多灶型脂肪浸润通常呈地图状且边界平直，而不是圆形的肿块。受累区域与正常肝实质相互交错。

脂肪肝局灶性脂肪缺失时，正常肝岛被大面积弥漫性脂肪浸润的肝区所包围，类似肿瘤（图 11-8）。正如前文提及的，局灶性脂肪变性和脂肪肝局灶性脂肪缺失均伴有慢性灌注异常（如体静脉引流入肝）。脂肪肝局灶性脂肪缺失的肝区与局灶性脂肪变性的常见受累肝区相同。

以下征象有助于诊断肝脂肪浸润。

· 存在成角的几何边缘（非球形）。

· 明显的正常肝实质或脂肪组织的细指状

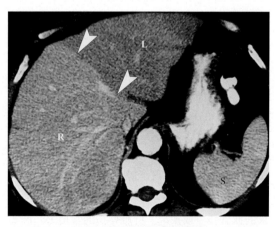

图 11-6 ■ 局灶性脂肪浸润
肝左叶（L）的密度较肝右叶（R）及脾脏（S）低。可见明显锐利的边界（无尾箭头）将肝左叶及肝右叶分隔开，这是局灶性脂肪浸润的特征表现

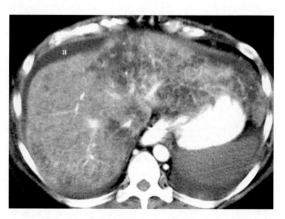

图 11-7 ■ 多灶型肝脂肪浸润
斑片状的低密度脂肪浸润灶散布在肝实质。肝内血管走行正常，无占位效应。可见腹水（a）

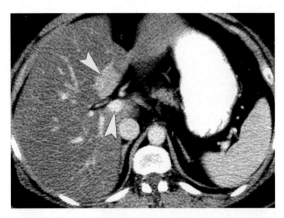

图11-8 ■脂肪肝局灶性脂肪缺失

在广泛的脂肪浸润的Ⅳb段和尾状叶（Ⅰ段）可见2个正常肝岛（无尾箭头），类似肿块。大部分肝实质脂肪浸润，使正常肝岛呈相对高密度

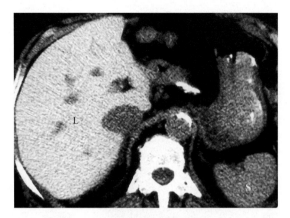

图11-9 ■肝密度增高

平扫CT显示肝（L）的密度明显高于脾（S），该患者长期使用胺碘酮治疗心律失常

边缘。

· 无占位效应、血管移位或包裹性狭窄。

· 随着时间推移而发生较快的变化。损伤后3周内可见脂肪变性，去除损伤因素后6d内可恢复正常。

· 其他影像学检查可以进一步确认脂肪变性。超声下，脂肪浸润的肝实质呈回声增强。这与CT表现相反：脂肪在CT上呈低密度而在超声上呈高回声。磁共振化学移位同相位和反相位图像可提示脂肪的存在。诊断困难的病例可以选择经皮穿刺活检。

磁共振成像对诊断肝脏铁超载具有优势。

· 铜：Wilson病伴有铜沉积所致的肝密度增高。

· 糖原：糖原贮积时肝密度轻度增高。

（二）肝密度增高

平扫CT上，正常肝脏的CT值为55～65HU，比脾密度至少高10HU。增高的肝密度CT值通常为75～140HU。在密度增高的肝实质背景下，门静脉和肝静脉呈低密度的管状结构。肝密度增高的原因包括以下几点。

· 碘：胺碘酮具有肝毒性，由于含碘代谢物的沉积导致肝密度增高（图11-9）。

· 金：黄金治疗可能会导致金在肝实质内沉积。

· 铁：血色病是由铁沉积引起肝密度增高。

原发性血色病以肠道吸收铁增加为特征。含铁血黄素沉积于肝细胞、胰腺实质和其他脏器，最终导致细胞损伤和功能丧失。继发性血色病（也称含铁血黄素沉积）发生在多次输血后，超载的铁被肝、脾和骨髓的网状内皮细胞所吞噬。血色病通常进展为肝硬化。

（三）肝硬化

肝硬化是一种慢性弥漫性肝病，特点是广泛纤维化和肝组织结节样再生进行性破坏肝实质，并伴有肝组织结构变形扭曲。酗酒引起的Laënnec肝硬化是肝硬化的常见类型。坏死后肝硬化与多种类型肝炎和肝中毒性损伤相关。胆汁性肝硬化由慢性肝内胆汁淤积所致。在西方国家，60%～70%的肝硬化患者由酗酒引起。肝硬化患者可出现以下CT表现。

· 在肝硬化的最早期阶段，肝脏CT可能表现正常。

· 脂肪浸润伴肝大是活动性肝细胞损伤的表现。

· 由于肝内散在斑片状脂肪浸润和不规则纤维化，平扫CT上肝实质密度不均匀（图11-10）。增强后，肝内密度也不均匀，突出显示了肝硬化组织的多样性表现。

· 由于肝实质萎缩和再生结节，肝脏表面轮廓呈细粒状或不规则小叶状（图11-11）。

· 肝右叶萎缩伴肝左叶和尾状叶肥大，是

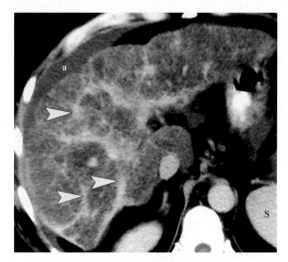

图 11-10 ■ 进展期肝硬化伴脂肪浸润

增强CT门静脉晚期显示肝脏变形呈结节状外观。肝实质密度明显低于脾（S），提示脂肪浸润和持续性肝损伤。全肝遍布纤维化的瘢痕和条带（无尾箭头）。可见腹水（a）

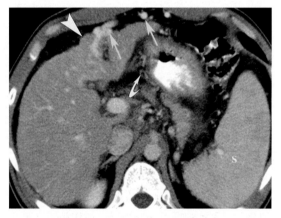

图 11-11 ■ 肝硬化伴门静脉高压

增强CT显示肝脏轮廓呈结节状（无尾箭头）伴脐周静脉（箭头）显著扩张和脾大（S），提示门静脉高压。肝胃韧带内可见轻度扩张的门体静脉侧支血管（弯箭头）

酒精性（Laënnec）小结节性肝硬化的常见特征性表现。

· 随着肝硬化的进展，全肝体积减小，肝脏萎缩变形（图11-12）。

· 由于邻近肝组织萎缩，肝门和肝裂增宽且显而易见。

· 通常存在腹水、脾大及其他门静脉高压的征象。

· 邻近肝内外胆管区域可形成浆液性囊肿，胆管周围囊肿呈线样外观时，类似扩张的胆管。更典型表现为囊肿成排排列，可见菲薄的囊壁。

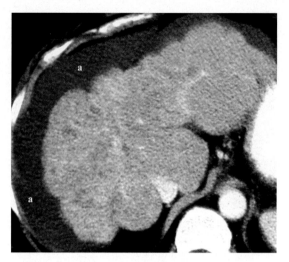

图 11-12 ■ 进展期肝硬化

肝脏萎缩伴明显的结节状轮廓和不均匀的实质密度。肝血管扭曲，显示不清。可见腹水（a）

· 进展期肝硬化患者常见肝门和门腔间隙的淋巴结肿大（＞1cm）。肝硬化的淋巴结肿大通常是良性的，不提示恶性病程。

· 肝硬化的鉴别诊断如下：乳腺癌治疗后的肝转移可引起肝包膜回缩、肝脏轮廓不规则和不均匀的肝实质结节；结节病与非干酪性肉芽肿可导致肝表面的细颗粒结节和肝实质颗粒样变；粟粒性的转移瘤引起肝表面结节样外观；暴发性肝衰竭引起肝实质缺失和轮廓变形。

（四）肝硬化结节

肝硬化结节包括再生结节、不典型增生结节或小肝癌结节。所有肝硬化患者均存在再生结节，但仅有25%的病例在CT上可见。再生结节是肝细胞及基质对局部损伤的增殖修复反应。不典型增生结节是癌前病变，结节的肝细胞具有细胞异型性和发育不良特征，但没有明确的恶性肿瘤征象。肝癌可自发形成或由局灶性不典型增生演变而来。

· 再生结节太小或与周围组织呈等密度，通常在平扫CT上难以检出。然而，当发生铁沉积时，在平扫CT上其呈高密度（图11-13），称为铁质沉着性结节。通常增强CT不可见铁质沉着性结节。典型的再生结节在增强CT动脉期不强化。在门脉期，或由于结节强化与周围组织呈等密度而再生结节不可见，或由于结节强化程度低

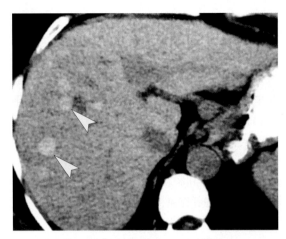

图 11-13 ■ 铁质沉着性再生结节

平扫 CT 显示肝硬化的肝实质内可见数个高密度结节（无尾箭头），代表含铁量高的铁质沉着性再生结节

于周围组织而再生结节呈低密度（图 11-14）。可观察到的再生结节直径通常＜ 10mm。

· 一个独特但非常有用的征象：通常再生结节在门脉期和延迟期较平扫和动脉期看起来更大，该征象不见于恶性结节。

· 不典型增生结节一般在 CT 上不易被发现。平扫 CT 上，不典型增生结节通常呈稍低密度或稍高密度。在增强 CT 动脉期和门脉期，大多数不典型增生结节与周围的肝组织呈均匀强化而无法检出，或在动脉期、门脉期和平衡期均无强化。＞ 10mm 的铁质沉着性结节即认为是不典型增生结节。少数不典型增生结节在动脉期呈均匀强化，在门脉期、平衡期和延迟期与肝实质呈等

密度。仅通过活检才能区分不典型增生结节与小肝癌。

· 平扫 CT 上，小肝癌与周围组织相比呈低密度或等密度；病灶在增强 CT 动脉期呈高密度均匀强化是诊断肝癌的关键。肝细胞肝癌的特征性表现是平扫呈等密度，动脉期迅速强化且门脉期迅速廓清，据此即可诊断而无须活检。病理证实高达 50% 的小肝癌结节在增强 CT 的各个期相中均与肝实质呈等密度而无法检出。

· 肝脏的弥漫性转移瘤，特别是乳腺癌的肝转移，与肝硬化结节类似。患者的病史有助于鉴别诊断。肝脏的弥漫性小转移瘤也可见于小细胞型肺癌、黑色素瘤、类癌，偶见于胰腺癌。

· 肝硬化罕见伴发肝血管瘤，这是由于在肝实质损伤和瘢痕形成过程中，大多数血管瘤完全纤维化而无法显示。

· 肝囊肿在硬化肝脏和非硬化肝脏的发生率相等，囊肿通常呈均匀低密度、边界清晰、囊壁菲薄、增强后无强化，易于诊断。

（五）局灶性融合性纤维化

局灶性融合性纤维化是进行性肝实质组织缺失并被纤维块替代的过程，常发生于肝硬化，尤其是酒精性肝硬化。

· 病灶表现为局灶性，常呈楔形的纤维块，从肝门向肝外周延伸，伴有因肝组织缺失所致的肝包膜回缩或扁平（图 11-15）。在平扫 CT 上，

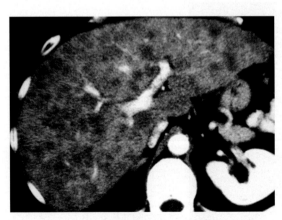

图 11-14 ■ 再生结节

增强 CT 门脉期显示肝硬化的肝内无数低密度小结节（＜ 10mm），代表显而易见的再生结节

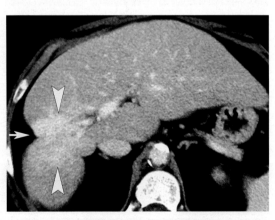

图 11-15 ■ 融合性纤维化

增强 CT 横断面显示边界欠清的、强化的纤维块（无尾箭头），从肝脏边缘向肝门延伸且伴有显著的肝包膜回缩（箭头）；这是局灶性融合性纤维化的特征表现

病灶呈低密度，在动脉期、门脉期至平衡期呈缓慢持续强化。

· 一系列的随访影像显示中度进展的肝组织缺失和包膜回缩。

（六）门静脉高压

门静脉高压是肝血管床进行性纤维化所致，伴门体侧支血管形成，最终导致离肝血流（即流出肝脏而不是流入肝脏）。由于最终可发生肝性脑病和静脉曲张出血，因此门静脉高压是肝硬化患者的主要并发症。根据以下CT征象可诊断门静脉高压。

· 门体侧支血管扩张且分流门静脉和体静脉间的血流（图11-16），包括食管、食管旁、胃底静脉曲张；扩张的脐旁静脉与扩张的脐周皮下静脉相交通（海蛇头）；脾肾分流，脾周侧支静脉形成。静脉曲张表现为边界清楚的、圆形、蚓状走行的结构，其在门脉期和延迟期呈均匀强化（图11-16B）。

· 门静脉及其分支扩张（＞13mm）（图11-16A）。

· 脾静脉和肠系膜上静脉扩张（＞10mm）。由于肠系膜静脉充血，肠管常水肿伴肠壁增厚。

· 当存在脾肾分流时，左肾静脉可见扩张。

· 由于脾脏充血，通常可见明显的脾大。

· 腹水常见。

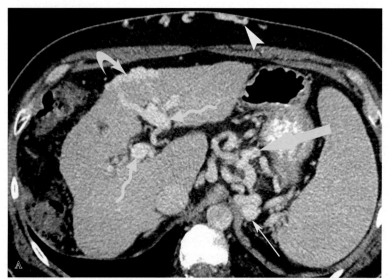

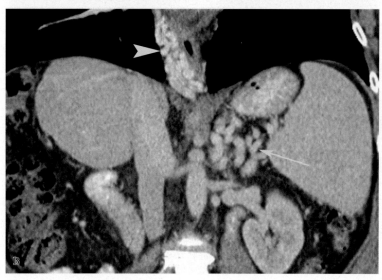

图 11-16 ▇ 门静脉高压

A.增强CT轴位显示进展期门静脉高压的征象。门静脉左右分支（波浪箭头）扩张，直径约为15mm。在肝胃韧带内和腹膜后（浅蓝箭头）可见纤曲扩张的主要静脉（中蓝箭头）。脐旁侧支静脉明显扩张，走行穿过肝圆韧带裂和镰状韧带裂（弯箭头），形成皮下侧支血管（无尾箭头）。可见脐旁侧支静脉是门静脉高压最具特异性的CT征象。B.同一患者的CT冠状位图像，可见食管旁静脉明显曲张（无尾箭头）及腹膜后与胃周侧支血管的血管丛（箭头）

· 侧支血管扩张作为门静脉高压的特征表现，可能程度轻微而易被忽略，甚至可能被误认为其他结构。医师经常犯的错误是只看到自己想看的。

（七）门静脉血栓形成

门静脉血栓形成与肝硬化、肝癌、血液高凝状态、胰腺炎、胰腺癌、外伤或肠系膜炎症有关。门静脉血栓形成可导致或加重门静脉高压。血栓可以部分或完全填充门静脉，是急性的或慢性的。血栓可延伸至脾静脉和肠系膜上静脉。门静脉血栓的CT征象包括：

· 低密度、无强化、管腔内血栓完全或部分填充门静脉（图11-17）。

· 通常门静脉直径增宽（＞13mm）。

· 完全性血栓形成时，增强后门静脉无强化。门静脉未显影提示血栓形成的诊断。部分性血栓形成时，CT表现为血管腔内低密度的充盈缺损。

· 约50%的良性门静脉部分性血栓形成可自行溶解。

· 在增强CT动脉期，门静脉内的癌栓可见强化，反映了血管内肿瘤组织的血供。

· 门静脉海绵样变是指慢性门静脉血栓形成后，在门静脉周围形成无数的侧支静脉，一般见于肝硬化患者。CT可显示肝门区的侧支血管巢。

· 门静脉慢性血栓形成时，血栓内可见钙化。

· 肝脏血流的改变导致肝实质内动脉灌注的变化。门静脉血流减少时，肝动脉血流量增加，动脉期呈明显强化。慢性血流量减少的肝实质可能发生萎缩，而受影响较少或不受影响的肝实质可代偿性肥大。

（八）肝淤血

右心衰竭、缩窄性心包炎或心包积液时，静脉回心血量超过了右心的承受能力，导致中心静脉压升高而引起下腔静脉和肝静脉扩张。慢性肝血窦充血和淤血可造成肝细胞缺血性损伤，导致脂肪浸润，最终进展为肝硬化。

· 肝静脉和下腔静脉扩张是因为衰竭的心脏无法容纳静脉回心血量（图11-18）。CT可见血管周围水肿，表现为环绕门静脉和肝内下腔静脉的低密度区。

· 肝淤血典型表现为经上肢静脉注射对比剂后，可见对比剂明显逆流入肝静脉；其必须与使用高压注射器时对比剂平缓逆流入上腔静脉和远端肝静脉相鉴别。

· 肝实质呈斑片状马赛克样强化，类似于布

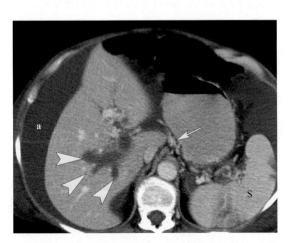

图11-17 ■ 门静脉血栓形成

增强CT显示低密度的血栓（无尾箭头）充填门静脉右支及其分支。肝胃韧带内可见侧支血管形成（箭头）。脾脏（S）可见多发梗死灶。脾静脉（未显示）也可见血栓形成。可见腹水（a）

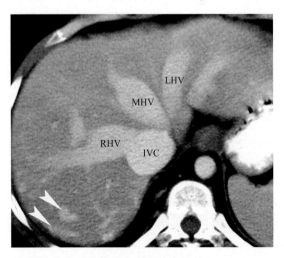

图11-18 ■ 肝淤血

慢性右心衰竭患者，下腔静脉（IVC）、肝右静脉（RHV）、肝中静脉（MHV）和肝左静脉（LHV）显著扩张。生理学上表现类似Budd-Chiari综合征，肝内侧支血管（无尾箭头）扩张，呈管状及逗点状强化

加综合征。

· 常见心脏增大、胸腔积液和心包积液、腹水、肝大。

· 血流量减少、缺氧和静脉压增高可导致弥漫性肝细胞坏死，最终进展为肝硬化。即使心功能得以改善，心源性肝硬化也可能是不可逆的。

（九）布加综合征

布加综合征是指肝静脉流出道受阻，引起肝窦压力升高和门静脉血流量减少，从而导致严重的小叶中心性淤血、肝细胞坏死、肝实质萎缩的一系列临床表现。主要肝静脉或下腔静脉急性血栓形成与妊娠、口服避孕药、放化疗和真性红细胞增多症有关。肝静脉或下腔静脉的肿瘤性阻塞常发生于肝细胞肝癌、肾癌和肾上腺癌。慢性特发性纤维化累及亚肝小叶和肝中央静脉。先天性病因包括阻塞下腔静脉的网格或隔膜。根据慢性化程度的不同，CT表现也多种多样。

· 急性布加综合征（1～3个月）表现为肝大并呈低密度，但在平扫CT上，肝脏的轮廓大致正常。下腔静脉和肝静脉狭窄。静脉内血栓均呈高密度。增强的动脉早期，尾状叶和下腔静脉周围的肝组织呈早期强化，外周肝强化降低，反映了肝窦淤血。门脉期，肝脏周围区域强化，而肝脏中央强化廓清、密度降低；这种增强特征提示门静脉的血流方向为离肝性。肝静脉和下腔静脉呈低密度伴静脉壁强化。

· 慢性布加综合征表现为尾状叶增大，而肝脏其余部分变形萎缩且伴有多发再生结节。尾状叶不受累是由于其有独立的肝静脉引流。下腔静脉和肝静脉塌陷，通常显示不清。肝实质强化不均匀，呈马赛克征（图11-19）。肝实质结节的直径为1～4cm，于动脉期明显强化并持续至门脉期。存在门静脉高压并致脾大和肝内外门体侧支血管形成。典型的肝内侧支血管呈逗点状强化。奇静脉扩张，为回心血液提供了替代途径。

· 再生结节明显可见，类似多灶性肝细胞肝癌。鉴别要点是：肝癌的特征性表现是门脉期迅速廓清，而布加综合征的再生结节在门脉期仍呈相对高密度。

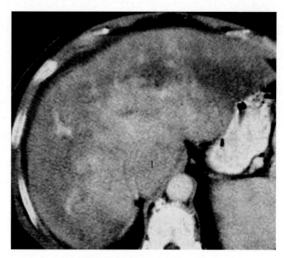

图11-19 ■ 布加综合征

增强CT门脉期显示肝实质呈马赛克样强化，肝脏中央区明显强化而肝脏周围区域强化较弱。静脉造影术（未显示）证实下腔静脉肝内段和肝静脉闭塞。肝尾状叶（1）增大

（十）遗传性出血性毛细血管扩张症

遗传性出血性毛细血管扩张症（HHT）也称奥斯勒-韦伯-朗迪病，肝脏HHT在CT上表现为显著的灌注异常。HHT是一种外显率不同的常染色体显性遗传疾病，以多器官动静脉畸形和毛细血管扩张（扩张、薄壁血管通道）为特征。大多数HHT病例累及肝脏（约75%）。皮肤、黏膜、肺、脑也常受累。患者多在成年时出现咯血、鼻出血、皮肤黏膜毛细血管扩张。许多患者通过影像学检查发现，其并无临床症状。CT表现在动脉期明显（图11-20）。

· 肝内外动脉和肠系膜动脉扩张纡曲。

· 门静脉和肝静脉扩张且早期强化，反映肝动脉-门静脉分流（肝动脉流入门静脉）、肝动脉-肝静脉分流（肝动脉流入肝静脉）及门静脉-肝静脉分流（门静脉流入肝静脉）。

· 肝实质不均匀明显强化反映了分流、毛细血管扩张和血管团。胆管由于血管压迫而扩张。

· 毛细血管扩张症表现为富血管的圆形团块，直径可达1cm。

· 大且融合的血管（＞1cm）呈团块样外观，表现为早期且持续强化，强化幅度与血管一致。

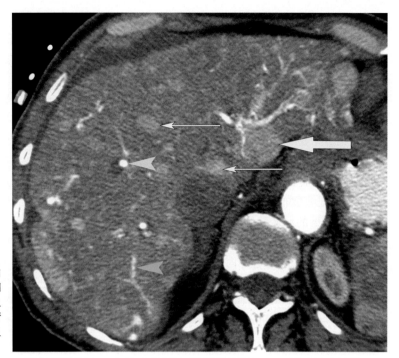

图11-20 遗传性出血性毛细血管扩张症

　　增强CT动脉期显示肝动脉纤曲走行（深蓝无尾箭头），门静脉早期充盈（中蓝无尾箭头），数个毛细血管扩张（浅蓝细箭头）及融合的血管（浅蓝宽箭头），以上均为遗传性出血性毛细血管扩张症的特征表现

　　·肝实质灌注异常，在门脉期和肝实质期可见血管性病灶的强化幅度降低。

　　·胸部CT可显示心脏增大、肺动脉扩张及肺内动静脉畸形。动静脉畸形也可见于胰腺、胃肠道及其他器官。

（十一）肝结节病

　　结节病以非干酪性肉芽肿散布于多个器官和淋巴结为特征。通常根据胸部的特征性表现而进行诊断。虽然大多数患者无肝脏病变的相关症状，但是病理学检查发现94%的结节病累及肝脏。肝脏受累的病例中约70%伴脾脏受累。

　　·最常见的CT表现是肝大。

　　·平扫CT可显示肝脏和脾脏内无数小的（＜1mm至2cm）、低密度病灶。其与淋巴瘤的影像表现相似。

　　·病灶乏血供，在动脉期呈轻微强化，在门脉期可与肝实质呈等密度。

　　·常见弥漫性淋巴结肿大（约30%），有时呈团块状（结节＞2cm，10%）。

　　·鉴别肝结节病与淋巴瘤、转移瘤或小脓肿的关键点如下：结节病的患者年轻，通常是黑种人，而且一般没有临床症状。

（十二）病毒性肝炎

　　全球范围内肝脏疾病的最常见原因是各种类型的肝炎病毒；已经确定的有6种致病病毒：甲型、乙型、丙型、丁型、戊型和庚型。其中，甲型和B型肝炎最常见，易发展为肝硬化。

　　·急性和急性重型病毒性肝炎，多排螺旋CT平扫表现为肝大及水肿，呈不均匀的低密度影。

　　·增强后，肝实质呈不均匀强化。

　　·急性重型坏死性肝炎表现为肝脏体积缩小，并可见局灶性低密度区。

　　·慢性病毒性肝炎可进展为肝纤维化、肝硬化、门静脉高压、腹水和脾大。

五、局灶性肝脏占位

（一）肝脏实质性占位

　　肝脏影像学检查的主要目的是区分有临床意义的与无临床意义的肝脏肿块。有临床意义的肝脏肿块包括肝转移瘤、肝细胞肝癌（肝癌）和肝腺瘤。海绵状血管瘤、肝囊肿和局灶性结节样增生（FNH）是无须手术的肝脏肿块，必须加以区分。

　　1.肝转移瘤　　肝转移瘤是肝脏最常见的恶性

肿瘤，肝转移瘤与原发性肝脏恶性肿瘤的比例为18：1。肝脏转移是癌症患者常见死亡原因。肝转移瘤可继发于几乎所有的原发性恶性肿瘤，但大部分源自胃肠道，特别是结肠。转移瘤通常为多发，单发的转移瘤鉴别诊断困难，CT表现可多种多样。

· 最常见表现为边界清晰的、低密度实质性肿块伴周边模糊的强化，即为"靶征"。

· 乏血供的肝转移瘤在门脉期显示最佳。结肠癌肝转移是典型的乏血供肝转移瘤（图11-21）。

· 富血供的肝转移瘤在动脉期呈弥漫性强化。最常见的富血供肝转移瘤继发于类癌、绒毛膜癌、黑色素瘤、胰腺神经内分泌肿瘤、嗜铬细胞瘤、肾癌和甲状腺癌。约15%的乳腺癌肝转移是富血供的。如果原发病灶已知为富血供肿瘤，那么必须行动脉期扫描以便于发现病灶。仅在门脉期可能无法检测到富血供的转移瘤。

· 导致肝实质灌注异常的肝脏微小结节可能是肝转移瘤。

· 肝转移瘤在平扫CT上可能呈高密度，特别是存在肝脏脂肪浸润时。

· 肿瘤囊变或坏死表现为无强化的中心低密度。常见的原发肿瘤是结肠黏液腺癌、肺癌、黑色素瘤和类癌。

· 若原发肿瘤是黏液腺癌、骨肉瘤或软骨肉瘤，则其转移瘤可发生钙化。

· 弥漫性浸润性肝转移瘤类似于肝硬化，可以无明显的肿块。

· 总之，肝转移瘤表现多样，可类似于肝脏的任何病变，CT诊断时要考虑到肝转移瘤的可能性。

2. 肝细胞肝癌　肝癌是最常见的肝脏原发性恶性肿瘤。在西方国家，80%的肝癌由肝硬化演变而来。大多数患者在50岁以上。血清甲胎蛋白升高是常见的临床诊断线索。慢性乙型肝炎和丙型肝炎是发展为肝癌的主要危险因素。约12%的慢性肝炎患者发展成肝癌。3%～6%的肝癌由其他原因所致的肝硬化演变而来。肝硬化的肝脏呈弥漫性异常，CT检出肝癌的能力有限。肝硬化患者中多达40%的肝癌在CT检查时漏诊。

· 根据肿瘤生长方式，肝癌分为3种类型，即单发型肝癌（50%）、浸润型肝癌（30%）和多结节型肝癌（20%）。特征表现是肿瘤周围伴卫星灶。

· 肝动脉血供增多与恶性肿瘤的分级及肿瘤大小相关（图11-22）。

· ＞2cm的肝癌典型表现为动脉期明显强化而门脉期或平衡期廓清（图11-23）。根据对移植的肝硬化进行的研究，CT检出这样大小的病灶的敏感度为65%。

· 小的（＜2cm）高级别肝细胞肝癌的典型表现是增强后动脉期明显均匀强化伴特征性的门脉期廓清，此为小肝癌特征性表现，普遍认为无须活检便可直接诊断；然而，CT检查的灵敏度低，为40%～44%，具有这种增强特征的假阳性结节通常是不典型增生结节（85%）。

· 小的（＜2cm）低级别肝癌在CT上仅约12%的病例表现为典型的强化模式（动脉期明显强化与门脉期廓清）。小结节在动脉期无强化，在门脉期和平衡期仍呈低密度时，通常被认为是再生结节或不典型增生结节。然而，由于一些结节（在一些研究中高达8%）最终被证实为低级别肝癌，因此，建议随访监测结节的生长情况或形态变化。低密度的结节的中央出现动脉期强化灶（"结中结"征象）提示结节恶变。

· 高分化肝细胞肝癌在CT门脉期显示最佳。

· 常见肿瘤坏死，约25%的病例可见钙化。明显的纤维包膜在CT平扫上呈低密度，门脉期及延迟期包膜强化虽不常见，但具有特征性。

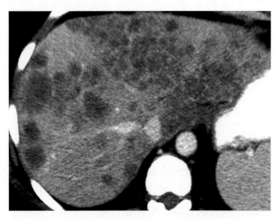

图11-21 ■ 肝转移瘤
增强CT显示全肝遍布无数边界不清的低密度结节。许多结节相互融合。结肠癌肝转移瘤产生的占位效应使肝血管扭曲变形

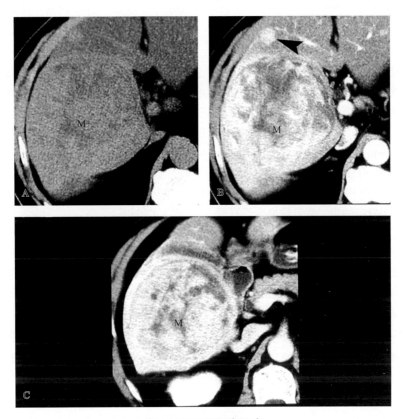

图11-22 ■肝细胞肝癌

平扫（A）、动脉期（B）和门脉期（C），显示肝细胞肝癌（M）早期不均匀强化。肿瘤内有出血和坏死灶。动脉期可见肿瘤的卫星灶（无尾箭头）

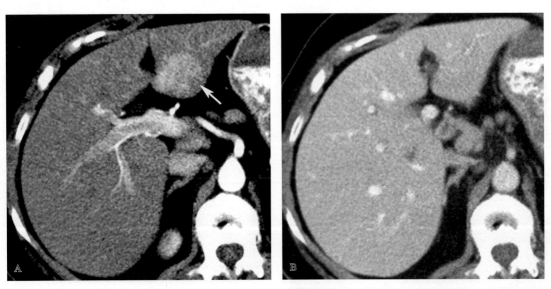

图11-23 ■肝细胞肝癌

A.慢性丙型肝炎患者，动脉期CT，肝Ⅱ段可见明显强化的肿块（箭头）。B.门脉期，相同位置未见明显肿块。动脉期强化明显而门脉期迅速廓清是肝癌的特征性表现

· 常见肿瘤侵犯肝静脉和门静脉（图11-24）。若肝脏肿瘤伴门静脉血栓，则肝癌可能性极大，尽管周围型胆管细胞癌也可能侵犯门静脉。

· 肝癌可发生脂肪沉积。小的高分化肝细胞肝癌由于弥漫性脂肪变性，在平扫CT上呈更低密度的结节。较大的肝癌病灶通常呈散在局灶性脂肪变性。

· 肝癌肝外播散的最常见部位是肺、腹部淋巴结、骨和肾上腺。肝癌可直接侵犯横膈。

3. 周围性肿块型胆管细胞癌　肝内周围型胆管细胞癌是仅次于肝癌的第二常见的原发性肝脏恶性肿瘤。因此，在肝脏局灶性实质性肿瘤的鉴别诊断中应与肝癌一并考虑。肝内周围型胆管细胞癌是起源于周围胆管上皮细胞的腺癌。胆管细胞癌占原发性肝脏恶性肿瘤的10%～20%。

· 肿瘤表现为边缘锐利的圆形、分叶状实质性占位，边界不清；可见肝包膜回缩。

· 肿瘤周围的胆管扩张提示胆管细胞癌的可能性大于肝癌。

· 胆管细胞癌和肝细胞肝癌均可侵及门静脉。

· 大部分肿瘤在平扫CT上呈低密度，某些肿瘤呈等密度。

· 在增强CT动脉期，大多数肿瘤仍呈低密度，少数可见强化（图11-25）。在门脉期，所有肿瘤均呈低密度（＞96%）或等密度，不均匀（60%）或均匀强化，外周环形强化多见于较大的肿瘤（＞3cm）。在延迟期，环形强化逐渐廓清，肿块中央呈渐进性延迟强化（74%）；延迟均匀强化是胆管细胞癌的主要特点。

4. 纤维板层型肝癌　纤维板层型肝癌是一种罕见的不同于肝细胞肝癌的肿瘤。纤维板层型肝癌生长缓慢，通常发生在正常肝脏。患者年龄小于大多数肝细胞肝癌患者（一般＜40岁），不伴血清甲胎蛋白升高。如果肿瘤完整切除，预后较好。

· 其特点是中青年患者正常肝脏内的大肿块（常＞12cm）。

· 平扫CT显示大的、边界清楚的、低密度分叶状肿块。

· 在增强CT动脉期和门脉期，病灶呈显著不均匀强化；在延迟期，其呈持续明显强化，强化逐渐变均匀。

· 纤维组织在肿瘤内延伸，将肿瘤分隔成小块，并在肿瘤中央融合形成中央瘢痕（图11-26）。高达60%的病例在CT上可显示中央瘢痕。瘢痕在延迟期显示最佳，有时可见钙化（33%～55%）。瘢痕典型表现为动脉期和门脉期不强化而延迟期明显强化。

· 肝硬化、血管侵犯和多病灶常见于肝细胞肝癌而罕见于纤维板层型肝癌。

· 纤维板层型肝癌有时与FNH鉴别困难。

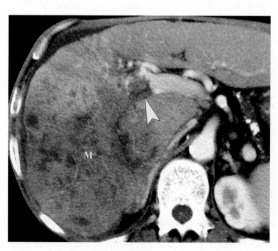

图11-24 ■肝细胞肝癌侵犯门静脉

增强CT门脉期，可见密度不均的大肿瘤占据肝右叶（M），门静脉内可见癌栓（无尾箭头）

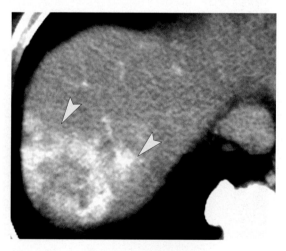

图11-25 ■胆管细胞癌

增强CT动脉期，右肝近膈顶可见边界不清的强化肿块（无尾箭头），病理证实其为胆管细胞癌。该例胆管细胞癌的影像学表现与肝细胞肝癌难以区分

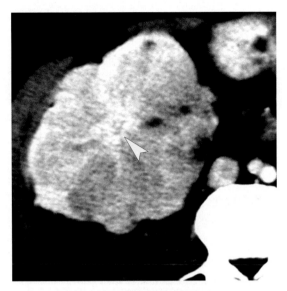

图11-26 ■ 纤维板层型肝癌

37岁男性，增强CT门脉期，显示纤维板层型肝癌占据大部分肝右叶，中央瘢痕强化伴辐射状纤维带强化（无尾箭头）

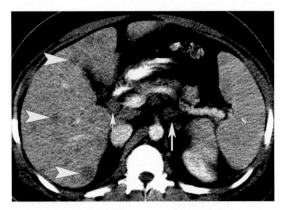

图11-27 ■ 继发性肝脏淋巴瘤

非霍奇金淋巴瘤患者，增强CT门静脉晚期显示肝脏多发微小的低密度结节；可见多发肿大的淋巴结（箭头）和脾大（S）

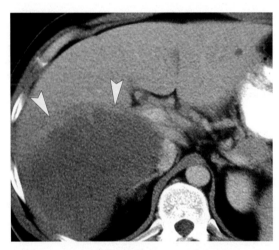

图11-28 ■ 原发性肝脏淋巴瘤

增强CT门脉期，可见均匀的、强化轻微的大肿瘤（无尾箭头）占据了大部分肝右叶。于胸腔、腹腔及盆腔CT未见其他淋巴瘤证据。活检确诊其为原发性肝脏淋巴瘤

肿瘤不均匀强化伴中央瘢痕延迟强化是纤维板层型肝癌的特征性表现，也是与FNH鉴别诊断的依据。

· 50%的病例可见肝门附近的淋巴结肿大。

5.淋巴瘤 继发性淋巴瘤（包括霍奇金淋巴瘤和非霍奇金淋巴瘤）50%以上累及肝脏，然而，CT检出肝脏受累较少。继发性淋巴瘤为弥漫性或多发性，而罕见的肝脏原发性淋巴瘤通常是单发的。

· 弥漫性浸润可只引起肝大而肝实质密度无变化。

· 多发的、边界清楚的、大的、均匀的低密度结节是继发性淋巴瘤最具特征性的表现，尤其是霍奇金淋巴瘤（图11-27）。病变可呈"靶样"强化。

· 继发性淋巴瘤通常累及脾脏，伴腹部淋巴结肿大。

· 肝脏原发性淋巴瘤为单发的分叶状且通常强化轻微的大肿块（图11-28）。

6.肝腺瘤 肝腺瘤是一种罕见的良性肿瘤，多见于口服避孕药的年轻女性（90%）、使用合成代谢类固醇的男性及糖原贮积症Ⅰ型患者。肝腺瘤有大出血的风险，因此需高度重视。肝腺瘤由

肿瘤样分化良好的肝细胞构成，缺乏胆管和门静脉。偶尔可见库普弗细胞，但无功能。大多数患者无症状，肝功能也正常。因为肝腺瘤有破裂和恶变的风险，通常推荐手术切除。肝腺瘤的影像学表现如下。

· 在平扫CT上，许多由高分化肝细胞构成的肝腺瘤与正常肝实质呈等密度。

· 然而，某些肝腺瘤由于肝细胞内填充脂肪而使病灶密度接近脂肪的密度。肝腺瘤内的脂质更为分散，而较大的肝癌内的脂质则趋于局灶和斑片状分布。患者通常没有肝硬化或病毒性肝

炎，甲胎蛋白水平也不高。

· 出血在平扫CT上表现明显。新鲜出血表现为高密度阴影，而陈旧性出血表现为不均匀低密度阴影。瘤内出血常见，占腺瘤的25%～40%。

· 10%的肝腺瘤可见钙化。

· 增强CT动脉期显示肿瘤早期均匀强化（图11-29），对比剂廓清相对迅速，在门脉期及延迟期肿瘤密度与肝实质相近。

· 由于库普弗细胞数量很少且功能障碍，因此放射性核素扫描表现为肿瘤对锝–99m硫胶体摄取缺失。

· 70%～80%的肝腺瘤为单发，病灶大小为1～15cm。

· 多发性肝腺瘤见于糖原贮积病Ⅰ型和肝腺瘤病患者（图11-29）。肝腺瘤病定义为肝脏有10个或以上的腺瘤。腺瘤病的男、女发病率相等。

· 肝腺瘤一般无中心瘢痕，而FNH常见此征象。

7.局灶性结节性增生（FNH） 与肝腺瘤相比，FNH包含正常肝脏所有的组织学成分，包括库普弗细胞。它是仅次于海绵状血管瘤的第二常见的良性肝脏肿瘤。纤维化条带和中央星状纤维瘢痕是其特点。出血、坏死罕见。大多数患者无症状，肿瘤为偶然被发现。FNH为良性，没有潜在恶性或破裂的风险，因此没有治疗指征。目前认为FNH是肝实质对既往存在的血管畸形（如动静脉畸形或毛细血管扩张症）的反应。

· 典型的FNH是年轻女性偶然发现的、无症状的单发实质性占位。

· 平扫CT上，与正常肝实质相比，病灶呈等密度或稍低密度。中央瘢痕可呈低密度（20%）或不可见（80%）。

· 典型表现为增强CT动脉期呈早期明显的均匀强化，中央瘢痕可持续呈低密度（图11-30），可见大的供血动脉。

· 在门脉期，病灶相对于肝实质接近等密度。大的引流静脉使对比剂迅速廓清。

· 在延迟期，通常病灶相对于肝实质为等密度，但中央瘢痕可强化。

· 锝–99m标记的硫胶体扫描时，其特异性表现为肿瘤内放射性核素摄取正常（40%）或增多（10%）；然而50%的病灶显示为非特异性的无摄取。

· 病灶变单发（80%～95%），通常＜5cm。

8.海绵状血管瘤 海绵状血管瘤是肝脏第二常见的局灶性占位性病变，仅次于肝转移瘤。它

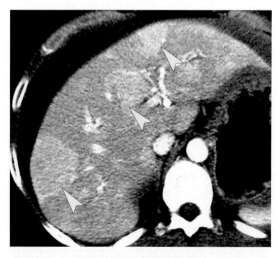

图11-29 ■ 多发肝腺瘤

女性肝腺瘤患者，动脉期显示均匀强化的多发肝腺瘤（无尾箭头）。由于伴随肝功能损害，所以出现腹水

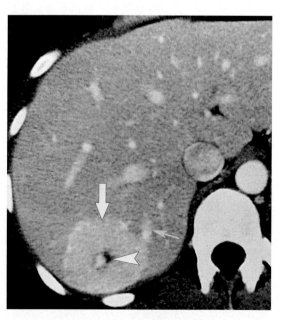

图11-30 ■ 局灶性结节性增生

肝右叶后段可见明显强化的肿块（宽箭头），具有特征性的低密度中央瘢痕（无尾箭头）；可见一条大的引流静脉（箭头），证明该肿瘤血供丰富

是最常见的良性肝脏肿瘤，高达7%的人患有海绵状血管瘤。海绵状血管瘤常在肝脏超声或CT检查时偶然被发现。海绵状血管瘤见于任何年龄，女性较为常见。虽然大多数为单发，但约10%的患者为多发，可能被误诊为肝转移瘤。肿瘤由大的、薄壁的、充满血液的、内衬上皮细胞的血管间隙组成，由纤维间隔分隔。流经复杂的血管间隙的血流非常缓慢，在CT上表现为特征性的对比剂廓清延迟。大多数病灶＜5cm且无症状，对患者不造成威胁。病灶无恶变的风险。巨大的海绵状血管瘤（≥20cm）可能因压迫邻近结构、出血或动静脉分流而出现症状。约90%的病灶具有典型的CT表现。

· 在平扫CT上，血管瘤呈边界清楚的低密度肿块，与其他血液填充的结构的密度相等，如下腔静脉、门静脉。血管呈等密度是诊断血管瘤的重要依据。

· 增强CT动脉期显示早期、外周、不连续的结节样强化，强化幅度与主动脉一致（图11-31）。

· 门脉期显示自外周渐进性向内的填充式强化，病灶最终呈均匀强化。

· 由于对比剂廓清缓慢，延迟期显示病灶维持较长时间的强化。

· 病灶通常在注射对比剂后20～30min持续强化。

· 由于病灶内血流缓慢，可形成血栓，导致不规则的纤维化且增强后无强化。偶尔病灶内的纤维化部分可出现微粒状或致密的钙化。

· 小血管瘤，尤其是直径＜1cm的小血瘤可在动脉期即刻均匀强化，类似于肝癌和富血供的转移瘤。鉴别诊断的依据是血管瘤的特征性表现：门脉期缓慢廓清和延迟期持续强化，有别于其他的富血供肿瘤。

· 大多数血管瘤随时间推移而大小保持不变。

· 当影像表现典型时，通过CT检查就有高度把握诊断为海绵状血管瘤。对于可疑的病例，核素显像（标记红细胞闪烁照相术）通常有助于诊断。

· 血管瘤罕见于硬化的肝脏，进行性纤维化可阻碍这种质软的病灶。

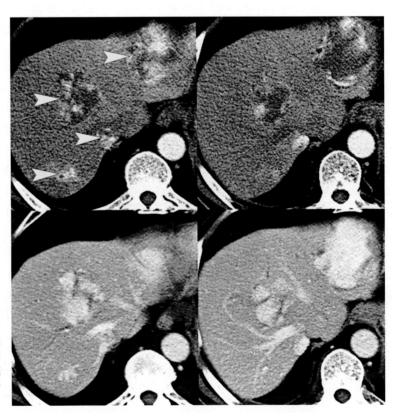

图11-31 ▋海绵状血管瘤

动脉期（上排）和门脉期（下排）显示多发性海绵状血管瘤（无尾箭头）的特征性强化方式。增强早期呈边缘结节样强化，对比剂向心性填充直至充满整个病灶，大病灶内的纤维瘢痕不强化

（二）肝脏囊性占位

1. **肝囊肿**　单纯性良性肝囊肿是由内衬单一的薄层立方胆管上皮细胞形成的单房囊肿。囊肿在人群中发生率高达20%，最常见于40～70岁的患者。囊肿无症状，通常偶然被发现。囊肿没有恶变潜能，但必须与有意义的病变相鉴别。多发性微小囊肿可类似于早期的肝转移瘤。

· 在平扫CT上，囊肿呈边界清楚的低密度灶，CT值接近水样密度（＜20HU）。囊肿壁不可见（图11-32）。囊肿从数毫米到数厘米大小不等，既可单发也可多发。

· 在增强CT的任何期相，囊肿均不强化。

· 由于部分容积效应，微小囊肿的CT值可能高于水。均匀的低密度、清晰的边界、不强化的特点有助于良性囊肿的诊断。

2. **胆管囊腺瘤**　胆管囊腺瘤是一种少见囊性肿瘤，起源于类似胰腺和卵巢囊腺瘤的分泌黏蛋白的柱状上皮，主要发生于中年妇女，有发展成囊腺癌的可能。

· 病灶表现为一个复杂的囊性包块，直径为3～40cm。病灶边界清楚，具有厚的纤维包膜，

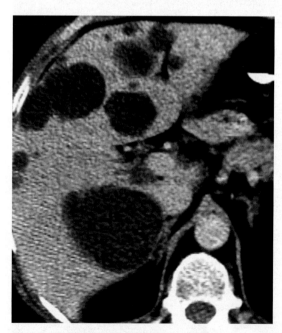

图11-32 ■多发性单纯性肝囊肿
单纯性肝囊肿呈均匀的低密度，与周围肝实质的边界锐利，未见囊壁；增强后病灶不强化

大多数病灶内有分隔。囊内液体的密度通常为水样密度，若发生囊内出血，则CT值可增高。囊壁和分隔可见钙化。

· 分隔和囊壁可强化。

· 囊腺瘤和囊腺癌均可见强化的肿瘤结节和乳头状突起，影像学上不易区分。由于囊腺瘤有恶变的风险，常考虑手术切除。

3. **胆管错构瘤**　胆管错构瘤（von Meyenburg复合物）表现为遍布全肝的多发性小病灶，主要以囊性病变为主，由胚胎胆管退化不全所致。普遍认为胆管错构瘤是良性的，无症状，无须治疗。然而，有个案报道胆管错构瘤有可能恶变成胆管细胞癌。

· 胆管错构瘤体积小（＜15mm），通常表现为无数低密度病灶遍布肝脏。病灶可以是囊性、实性或混合性。与胆道系统无交通。与CT相比，病灶在磁共振成像上显示得更多更清晰。

· 单纯的囊性病灶不强化。在增强CT门脉期，实性和混合性病灶强化，与肝实质呈等密度。

4. **多囊肝**　多囊肝与常染色体显性遗传性多囊肾（占70%）相关，或为无肾受累的常染色体显性遗传性多囊肝而不累及肾脏。大多数患者无症状。尽管大量的囊肿取代了肝实质，但多数患者仍保持正常的肝功能。并发症并不常见，包括肝大、腹痛、囊内出血、感染及门静脉高压。应识别2种类型的囊肿。

· 大部分囊肿位于肝脏外周，外观上类似单纯性囊肿，即囊壁菲薄和囊内为水样密度（图11-33）。这些囊肿数目众多，取代肝实质。囊肿可能很大，直径可超过8cm。

· 胆管周围囊肿更小（＜1cm）且多发，呈多个囊肿排列成串，走行平行于汇管区三联结构（胆管、肝动脉和门静脉）。

· 感染或出血性囊肿表现为囊内液体密度增高、液 - 液平面、囊壁增厚伴强化，偶尔可见囊内气泡。囊肿的陈旧性感染或陈旧性出血可见囊壁钙化。

5. **化脓性肝脓肿**　细菌性肝脓肿指脓液和组织碎片在破坏的肝实质内聚集。细菌通过门静脉、肝动脉或胆道系统播散，或由肠道感染（阑

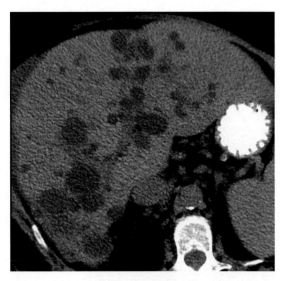

图11-33 ■ 多囊肝

常染色体显性多囊肾患者,平扫CT显示肝脏遍布无数的小囊肿

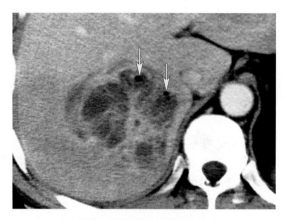

图11-34 ■ 化脓性肝脓肿

含大肠杆菌的肝脓肿内可见不规则分隔和数个气泡(箭头)。由于脓肿呈多房性,因此不适合行经皮导管引流,而应手术切开引流

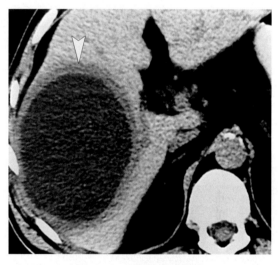

图11-35 ■ 阿米巴肝脓肿

有泰国居住史的美国人被发现肝脏占位。肿块的内部呈均匀低密度,但有明显的厚壁(无尾箭头),增强后可见囊壁强化。该患者的阿米巴血清抗体滴度呈阳性

尾炎、憩室炎)直接蔓延,或创伤后导致感染。在美国约85%的肝脓肿为化脓性,其中大部分为大肠杆菌感染。通常临床表现为败血症且常伴黄疸。

· 细菌性脓肿通常单发,但通常呈多房样,脓肿壁厚伴强化。脓肿内液体的CT值为0~45HU。当脓肿为多发时,病灶常呈成簇分布且由许多微小脓肿组成。脓肿呈低密度,通常呈周边强化。

· 20%的脓肿可见气体(图11-34)。

· 细针穿刺后行细菌培养。肝脓肿需要导管或手术抽吸引流。

· 最常伴发胆道梗阻。

6.阿米巴肝脓肿 阿米巴肝脓肿发生于3%~7%的阿米巴病患者(痢疾阿米巴)。在美国,阿米巴肝脓肿占肝脓肿的6%。95%的病例阿米巴血清学阳性。患者急性起病,伴有高热和右上腹疼痛。阿米巴脓肿在非洲最常见,其次为东南亚、印度、南美和墨西哥。在美国,患者通常近期有疫区居住史。

· 阿米巴肝脓肿(图11-35)通常单发(85%),多位于肝右叶(72%)。

· 脓肿壁边界清楚,壁厚(3~15mm),有时可见壁结节,增强后可见强化。脓肿壁邻近的肝实质通常也可强化,形成"双环靶征"。脓腔内可见液体-碎片平面、出血、气泡及多个分隔。

· 常见右侧胸腔积液和右肺下叶浸润。脓肿可破裂并穿过横膈引起胸腔积脓。

7.包虫囊肿 包虫病是由棘球绦虫的幼虫引起的,最常累及肝脏。美国不是流行地区,患者多见于移民和有疫区居住史的游客,以南美、澳大利亚、新西兰、非洲、中东和地中海等的牧区为主。由于摄入被污染的食物而感染本病。大多数患者有嗜酸性粒细胞增多,只有25%的患者血

清学阳性。

· 包虫囊肿的表现取决于不同的生长阶段（图11-36）。囊肿或为单房，或含有子囊，或完全钙化（已死亡）。

· 囊壁通常呈高密度，常伴钙化（50%）。囊腔内的液体密度通常接近于水。囊肿内常见碎片分层（棘球蚴砂）。有时可见分离漂浮的内囊膜。

· 子囊表现为囊内囊，子囊可从母囊脱离而呈辐轮状外观。

8. 真菌感染：肝念珠菌病 真菌感染（白念珠菌最常见）通常只发生于免疫缺陷的患者。感染来源于肠道，通过门静脉系统血行播散。并发症包括胆管炎和微脓肿破裂。

· CT表现为全肝遍布无数低密度的乏血供病灶（大小为2～20mm），其可呈周缘环形强化，病灶中央不强化。

· 通常脾脏和肾脏也可见类似的病灶。

· 治疗后病灶可钙化。

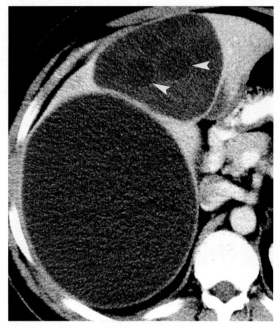

图11-36 ■ 包虫囊肿

肝右叶可见2个包虫囊肿。2个子囊（无尾箭头）隐约可见。超声证实子囊的存在，显示薄的内膜和棘球蚴砂

参考文献

Anderson SW, Kruskal JB, Kane RA: Benign hepatic tumors and pseudotumors. *Radiographics* 29:211–229, 2009.

Assy N, Djibre A, Farah R, et al.: Presence of coronary plaques in patients with nonalcoholic fatty liver disease. *Radiology* 254:393–400, 2010.

Boll DT, Merkle EM: Diffuse liver disease: Strategies for hepatic CT and MR imaging. *Radiographics* 29:1591–1614,2009.

Boyce CJ, Pickhardt PJ, Kim DH, et al.: Hepatic steatosis (fatty liver disease) in asymptomatic adults identified by unenhanced low-dose CT. *AJR Am J Roentgenol* 194:623–628, 2010.

Brancatelli G, Baron RL, Federle MP, et al.: Focal confluent fibrosis in cirrhotic liver: Natural history studied with serial CT. *AJR Am J Roentgenol* 192:1341–1347, 2009.

Chung J-J, Yu JS, Kim JH, et al.: Nonhypervascular hypoattenuating nodules depicted on either portal or equilibrium phase multiphasic CT images in the cirrhotic liver. *AJR Am J Roentgenol* 191:207–214, 2008.

Colagrande S, Centi N, La Villa G, Villari N: Transient hepatic atten-uation differences. *AJR Am J Roentgenol* 183:459–464, 2004.

Fasel JHD, Selle D, Evertsz CJG, et al.: Segmental anatomy of the liver: Poor correlation with CT. *Radiology* 206:151–156, 1998.

Ferral H, Behrens G, Lopera J: Budd–Chiari syndrome. *AJR Am J Roentgenol* 199:737–745, 2012.

Furuta T, Maeda E, Akai H, et al.: Hepatic segments and vasculature: Projecting CT anatomy onto angiograms. *Radiographics*, 29:e37, 2009, 10.1148/rg.e37.

Gore RM, Newmark GM, Thakrar KH, et al.: Hepatic incidentalomas. *Radiol Clin N Am* 49:291–322, 2011.

Hamer OW, Aguirre DA, Casola G, et al.: Fatty liver: Imaging pat-terns and pitfalls. *Radiographics* 26:1637–1653, 2006.

Hussain SM, Terkivatan T, Zondervan PE, et al.: Focal nodular hy-perplasia: Findings at state-of-the-art MR imaging,US, CT, and pathologic analysis. *Radiographics* 24:3–19,2004.

Jaskolka J, Wu L, Chan RP, Faughnan ME: Imaging of hereditary hemorrhagic telangiectasia. *AJR Am J Roentgenol* 183:307–314, 2004.

Jha P, Poder L, Wang ZJ, et al.: Radiologic mimics of cirrhosis. *AJR Am J Roentgenol* 194:993–999, 2010.

Kim SJ, Lee JM, Han JK, et al.: Peripheral mass-forming cholangi-ocarcinoma in cirrhotic liver. *AJR Am J Roentgenol* 189:1428–1434, 2007.

Lall CG, Aisen AM, Bansal N, Sandrasegaran K: Nonalcoholic fatty liver dis-ease. *AJR Am J Roentgenol* 190:993–1002, 2008.

Lawrence DA, Oliva IB, Isreal GM: Detection of hepatic steatosis on contrast-enhanced CT images: Diagnostic accuracy of identifi-cation of areas of presumed focal fatty sparing. *AJR Am J Roentgen-ol* 199:44–47, 2012.

Morgan DE, Lockhart ME, Canon CL, et al.: Polycystic liver disease: multimodality imaging for complications and transplant evalua-tion. *Radiographics* 26:1655–1668, 2006.

Mortele KJ, Segatto E, Ros PR: The infected liver: Radiologic–patho-logic correlation. *Radiographics* 24:937–955,2004.

Prabhaker HB, Rabinowitz CB, Gibbons FK, et al.: Imaging features of sarcoidosis on MDCT, FDG PET, and PET/CT. *AJR Am J Roentgenol* 190:S1–S6, 2008.

Sica GT, Ji H, Ros PR: CT and MR imaging of hepatic metastases. *AJR Am J Roentgenol* 174:691–698, 2000.

Siddiki H, Doherty MG, Fletcher JG, et al.: Abdominal findings in hereditary hemorrhagic telangiectasia: Pictorial essay on 2D and 3D findings with isotropic multiphase CT.*Radiographics* 28:171–183, 2008.

Smith MT, Blatt ER, Jedlicka P, et al.: Fibrolamellar hepatocellular carcinoma. *Radiographics* 28:609–613, 2008.

Torabi M, Hosseinzadeh K, Federle MP: CT of nonneoplastic hepatic vascular and perfusion disorders. *Radiographics* 28:1967–1982, 2008.

Vachha B, Sun MRM, Siewert B, Eisenberg RL: Cystic lesions of the liver. *AJR Am J Roentgenol* 196:W355–W366, 2011.

第12章

胆道系统和胆囊

一、胆道系统

胆道系统的影像学检查越来越依赖于计算机断层扫描（CT）、磁共振成像（MRI）和磁共振胰胆管造影（MRCP），而有创的内镜逆行性胰胆管造影术的应用日益减少。多排螺旋CT（MDCT）的薄层图像和多平面重组图像可以清楚地显示胆道系统的正常解剖、解剖变异、结石、肿瘤和炎症性病变。

（一）解剖

胆管起自肝细胞间的毛细胆管。毛细胆管汇合成肝内胆管。肝内胆管的走行与肝段的分布一致。小叶间胆管汇合成左右肝管主干，并在肝门区形成3～4cm长的肝总管。胆囊管沿胆囊颈后下方走行，与肝总管汇合成胆总管（CBD）。6～7cm长的胆总管走行在门静脉的腹侧和肝动脉的右侧，从肝门沿肝十二指肠韧带的右侧游离缘下行至十二指肠球部的后方，其远端1/3部分直接转向尾端，下行至十二指肠降部和胰头之间，正好位于下腔静脉腹侧的凹槽。胆总管的远端逐渐变细止于Oddi括约肌，Oddi括约肌突入十二指肠形成Vater壶腹。约60%的病例，胆总管和胰管有共同开口，其余则分开开口。胆总管和胰管远端无论是共同开口还是分开开口都非常接近，壶腹部的肿瘤通常可同时阻塞胆总管和胰管这2个管道。

多排螺旋CT薄层（2.5～5mm）动态增强扫描可以显示约40%的正常肝内胆管。正常情况下肝脏中央的肝内胆管直径约为2mm，随着向肝脏周边走行，胆管直径逐渐变细。肝门区通常可以见到肝总管，并见胆总管紧邻十二指肠降部下行。通用术语"总管"描述肝总管和胆总管是合理的，因为通常CT无法显示与胆囊管连接的解剖结构。大多数成年人的正常胆总管直径不超过6mm。老年人的正常胆总管直径每10岁增宽约1mm（即70岁的正常胆总管直径约为7mm，80岁为8mm）。增强后，由于血管和肝实质的强化，正常胆管和扩张的胆管的显示可进一步提高。胆管表现为透亮的分支状、管状结构。平扫时，胆管可能难以与血管相区分。

（二）技术

胆管CT检查最常用于评估胆道梗阻。首选的口服对比剂是水，因为十二指肠内的高密度对比剂有可能导致相邻胆总管出现条状伪影并影响结石的显示。

· 患者应在CT检查前15～20min饮水300ml。

· 采用MDCT薄层扫描（0.625～2.5mm）可获得胆管的高分辨图像。

· 通常采用多期相成像。平扫显示结石最佳。动脉期显示胰腺病变最优。在静脉注射对比剂后15～20min的延迟期可显示胆管癌延迟强化的特征。

· 各向同性体素成像可行高分辨的多平面图像重组和三维图像重组。

（三）胆道梗阻

CT诊断胆道梗阻的准确率约为96%，确定梗阻水平的准确率约为90%，确定梗阻原因的准确率约为70%。胆道梗阻的主要原因包括胆结石、肿瘤、狭窄和胰腺炎（表12-1）；罕见但有趣的原因是Mirizzi综合征。胆囊结石嵌入胆囊管引起胆管炎或侵蚀进入胆总管引起梗阻性黄疸。肿瘤包括胆管癌、胰腺癌、壶腹癌和胆管良性肿瘤（如胆管囊腺瘤和颗粒细胞瘤）。

表12-1　成人梗阻性黄疸的原因
胆道结石
胆道狭窄
肿瘤、外科手术或器械操作后
慢性胰腺炎
原发性硬化性胆管炎
复发性化脓性胆管炎
AIDS相关性胆管炎
恶性肿瘤
胰腺癌
十二指肠癌或壶腹癌
胆管细胞癌
转移瘤
寄生虫（蛔虫、华支睾吸虫、肝片吸虫）
AIDS相关性胆管病
胆总管囊肿

胆道梗阻的CT诊断依据是胆管扩张。梗阻近端的胆管系统扩张，而梗阻远端的胆管管径正常或缩小。肝硬化、胆管炎或胆管周围纤维化阻止了梗阻性黄疸的胆管扩张，CT呈假阴性。胆道梗阻的CT表现如下。

· 多分支、圆形或椭圆形的低密度管状结构，其代表了向肝门走行的扩张的肝内胆管（图12-1和图12-2）。

· 肝门区的胆总管扩张表现为管状或椭圆形液体密度影，直径＞7mm。

· 胰头内的胆总管扩张表现为直径＞7mm的圆形管道，呈液体密度。

· 当梗阻位于胆囊管远端时，胆囊明显增大，直径＞5cm。

· 胆道梗阻的原因见图12-3。

· 无论是否看到肿块，扩张的胆总管骤然中断都是恶性特征（图12-4）。引起胆道梗阻的常见肿瘤包括胰腺癌、壶腹癌和胆管细胞癌。通过仔细观察平扫、动脉期、门脉期和延迟期的CT图像可以识别位于胆道梗阻部位的小肿瘤。

· 扩张的胆管逐渐变细最常见于良性病变，如炎性狭窄和胰腺炎（图12-5）。胰腺钙化提示

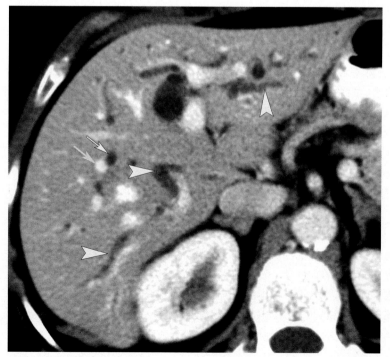

图12-1 ▋胆管扩张

增强CT可见扩张的胆管（无尾箭头）表现为低密度圆形、椭圆形或弯曲的管道结构。注意在横断面上扩张胆管（浅蓝箭头）的直径比相邻的门静脉稍宽（中蓝箭头）。正常肝内胆管的直径不应超过相邻门静脉直径的40%

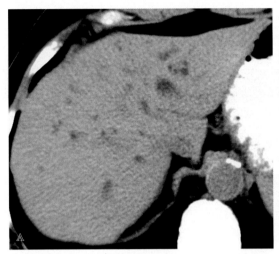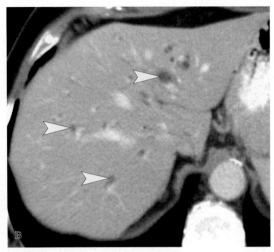

图 12-2 ▉ 胆管扩张

A.平扫CT难以识别扩张的胆管，其表现为边界不清的低密度灶，很难与低密度的血管区分。B.增强后，扩张胆管（无尾箭头）的边界更加清晰，血管因强化而易于识别

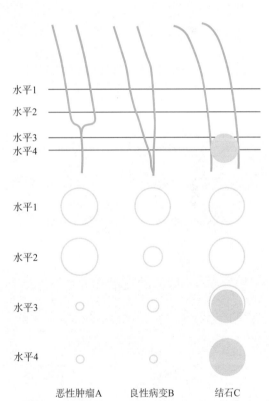

图 12-3 ▉ 胆道梗阻的原因

A.恶性肿瘤引起胆总管远端骤然中断。B.胆道疾病和胰腺炎引起胆总管远端渐进性狭窄。C.嵌入的胆结石在胆总管远端呈圆形结构。在CT上胆结石的密度从钙化密度到脂肪密度呈多样性

慢性胰腺炎。

· 有时识别胆总管结石比较困难（图12-6），这是因为胆结石的CT表现各异。

（四）胆总管结石

胆道系统结石是胰腺炎、黄疸、胆绞痛及胆管炎的常见原因。然而，胆管结石也可以是无症状的。胆管的大部分结石（95%）在胆囊内形成，结石也可原发于胆管，特别是胆囊切除术后或慢性阻塞时。CT可显示约75%的胆总管结石。

· 胆管结石可呈钙化（胆红素钙结石）、软

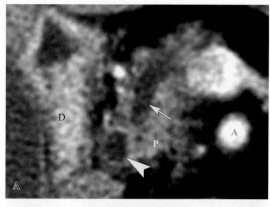

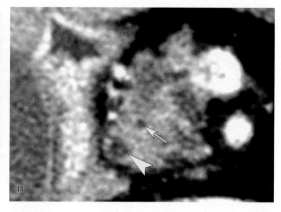

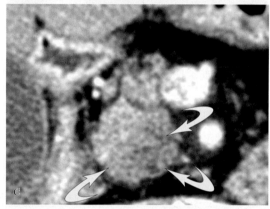

图12-4 ■恶性肿瘤阻塞胆总管（CBD）

　　增强CT连续层面的放大图像，自上而下。A.位于胰头（P）的胆总管（无尾箭头）轻度扩张至10mm。邻近的胰管（箭头）也扩张。D，十二指肠；A，肠系膜上动脉；V，肠系膜上静脉。B.胆总管（无尾箭头）和胰管（箭头）因胰头肿瘤而变窄。C.胆总管和胰管消失于隐约可见的肿瘤（弯箭头）内。病理证实为胰腺癌

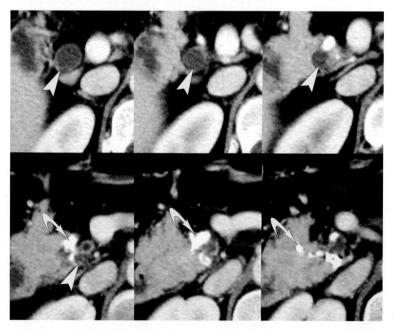

图12-5 ■慢性胰腺炎导致胆总管（CBD）良性狭窄

　　增强CT连续层面的放大图像显示胆总管远端（无尾箭头）逐渐变窄并穿过胰头。胰头变形、多发钙化灶（弯箭头）和囊变提示慢性胰腺炎

组织（混合性结石）或脂肪（胆固醇结石）密度（图12-6）。结石可与胆汁呈等密度，在CT上不可见（15%～25%的胆结石）。结石也可含氮气而呈局灶性气体密度。

· 结石可表现为中心高密度被周缘环形或新月形的低密度胆汁包绕，称为靶征或新月征。

· 低密度的结石外周包绕环形高密度影，即所谓的环征。

· 壶腹部近端的胆总管骤然中断提示胆总管结石。

（五）胆管癌

胆管癌是起源于胆管上皮的生长缓慢的腺癌。它可能是胆总管囊肿、原发性硬化性胆管炎（PSC）、卡罗里病、肝内胆管结石或肝吸虫病的并发症；胆管癌的预后差，手术切除后复发率为60%～90%。胆管癌分为肿块型、胆管周围浸润型和胆管内生长型。肿瘤发生于肝脏的外周（10%）、肝门（25%）和肝外胆管（65%）。胆管癌乏血供且纤维化明显，因此强化不明显。CT尤其是早期增强扫描不易发现病灶。注射对比剂后10～20min的延迟期是检出胆管癌的最佳期相。

· 肝内肿块型胆管癌呈明显的低密度，均质、边界不规则；由于肿瘤的高度纤维化，通常增强早期仅在肿瘤的外周可见轻度强化（图11-25）；延迟期（长达数小时）可显示肿瘤的中央强化或弥漫性强化；肿瘤周围的胆管通常表现为梗阻和扩张。

· 胆管周围浸润型胆管癌常沿着胆管呈细长、分支样生长；不规则狭窄的胆管可发生梗阻；肿瘤累及胆管狭窄且伴管壁增厚，而周围胆管扩张且管壁菲薄；可观察到的肿块极小。发生在右肝管、左肝管汇合处的胆管癌常较小且为浸润性，早期即引起胆道阻塞（图12-7），称为Klatskin癌。

· 胆管内生长型胆管癌呈息肉状或无蒂乳头状，沿胆管黏膜表面生长延伸；部分肿瘤可产生大量的黏蛋白，表现为胆道系统不成比例的扩张。

· 肝外胆管癌可表现为胆道梗阻，可见直径为1～2cm的息肉样肿瘤（图12-8），胆管骤然狭窄伴胆管壁增厚（厚达1cm），或表现为单发或多发的胆管内叶状肿块。

（六）胆管炎

胆管炎是胆管的炎症。

· 原发性硬化性胆管炎（PSC）是以胆管进行性纤维化导致胆道阻塞、胆汁淤积和胆汁性肝硬化为特征的特发性炎症性疾病。PSC（70%的病例）与溃疡性结肠炎等炎性肠病显著相关。

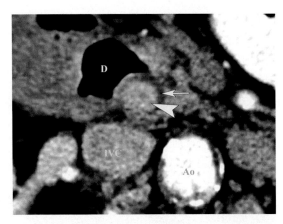

图12-6 ■胆总管结石
胆道梗阻患者胆总管远端近壶腹部的CT放大图像，可见胆结石（无尾箭头），表现为胆总管内的局灶性稍高密度影。边缘薄的胆汁（箭头）部分包绕梗阻的结石。D，十二指肠；IVC，下腔静脉；Ao，主动脉

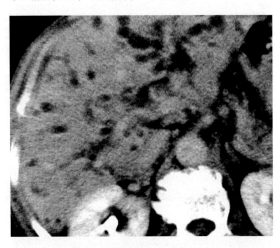

图12-7 ■胆管癌：浸润肝门
右肝管、左肝管汇合处的浸润性胆管癌（Klatskin癌）引起肝内胆管广泛扩张，原发肿瘤在CT上不可见

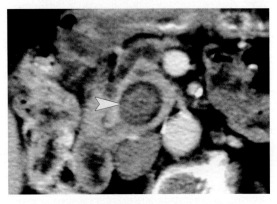

图12-8 ■胆管癌：胆管内息肉样
胆总管远端的放大CT图像显示息肉状胆管癌（无尾箭头），引起梗阻性黄疸伴胆总管显著扩张。注意其外观类似于图12-6中所示的低密度结石

PSC的CT表现为多节段性胆管狭窄伴管壁增厚（2～5mm），与正常管径的胆管或稍扩张的胆管交替形成串珠样外观（图12-9）。30%的患者可见胆管内结石。

· 当细菌进入阻塞的胆道系统时可导致急性化脓性胆管炎，可发生肝脓肿和败血症。患者临床表现为急性腹痛、发热和间歇性黄疸。CT表现包括胆管周围水肿、胆管扩张和肝实质不均匀强化（图12-10和图12-11）。

· 复发性化脓性胆管炎（有时称为东方胆管炎）是与胆色素结石、多发性胆管狭窄和扩张相关的，反复发作的急性化脓性胆管炎。可能的病因包括寄生虫（如中华支睾吸虫和蛔虫）、营养不良和门静脉菌血症。此病流行于东南亚、中国和西方国家的移民。其表现为胆管扩张、管壁增厚并强化、胆管内充满结石和脓液（图12-12）。

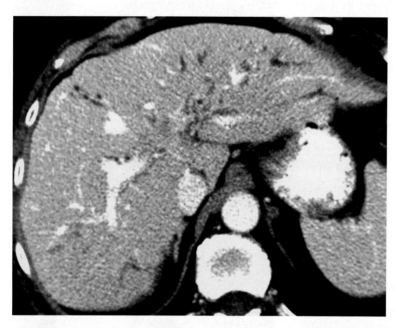

图 12-9 ■ 原发性硬化性胆管炎
　　增强CT可见肝内胆管散在不规则扩张。仅部分胆管表现为局限性显著扩张。狭窄部分的胆管不可见，但可以根据扩张的胆管进行推断

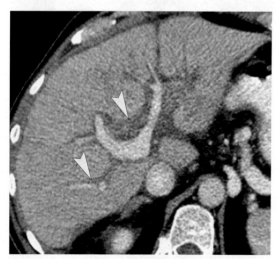

图 12-10 ■ 急性化脓性胆管炎
　　肝脏移植术后患者出现急性腹痛和发热，增强CT显示胆管周围和门静脉周围水肿（无尾箭头），进一步观察可见胆道吻合处的狭窄。胆汁培养发现大肠杆菌

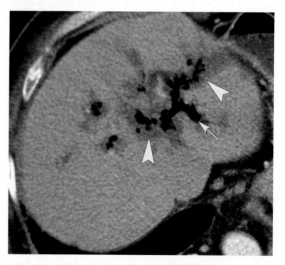

图 12-11 ■ 急性化脓性胆管炎
　　胰腺肿瘤引起胆道梗阻的患者，进行内镜逆行胆道造影后患者出现急性腹痛和发热。平扫CT可见胆道系统积气（箭头）和明显的胆管周围、门静脉周围水肿（无尾箭头）。该患者需行急诊胆道引流术。胆汁培养发现产气大肠杆菌

胆总管显著扩张是其特点。

· AIDS相关性胆管病与巨细胞病毒或隐孢子虫的机会性感染有关。肝内胆管可见局灶性狭窄和扩张，类似原发性硬化性胆管炎。通常胆管壁和胆囊壁呈缩窄性增厚并明显强化。远端胆总管常狭窄。

· 自身免疫性胰腺炎累及胆道系统。胆总管局灶性或弥漫性狭窄伴上游胆管扩张。CT可见自身免疫性胰腺炎的影像学特征（参见第13章）。

（七）胆总管囊肿

胆总管囊肿是胆道系统任何部分的先天性扩张，大多数在童年时期被发现。胆道囊肿成年患者可出现胰腺炎、胆管炎、黄疸或不明原因的腹痛、恶心或呕吐。并发症包括胆结石和胆管癌。CT表现为肝内胆管或胆总管走行路径中、与胆囊分离的囊性结构。Todani将胆总管囊肿分为5种类型。

· Ⅰ型（约77%），经典的胆总管囊肿，为胆总管局灶性囊状扩张（图12-13），表现为大囊状或小梭形。

· Ⅱ型胆总管囊肿（约1.5%）是起源于胆总管或肝总管的憩室，其余胆道系统正常。

· Ⅲ型（约1.5%）胆总管囊肿，罕见，是远端胆总管的壁内段呈球状扩张并突入十二指肠腔。此型胆总管囊肿最常见于成人。胆管系统通常可见结石。

· Ⅳ型分为ⅣA型（约20%）和ⅣB型（极其罕见），ⅣA型表现为肝内胆管和胆总管的囊状扩张，ⅣB型表现为肝外胆管多发囊性扩张而肝内胆管正常。

· Ⅴ型是卡罗里病。

（八）卡罗里病

卡罗里病是一种罕见的先天性胆道异常，其特征表现是在无肝硬化或门静脉高压的肝脏内形成肝内胆管囊状扩张、胆管炎和胆结石。患者发生胆管癌的风险明显升高（7%的患者）。卡罗里综合征指同时有卡罗里病和先天性肝纤维化。

· CT显示肝内胆管系统的囊状扩张伴局部区域的管状和囊状扩张（图12-14）。

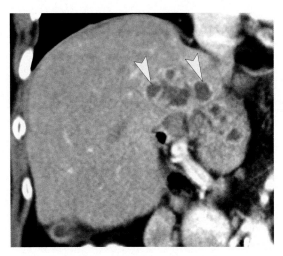

图12-12 ■ 复发性化脓性胆管炎

增强CT冠状位重组图像显示多个囊性肿块（无尾箭头）伴壁强化，代表了感染、扩张或梗阻的胆管和肝脓肿。该患者为韩国移民

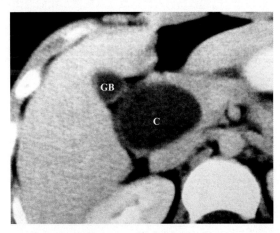

图12-13 ■ Ⅰ型胆总管囊肿

胆总管（C）明显扩张，是Ⅰ型胆总管囊肿的特征。在扩张的胆总管旁，可见胆囊颈（GB）

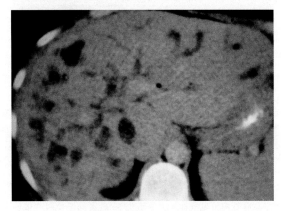

图12-14 ■ 卡罗里病

异常扩张的肝内胆管表现为肝内管状和圆形的囊性透亮区

（九）胆道系统积气或对比剂积聚

胆道系统积气或对比剂积聚（图12-15）是一种异常表现，必须加以解释说明。最常见的原因是医源性。鉴别诊断列于表12-2。

二、胆囊

（一）解剖

胆囊位于由肝左叶与右叶连接处形成的胆囊窝内。虽然胆囊底的位置各异，但胆囊颈部和体部总是位于肝门及肝主裂。胆囊紧邻十二指肠球部和结肠肝曲。正常胆囊宽3～5cm，长约10cm，容量约为50ml。胆囊发育不全极为罕

表12-2　气体或肠内对比剂反流入胆道系统的原因

医源性
括约肌切开术
胆肠吻合术
胆结石瘘
胆囊十二指肠瘘
溃疡穿孔
胆总管十二指肠瘘
癌
胆总管肠瘘

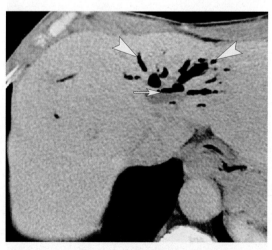

图12-15 ■ 胆道系统积气

该患者行胰十二指肠切除术包括胆总管空肠吻合术，在左肝管内可见气体（无尾箭头）。患者仰卧位时气体积聚在左肝管内，而俯卧位时，气体积聚在右肝管内。注意气体-胆汁液平面（箭头）

见（＜0.02%），约4000人中可出现1例胆囊重复畸形。弗里吉亚帽畸形的折叠胆囊常见（发生率1%～6%），没有临床意义。

与CT相比，超声是胆囊影像学检查的主要方法。但是，明显的胆囊病变可采用CT进行诊断，尤其是筛查严重的病患时。在CT上，正常的胆汁呈液性密度（0～20HU）。高密度胆汁提示胆汁淤积（泥沙样）、出血或感染（脓液）。增强后，胆囊壁强化明显。

（二）胆囊结石

虽然CT能够检出胆囊结石，但CT检出结石的灵敏度仅约85%，远远低于超声或MRI。胆囊结石的CT密度变化多样，从脂肪密度的胆固醇结石（CT值为负值）到高密度的阳性钙化结石（图12-16）。裂开的结石内可有含氮气的线性条纹。某些胆囊结石在CT上可能看不见，这是因为它们与胆汁呈等密度或太小，邻近肠袢内的对比剂可导致胆囊结石显示不清或类似胆囊结石。

（三）急性胆囊炎

急性胆囊炎经超声或放射性核素肝胆扫描一般可临床诊断。CT通常用于不明原因的右上象限疼痛、不典型症状或疑似复杂性胆囊炎的患者。坏疽型胆囊炎可并发穿孔、脓肿、瘘管形成或腹膜炎。非结石性胆囊炎（占5%～10%的病例）最常见于危重病例，尤其是外科手术后、创伤、烧伤或静脉营养的患者。非结石性胆囊炎是由胆汁淤滞、缺血和菌血症引起的。气肿性胆囊炎是一种严重类型，通常发生于老年人和糖尿病患者，它的症状轻微，但发病率和死亡率高。急性胆囊炎的CT表现如下。

· CT显示75%的急性胆囊炎患者伴有胆囊结石（图12-17）。

· 胆囊肿大，通常直径达4～5cm，提示胆囊管阻塞。

· 胆囊壁增厚（＞3mm），囊壁因炎症和水肿而模糊不清。通常胆囊壁呈明显强化，反映炎症性充血。

· 邻近胆囊的肝脏早期一过性强化是充血和炎症的有力证据。

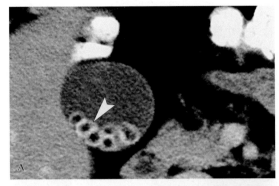

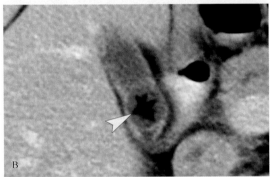

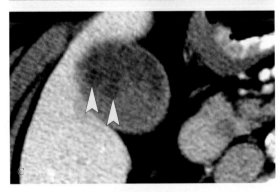

图 12-16 ■胆囊结石

　　A.胆囊内可见因重力作用堆积的结石（无尾箭头），结石中心富含胆固醇而呈低密度，边缘可见钙化。B.胆囊结石内含氮气，周边可见非常轻微的钙化（无尾箭头）。C.胆囊内依稀可见密度非常低的、含胆固醇成分的胆囊结石（无尾箭头）悬浮于囊内。胆囊结石密度可以与胆汁完全相同而致 CT 无法检出

　　·胆囊壁浆膜下层水肿形成"晕征"，围绕在胆囊周围，反映了胆囊壁的炎症。

　　·胆囊周围积液与穿孔和脓肿有关。

　　·胆汁密度增高（＞20HU）是胆汁淤积、腔内脓液、出血或细胞碎片所致。

　　·除了未见胆囊结石以外，非结石性胆囊炎的 CT 表现与结石性胆囊炎的 CT 表现完全相同。非结石性胆囊炎仅发生于上述易感人群。

　　·胆囊壁或囊腔内积气常见于气肿性胆囊炎，它是由产气微生物引起的一种严重类型的急性胆囊炎，死亡率高（图 12-18）。

（四）瓷化胆囊

　　伴有慢性胆囊炎的胆囊壁钙化被称为瓷化胆囊（图 12-19）。钙化可呈粗大连续或多发点状。其几乎均伴有胆囊结石。20%～25% 的瓷化胆囊患者可进展为胆囊癌。通常即使是无症状患者也应推荐行胆囊切除术。

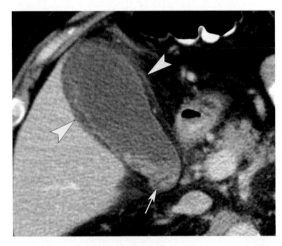

图 12-17 ■急性胆囊炎

　　胆囊肿大，胆囊壁毛糙且边界不清，水肿（无尾箭头）从胆囊壁蔓延至胆囊周围组织。胆囊内可见多发的小结石，因重力作用而分层堆积（箭头）。手术证实本例为无并发症的急性胆囊炎

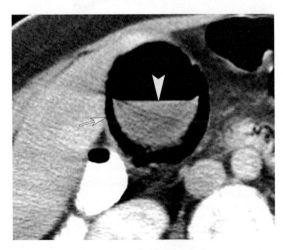

图 12-18 ■气肿性胆囊炎

　　气体进入胆囊壁（箭头），并和胆囊腔内的胆汁形成气-液平面（无尾箭头）

（五）胆囊癌

胆囊癌是胆道系统中最常见的恶性肿瘤。大多数患者发病年龄在50岁及以上。由于胆囊结石和慢性胆囊炎的存在，早期胆囊癌易被临床和影像学检查遗漏。由于确诊时其多为疾病晚期，因此5年存活率通常仅为5%。最新的更积极的手术技术可使5年存活率提高到50%。胆囊结石相关的慢性胆囊炎是胆囊癌的主要危险因素。CT可以显示胆囊癌的3种主要类型。

· 胆囊腔内息肉样软组织肿块（高达25%的病例，图12-20），癌性息肉通常＞1cm，表现为早期强化和迅速廓清。

· 胆囊壁呈局灶性或弥漫性增厚，通常＞1cm（约7%的病例）。

· 内含结石的肿块占据整个胆囊，并且侵犯相邻的肝实质（约68%的病例）。

· 伴随表现包括胆囊结石、胆管扩张、肝转移、侵犯肝脏（图12-21）、肠管及相邻结构及胆囊壁钙化。

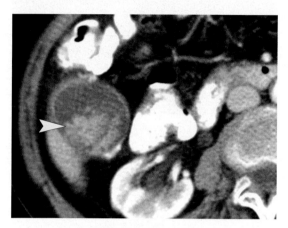

图12-20 ■ 胆囊癌
胆囊腔内强化的分叶状息肉样肿块（无尾箭头）是胆囊癌的特征。胆囊内可见结石（未显示）

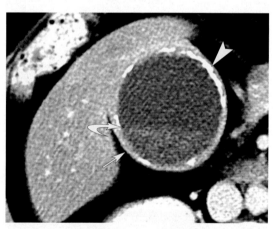

图12-19 ■ 瓷化胆囊
胆囊壁增厚（箭头）并钙化（无尾箭头）。胆囊腔内依稀可见液平面（弯箭头），提示慢性胆汁淤滞

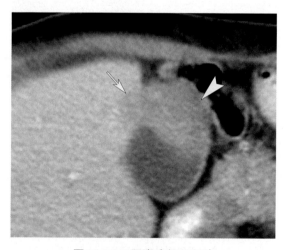

图12-21 ■ 胆囊癌侵犯肝脏
起源于胆囊的腺癌（无尾箭头）直接蔓延侵犯肝实质（箭头）

参考文献

Catalano OA, Sahani DV, Forcione DG, et al.: Biliary infections: spectrum of imaging findings and management. *Radiographics* 29:2059–2080, 2009.

Hashimoto M, Itoh K, Takeda K, et al.: Evaluation of biliary abnormalities with 64-channel multidetector CT. *Radiographics* 28:119–134, 2008.

Kiewiet JJS, Leeuwenburgh MMN, Bipat S, et al.: A systematic review and meta-analysis of diagnostic performance of imaging in acute cholecystitis. *Radiology* 264:708–720, 2012.

Lee HK, Park SJ, Yi BH, et al.: Imaging features of adult choledochal cysts: A pictorial review. *Korean J Radiol* 10:71–80, 2009.

Menias CO, Surabhi VR, Prasad SR, et al.: Mimics of cholangiocarcinoma: Spectrum of disease. *Radiographics* 28:1115–1129, 2008.

O'Conner OJ, Maher MM: Imaging of cholecystitis. *AJR Am J Roentgenol* 196:W367–W374, 2011.

O'Connor OJ, O'Neill SO, Maher MM: Imaging of biliary tract disease. *AJR Am J Roentgenol* 197:W551–W558, 2011.

Santiago I, Loureiro R, Curvo-Semedo L, et al.: Congenital cystic lesions of the biliary tree. *AJR Am J Roentgenol* 198:825–835, 2012.

Shanbhogue AKP, Tirumani SH, Prasad SR, et al.: Benign biliary strictures: A current comprehensive clinical and imaging review. *AJR Am J Roentgenol* 197:W295–W306, 2011.

Yeh BM, Liu PS, Soto JA, et al.: MR imaging and CT of the biliary tract. *Radiographics* 29:1669–1688, 2009.

第13章

胰　　腺

多排螺旋CT（MDCT）是评估胰腺炎的影像学方法之一，在胰腺肿瘤的检出和分期方面可与磁共振成像（MRI）相媲美。大多数情况下，单次屏气时间内即可完成整个胰腺的高分辨扫描。

一、计算机断层扫描技术

通常采用常规腹部CT扫描评估胰腺炎，当存在大量积液时，应将扫描范围扩展至盆腔。常规给予口服对比剂。如果怀疑远端胆总管（CBD）结石，可以用水替代口服对比剂。评价胰腺肿块时，采用全胰腺多期动态扫描。每一期扫描最好都在单次屏气内完成。CT平扫从肝顶至髂嵴，扫描层厚2.5mm，重建层厚5mm。采用高压注射器以4～5ml/s的注射速率从静脉注射对比剂120～150ml。动脉期于注射对比剂后30～35s开始扫描，扫描层厚1.25mm，重建层厚2.5mm，肝脏和胰腺的动脉可见强化，门静脉仅见极少对比剂。全腹的静脉期扫描于注射对比度后70～80s启动，扫描层厚2.5mm，重建层厚

5mm。延迟扫描在注射对比剂后3min启动，扫描范围包括肝脏和肾脏。三维重组可用来显示CT血管造影。

二、胰腺的正常解剖

胰腺位于腹膜后间隙的肾旁前间隙，肝左叶与胃的后方，脊柱和大血管的前方（图13-1）。腹膜内衬的小网膜囊在胃和胰腺之间形成潜在间隙。胰腺在解剖学上分为4个部分，即头部（包括钩突）、颈部、体部和尾部。胰腺的形态有点像一个向左侧倾倒的问号，胰头与钩突类似问号的钩部，位于十二指肠环中。门静脉填充于问号钩部的中心。钩突包绕肠系膜上静脉，逐渐变细，尖端位于肠系膜上静脉下方，并指向左侧。胰颈是胰头与胰体之间的稍狭窄部分，位于门静脉汇合处的前方（腹侧）。胰体和胰尾部逐渐变细并伸向脾门。通常胰腺长轴指向左上方，但是有时胰尾指向尾侧而形成一个倒"U"形。必须连续观察CT图像，以评估胰腺的形状和大小。胰腺长15～20cm，胰头最大径约为3.0cm，胰

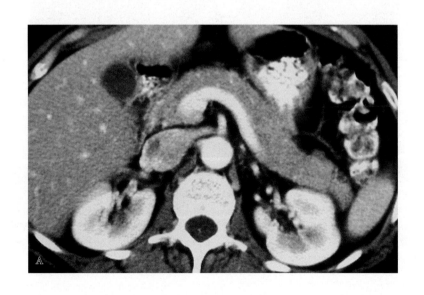

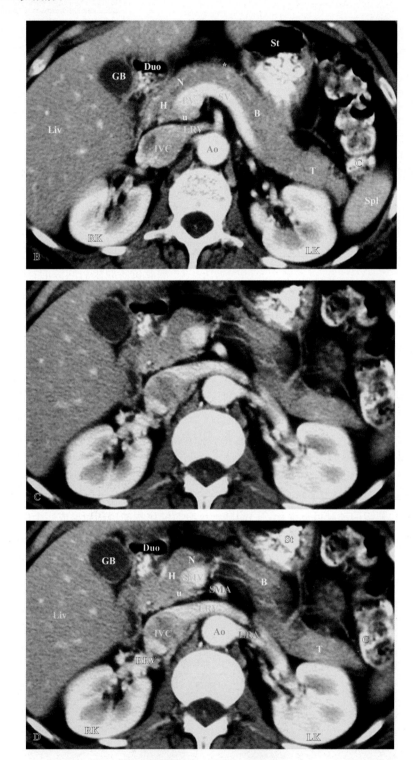

图 13-1 ■ 正常胰腺解剖

A.正常胰腺CT图像。B.与图A同层面，标示出解剖结构。C.正常胰腺头部与钩突的CT图像。D.与图C同层面，标示出解剖结构。Ao，主动脉；B，胰体；C，结肠；Duo，十二指肠；GB，胆囊；H，胰头；IVC，下腔静脉；Liv，肝；LK，左肾；LRV，左肾静脉；N，胰颈；PV，门静脉起始部；RK，右肾；RRV，右肾静脉；SMA，肠系膜上动脉；SMV，肠系膜上静脉；Spl，脾；St，胃；SV，脾静脉；T，胰尾；u，胰头钩突。星号（＊）表示小网膜囊的位置

体约2.5cm，胰尾约2.0cm。年轻患者的胰腺较大，其体积随着年龄的增长而缩小。CT值均匀且近似于肌肉。年轻人的胰腺像一片厚片的肉。随着年龄的增长，脂肪逐渐渗入胰腺的小叶间隙，使胰腺呈羽毛状外观。胰管在1.5～2.5mm的薄层显示最佳，由胰头向胰尾逐渐变细。胰头、胰体、胰尾主胰管直径分别约为3.5mm、2.5mm和1.5mm。主胰管（即Wirsung管）于奥狄括约肌处与远端胆总管汇合并进入十二指肠。副胰管（即Santorini管）引流胰头前上部的胰液且经副乳头排入十二指肠。

掌握胰腺周围复杂的血管解剖对于正确解释胰腺CT影像至关重要。脾静脉从脾门发出，沿着胰腺的背侧走行，于胰颈后方汇入肠系膜上静脉，走行相对较直。脾静脉和胰腺间的脂肪界面不要误认为胰管。脾动脉从腹腔干发出，沿胰上缘蜿蜒走行至脾。脾动脉粥样硬化的钙化常见，并容易被误认为胰腺钙化。肠系膜上动脉（SMA）从主动脉背侧发出走向胰腺并向足侧走行，由脂肪环包裹。肠系膜上静脉位于肠系膜上动脉右侧，向头侧走行，直至与脾静脉汇合形成门静脉。胰头完全包绕这个汇合处且钩突延伸至肠系膜上静脉下方。门静脉向右上方走行，与肝动脉和胆总管伴行进入肝门。

三、胰腺分裂

胰腺导管系统中最常见的变异是胰腺分裂，发生率为4%～10%。该变异由胚胎发育过程中背胰管和腹胰管融合失败引起，背胰管引流大部分胰液且经副胰管排入十二指肠小乳头，而不是由主胰管引流至十二指肠大乳头。MDCT薄层扫描显示背胰管走行于下行的胆总管后方，头侧汇入奥狄括约肌（图13-2）。背胰管远端可在进入十二指肠处膨大，称为胰管囊肿。大多数胰腺分裂是偶然被发现的，并没有临床意义。然而，背胰管在小乳头处的缩窄使25%～38%的胰腺分裂患者易患复发性胰腺炎。

四、环状胰腺

胚胎发育过程中腹胰旋转不全造成部分胰腺呈环形包绕并压迫十二指肠降部。环状胰腺较

为罕见，可作为一个孤立的变异，也可与其他先天变异并发。环状胰腺在新生儿期可表现为十二指肠或胆道梗阻。在成人中其可并发溃疡、十二指肠梗阻或胰腺炎。CT显示胰腺组织环绕十二指肠降部（图13-3）。有症状的环状胰腺需手术切除。

五、胰腺脂肪浸润

胰腺脂肪浸润通常与衰老和肥胖相关，并不

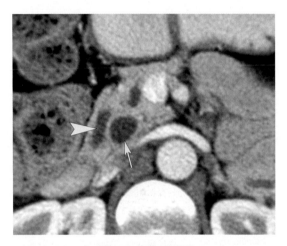

图13-2 ■ 胰腺分裂

放大的胰头增强CT图像显示胰管扩张（无尾箭头）绕过胆总管（CBD，箭头）。主胰管（背侧）开口于更近端的小乳头而不是汇入胆总管后再开口于大乳头。该患者有胰腺炎复发病史，可能与小乳头的轻度梗阻有关

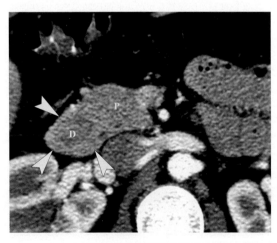

图13-3 ■ 环状胰腺

放大的胰腺（P）头部增强CT图像，可见胰腺组织（无尾箭头）完全环绕稍低密度的十二指肠（D）降部。环状胰腺使十二指肠受压而导致其部分梗阻

影响胰腺的功能。

· 由于腺体无包膜，腺体小叶间脂肪浸润使老年人的胰腺呈羽毛状，类似拖把（图13-4）。

· 脂肪沉积可为弥漫性或分布不均，通常胰头及钩突不受累；有时仅在胰头和钩突发生脂肪沉积，而胰腺的其余部分不受累。

· 在胰腺囊性纤维化进展期，胰腺实质萎缩且脂肪弥漫沉积（图13-5），胰腺外分泌功能严重受损。

六、急性胰腺炎

胰腺炎引起腺泡组织被破坏，局部小胰管破裂，从而导致胰液外漏。由于胰腺外周无包膜，胰液很容易渗入周围组织。胰酶消化溶解筋膜层后扩散到多个解剖间隙。成人急性胰腺炎最常见的诱因是胆道结石或酗酒（表13-1）。临床上，根据急性腹痛、血清淀粉酶和脂肪酶升高可诊断胰腺炎。CT用来判断疾病的严重程度和是否存在并发症。CT征象的严重程度与预后相关。坏死性胰腺炎的胰腺组织坏死与发病率和死亡率升高相关。并发症相关的其他高危因素包括高龄、胆石症及入院时器官衰竭。

· 胰腺改变包括胰腺局灶性或弥漫性增大，胰腺实质密度因水肿而降低，胰腺边界模糊，提示间质水肿性胰腺炎。

· 胰周改变包括脂肪内条索状高密度影，脂肪界面模糊，受累的腹膜后筋膜增厚。

胰腺炎并发症如下：

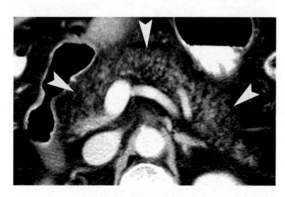

图13-4 ■ 胰腺脂肪浸润

萎缩胰腺（无尾箭头）的小叶间脂肪浸润。虽然胰腺呈弥漫性萎缩伴脂肪浸润，但该老年患者的胰腺外分泌和内分泌功能仍正常

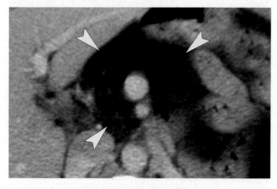

图13-5 ■ 囊性纤维化

囊性纤维化患者的胰头CT图像，可见胰腺实质（无尾箭头）几乎完全被脂肪取代而萎缩。这是囊性纤维化患者的常见CT表现。V，肠系膜上静脉；A，肠系膜上动脉

表13-1 急性胰腺炎的诱因
酗酒
胆道结石或嵌顿（最常见原因）
代谢性疾病
遗传性胰腺炎，常染色体显性遗传
高钙血症
高脂血症，Ⅰ型和Ⅴ型
营养不良
创伤
腹部闭合性损伤
手术
内镜逆行胰胆管造影
穿透性溃疡
恶性肿瘤
胰腺癌
淋巴瘤
药物（皮质类固醇、四环素、呋塞米等）
感染
病毒（流行性腮腺炎、肝炎、传染性单核细胞增多症、AIDS）
寄生虫（蛔虫、华支睾吸虫）
结构性
胆总管囊肿
胰腺分裂
特发性（占急性胰腺炎病例的20%）

· 坏死表现为增强后胰腺局部无强化的液化区（图13-6）。坏死组织极易发生感染，可发生于30%的患者。增强后的动脉期扫描对于准确诊断胰腺炎至关重要。胰腺组织存在坏死时，诊为坏死性胰腺炎，坏死会增加疾病的严重程度和死亡的风险。长段坏死（>2cm）伴有胰管的连续性中断和胰液的持续渗漏。

· 急性胰周积液表现为位于胰床和腹膜后的无包膜的、密度均匀的积液，常累及全腹（图13-7和图13-8）。大多数急性胰周液体积聚在几周内自行吸收。

· 急性坏死灶包含液体和数量不定的坏死的非液化物质，这些聚集物极易感染，大部分坏死灶在6周内液化。

· 包裹性坏死（WON）是指超过4周的液体积聚，其内包含坏死的胰腺组织或胰周组织。包裹性坏死由非上皮细胞构成的厚壁包裹。非液

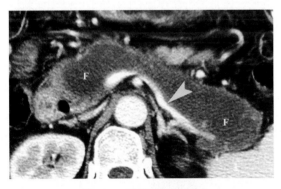

图13-6 ■坏死性胰腺炎

液化坏死组织已经完全破坏了胰腺组织，可见包裹性积液（F）位于脾静脉（无尾箭头）前方的胰床内

化的坏死物可能需要手术引流。

· 假性囊肿是境界清楚的圆形或椭圆形的积液灶伴清晰的、可强化的纤维包膜。持续存在4~6周的积液才可能形成纤维包膜，成为胰腺假性囊肿（图13-9）。根据定义，假性囊肿仅包含液体，在大多数情况下其可以通过导管引流得到有效治疗。

· 30%~70%的患者发生感染，在坏死组织和积液内出现细菌生长。感染使预后明显恶化，死亡率由无菌坏死的5%~10%上升至20%~30%。积液内出现气体（图13-10）提示可能合并感染，但感染性积液与无菌性积液难以区分。需行CT、超声、内镜超声引导下穿刺以明确诊断。

· 血管或肠管受侵可导致出血，表现为腹膜后或腹腔内高密度的液体；出血通常伴随坏死，因此，坏死性胰腺炎也称为出血性胰腺炎。

· 假性动脉瘤由受侵蚀的动脉管壁持续流出的血液包裹形成。在假性动脉瘤内，可见涡流和来回往复的血流。其大出血的风险很高。胰腺积液经皮穿刺前，必须先行增强CT或多普勒超声以除外假性动脉瘤（图13-11）。3%~10%的急性胰腺炎患者发生假性动脉瘤。

· 炎症可导致脾静脉和其他胰周血管的血栓形成。形成血栓的静脉因血栓而扩张且静脉期不强化。

· 胰液漏入腹腔并刺激腹膜分泌液体从而形成胰源性腹水。胰源性腹水含有较高的淀粉酶。

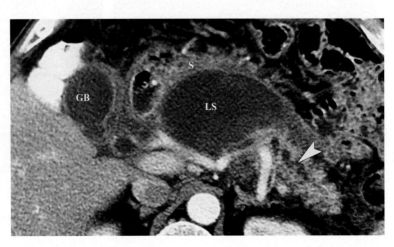

图13-7 ■急性胰腺炎：积液

急性胰腺炎产生的积液从坏死的胰腺组织扩散至小网膜囊（LS），压迫胃（S）并延及胆囊（GB）周围。远端胰管（无尾箭头）扩张

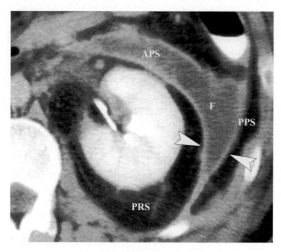

图13-8■急性胰腺炎：积液

胰液（F）和炎症从胰腺蔓延至肾旁前间隙（APS），包绕部分左肾，并延至肾后筋膜的两层之间（无尾箭头）。注意：肾周间隙（PRS）和肾旁后间隙（PPS）未累及

· 50%急性胰腺炎患者复发的原因是酗酒。

七、慢性胰腺炎

慢性胰腺炎是一种慢性炎症性疾病，其特征是进行性胰腺损害伴不可逆的纤维化。患者有慢性腹痛症状，并可能进展为胰腺的内分泌和外分泌功能障碍。这个过程引起主要结构不同组合的异常，包括实质萎缩、钙化、胰管狭窄及扩张、积液、假性囊肿及胰周脂肪改变。许多慢性胰腺炎患者有反复的急性发作，慢性胰腺炎似乎是一种独立的疾病。慢性胰腺炎患者的平均年龄比急性胰腺炎患者年轻13岁。急性胰腺炎很少导致慢性胰腺炎的进展。慢性胰腺炎的病因包括酒精中毒（60%）、常染色体显性遗传性疾病、自身免疫性疾病、热带性胰腺炎、非酒精性导管破坏性胰腺炎及特发性原因（30%）。

· 钙化普遍存在（30% ～ 50%的病例），呈局灶性或弥漫性分布在整个胰腺（图13-12）。钙化发生于导管系统，形态多样，从微细点状到粗糙钙化。胰腺钙化最常发生于酗酒引起的慢性胰腺炎及遗传性胰腺炎。

· 54%的慢性胰腺炎伴有局灶性或弥漫性腺体萎缩（图13-13），萎缩可能导致外分泌功能不全和糖尿病。

· 68%的慢性胰腺炎伴有胰管局部狭窄和扩张，即特征性的"串珠样"改变（图13-13）。

· 局部炎症引起的胰腺局灶性肿大较为常见（30%的病例），其必须与肿瘤进行鉴别（图13-14）。肿块内伴有钙化，提示胰腺炎的可能性大于肿瘤。通常需行超声或CT引导下的经皮穿刺活检或内镜超声引导下的穿刺活检以确诊。

· 胰腺段胆总管的炎症性狭窄可引起上游胆管扩张（图13-12）。

· 慢性胰腺炎反复急性发作导致积液（占30%）。

· 25% ～ 40%的慢性胰腺炎患者可见假性胰腺囊肿。

· 胰周组织的炎性改变表现为筋膜增厚和胰周脂肪间隙的条状高密度影，从而导致胰腺边界模糊。

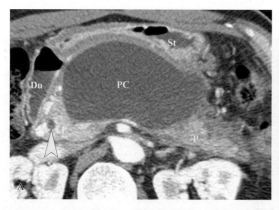
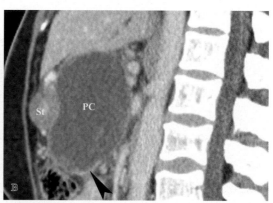

图13-9■胰腺假性囊肿

A.增强CT轴位图像，胰腺前方可见慢性积液（PC），并压迫胰腺（P）。胃（St）受压前移，十二指肠（Du）外移，可见位于胰头的胆总管（无尾箭头）。B.矢状位重组图像更好地显示了假性囊肿（PC）的包膜（无尾箭头）

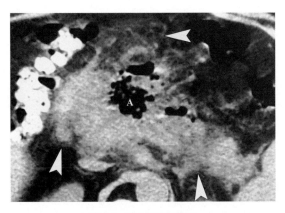

图 13-10 ▪ 胰腺脓肿

十二指肠穿透性溃疡导致胰腺炎、胰腺脓肿和胰十二指肠瘘。胰床内可见大量气体积聚（A）。胰腺周围的炎症（无尾箭头）使胰腺边缘模糊，炎症一直延伸到小肠系膜

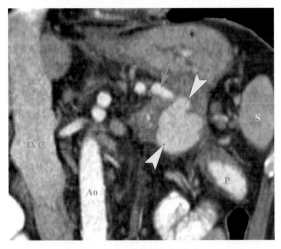

图 13-11 ▪ 假性动脉瘤

急性胰腺炎患者，增强CT冠状位重组图像显示了脾动脉（箭头）的分叶状假性动脉瘤（无尾箭头）。解剖标志包括主动脉（Ao）、下腔静脉（IVC）、胰尾（P）和脾（S）

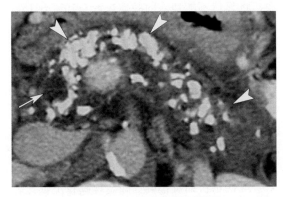

图 13-12 ▪ 慢性胰腺炎：钙化

复发性酒精性胰腺炎患者，整个胰腺可见无数粗大的钙化（无尾箭头），胰头的良性狭窄引起胆总管（箭头）轻度扩张

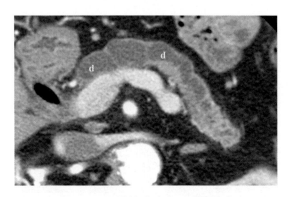

图 13-13 ▪ 慢性胰腺炎：胰管扩张

胰管（d）呈明显的串珠状扩张，胰腺实质严重萎缩

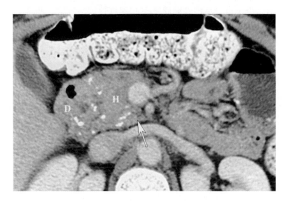

图 13-14 ▪ 慢性胰腺炎：肿块

慢性胰腺炎引起胰头（H）增大和钩突（箭头）尖端变钝。肿块部分包绕十二指肠（D）。钙化提示良性病变可能性大，常见于慢性胰腺炎，胰腺癌罕见钙化。比较图 13-16 和图 13-17

八、自身免疫性胰腺炎

自身免疫性胰腺炎是以导管周围淋巴浆细胞性炎症为特征的一种特殊类型的慢性胰腺炎。主要发生于60～70岁的老年男性。患者出现腹痛、食欲缺乏、体重减轻和梗阻性黄疸。根据免疫球蛋白 G_4 水平升高可与肿瘤相鉴别。其他表现包括脂膜炎、硬化性胆管炎、溃疡性结肠炎、纤维化纵隔炎和腹膜后纤维化。

· 胰腺弥漫性增大伴有特征性的、光滑的"鞘膜"征，其特征性外观被称为"腊肠胰"（图 13-15）。

· 增强后，胰腺实质强化程度较弱且强化延迟。

· 胰管呈弥漫性不规则狭窄。

· 胆总管常狭窄，伴管壁增厚、强化。

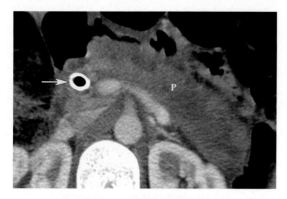

图13-15 ■ 自身免疫性胰腺炎

增强CT显示胰腺（P）弥漫性不规则增大，境界清晰。由于自身免疫性胰腺炎引起胆总管远端狭窄，胆总管内可见置入的Wallstent支架（箭头）

· 胰腺可局灶性增大，类似肿块。局灶性自身免疫性胰腺炎呈缓慢渐进性强化，而胰腺癌因轻度强化而呈低密度。无论是自身免疫性胰腺炎还是胰腺癌，均可见胰腺和胰周的血管狭窄。PET-CT可显示胰腺和胰周的多发性摄取，其是自身免疫性胰腺炎的特征性表现，不见于胰腺癌。

· 自身免疫性胰腺炎的另一个特征是经皮质类固醇治疗后可部分或完全缓解，而其他类型的慢性胰腺炎未观察到这种治疗效果。

九、沟槽状胰腺炎

沟槽状胰腺炎的特征是炎症累及位于胰头和十二指肠降部交界处的沟槽。十二指肠壁增厚和纤维化，并含有囊性病灶。30～50岁有酗酒史的男性患者最常见。十二指肠梗阻引起剧烈腹痛、恶心、呕吐和体重减轻。沟槽状胰腺炎的病因尚不明确。

· CT显示胰头呈局灶性低密度，伴十二指肠壁炎性增厚和小囊肿。

· 胆总管呈渐进性狭窄。

· 纤维化和炎症仅发生在沟槽，不累及胰头。

· 其与胰腺癌鉴别有一定困难。侵犯血管是诊断肿瘤的有力证据。磁共振胰胆管造影（MRCP）显示胆总管渐进性狭窄，提示沟槽性胰腺炎，而胆总管的骤然狭窄提示胰腺癌。表13-2列出了胰腺实性病变的可能性诊断。

表13-2　胰腺的实性病变的鉴别诊断
恶性实体肿瘤
导管腺癌
胰腺神经内分泌肿瘤
胰腺淋巴瘤
转移瘤
实性假乳头状瘤
胰母细胞瘤
腺泡细胞癌
间叶组织肿瘤（肉瘤、纤维组织细胞瘤等）
非肿瘤性实性病变
局灶性慢性胰腺炎
自身免疫性胰腺炎
沟槽状胰腺炎
弥漫性胰腺脂肪浸润中的局灶性正常胰腺
胰内副脾
分叶状胰腺
胰腺结节病

十、胰腺癌

胰腺癌是一种侵袭性且常致命的肿瘤。5年存活率只有3%。唯一现实的治疗希望是早期发现和积极的外科切除术（Whipple程序）。好发年龄为60～80岁。导管腺癌占胰腺恶性肿瘤的90%。依据CT表现进行术前分期至关重要，将显然不能切除的肿瘤患者与10%～15%的可能手术切除癌灶的患者区分开来，后者中有70%～85%可进行手术切除。CT血管造影对确定肿瘤的血管侵犯范围非常有帮助。然而，大多数接受积极手术治疗的患者最终仍死于该病。

· 肿瘤表现为低密度肿块（占96%）；与正常胰腺实质相比，增强后仅轻度强化；由于局灶性慢性胰腺炎可能与胰腺恶性肿瘤极其相似，常需要活检以明确诊断。胰腺癌钙化少见。肿瘤可局限在胰头（60%）、胰体（15%）和胰尾（5%），或弥漫累及整个胰腺（20%）。表13-2列出了胰腺实性病变的鉴别诊断。

· 肿瘤可能很小，表现为胰腺的局灶性增大伴表面分叶状外观缺如。

· 通常，肿瘤近端的胰管和（或）胆总管扩张。

· 近肿瘤端的胰腺组织可发生萎缩。

· 可同时存在急性胰腺炎、慢性胰腺炎的征象。

潜在可切除的征象包括以下内容：

· 孤立的胰腺肿块，伴或不伴胆管和胰管的扩张（图13-16）。

· 胆总管或胰管扩张（胰腺头部胰管直径＞5mm或胰腺尾部胰管直径＞3mm，胆总管直径＞9mm），但未见明确的胰腺肿块。10%患者的胰腺肿块与胰腺实质呈等密度，可能需行MRI或内镜超声来明确肿块是否存在。

· 肿瘤不一定累及区域淋巴结，淋巴结的大小不是肿瘤累及的可靠标准，存在肿大的淋巴结（＞10mm）也并不排除其可切除性。

· 未见肿瘤累及腹腔干、肠系膜上动脉和肝动脉周围的脂肪界面的征象。

· 肠系膜上静脉或门静脉与肿瘤相邻但管腔未见狭窄时，可行手术切除肿瘤和静脉重建。

不可切除的征象如下：

· 主要动脉受累，或主要静脉的长段受累或闭塞导致肿瘤无法切除（图13-17）。

· 肿瘤蔓延至胰腺外，存在肝脏或远处转移，存在手术区域以外的淋巴结转移。

· 肿瘤组织侵犯邻近脏器（脾、胃、十二指肠）。

· 肿瘤包裹（＞180°）腹腔干、肠系膜上动脉或主动脉，伴血管壁增厚；肿瘤侵犯血管壁紧邻的腹腔壁脂肪；血管腔狭窄、被包裹或变形；增强后血管未见强化（提示管腔闭塞）或侧支血管扩张。

· 肠系膜上静脉或门静脉的长段闭塞，阻碍了手术重建。

· 腹水是腹膜转移的可能征象，可行穿刺抽液术进一步证实。

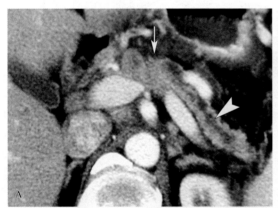

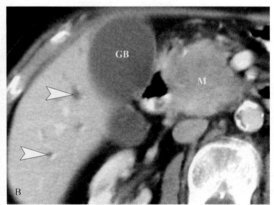

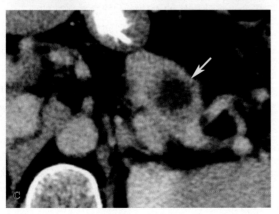

图13-16 ▊ 3例可手术切除的胰腺癌

A.胰体的微小肿瘤（箭头）之所以被发现是因为它阻塞胰管致胰管扩张（无尾箭头），伴胰尾萎缩。B.胰头肿块（M）阻塞胆总管，导致肝内胆管扩张（无尾箭头）和胆囊（GB）增大。C.偶然发现的胰尾部孤立肿块（箭头），无其他征象；以上3个病灶均在手术中完整切除

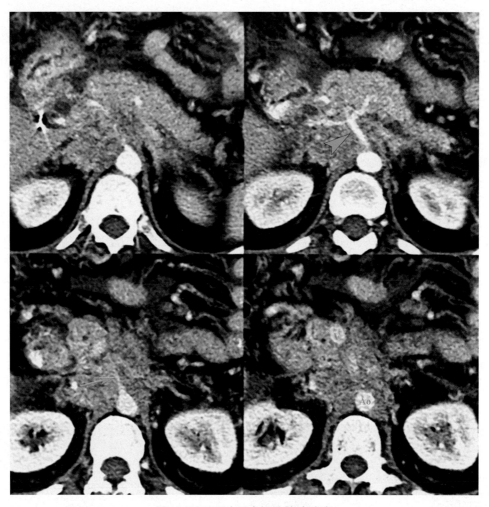

图 13-17 ■ 无法手术切除的胰腺癌

4幅CT增强图像显示肿块包绕腹腔干（无尾箭头）、肝总动脉和脾动脉、肠系膜上动脉（箭头）和肠系膜上静脉（V）。肿瘤广泛浸润腹膜后脂肪并部分包绕主动脉（Ao）

十一、神经内分泌肿瘤

神经内分泌肿瘤（NETS，以前称为胰岛细胞瘤）占所有胰腺肿瘤的10%。肿瘤可为功能性，分泌具有代谢活性的激素，激素分泌过多则引起相应的临床症状；肿瘤也可为无功能性，表现为局部占位效应、肠梗阻或转移。多达25%的NETS与多发性内分泌腺瘤病Ⅱ型、神经纤维瘤病Ⅱ型、希佩尔-林道综合征或结节性硬化症有关。功能性NETS通常在肿块很小时就表现出明显的临床症状。无功能性肿瘤（60%～80%的胰腺NETS）无临床症状，直到长成大肿块时才出现症状。功能性肿瘤的恶变潜能各不相同，胰岛

素瘤有10%发生恶变，胃泌素瘤为60%恶变，胰高血糖素瘤为70%恶变，血管活性肠肽瘤为75%恶变。高达90%的无功能性肿瘤是恶性的。

· 小肿瘤（1～2cm）密度均匀，平扫时通常与胰腺实质呈等密度，增强后在动脉期呈明显均匀强化（图13-18）。功能性肿瘤通常较小。

· 大肿瘤（4～20cm）密度常不均匀，可伴钙化、囊变、坏死、血管侵犯和肿瘤直接浸润邻近结构（图13-19）。无功能性肿瘤通常较大。

· 转移（占就诊病例的20%～40%）发生在淋巴结、肝脏及远处器官（肺、骨、腹腔、颅脑和乳腺）。转移瘤通常为富血供，增强后呈明显强化。

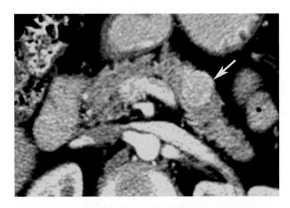

图13-18 ■ 小的神经内分泌瘤：胰岛细胞瘤

分泌胰岛素的、小的神经内分泌肿瘤（箭头）在增强CT动脉期图像上呈早期强化。患者临床表现为发作性低血糖。分泌激素的神经内分泌肿瘤通常在肿瘤体积小时就表现出相应的临床症状

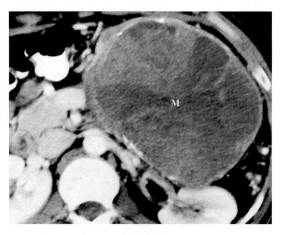

图13-19 ■ 恶性无功能性神经内分泌肿瘤

胰体尾部一个巨大的不均匀实性肿块（M），推移肠管并挤压左肾。无功能性肿瘤可增长到较大体积而无临床症状

十二、胰腺淋巴瘤

因为淋巴瘤与胰腺癌的诊治截然不同，所以必须把两者鉴别开。胰周的肿大淋巴结直接蔓延累及胰腺最常见，大多数是非霍奇金B细胞淋巴瘤累及胰腺（约占淋巴瘤患者的30%），特别是AIDS相关性淋巴瘤。原发于胰腺的淋巴瘤罕见（不到胰腺肿瘤的0.5%）。

· 淋巴瘤的典型表现为边界清楚的局灶性肿瘤，密度均匀且低于肌肉，增强后强化较弱但均匀。区分淋巴瘤和胰腺癌的一个特征是淋巴瘤的主胰管通常不扩张或仅轻微扩张。

· 胰腺呈弥漫性浸润，类似胰腺炎，却没有胰腺炎发生的临床证据。

· 胰周的肿大淋巴结蔓延并侵犯胰腺是继发性胰腺淋巴瘤的特征（图13-20）。

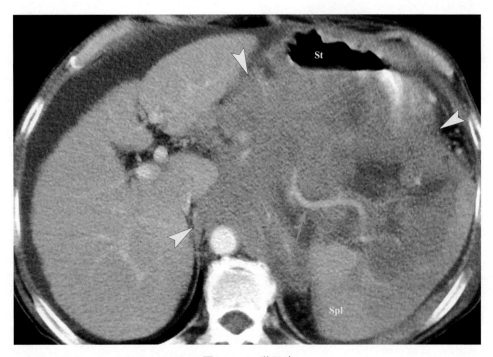

图13-20 ■ 淋巴瘤

多发的肿大淋巴结相互融合（无尾箭头）并包裹胰腺，侵及脾（Spl），并推移胃（St）。在肿块内清晰可见脾动脉（箭头）

- 肿块体积很大但胰管无扩张或仅轻微扩张，强烈提示淋巴瘤而非胰腺癌。
- 肾静脉水平以下的淋巴结肿大见于淋巴瘤，而不可见于胰腺癌。
- 罕见血管侵犯、肿瘤坏死和钙化。

十三、胰腺转移瘤

恶性肿瘤转移到胰腺不常见，仅见于3%～12%的晚期恶性肿瘤患者。最常见的原发性肿瘤是黑色素瘤和肾癌、肺癌或乳腺癌。转移瘤占胰腺肿瘤的2%～4%。

- 大多数肿瘤呈圆形或卵圆形，边界光滑清晰。
- 转移发生在胰腺各部位的概率均等。
- 大多数转移瘤（75%）呈不均匀强化。
- 肾癌的转移灶通常均匀且富血供（图13-21），类似NETS。

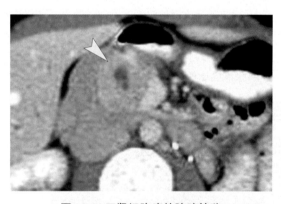

图13-21 ■ 肾细胞癌的胰腺转移
胰腺头部可见明显强化的肿瘤（无尾箭头），该患者有肾癌切除史，证实为肾癌的胰腺转移，肿瘤中央可见低密度坏死灶

- 肿瘤通常是孤立的（50%～79%的病例），类似于原发性胰腺癌。
- 弥漫受累（5%～44%的病例）导致胰腺弥漫性肿大。
- 多发性结节见于5%～17%的病例。
- 胰腺血管受累少见。
- 位于胰头颈部的转移灶可能阻塞主胰管（占37%的病例）或胆总管。
- 通常存在其他脏器和淋巴结的转移。

十四、胰腺囊性病变

胰腺囊性病变的检出率越来越高。虽然大多数为良性，但仍有不少是恶性或潜在恶性的，需要准确诊断以指导治疗（表13-3）。

（一）假性囊肿

假性囊肿是胰腺及胰周最常见的囊性病变，本质上是纤维囊壁包裹的胰腺积液，由反复发作的急性胰腺炎引起。虽然大多数胰腺炎患者有腹痛，但也有部分患者不伴腹痛。假性囊肿必须与其他胰腺囊性病变进行鉴别诊断。从假性囊肿中抽出的液体含有较高的淀粉酶。

表13-3 胰腺囊性病变的鉴别诊断

假性囊肿
浆液性囊腺瘤
黏液囊性肿瘤
导管内乳头状黏液性肿瘤
实性乳头状上皮肿瘤
真性上皮囊肿
十二指肠憩室
囊性神经内分泌肿瘤
导管腺癌伴囊性变
囊性转移瘤
囊变的肉瘤、血管瘤、副神经节瘤

- 假性囊肿在CT上呈低密度的积液（图13-9），可为单房或多房。由于存在出血或液化的细胞碎片，囊肿密度可能高于单纯的液体。
- 囊壁清晰且厚度不定，囊内不含实性组织或强化的成分。囊壁偶见钙化。
- 大多数是单房，部分含有少量分隔。
- 通常存在胰腺炎的征象。

（二）浆液性囊腺瘤

浆液性囊腺瘤是良性的胰腺囊性肿瘤，无恶变潜能。大多数病灶被偶然发现。其常见于von Hippel-Lindau综合征患者。浆液性囊肿的囊液清澈。内镜超声引导下穿刺引流出清液而不是黏液有助于确定诊断。病灶可表现为两种形态。

· 典型表现（只见于20%的病例）是无数细小囊肿构成的、呈多孔蜂窝状外观的、边界清晰的肿块（图13-22）。中央有星状瘢痕，常伴钙化（图13-23）。无数细小的囊肿可能表现为低密度的实性肿块。

· 更常表现为大小为2～6cm的单房结构，与黏液性囊性肿瘤难以区分。分叶状轮廓、囊壁无强化且位于胰头，提示浆液性囊腺瘤。

· 浆液性囊腺瘤最常见于胰腺头部。

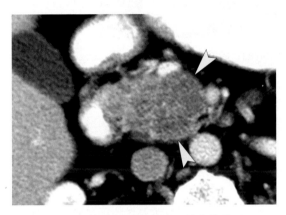

图13-22　浆液性囊腺瘤：蜂窝状外观

胰头的囊性病变（无尾箭头）内含数个小囊，使其呈蜂窝状外观。病变的发生部位和形态都符合浆液性囊腺瘤的特征

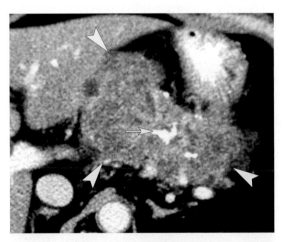

图13-23　浆液性囊腺瘤

虽然病灶由无数微小囊肿构成，但该肿瘤（无尾箭头之间）表现与实性肿块相似，病灶中央钙化的星状瘢痕（箭头）为其特征性表现；该肿瘤为良性，发生在胰腺颈部

（三）黏液性囊性肿瘤

黏液性囊性肿瘤（MCN）是胰腺罕见的原发性肿瘤，最常见于中年女性（约95%），均为囊腺癌，尽管大多数是低级别的。低级别黏液性囊性肿瘤手术切除预后良好。高级别侵袭性黏液性囊腺癌（6%～36%的病例）预后不良。卵巢间质的组织学鉴定可区别黏液性囊性肿瘤与其他胰腺肿瘤。所有黏液性囊性肿瘤均建议手术切除。

· 肿瘤表现为多房囊肿，内见薄壁（＜2mm）分隔（图13-24）。典型表现为6个或更少的、大于2cm的囊肿。CT平扫时可能无法显示薄壁分隔，但增强后分隔常明显强化而清楚显示。

· 囊肿密度因内容物的不同而各不相同（水、黏液、出血密度）。

· 10%的病灶可伴包膜或分隔钙化。周边钙化是黏液性囊性肿瘤的特征，而浆液性囊腺瘤只有中央钙化。

· 病变的直径范围为2～36cm，平均为6～10cm。

· 黏液性囊性肿瘤最常见于胰体远端和胰尾。

· 此类肿瘤不与胰腺的导管系统相通。

· 其可见转移（图13-25）。

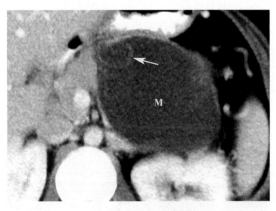

图13-24　黏液性囊性肿瘤

胰体可见巨大的囊性肿块（M），内见强化的薄分隔（箭头）。鉴别诊断包括假性囊肿和浆液性囊腺瘤的大囊型

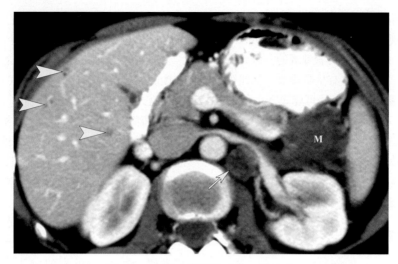

图13-25 ▪ 黏液性囊性肿瘤：转移瘤

胰尾可见低密度囊性肿块（M）。肝内可见多发小的低密度灶（无尾箭头），左肾静脉后方可见肿大淋巴结（箭头），提示为恶性肿瘤的转移灶

（四）导管内乳头状黏液瘤

正如其名，胰腺导管内乳头状黏液瘤（IPMN）在胰管内分泌大量黏蛋白，导致导管进行性扩张。IPMN分成主胰管型和分支胰管型。分支胰管型预后较好。IPMN分支胰管型和主胰管型的癌变率分别是15% ～ 20%和60% ～ 92%。IPMN源于胰管内衬的上皮细胞。组织学范围包括从增生到腺癌。组织学上，IPMN缺乏卵巢间质，因此可与黏液性囊性肿瘤相鉴别。

· 起自主胰管的IPMN引起弥漫性或节段性胰管明显扩张伴胰腺实质萎缩（图13-26）。扩张

导管内可见明显不规则的钙化灶。

· 分支胰管型IPMN呈葡萄串样，突出于胰腺轮廓。分支胰管型IPMN最常位于钩突（图13-27）。

· 导管内乳头状实性肿块可在扩张的胰管内看到，并可作为恶性肿瘤的有力证据。主胰管扩张＞15mm也提示恶性。

· 磁共振胰胆管造影及内镜逆行胰胆管造影可显示IPMN和胰管之间相通的特点。

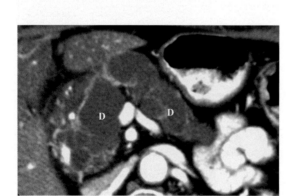

图13-26 ▪ 导管内乳头状黏液性肿瘤：主胰管型

主胰管（D）弥漫增大呈串珠样，仅可见到极少的胰腺实质

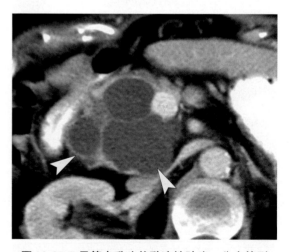

图13-27 ▪ 导管内乳头状黏液性肿瘤：分支管型

位于胰腺钩突的多囊性肿块（无尾箭头）包绕肠系膜上静脉（V）。磁共振胰胆管造影证实病变与胰管相通

（五）真性上皮囊肿

胰腺真性囊肿罕见，发生率远远低于胰腺假性囊肿。先天性真性上皮囊肿通常为单发的。胰腺多发囊肿见于von Hippel-Lindau综合征（50%的患者）和常染色体显性遗传性多囊性疾病（5%的患者）。在极少数情况下，真性囊肿可见于囊性纤维化患者。

· 囊肿界清，充满液体，大小不一，囊壁厚薄不定（图13-28），无内部分隔，不强化。

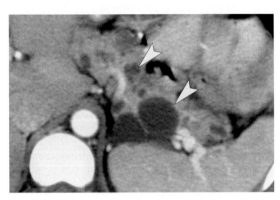

图 13-28 ■ von Hippel-Lindau 综合征

该von Hippel-Lindau综合征患者的整个胰腺可见弥漫的多房和单房囊肿（无尾箭头）

· 在von Hippel-Lindau综合征的患者中，胰腺还可合并浆液性囊腺瘤（12%）和神经内分泌肿瘤（7%～12%）。少数神经内分泌肿瘤是恶性的。胰腺的囊性病变是良性的。

（六）十二指肠憩室

十二指肠憩室是一种常见病，憩室内可以完全充满液体，类似胰腺的囊性肿瘤（图13-29）。

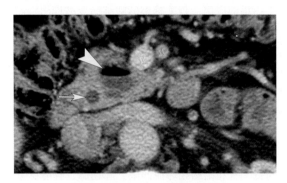

图13-29 ■ 十二指肠憩室

十二指肠降部可见憩室（无尾箭头），表现为位于胰头钩突的、含气-液平面的肿块。十二指肠憩室的表现可能类似于胰腺囊性肿瘤或脓肿。胆总管（CBD，箭头）走行于憩室旁，偶然可见胆总管开口于憩室而非十二指肠。十二指肠憩室可能会导致胆总管梗阻。V，肠系膜上静脉；A，肠系膜上动脉

参考文献

Borghei P, Sokhandon F, Shirkhoda A, Morgan DE: Anomalies,anatomic variants, and sources of diagnostic pitfalls in pancreatic imaging. *Radiology* 266:28–36, 2013.

Coakley FV, Hanley-Knutson K, Mongan J, et al.: Pancreatic imaging mimics: Part 1, imaging mimics of pancreatic adenocarcinoma. *AJR Am J Roentgenol* 199:301–308, 2012.

Horger M, Lamprecht H-G, Bares R, et al.: Systemic IgG-4-related sclerosing disease: Spectrum of imaging findings and differential diagnosis. *AJR Am J Roentgenol* 199:W276–W282, 2012.

Khan A, Khosa F, Eisenberg RL: Cystic lesions of the pancreas. *AJR Am J Roentgenol* 196:W668–W677, 2011.

Low G, Panu A, Millo N, Leen E: Multimodality imaging of neoplastic and noneneoplastic solid lesions of the pancreas. *Radiographics* 31:993–1015, 2011.

Mortele KJ, Rocha TC, Streeter JL, Taylor AJ: Multimodality imaging of pancreatic and biliary congenital anomalies. *Radiographics* 26:715–731, 2006.

O'Connor OJ, Buckley JM, Maher MM: Imaging of the complications of acute pancreatitis. *AJR Am J Roentgenol* 197:W375–W381, 2011.

Perez-Johnston R, Sainani NI, Sahani DV: Imaging of chronic pancreatitis (including groove and autoimmune pancreatitis). *Radiol Clin North Am* 50:447–466, 2012.

Raman SP, Salaria SN, Hruban RH, Fishman EK: Groove pancreatitis: Spectrum of imaging findings and radiologypathology correlation. *AJR Am J Roentgenol* 201:W29–W39,2013.

Raman SP, Hruban RH, Cameron JL, et al.: Pancreatic imaging mimics: Part 2, pancreatic neuroendocrine tumors and their mimics. *AJR Am J Roentgenol* 199:309–318, 2012.

Sahani DV, Bonaffini PA, Fernandez-Del Castillo C, Blake MA: Gastroenteropancreatic neuroendocrine tumors: Role of imaging in diagnosis and management. *Radiology* 266:38–61, 2013.

Shanbhogue AKP, Fasih N, Surabhi VR, et al.: A clinical and radiologic review of uncommon types and causes of pancreatitis. *Radiographics* 29:1003–1026, 2009.

Sunnapwar A, Prasad SR, Menias CO, et al.: Nonalcholic, nonbiliary pancreatitis: Cross-sectional imaging spectrum. *AJR Am J Roentgenol* 195:67–75, 2012.

Tanaka M, Chari S, Adsay V, et al.: International consensus guidelines for management of intraductal papillary mucinous neoplasms and mucinous cystic neoplasms of the pancreas. *Pancreatology* 6:17–32, 2006.

Tempero MA, Amoletti JP, Behrman S, et al.: Pancreatic adenocarcinoma. *J Natl Compr Canc Netw* 8:972–1017, 2010.

Thoeni RF: The revised Atlanta classification of acute pancreatitis: Its importance for the radiologist and its effect on treatment. *Radiology* 262:751–764, 2012.

Yu J, Turner MA, Fulcher AS, Halvorsen RA: Congenital anomalies and normal variants of the pancreaticobiliary tract and pancreas in adults: Part 2, pancreatic duct and pancreas. *AJR Am J Roentgenol* 187:1544–1553, 2006.

第14章

脾　脏

随着高分辨多排螺旋CT和对比增强多期动态扫描的应用，越来越多的脾脏病变被检出。需要结合临床资料和影像学表现对其进行定性诊断，至少需要明确其良恶性。

一、解剖

脾脏位于左上腹，位置相对固定。脾脏柔软，形状与周围结构相契合（图14-1）。脾脏的膈面光滑、外凸，与拱形的横膈相契合，脏面因与胃、肾和结肠相邻而凹陷。脾动脉、脾静脉紧邻胰腺走行至脾门后分为多个分支。正常情况下，脾脏可见分叶、切迹、裂，其可能被误认为异常（图14-2）。观察连续层面的图像，一般可判断脾脏轮廓的分叶为脾脏的一部分。脾脏的分叶边缘锐利，脾脏的周围无异常病变，并且与脾脏的其余部分强化一致。

正常脾脏的CT值低于或等于正常肝脏。脾脏平扫CT值为40～60HU，低于肝脏5～10HU。大多脾脏病变在增强CT上显示最佳。

在动脉期，脾脏呈不均匀、弯曲条索状强化（图14-3），这种强化模式是由脾脏红髓和白髓的血流不同所致。在延迟期，脾脏实质呈均匀强化。快速注射对比剂、充血性心力衰竭、门静脉高压及脾静脉血栓形成，均可导致弯曲条索状的强化模式更明显、更持久。

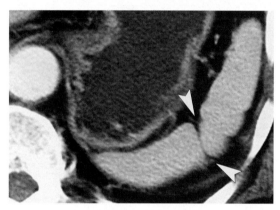

图14-2 ■ 正常脾裂

脾裂显著，但为正常改变（无尾箭头）

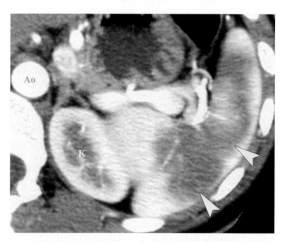

图14-3 ■ 正常脾脏的血流缺损

通过高压注射器经静脉注射对比剂时，早期脾脏呈不均匀强化，形成假的占位效应（无尾箭头）。主动脉强化（Ao）及仅肾皮质强化，提示为动脉早期。数分钟后（未显示）脾脏呈均匀强化

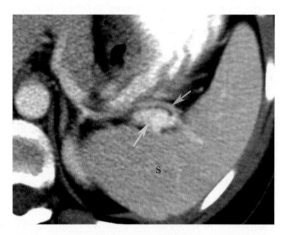

图14-1 ■ 正常脾脏

增强CT显示正常脾脏（S）轮廓光滑、脾脏实质均匀强化。脾门见脾动脉（深蓝箭头）和脾静脉（中蓝箭头）

二、技术因素

腹部CT扫描包括脾脏。一般采用2.5～5mm层厚观察图像，对比剂注射速率为2～3ml/s，总剂量为120～150ml。一般在静脉注射对比剂后50～60s扫描（主要为门脉期）。为明确脾脏肿块的性质，应在平扫后行双期增强扫描（扫描延迟时间分别为30s和60s）。

三、脾脏畸形

（一）副脾

副脾是由正常脾脏组织构成的结节状结构，位于脾脏主体之外。10%～30%的人有单个或多个副脾。

· 副脾呈圆形或椭圆形，直径可达2～3cm，最常见于脾门（图14-4）。

· 副脾的CT值、组织结构、强化模式与脾脏主体相同。

· 脾切除后副脾可增生肥大。

（二）游走脾

游走脾是指正常脾脏位于左上腹以外的区域。先天韧带松弛（常伴有肠管固定异常）使得脾脏可自由移动，从而其可位于腹腔的任何部位。游走脾通常无症状，偶尔表现为扪及腹部肿块，易受创伤和发生脾扭转。

· 如正常脾脏的典型部位未见脾脏并且发现由脾血管供血和引流的异位团块，应诊断为游走脾。

（三）脾脏再生/脾组织植入

脾脏损伤后剩余的脾脏组织和脾脏切除术后残存的副脾均可增生肥大，导致左上腹单个或多个肿块。临床上有脾脏切除术史，且外周血涂片无Howell-Jolly小体，可提示脾脏再生的诊断。Howell-Jolly小体是红细胞核的残留物质，常通过脾脏组织从循环的血液中清除。

· 在CT上，残余的脾脏组织增生除形状异常外，并无其他异常（图14-5）。锝-99m硫胶体放射性核素成像可证实脾脏组织的存在。

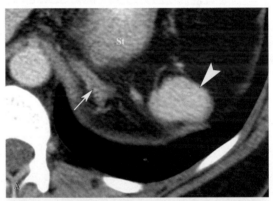
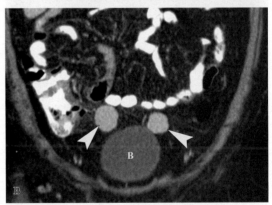

图14-5▉脾脏再生

A.患者因严重的脾破裂行脾脏切除术后，增强CT显示脾床内一均匀强化的圆形肿块（无尾箭头）。解剖标志包括胃（St）和左肾上腺（箭头）。B.同一患者冠状位重组图像显示在膀胱（B）附近可见2枚圆形肿块（无尾箭头），强化程度与图A所示肿块相似。锝硫胶体放射性核素扫描证实其是破碎脾脏残留组织再生的、具有功能的脾脏组织

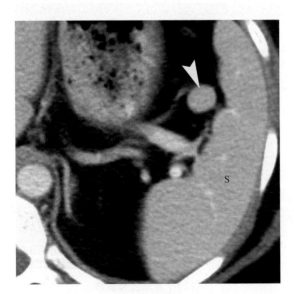

图14-4▉副脾

脾门（S）附近可见副脾（无尾箭头）

（四）脾大

脾脏的大小与年龄、体质、水化状态和营养有关。正常脾脏随年龄增长而逐渐缩小。脾大的原因多种多样，其可为骨髓组织增生性、感染性、充血性及浸润性，多数情况下脾脏的CT密度不变，鉴别诊断主要根据其他CT征象或临床状况。

· 脾脏任一维度的直径超过12～14cm是成人脾大的主要征象。

· 脾下极低于左肾下极是脾大的影像学征象。

四、局灶性病变

（一）囊肿

脾脏囊性病变的病因多种多样。结合CT表现、病史和临床表现，通常可准确诊断。

· 创伤后囊肿是脾脏最常见的囊肿，占所有脾脏囊性病变的80%。创伤性囊肿是由既往的出血、梗死或感染所致，基本上代表脾内血肿的终末期，是一种没有上皮内衬的假性囊肿，囊壁是厚薄不一的纤维组织。囊内常见碎屑、液平、钙乳。30%～40%的病例可见囊壁钙化（图14-6）。

· 先天性内衬上皮性囊肿是真性囊肿，囊壁内衬上皮。本病的其他名称包括表皮样囊肿和间皮囊肿。其通常单发，占脾囊肿的20%。CT表现为边界清晰的单发球形薄壁囊肿（图14-7）。囊肿内容物呈水样密度，无强化。囊内有时可见碎屑。约5%的病例有囊壁钙化。

· 包虫囊肿可能与创伤后囊肿、表皮样囊肿难以鉴别，包虫囊肿在美国罕见。患者有腹痛、发热及脾大。病灶由较大的母囊及囊内近周边部的较小的子囊组成。常见母囊囊壁呈环形钙化。棘球蚴砂表现为囊肿内较高密度的层状碎屑。只有不到2%的包虫病累及脾脏。由于有自发性或创伤后破裂的风险，故脾脏包虫囊肿常采取手术治疗。

· 胰腺炎导致的胰腺假性囊肿是由液体沿胰腺自脾门进入脾实质并聚集所致（图14-8）。CT表现为典型的包膜下水样密度积液。通常可见胰腺炎表现。

（二）脾梗死

脾梗死可无症状或出现左上腹痛。病因包括脾动脉粥样硬化、动脉炎、肿瘤或胰腺炎。其他原因包括系统性栓子和镰状细胞病。脾大是脾梗死的一个诱发因素。如果患者有菌血症，脾梗死

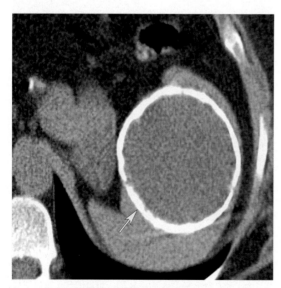

图14-6 ■ 创伤后囊肿
陈旧性血肿液化形成囊肿（箭头），囊壁较厚且可见致密钙化

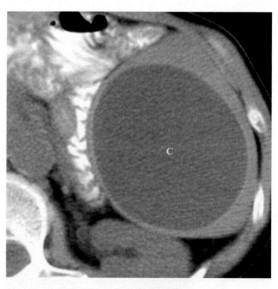

图14-7 ■ 表皮样囊肿
CT平扫显示巨大囊肿（C）使脾膨胀增大，压迫左肾并推移肠管

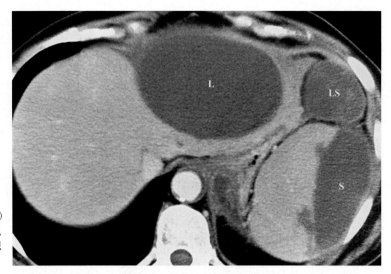

图 14-8 ▉ 胰腺假性囊肿

急性胰腺炎伴肝（L）和脾（S）包膜下积液。网膜囊（LS）也可见包裹性积液。CT引导下穿刺引流证实积液含较多的淀粉酶

易并发感染。

· 急性脾梗死的典型表现为楔形低密度影延伸至脾包膜下。病灶延伸至脾包膜是脾梗死的特征性表现，也有许多脾梗死并不呈楔形（图14-9）。

· 随着时间推移，脾梗死逐渐萎缩，脾轮廓凹陷，形成切迹。梗死区可发生钙化。

（三）细菌性脓肿

脾脏的细菌性脓肿较少见，如果未经治疗，死亡率较高。本病的体征及症状可能并不明显。原有疾病的脾脏尤其易受来自于远隔部位的感染灶经血行播散而来的病菌感染而形成脓肿。脓肿也可能是由邻近器官感染蔓延所致或由创伤性血肿化脓所致。患者常患有糖尿病或免疫系统受损，或为静脉注射吸毒者。

· 脾脓肿的CT表现为单个或多个低密度区，囊壁模糊欠清，可较厚且强化。中央区CT值为20～40HU。脓肿内可见气体（20%）或液体平面。脾脏液性病灶内见气泡影，应考虑诊断脾脓肿（图14-10）。经皮穿刺抽吸出脓液可确诊。推荐采用导管引流或脾切除治疗。

（四）脾脏微脓肿

AIDS、化疗、淋巴瘤、白血病或器官移植而免疫功能低下的患者，可因机会性感染而形成微脓肿。病原微生物包括真菌（念珠菌属、曲霉菌属、隐球菌属、组织胞浆菌属）、结核杆菌、耶氏（卡氏）肺囊虫和巨细胞病毒。

· 脾内有多个大小为2～3mm（最大10mm）的低密度灶（图14-11）。

· 本病需与淋巴瘤、卡波西肉瘤（图14-12）、结节病、转移引起的脾内多发小的低密度灶鉴别。

（五）淋巴瘤

由于脾是人体最大的淋巴器官，因此淋巴瘤常累及脾。脾的原发性淋巴瘤罕见，全身性淋巴瘤累及脾常见。约1/3的淋巴瘤患者有脾累及。CT对于淋巴瘤累及脾的诊断并不可靠。脾可能形态正常但已受累，也可能增大但未受累。局灶病变是淋巴瘤累及脾的可靠征象。

· 淋巴瘤弥漫性浸润可能导致脾均匀增大而无肿块形成。

· 多发性病灶是脾淋巴瘤最主要的特征。病灶可小至粟粒状，大者可达2～10cm。增强后，病灶无强化（图14-13）。

· 淋巴瘤可聚集形成巨大的孤立性肿块。

· 常见脾门、沿脾血管周围及腹部任何区域的肿大淋巴结。

（六）转移

脾转移最常见来源为黑色素瘤、肺癌、乳腺癌和卵巢癌。然而，脾转移非常罕见，在广泛转

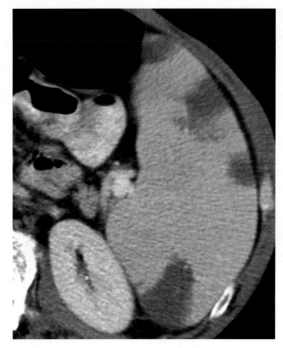

图14-9 ■脾梗死

慢性淋巴细胞性白血病患者，肿大的脾脏内见多个低密度区，其延伸至脾包膜。部分梗死呈楔形，部分不呈楔形。病灶延伸至脾包膜是脾梗死最具特征性的表现

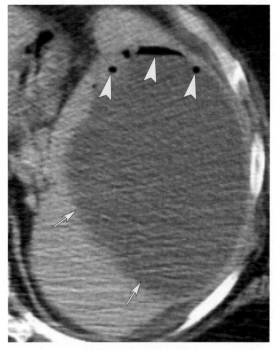

图14-10 ■脾脓肿

白血病患者，CT显示脾大伴脾内较大液性病灶（箭头），内见气泡影（无尾箭头）位于非低垂部位，其是诊断脾脓肿的有力证据

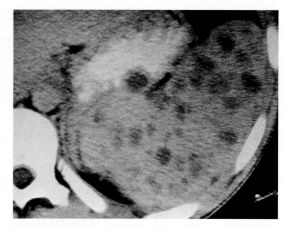

图14-11 ■微小脓肿

急性髓细胞性白血病患者，脾内多发边界欠清的低密度灶。病灶由白念珠菌脓毒血症所致

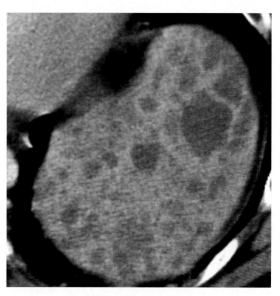

图14-12 ■卡波西肉瘤

AIDS伴皮肤卡波西肉瘤患者，CT显示脾内满布无数低密度灶，其与机会性感染引起微脓肿无法鉴别

移的恶性肿瘤患者中也仅占7%。通过影像学检查检出的转移瘤中，黑色素瘤来源的占50%。脾转移发生于原发肿瘤的病程晚期。

· 大多数转移瘤表现为边界不清的低密度但非水样密度的结节，其有不同程度的边缘强化（图14-14）。

· 黑色素瘤的脾转移通常表现为边界清晰的囊性灶。

· 对于恶性肿瘤患者，除非肿瘤已广泛转移，否则脾内孤立性病灶通常不是转移瘤。

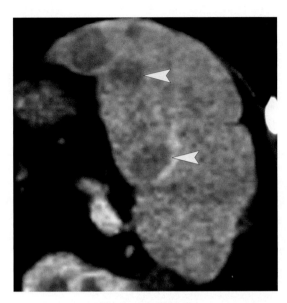

图 14-13 ■淋巴瘤

CT冠状位重组图像显示脾内多发、边界模糊的低密度灶（无尾箭头），病理证实其为非霍奇金淋巴瘤

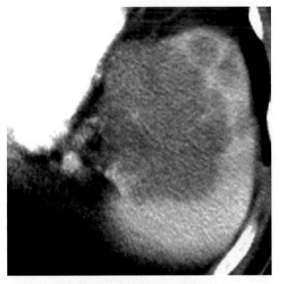

图 14-14 ■脾转移瘤

恶性黑色素瘤的脾转移表现为多发、密度均匀的低密度灶

（七）结节病

结节病是一种系统性肉芽肿性疾病，可累及多个腹部脏器，尤其是肝和脾。约60%的结节病患者累及脾。肝受累则更常见，但通常CT无法检出。

· 脾的结节病可导致脾大或为单发或多发的

边缘模糊的低密度结节（图14-15）。

（八）血管瘤

脾血管瘤虽然较少见，但却是脾最常见的肿瘤。与肝血管瘤一样，脾血管瘤由充满血液、大小不等、内衬内皮细胞的腔隙组成。脾血管瘤大多无症状，但巨大血管瘤可引起疼痛和脾大。确诊有时较困难，因为病变表现多样。

· 脾血管瘤在CT平扫上可呈囊性或实性，病变可单发或多发，大小为1～15cm。Klippel-Trenaunay-Weber综合征伴有脾内多发囊性血管瘤。

· 增强后，脾血管瘤可表现为特征性的边缘结节状强化，与肝血管瘤强化模式极为相似（图14-16）。但常见不典型强化模式。

· 部分脾血管瘤在动脉期呈低密度，而部分病灶在动脉期呈均匀强化。

· 可见中央点状或边缘弧形钙化。

（九）淋巴管瘤

脾淋巴管瘤罕见，通常较小且无临床症状。

· 在CT上，淋巴管瘤通常较小、多发、密度均匀、囊性，囊内CT值为15～35HU。病变

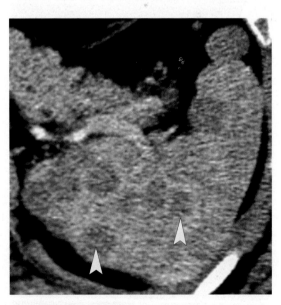

图 14-15 ■结节病

脾内多发边界欠清的低密度结节（无尾箭头），代表结节病的非干酪性肉芽肿；该表现与微脓肿、转移、淋巴瘤和卡波西肉瘤有部分重叠

无强化,一般位于脾包膜下。

(十)错构瘤

错构瘤是一种罕见病变,由脾组织的正常成分混合而成。病变可单发或多发且与结节性硬化有关。

· 脾错构瘤的CT表现类似于脾血管瘤。由于两者均为良性肿瘤,因此鉴别诊断通常并不重要。

· 病灶在CT平扫上呈低密度或等密度(图14-17),增强后缓慢强化,延迟期通常呈等密度。病灶常突出于脾轮廓之外。可见中央点状或边缘弧形钙化。

(十一)血管肉瘤

血管肉瘤是一种极为罕见的脾原发恶性肿瘤。肿瘤呈侵袭性,常广泛转移,尤其是转移至肝。多数患者于12个月内死亡。肿瘤可自发破裂出血进入腹腔。

· 多发散在但边界欠清的强化结节是最常见的CT表现。

· 血管肉瘤也可表现为复杂的囊实性肿块,呈不规则强化(图14-18)。

· 通常可见脾大。

(十二)脾钙化

脾钙化是一种常见的CT表现。

· 脾内多发的小钙化灶(图14-19)而不伴其他异常者,是既往组织胞浆菌或结核杆菌感染所致。

· 粗大的钙化是由既往梗死、感染或创伤所致。

· 镰状细胞贫血单发或合并地中海贫血或血红蛋白C病时,可导致整个脾脏梗死和钙化,从而导致其萎缩且无功能。

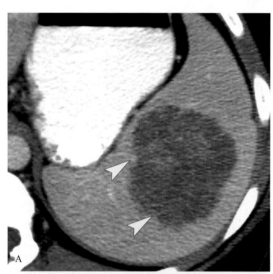

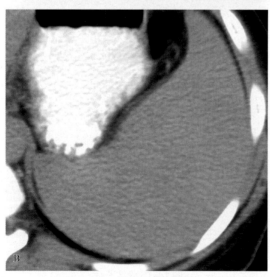

图14-16 ■脾血管瘤

A.早期增强图像显示病灶边缘小结节状强化(无尾箭头)。B.延迟期显示病灶与脾实质呈等密度,显示不清

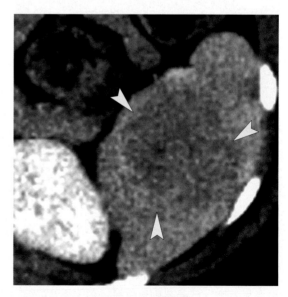

图14-17 ■错构瘤

脾内可见巨大但隐约可见且边界欠清的病灶(无尾箭头),活检证实其为脾错构瘤

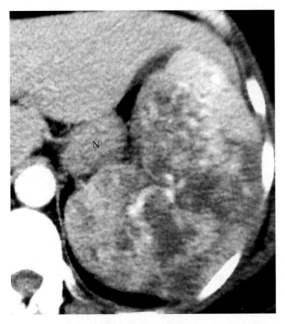

图 14-18 ■ 血管肉瘤

脾内可见高低混杂密度肿块伴杂乱纤曲且强化的血管团取代了大部分脾实质。肿瘤转移致脾门淋巴结增大（N）

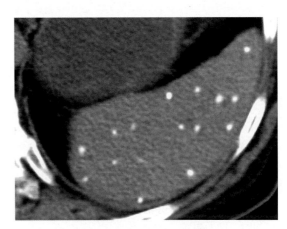

图 14-19 ■ 钙化性肉芽肿

CT 平扫显示脾内钙化性肉芽肿，不伴肿块；该表现最可能的原因是组织胞浆菌病

参考文献

Abbott RM, Levy AD, Aguilera NS, et al.: Primary vascular neoplasms of the spleen: Radiologic–pathologic correlation. *Radiographics* 24:1137–1163, 2004.

Ahmed S, Horton KM, Fishman EK: Splenic incidentalomas. *Radiol Clin North Am* 49:323–347, 2011.

Kaza RK, Azar S, Al-Hawary MM, Francis IR: Primary and secondary neoplasms of the spleen. *Cancer Imaging* 10:173–182, 2010.

Lake ST, Johnson PT, Kawamoto S, et al.: CT of splenosis: Patterns and pitfalls. *AJR Am J Roentgenol* 199:W686–W693,2012.

Mortele KJ, Mortele B, Silverman SG: CT features of the accessory spleen. *AJR Am J Roentgenol* 183:1653–1657,2004.

Saboo SS, Krajewski KM, O'Regan KN, et al.: Spleen in haematological malignancies: Spectrum of imaging findings. *Br J Radiol* 85:81–92, 2012.

Singh AK, Shankar S, Gervais DA, et al.: Image-guided percutaneous splenic interventions. *Radiographics* 32:523–534, 2012.

Urritia M, Mergo PJ, Ros LH, et al.: Cystic lesions of the spleen: Radiologic-pathologic correlation. *Radiographics* 16:107–129, 1996.

第 15 章

肾脏与输尿管

一、肾脏

（一）腹膜后间隙的解剖

详细了解腹膜后筋膜的位置及分隔是准确解读腹部CT的先决条件。腹膜后间隙位于横膈与骨盆缘之间，以肾前筋膜及肾后筋膜为标志分为3个主要的间隙：肾旁前间隙、肾周间隙及肾旁后间隙（图15-1）。

肾旁前间隙位于后壁腹膜与肾前筋膜之间。外侧以侧锥筋膜为界，侧锥筋膜是肾后筋膜后层的延续。胰腺、十二指肠袢、升结肠及降结肠均位于肾旁前间隙中。

肾前筋膜及肾后筋膜包绕着肾脏、肾盂、输尿管近端、肾上腺及肾周间隙内的肾周脂肪。肾周间隙呈一倒置的圆锥形，范围从膈筋膜延伸至髂窝。肾前筋膜（又称Gerota筋膜）较薄，由单层结缔组织构成。肾后筋膜（又称Zuckerkandl筋膜）相对较厚，由2层结缔组织构成。肾后筋膜的前层结缔组织与肾前筋膜相延续。肾后筋膜的后层结缔组织与侧锥筋膜相延续，形成肾旁前间隙的外侧边界。炎性病变如胰腺炎，可由肾旁

前间隙扩散进入肾后筋膜的前层与后层之间。由于肾筋膜与主动脉和下腔静脉（IVC）周围的结缔组织相融合，因此，双侧肾周间隙在中线不相通。由于右侧肾周间隙毗邻肝裸区，因此，右肾的炎症和肿瘤可播散至肝。左侧肾周间隙毗邻左膈下间隙。输尿管穿过倒锥体形的肾周间隙的尖端走行至盆腔。

肾旁后间隙是一个潜在性的间隙，位于肾后筋膜与腹横筋膜之间，通常只包含脂肪。肾后旁脂肪延续至腹部左右两侧，形成在常规腹部X线片上看到的腹膜外脂肪条纹。肾后旁间隙的内界是腰大肌和腰方肌的外侧缘。

肾脏被覆一层致密的纤维囊包膜，CT上其在肾周脂肪衬托下形成一个锐利的边缘。肾包膜下积液或积血可压迫肾实质而使其扭曲变形，但通常不压迫肾周脂肪。肾周脂肪延伸至肾窦，包绕并勾勒出血管和肾集合系统。结缔组织隔膜延续至肾脏与肾筋膜之间。这些隔膜将肾周间隙分为多个区域，当隔膜因为炎症、出血或缺血而增厚时，其可在肾周脂肪区表现为明显的条索样高密度。肾脏的动脉和静脉可以通过追溯其来源的大血管而被识别。右肾动脉走行于下腔静脉的后

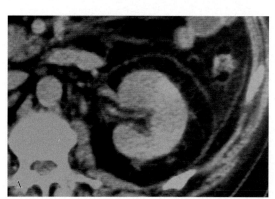
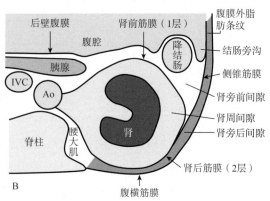

图 15-1 ■ 腹膜后解剖
A.左肾的CT图像。B.后腹膜腔中筋膜的位置与分隔示意图。IVC，下腔静脉；Ao，主动脉

面。左肾静脉横跨于主动脉和肠系膜上动脉之间。主动脉和下腔静脉及它们的分支被筋膜层包绕，通常（但不总是）可以阻断肾旁间隙和肾周间隙之间的交通。

（二）技术因素

因为在通过静脉注射对比剂后，于肾实质可见对比剂浓聚，所以大部分肾脏病变都可以在CT图像上很好地显示。CT平扫图像一般用于诊断钙化及结石，钙化和结石在注射对比剂后容易被掩盖。多排螺旋CT（MDCT）是目前评估肾脏的最佳检查手段。不同检查方法发现肾脏占位的敏感度有很大的差异：传统的排泄性尿路造影的敏感度为67%，超声为79%，而多排螺旋CT的敏感度至少为95%。

（三）肾脏占位的CT检查

为了评估肾脏占位，在静脉团注对比剂之前或之后，应用多排螺旋CT在屏气状态下对选定的部位进行连续薄层扫描。

· 多排螺旋CT采用0.625mm薄层，单次屏气15～20s进行扫描。轴位图像通常重建为2.5～5mm层厚，同时常规进行高分辨冠状位及矢状位重建。

· CT平扫的范围应包括双侧肾脏（图15-2A），主要用于发现结石及钙化，同时作为评估病灶是否强化的基线。

· 使用高压注射器经静脉注射100～150ml浓度为60%的非离子型碘对比剂，注射速率为2.5～3.0ml/s。

· 通常延迟30s扫描获得肾脏皮髓质期（图15-2B和图15-2C）。扫描范围从横膈顶部到肾脏底部。肾脏皮髓质期用于评估其他腹部脏器是否有转移性病灶及评估肾动脉及肾静脉。

· 注射对比剂后80～90s扫描获得肾脏实质期（图15-2D），扫描范围仅包括整个肾脏。

· 注射对比剂后3～5min扫描获得肾盂期。扫描范围可以延至盆腔，以评估腹膜后、输尿管及膀胱。

（四）肾脏皮髓质期扫描

如果腹部CT增强扫描不仅是为了观察肾脏占位的影像特征，则通常采集肾皮质强化的图像（图15-2B和图15-2C）。肾脏皮髓质期一般是在上肢静脉注射对比剂延迟30～50s后可以观察到。由于只有肾皮质强化而无肾髓质强化，因此，此期相在发现肾脏占位方面有局限性。与肾脏实质期相比，肾脏皮髓质期能更好地观察肾动脉和肾静脉。

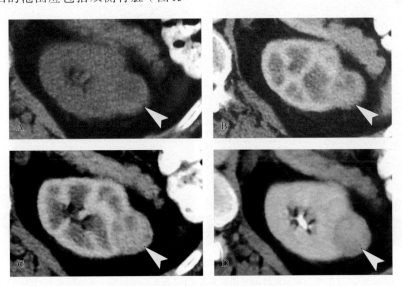

图15-2 ■ 肾脏占位的CT图像

平扫、肾脏皮髓质期、肾脏实质期，左肾小肾癌的多排螺旋CT图像（无尾箭头）。A.平扫，显示肿瘤相对于肾实质呈等密度。B和C.皮髓质期，肿瘤早期动脉强化程度与肾皮质强化一致。D.肾脏实质期，肿瘤相对于肾实质呈稍低密度

（五）CT尿路造影

CT尿路造影（CT-IVP，CT静脉注射肾盂造影）已经成为评估泌尿系统最广泛的成像方法，经常用于检查血尿的病因。CT平扫范围为从肾脏到膀胱，用于检测是否存在结石或肾实质钙化。肾实质期用以评估肾实质的情况。多排螺旋CT采用薄层和冠状位重组来观察肾集合系统及输尿管。膀胱需要被尿液充盈膨胀后才能更好地被评估，因此，须嘱咐患者在检查膀胱前憋尿或夹闭导尿管。

· 不需要肠道准备或口服对比剂。

· CT平扫（结石扫描方案）范围为从肾脏顶部到膀胱底部。

· 静脉注射125～150ml浓度为60%的非离子型碘对比剂，注射速率为3～4ml/s。

· 延迟80s扫描获得肾实质期，采用2.5mm或更薄的层厚，单次屏气时扫描。

· 注射对比剂后5～8min扫描获得肾盂期，薄层（1.25mm）扫描，扫描覆盖整个肾脏、输尿管及膀胱。图像进行横断位、矢状位及冠状位重建（图15-3）。

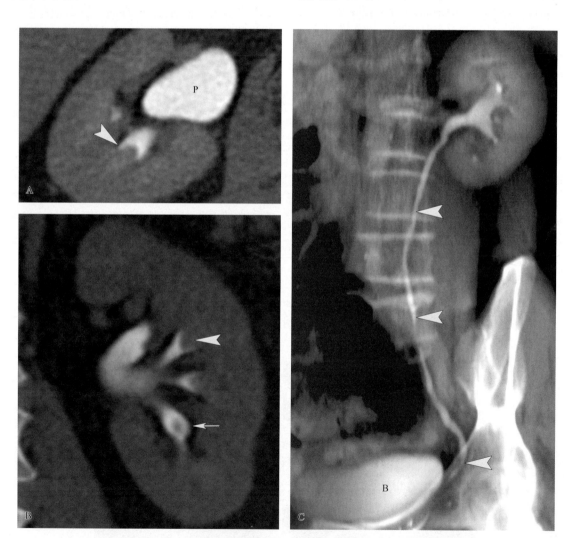

图15-3 ▓ CT静脉注射肾盂造影

A.右肾肾盂期的横断位CT图像，显示对比剂充填的肾盂（P）及杯状的肾盏（无尾箭头）。肾叶的髓质椎体嵌入杯状肾盏。B.左肾的冠状位图像，显示正常的肾盏形似杯状（无尾箭头）或圆形（箭头），其取决于CT扫描平面。C.左输尿管（无尾箭头）、集合系统、肾脏及膀胱的斜位图像，由一系列薄层横断位CT图像重组而成，该图像很好地显示了输尿管的走行及管径粗细。由于输尿管的蠕动，部分正常的输尿管未显影

（六）CT结石扫描方案

肾结石CT（有时也称CT-尿路X线平片，主要是指肾脏、输尿管及膀胱CT）是泌尿系统多排螺旋CT平扫，主要用于诊断是否存在泌尿系统结石及由结石引起的急性尿路梗阻。

· 无须口服或注射对比剂。

· 扫描范围从肾脏顶部到膀胱底部（第12胸椎椎体中部至耻骨联合），扫描层厚为0.625～2.5mm；重建图像层厚为1.25～2.5mm。薄层扫描能够更好地发现小结石，而较厚的层厚容易漏诊。

· 俯卧位扫描能够更好地鉴别结石是卡在输尿管膀胱连接部还是已进入膀胱。

· 当CT平扫可疑结石时，静脉注射对比剂可能有助于明确诊断。

（七）马蹄肾

双侧肾脏下极的先天性融合是一种较为常见的肾脏先天性变异（发病率约为1‰～4‰）。

· 马蹄肾的峡部跨过主动脉在肠系膜下动脉起始点的下方融合，后者阻碍了肾脏上升到正常的肾床（图15-4）。连接双肾下极的组织可为肾实质或纤维带。

· 融合的肾脏位置较低且伴有旋转异常，肾盂旋转向前，肾下极相互融合而非向外分开。肾脏位置异常可伴有多种肾动脉起源异常和尿路梗阻，常导致结石和复发性感染。

· 马蹄肾患者罹患移行细胞癌的概率比正常人高3～4倍。

（八）肾脏占位

确定肾脏占位的性质需要评估的征象包括：是否存在钙化及钙化的类型、增强前后病灶密度的变化、病灶的边界与肾脏和周围组织的关系、是否存在分隔及分隔的厚度、囊性病灶的囊壁厚度。碘对比剂引起的硬化伪影可导致假强化现象，可能使病灶密度增加10HU；因此，静脉团注对比剂后密度至少增加20HU以上才可认为有强化。当密度增加幅度低于10HU时，认为无强化，10～20HU为可疑强化。

（九）肾细胞癌

肾细胞癌（RCC）占肾脏实性肿瘤的90%。大部分的大病灶很容易通过CT进行诊断。小病灶常不确定。小的实性肾脏肿瘤中15%～20%为良性。不同组织学分型的肾细胞癌具有不同的影像学表现，预后也不同。

· 肾透明细胞癌，也称传统型肾细胞癌，占肾细胞癌的70%。肿瘤典型表现为不均匀肿块，混合多种成分，包括实性组织、囊性成分及局灶性出血和坏死（图15-5）。肿瘤起源于肾皮质，呈膨胀性生长且血管丰富，肿瘤在肾皮髓质期强化CT值可超过84HU，在排泌期强化CT值超过44HU。罕见多发或双侧肿瘤（＜5%）。肾透明细胞癌预后最差。

· 多房囊性肾细胞癌是肾透明细胞癌的一种变异。不同大小的簇状囊泡被覆以薄层的纤维囊，且具有不同厚度的隔膜，隔膜含有透明细胞性癌细胞（图15-6）。约20%的囊壁或隔膜有钙化。

· 乳头状（嗜色细胞性）肾细胞癌占肾细胞癌的10%～15%，最常发生于肾衰竭晚期。CT表现为乏血供、均匀的实性肿瘤。增强后，强化程度远不及肾透明细胞癌（图15-7）。双肾发生和多中心发生的概率比其他类型肾细胞癌大。随着肿瘤增大，其可伴有出血、坏死和钙化。因为存在吞噬胆固醇的巨噬细胞，乳头状肾细胞癌极少含有肉眼可见的脂肪成分。囊性乳头状肾细胞癌会出现强化壁结节或与囊壁相连的乳头状肿瘤组织（详见图15-24）。研究发现，70%的乳头状肾细胞癌仅侵犯肾脏，因此，外科手术的预后良好。

· 肾嫌色细胞癌约占肾细胞癌的5%。超声图像上，小的肾嫌色细胞癌表现为均匀的高回声，与小的肾血管平滑肌脂肪瘤（AML）的超声表现相似。因此，需要通过CT或磁共振成像（MRI）进一步加以鉴别。肾嫌色细胞癌的特征性表现是无论肿瘤大小，增强后均呈均匀强化。部分肾嫌色细胞癌增强后呈辐轮状强化，表现类似于嗜酸细胞瘤。大部分的肾嫌色细胞癌（86%）在发现时都是T1期或T2期，因此预后较好。

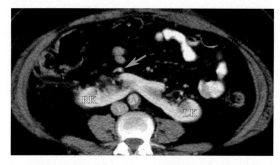

图15-4 ■ 马蹄肾

左肾（LK）和右肾（RK）下极横跨中线相互融合，其位于主动脉（A）和下腔静脉（V）的前方。融合的肾脏在腹部的位置较低，这是由于肠系膜下动脉的起始部（箭头）阻碍了肾脏上升到正常的位置

· 遗传性癌症综合征常伴有早期多中心和双侧发生的肾细胞癌，约占5%。von Hippel-Lindau综合征常伴有肾透明细胞癌，而Birt-Hoff-Dube综合征常伴有肾嫌色细胞癌。

· 其他罕见的肾细胞癌类型，每种仅占不到1%。肾髓质癌伴有镰状细胞肾病。集合管肾细胞癌具有高度侵袭性。肾脏黏液性管状和梭形细胞癌好发于女性。易位（青少年）肾细胞癌主要发生于儿童和青少年。

· CT平扫，肾细胞癌中非钙化实性成分的CT值为20～70HU。密度均匀且CT值不在这个范围内的病灶倾向考虑为良性，由于目前腹部CT检查倾向于采用平扫的患者日益增多，这一诊断原则越来越重要。

· CT、MR或超声检查越来越多地检出小的（＜3cm）实性肾肿瘤。良性肿瘤、恶性肿瘤的影像表现常有重叠，15%～20%的小病灶为良性。鉴别诊断包括肾细胞癌、嗜酸细胞瘤、乏脂肪的血管平滑肌脂肪瘤、乳头状腺瘤和后肾性腺瘤。在经皮射频消融或手术治疗前，应经皮穿刺活检以确诊。

（十）肾细胞癌的CT分期

虽然有多种创新性的新型治疗方法，但所有的放疗和化疗对肾细胞癌的治疗效果均不理想。唯一完全有效的治疗方法仍是手术切除或经皮射频消融。CT能精准地帮助泌尿外科医师制订手术计划及消融程序。通过腹腔镜或机器人进行肾部分切除术，或使用类似射频消融和冷冻消融的治疗方法可降低小肿瘤的复发率。免疫疗法给进展期肿瘤的治疗带来希望。

· CT无法准确地显示肿瘤组织经肾被膜侵及肾周脂肪，但这并不影响外科手术方法。

· 肿瘤组织可能侵及主肾静脉（20%～35%的病例）和下腔静脉（4%～10%的病例）。静脉侵犯包括肿瘤组织向静脉内生长，常伴有不同数量的血栓。受侵犯的静脉通常会扩张。癌栓表现为静脉内的低密度结节（图15-8和图15-9）。静脉内的栓子强化提示栓子中含有生长的肿瘤。判断静脉是否受侵对于制订手术方案极为重要（图15-9）。CT判断静脉受侵的准确性高达95%。

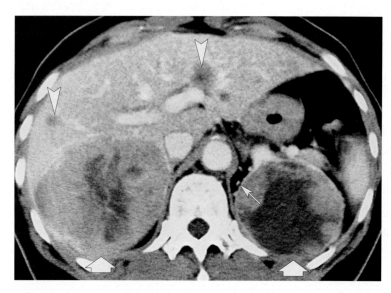

图15-5 ■ 双侧肾透明细胞癌

双肾上极的肾细胞癌（短宽箭头）。肿瘤中的低密度区代表灶性坏死和出血。在肾周脂肪中可见强化的肿瘤血管（箭头）。肝内可见多个转移瘤（无尾箭头）

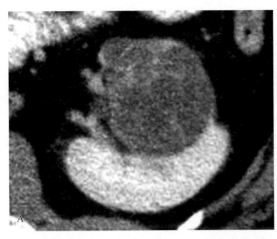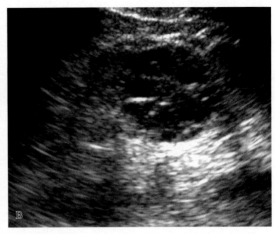

图 15-6 ■ 多房囊性肾细胞癌

A.增强 CT 肾盂期，左肾可见外生性低密度不均匀肿块，分隔呈轻度强化。B.超声图像，更好地显示肿块的多囊特性。术后病理证实其为多囊状肿瘤，内衬有透明细胞癌

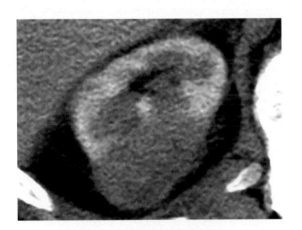

图 15-7 ■ 乳头状肾细胞癌

增强 CT 肾皮髓质期，右肾可见边界不清且呈轻度强化的肿瘤

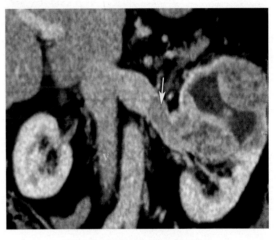

图 15-9 ■ 肿瘤侵犯左肾静脉

冠状位图像清晰显示肿瘤（箭头）从左肾上极蔓延至左肾静脉。邻近下腔静脉（V）的部分左肾静脉未被侵及，泌尿科医师可以在此处夹闭左肾静脉，以免在手术中出现肿瘤沿静脉播散。A，主动脉

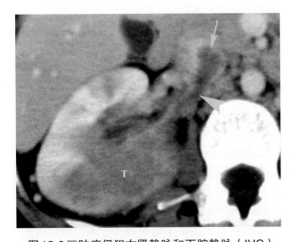

图 15-8 ■ 肿瘤侵犯右肾静脉和下腔静脉（IVC）

右肾浸润型肾细胞癌（T）取代肾实质，癌栓蔓延至右肾静脉（无尾箭头）及下腔静脉（箭头）

· 当局部淋巴结的短径＞2cm 时，通常提示其包含转移瘤。受侵犯的淋巴结常出现在肾门、腔静脉及主动脉周围区域。

· 淋巴结的短径为 1～2cm 时，难以确定淋巴结性质，其或是增生或是转移，需手术切除以判断预后。淋巴结切除术并不会改善预后。

· 短径＜1cm 的淋巴结常为良性。

· 血行转移最常见于肺、肝和骨骼。

· 如果 CT 显示肾上腺正常，肾上腺切除术则是备选方案。

（十一）肾细胞癌复发

CT监测术后肿瘤是否复发的准确度很高。肾细胞癌复发通常发生在术后6年内。术后肿瘤复发的中位时间是15～18个月。复发的风险会随着首次手术时肿瘤分期的升高而增加。偶尔，肾细胞癌也可会在术后10年或更长时间复发。

· 肾窝的局部复发约占5%（图15-10）。复发的肿瘤表现为不规则强化的肿块，常侵犯腰大肌或腰方肌。肾切除术后，邻近组织（包括肠管等）常发生移位，占据肾窝的空间。

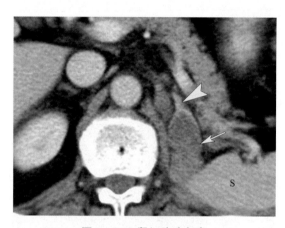

图15-10■肾细胞癌复发
左肾细胞癌患者，左肾切除术后1年CT检查，可见左肾床复发肿块（箭头），侵犯左肾上腺（无尾箭头）及脾脏（S）

· 紧邻肾血管蒂的淋巴结常发生复发。
· 20%～30%的患者发生远处转移，最常见于肺部（50%～60%）、纵隔、骨骼、肝脏、对侧的肾脏或肾上腺及颅脑。
· 迟发的转移（术后超过10年）最常见于肺部、胰腺、骨骼、骨骼肌及肠道。手术切除孤立的迟发性转移灶可能有效。

（十二）嗜酸细胞瘤

嗜酸细胞瘤是来源于近端肾小管的良性实性肿瘤，大部分发生于60岁左右的男性。嗜酸细胞瘤约占肾肿瘤的5%。不幸的是，没有一种影像学检查手段能准确将这种良性的肿瘤与肾细胞癌鉴别开。该肿瘤的治疗方法是手术切除。若CT诊断提示嗜酸细胞瘤，可以采用局部切除肿瘤组织。

· 嗜酸细胞瘤的典型CT表现是注射对比剂后肿瘤均匀强化，肿瘤中心可见边缘锐利的星状低密度瘢痕（见于约33%的嗜酸细胞瘤）；然而，这些征象也可见于肾细胞癌。大部分嗜酸细胞瘤为单发的源于肾皮质的均质肿瘤，边界清晰。肾细胞癌的特征性表现，如密度不均匀、坏死和出血，也可见于嗜酸细胞瘤（图15-11）。

（十三）血管平滑肌脂肪瘤

血管平滑肌脂肪瘤是由血管、平滑肌和脂肪构成的良性肿瘤。肿瘤动脉壁较厚，但却异常脆弱，易形成动脉瘤。大的肿瘤和大的动脉瘤都易破裂，因此出血是最常见的并发症。血管平滑肌脂肪瘤有2种不同的临床类型：①散发性，通常单发（80%～90%），最常见于中年女性（女性与男性的发病比例为4∶1，平均年龄为43岁）；②多发且双侧发病的血管平滑肌脂肪瘤，见于结节性硬化症（TS）患者。许多血管平滑肌脂肪瘤是在CT、磁共振或超声检查时偶然被发现的。CT上明显的脂肪成分是血管平滑肌脂肪瘤的特异性诊断征象。

· 肿瘤内不同组织成分的比例决定了不同的影像表现。
· 典型的CT表现为边界清晰的，以脂肪成分为主的，源于肾皮质的病灶（图15-12）。大部分肿瘤<5cm。注射对比剂后，肿瘤的血管和平滑肌成分均可强化。
· 血管平滑肌脂肪瘤的CT诊断特征是存在脂肪成分（CT值<−20HU）（图15-12）。在血管平滑肌脂肪瘤的脂肪成分中常散在一些软组织成分。然而，有的病灶则以软组织密度为主，这时需要通过观察病灶内是否存在小的、散在的脂肪成分来进行诊断。推荐薄层扫描（准直器1～3mm）以加强CT诊断的把握。确定病灶中是否存在脂肪成分，无须静脉注射对比剂。
· 血管平滑肌脂肪瘤在超声上表现为小的（<3cm）、边界清晰的肿瘤回声。而高达32%的小肾细胞癌在超声上也表现为肿瘤回声。因此，对于所有小的、肿瘤回声的肾脏病灶，推荐观察其CT特征进行诊断。

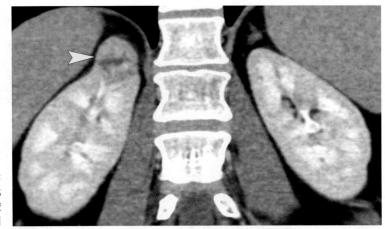

图 15-11 ■嗜酸细胞瘤

肾实质期的冠状位CT图像，显示来源于右肾上极的不均质小肿块（无尾箭头）。尽管病理证实其为良性嗜酸细胞瘤，但在CT上其很难与肾癌鉴别

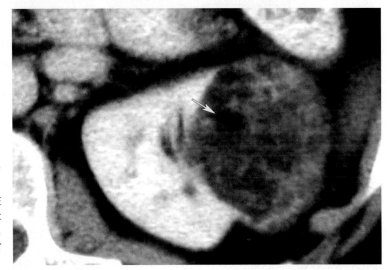

图 15-12 ■孤立的血管平滑肌脂肪瘤

局部脂肪密度（箭头）提示肾脏肿块为血管平滑肌脂肪瘤。比较病灶内脂肪的密度与肾脏周围脂肪的密度，病灶内可见软组织密度，其代表平滑肌成分

· 由于肿瘤内血管壁脆弱，血管平滑肌脂肪瘤常伴有出血。出血常可蔓延至肾周间隙，可能遮盖血管平滑肌脂肪瘤内的脂肪密度，肿瘤常边界模糊。当血管平滑肌脂肪瘤直径＞4cm时，出血的风险大大增加。

· 约5%的血管平滑肌脂肪瘤在CT影像上没有明显的脂肪成分，很难与肾细胞癌相鉴别。然而，如果病灶在CT平扫上表现为均匀的高密度且在增强后呈均匀强化，则提示血管平滑肌脂肪瘤的诊断。

· 结节性硬化症的患者，双侧肾脏常多发囊肿和血管平滑肌脂肪瘤（见于80%的患者）。病灶通常较大，且出血的风险较高（图15-13）。

· 血管平滑肌脂肪瘤可能生长至肾周间隙，通常与肾周脂肪分界不清，与腹膜后脂肪肉瘤相

似。鉴别要点是肾血管平滑肌脂肪瘤起源处的肾实质明显缺损。当血管平滑肌脂肪瘤蔓延至肾囊之外时，病灶呈特征性的膨胀性增大。而脂肪肉瘤可致肾脏移位或受压，但通常不侵犯肾脏。

· 有报道称少数肾细胞癌中含有脂肪成分，这些脂肪成分是肿瘤基质的骨化生伴有黄骨髓的生长，或是嫌色细胞癌中存在含有脂肪的巨噬细胞所致。钙化通常与来自骨髓的脂肪沉积相关。实际上，血管平滑肌脂肪瘤几乎无肿瘤内钙化。含脂质的肾细胞癌还伴有其他的恶性征象。

（十四）移行细胞癌

移行细胞癌（TCC）可起源于尿路上皮组织的任何位置，包括肾集合系统、肾盂、输尿管或膀胱。大部分（90%）肿瘤来源于膀胱，仅有

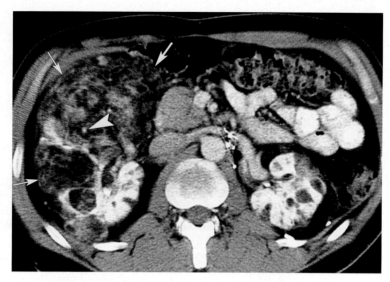

图 15-13 ■ 结节性硬化症：双肾多发血管平滑肌脂肪瘤

　　结节性硬化症患者的双侧肾脏几乎完全被血管平滑肌脂肪瘤所取代。肿瘤（箭头）从右肾一直延伸至前腹壁。肿瘤中的低密度区域与皮下及腹腔内的脂肪密度几乎相同，可确诊为血管平滑肌脂肪瘤。软组织密度的结节和条索代表肿瘤内的平滑肌成分。图像内的亮点（无尾箭头）代表肿瘤内的血管。增强后，有功能的肾实质明显强化。尽管大部分肾脏已被肿瘤侵犯，但患者的肾功能仍然正常

5%～10%的移行细胞癌来源于肾盂或输尿管。移行细胞癌以同时多发或先后在尿路上皮组织的不同部位生长为特征。CT检查逐渐用于移行细胞癌的诊断与分期。

　　·CT平扫时，移行细胞癌与肾实质相比呈等密度。增强后，移行细胞癌呈不同程度的强化，但通常强化程度较轻。

　　·增强后，对比剂填充肿瘤周围的间隙，导致肾盂内出现单个或多发的充盈缺损（35%），肿瘤表面光滑或呈乳头状生长（图15-14）。肿瘤还可推挤肾窦内脂肪。

　　·漏斗部发生梗阻时，扩张的肾盏内可见充盈缺损（26%）。"幽灵"肾盏未显影，可能是由于局部肾盏延迟强化或肾实质期肾小叶密度过高掩盖了显影的肾盏。

　　·肾盂壁可轻度增厚（图15-15）。

　　·肾盂输尿管连接部的慢性梗阻，可引起对比剂不排泌或排泌量减少（13%）。

　　·肿瘤阻塞肾盂输尿管连接部时，可引起弥漫性肾盂积水和肾脏增大（6%）。

　　·大部分（＞70%）输尿管上皮肿瘤发生于远端输尿管。在CT尿路造影图像上，肿瘤表现为在对比剂填充的输尿管内可见小的充盈缺损或

表现为输尿管壁的环形增厚。肿瘤近端输尿管可见扩张。钙化的输尿管移行细胞癌易被误诊为结

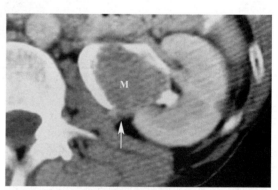

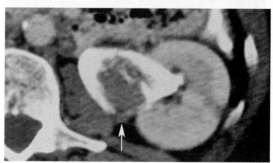

图 15-14 ■ 肾盂移行细胞癌

　　连续2层CT图像显示来源于左肾的移行细胞癌，肿块（M）呈软组织密度，周围包绕着填充在肾盂内的高密度对比剂。肿瘤从肾盂壁蔓延至肾周脂肪（箭头）

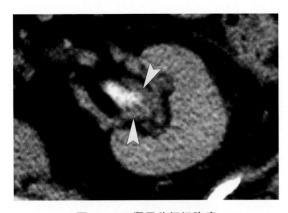

图 15-15 ■肾盂移行细胞癌

血尿患者肾盂期的 CT 图像显示肾盂壁不规则增厚（无尾箭头）

石。在结石的不典型部位发现钙化应考虑为肿瘤钙化的可能。结石的典型发生部位是肾盂输尿管连接部、骨盆入口处或输尿管膀胱连接部。

· 当肿瘤较大侵犯肾窦脂肪和浸润肾实质时，其较难与肾细胞癌鉴别。移行细胞癌的肿瘤中心位于肾盂，而肾细胞癌的肿瘤中心位于肾实质。

· 进展期的移行细胞癌可向肾外蔓延，累及局部淋巴结，并远处转移至肺及全身骨骼。但移行细胞癌很少侵犯肾静脉及下腔静脉。

· 移行细胞癌发生钙化的概率约为 5%，可表现为粗糙的、斑点状、线样、颗粒状或模糊点状的钙化。

（十五）肾淋巴瘤

肾淋巴瘤几乎总是继发于系统性淋巴瘤。然而尸检显示 68% 的淋巴瘤患者中，肾淋巴瘤占 34%，CT 检查显示侵犯肾脏的仅占 6% ～ 8%。

累及肾脏最常见的淋巴瘤病理类型为 B 细胞型非霍奇金淋巴瘤和 Burkitt 淋巴瘤。已报道淋巴瘤肾脏浸润有五种典型方式；肾脏不典型浸润时，诊断极具挑战性。

· CT 平扫上，典型的肾淋巴瘤表现为均匀的低密度灶，密度低于正常的肾皮质。肿瘤与周边肾实质的边界不清。

· 增强后，肾淋巴瘤均匀强化，强化程度低于正常的肾实质。

· 大部分（60%）肾淋巴瘤在 CT 上表现为双侧、多发的肿块（图 15-16）。偶尔，也可为单肾多发。病灶大小通常为 1 ～ 3cm，坏死及钙化罕见。通常不累及腹膜后淋巴结。

· 腹膜后淋巴瘤直接侵犯肾脏，占 35% ～ 60%。腹膜后增大的淋巴结沿着肾血管生长至肾窦并进入肾实质（图 15-17）。肿瘤包绕肾动脉及肾静脉，但极少导致血栓形成，这是淋巴瘤的典型特征之一。

· 单发肿块（占 10% ～ 20%）可能与肾细胞癌极为相似。然而肾淋巴瘤一般密度均匀，增强后呈轻度强化（图 15-18），极少侵犯肾静脉。

· 肾周淋巴瘤最常见于腹膜后淋巴瘤的直接侵犯。巨大的肿块包围肾脏，但通常不压迫肾实质或影响肾功能。病灶类型包括多发肾周肿块、软组织结节及斑块、与肾脏分离的新月形软组织肿块（图 15-19）和肾筋膜增厚。

· 肾脏弥漫性浸润（约占 20%）表现为肾脏增大但形态不变。几乎所有病例均累及双侧肾脏。增强后，肾脏呈局灶性、斑片样强化，伴对比剂排泄减少。

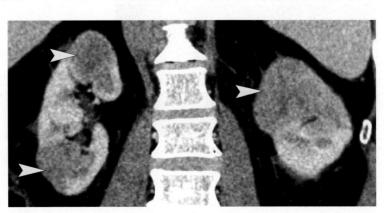

图 15-16 ■肾淋巴瘤：双肾多发肿块

冠状位 CT 图像显示双侧肾脏多发低密度、边界不清的肿块（无尾箭头），经皮穿刺活检证实其为淋巴瘤

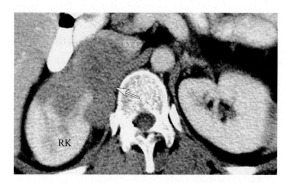

图15-17 ■肾淋巴瘤：邻近侵犯
肿块密度均匀，增强后轻度强化（箭头），侵犯右肾（RK），下腔静脉（IVC）变形扭曲向前移位

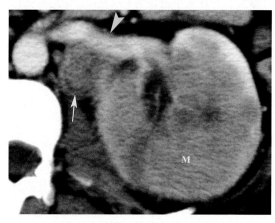

图15-18 ■肾淋巴瘤：单发肿块
淋巴瘤取代左肾中部的肾实质，表现为边界不清的巨大肿块（M）。左肾静脉后方（无尾箭头）可见肿大的淋巴结（箭头）。肾静脉未受累。肾细胞癌常侵犯肾静脉，而肾淋巴瘤极少侵犯肾静脉。与图15-9进行对比

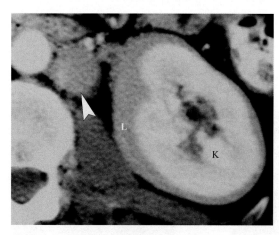

图15-19 ■肾周淋巴瘤
强化的左肾实质（K）完全被淋巴瘤包绕，淋巴瘤（L）无强化，呈均匀的软组织密度。肾脏与主动脉之间可见1枚肿大的淋巴结（无尾箭头）

· 腹膜后淋巴结未累及相对常见（高达43%），但并不能因此排除肾淋巴瘤。

· 不典型肾淋巴瘤的表现包括自发性出血、坏死、密度不均、囊变及钙化。不典型表现最常见于治疗后。有效治疗后，通常CT上显示肾脏恢复正常表现。

· 如果影像表现疑似肾淋巴瘤，建议进行CT引导下的穿刺活检，以避免不必要的手术，并给予适当的治疗。

（十六）肾脏转移瘤

尸检发现有7%～13%的肾外肿瘤可转移到肾脏。肺癌、乳腺癌及胃肠道腺癌最常发生肾转移。对晚期广泛转移的患者，CT通常可以发现病灶。

· 双侧、多发、低密度结节是最常见的CT表现（图15-20）。

· 孤立的外生性肿块可见于结肠癌及黑色素瘤的肾转移。

· 弥漫浸润性肾转移瘤较少见。

（十七）乳头状腺瘤

乳头状腺瘤在病理学上定义为起源于肾小管上皮细胞的、较小的（＜5mm）实性肾肿瘤。病灶一般单发，位于肾被膜下。大部分乳头状腺瘤是在外科手术切除后偶然被发现的（肾切除术占7%，尸检占10%）。乳头状腺瘤与长期血液透析和获得性肾脏囊性疾病有关。＞5mm的病灶应考虑为癌。

· 在CT上，肾乳头状腺瘤表现为小的（＜5 mm）实性肿块，很难与乳头状肾细胞癌相鉴别。

（十八）后肾腺瘤

后肾腺瘤是一种极其罕见的肾脏良性肿瘤，组织发生与Wilms瘤或肾母细胞瘤有关。后肾腺瘤无恶性潜能，故无须治疗。

· CT平扫时，后肾腺瘤典型表现为孤立的、边界清晰的实性肿块，密度高于肾实质。肿瘤乏血供，增强后强化轻微。肿瘤平均大小为5cm。较大的肿瘤密度不均匀，伴出血、坏死及钙化（20%）。

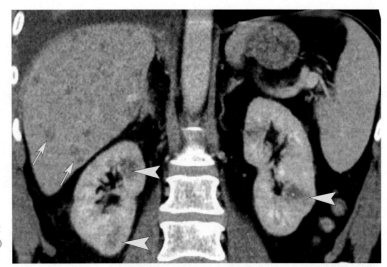

图15-20 ■ 肾转移瘤

结肠癌患者的冠状位CT图像显示双侧肾脏（无尾箭头）及肝脏（箭头）多发边界不清的低密度灶

（十九）肾囊性肿瘤

在腹部CT检查中，肾囊性肿瘤极其常见。将具有潜在恶性的肾囊性病变与单纯性肾囊肿及其他良性囊肿进行鉴别具有挑战性。

1.肾囊性肿瘤的Bosniak分级　1986年，Morton Bosniak提出了肾囊性肿瘤的分级系统，其至今仍广泛应用。1993年，有学者对该分级系统进行了修改。肾囊性肿瘤的分级主要基于CT表现。

· Bosniak Ⅰ级：良性单纯性肾囊肿。CT表现为囊内均匀水样密度，发线样囊壁，增强后无强化，无分隔、钙化或实性成分（图15-21）。

· Bosniak Ⅱ级：良性复杂肾囊肿。复杂肾囊肿伴有囊内出血或感染。复杂程度最小的良性囊肿在CT上（图15-22）表现为囊内含有纤细分隔，囊壁伴有小钙化，部分囊壁轻度增厚且伴光滑的钙化，或表现为囊内均匀高密度、边缘锐利且直径＜3cm的囊肿。增强后无强化。囊内的高密度液体代表陈旧性出血。

· Bosniak ⅡF级：需要随访的肾囊性病变。该级别是1993年新增的，病灶基本为良性，但由于该级别的病灶比Ⅱ级病灶的影像表现更明显（图15-23），因此建议进行随访。CT表现：囊肿多发分隔，囊壁或分隔呈轻微强化、无强化的较厚或结节样钙化；或表现为肾内≥3cm的高密度、无强化的病变。病灶内可见实性组织，但增

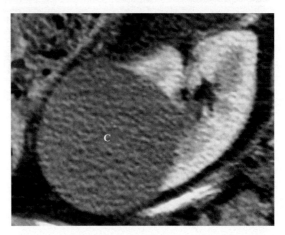

图15-21 ■ 单纯性肾囊肿：Bosniak分级 Ⅰ级

CT图像显示左肾巨大囊肿（C），单纯性肾囊肿的典型CT表现为边界清晰，无明显囊壁，囊内密度均匀且接近于水的密度，增强后无强化。无须进一步检查或随访

强后无强化。一般建议6个月及1年进行复查，随后的5年内每年随访1次，若病灶无变化，则其为良性；若出现隔膜增厚或实性成分增多，则可能为肿瘤。

· Bosniak Ⅲ级：不确定的肾囊性病变。该类病变具有增厚的囊壁，可见结节（图15-24）和分隔，且增强后可见强化（图15-25）。病灶可能为良性，也可能为恶性，包括多房囊性肾肿瘤、局灶性囊性肾病和多囊状肾细胞癌。Ⅲ级病变可能需要手术探查。

· Bosniak Ⅳ级：恶性囊性肿瘤。Ⅲ级病灶的CT表现可见于Ⅳ级，但囊壁上或邻近囊壁的

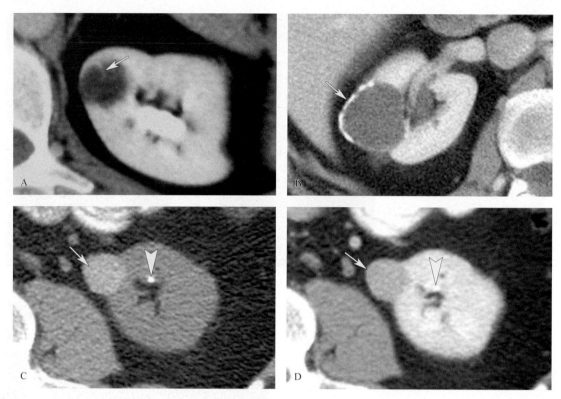

图15-22 ■ 复杂肾囊肿：Bosniak 分级 II 级

A.左肾囊肿可见一纤细的分隔（箭头）。B.右肾囊肿向外生长，囊壁可见局灶性薄而光滑的钙化（箭头）。C.CT平扫，左肾可见均匀的高密度（64HU）病灶（箭头），并可见一肾结石（无尾箭头）。D.与图C同一位置的增强CT，左肾囊性病变无强化，提示为Bosniak II级的高密度肾囊肿。注意，增强后强化的肾实质掩盖了肾结石（无尾箭头）的显示。单纯性肾囊肿内的高密度液体代表陈旧性出血

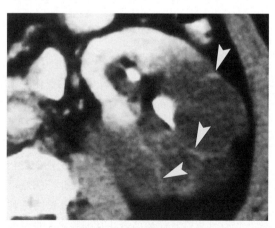

图15-23 ■ 分隔强化的肾囊性病变：Bosniak 分级 II F 级

CT显示左肾复杂性囊性病变，分隔有强化（无尾箭头）。连续3年CT随访显示该病灶无变化

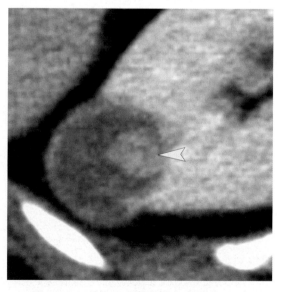

图15-24 ■ 伴有强化结节的肾囊性病变：Bosniak 分级 III 级

右肾的囊性病变，可见一轻度强化的结节（无尾箭头），提示为不确定的囊性病变，并有恶性可能。建议手术探查。术后病理证实其为乳头状肾细胞癌

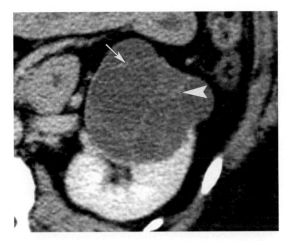

图 15-25 ■ 多房囊性肾肿瘤：Bosniak 分级 Ⅲ 级

48 岁女性患者，左肾实质期的 CT 图像显示囊性肿块伴分隔强化（箭头）和强化的结节（无尾箭头），提示需要进行手术切除。病理证实其为良性多房囊性肾肿瘤

软组织成分增强后可见强化（图 15-26）。此类病变明确为恶性。

2. **单纯性肾囊肿**　单纯性肾囊肿为良性、液性的非肿瘤占位，年龄 > 55 岁的人群中，有 50% 左右患有单纯性肾囊肿。小的囊肿没有临床症状，一般是偶然发现的。大的囊肿（> 4cm）偶然可引起高血压、血尿、疼痛或输尿管梗阻。常见双肾多发囊肿。CT 诊断单纯性肾囊肿（Bosniak Ⅰ 级，图 15-21）的严格标准如下。

- 与周围肾实质的分界清晰锐利。
- 无囊壁。

- 密度均匀且接近水的密度（−10 ～ +20HU）。
- 增强后无强化。
- 随访时，单纯性肾囊肿常缓慢增大。

3. **肾脓肿**　肾盂肾炎并发化脓和液化可导致脓肿形成。另外，囊肿感染也可形成脓肿。在 CT 上，脓肿表现为肾实质内的厚壁、低密度的液性占位（图 15-27）。脓液中有时可见气体。增强后脓肿壁通常强化。感染常会蔓延至肾周间隙。

4. **囊性或多囊性肾细胞癌**　一些透明细胞型肾细胞癌含有多个互不相通的液性或囊性区域（图 15-6）。恶性肿瘤细胞内衬在多个小房的壁上。肾癌罕见发生于单纯肾囊肿内或邻近部位。囊性乳头状肾细胞癌表现为伴有强化的乳头状或实性成分的囊性肿块（图 15-24）。

5. **多房囊性肾肿瘤**　多房囊性肾肿瘤，也称多房囊性肾瘤或单纯囊性肾瘤，是一种少见的肾脏良性肿瘤，由多个被结缔组织分隔的大小不同的囊肿组成。约 2/3 的肿瘤发生于 2 个月至 3 岁的男婴，其余发生于 40 ～ 60 岁的女性。治疗方法为手术切除。

- 肿块孤立且单侧发病，最常发生在肾上极。
- 含有多个液体填充的囊腔，大小从数毫米到 2.5cm 不等。
- 增强后分隔呈中等强化，但强化程度低于

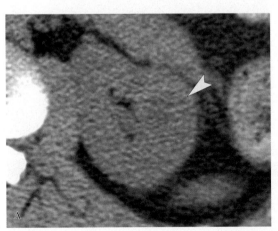
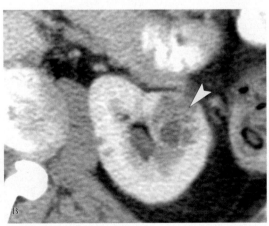

图 15-26 ■ 明显强化的囊性肿瘤：Bosniak 分级 Ⅳ 级

CT 显示左肾可见边界不清的囊性占位（无尾箭头），平扫时病灶的 CT 值为 18HU（A），肾实质期病灶可见强化，CT 值为 48HU（B）。肾切除术后病理证实其为肾透明细胞癌

肾细胞癌（图15-25）。

- 小的囊腔及囊腔内的高密度液体可使肿块部分区域类似于实性。
- 钙化、出血及坏死罕见。

6. 局限性囊性肾病　局限性囊性肾病是一种良性疾病，类似于多房囊性肾肿瘤。病灶被正常或萎缩的肾实质分隔为多个大小不等的囊肿（图15-23）。这种疾病不具有遗传性，不伴有肾功能不全。大部分患者无临床症状。

- 正常强化的肾实质将病灶分隔成多个大小不等的单纯囊肿。
- 不是一个封闭式的囊肿。
- 病灶周边常伴有与之分界清晰的其他良性囊肿。
- 病灶最常累及单侧部分肾脏。
- 偶尔，一侧肾脏完全被累及，类似于常染色体显性遗传多囊肾病。
- 局限性囊性肾病不伴有其他器官囊肿。

7. 小的不能定性的肾脏肿块　高质量CT断层图像能提高肾脏小肿瘤的检出率。当肾细胞癌较小且在发生转移前行手术完全切除时，预后最佳。目前，25% ～ 40%的肾细胞癌是通过影像学检查偶然被发现的。在CT广泛使用之前，只有10%的肾细胞癌被偶然发现。提高小肿瘤的检出率能改善预后。遗憾的是，技术的改进也同样检

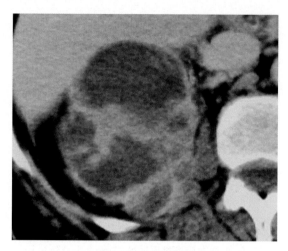

图15-27 ■ 肾脓肿

右侧腹痛并伴发热的患者，CT显示右肾上极一巨大的液性密度影，可见不规则的、增厚的分隔。经导管引流脓液和使用抗生素可治愈

出大量小的肾脏良性病变。放射科医师的挑战是如何准确鉴别病灶的良恶性。准确的定性诊断需要高质量的CT图像。尽管采用优化的影像学评估方法，但目前仍有许多肾脏肿块，特别是小病灶，无法确定良恶性。为此，推荐以下数条诊断策略。

- 大多数小的肾脏占位是单纯囊肿（图15-28）。由于部分容积效应，很难测量小囊肿的密度和强化程度。在肾脏皮髓质期和实质期，周

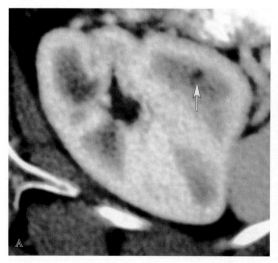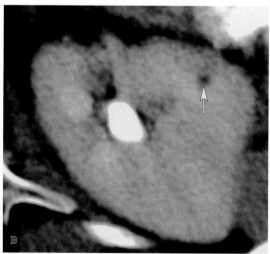

图15-28 ■ 不能定性的肾脏小占位

增强后肾皮髓质期图像（A）、肾盂期图像（B），可见一小的、无强化的低密度肾脏占位（箭头），提示最可能是肾脏小囊肿

边明显强化的肾实质可使单纯囊肿的CT值增加5～10HU。当出现假强化时，超声检查可有助于识别小的单纯囊肿。

- 对于无临床症状的低风险患者，＜10mm的病灶可考虑为良性囊肿。

- 对于高危患者（von Hippel-Lindau综合征、肾细胞癌家族史患者和透析引发的囊性肾病患者），泌尿外科医师可选择手术切除。

- 建议每间隔3个月或6个月进行1次CT随访，并至少随访1年。小的肾细胞癌生长缓慢（平均每年增大约0.36cm），不会立刻威胁患者的生命（图15-29）。若病灶增大或变得更具侵袭性，提示为肾细胞癌。

- 以往，对肾脏肿块很少行影像引导下穿刺活检。近年来，先进的穿刺活检及细胞学技术确保了影像引导下经皮穿刺肾脏肿瘤活检术的实施应用，其尤其可用于影像学诊断不确定的小病灶。肾脏良性病变的确诊明显有助于界定恶性肿瘤的发病率。

（二十）多发性肾囊肿

当发现多发性肾囊肿时，应考虑以下几种情况。

1.多发性单纯性囊肿　单纯性囊肿随着患者年龄增大而发生率增加，并且常为双侧多发（图15-30）。若患者年龄＞50岁、无其他器官囊肿、无囊性肾病的家族史并且肾功能正常，则其极可能是多发性单纯性囊肿。

2.常染色体显性遗传多囊肾病　常染色体显性遗传多囊肾病是一种常见的遗传性疾病，表现为双肾皮质及髓质逐渐被多个大小不一的互不连通的囊肿所取代。尽管在幼年时期甚至胎儿时期就能检测出这种疾病，但大多数患者在30～50岁才会出现临床症状，包括高血压及肾衰竭。这种肾囊肿常并发出血或感染，从而引起囊壁增厚及囊内液体密度增高（图15-31）。

10%～15%的患者可在Willis动脉环发生囊状动脉瘤。当疾病进展时，CT表现更为明显。常

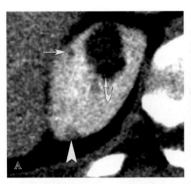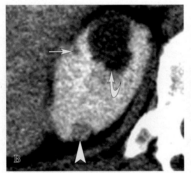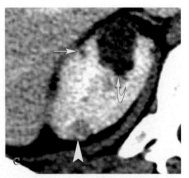

图15-29 ■ 小的肾细胞癌

右肾3个病灶的CT随访，肾实质期：图A为首次检查；图B为1年后复查；图C为2年后复查。右肾后部的病灶（无尾箭头）是最需要关注的，因为病灶的密度仅稍低于强化的肾实质。该病灶随着时间推移而缓慢持续长大。射频消融前行经皮活检，病理证实其为肾细胞癌。较大的病灶（弯箭头）呈低密度，与周围的肾实质分界不清，但多次CT复查病灶无变化且无强化。外侧小病灶（箭头）因病灶小而定性困难，随访无变化，其可能为小的良性肾囊肿

图15-30 ■ 多发性单纯性囊肿

多发性单纯性肾囊肿在CT上表现为双肾多发大小不一的囊肿。这是检查时偶然被发现的

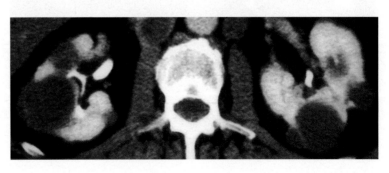

染色体显性遗传多囊肾病（"成人型"）与其他疾病的鉴别点为：其他脏器存在多发性囊肿，最常见于肝；阳性家族史；出现肾衰竭及高血压。CT影像表现如下：

· 肾实质逐渐被大小不一的囊肿所取代，伴双肾体积渐进性增大（图15-31）。

· 其他脏器也常伴发囊肿，最常见于肝（30%～50%）和胰腺（10%）。

· 肾脏的囊壁可伴有钙化；由于先前的出血、感染、炎症或缺血，囊内可呈高密度。

· 常伴发肾结石（20%～40%的患者）。

3. 多囊性肾发育不良　多囊性肾发育不良是一种非遗传性的肾脏发育异常，表现为多发薄壁的囊肿由结缔组织连接而成。胚胎发育时期严重的尿路梗阻导致肾脏发育异常。受累的肾脏无功能。患者年龄不同，CT表现不同。刚出生时，受累的肾脏明显增大。从幼儿时期到成年早期，受累的肾脏表现为无功能的多房囊性肿块，常与囊性肾肿瘤相混淆。随着年龄增长，肾脏逐渐萎缩并常伴有钙化。只累及单侧部分肾脏者罕见。双侧多囊性肾发育不良发生于新生儿，为致命性的。约30%病例的对侧肾脏可发生肾盂输尿管连接部梗阻、膀胱输尿管反流或其他异常病变。

4. von Hippel-Lindau综合征（von Hippel-Lindau Disease）　von Hippel-Lindau综合征是一种罕见的常染色体显性遗传性疾病，特征表现为小脑、脊髓和视网膜血管网状细胞瘤，肾脏和胰腺囊肿，肾细胞癌和嗜铬细胞瘤（图15-32）。

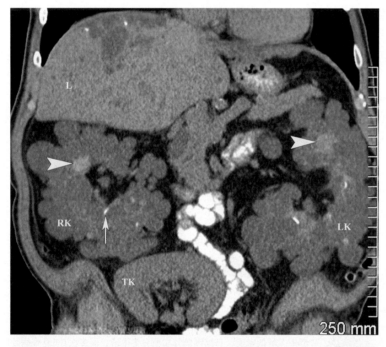

图15-31 ■ 常染色体显性遗传多囊肾病

冠状位CT平扫显示右肾（RK）及左肾（LK）明显增大，肾实质被无数大小不一的囊肿取代，部分肾囊肿呈高密度（无尾箭头），提示出血。部分囊肿壁伴有钙化（箭头）。肝脏（L）也可见多发囊肿。这些为常染色体显性遗传多囊肾病的典型表现。因为进行性肾衰竭，患者接受了肾移植（TK）

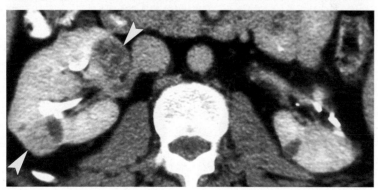

图15-32 ■ von Hippel-Lindau综合征

右肾可见2枚部分囊变的肾细胞癌（无尾箭头），左肾细胞癌行局部肾切除术后，双肾多发囊肿

· 50%～75%的患者可见双肾多发囊肿。随着时间延长，囊肿逐渐变大或复杂化。

· 28%～45%的患者发生肾细胞癌。肾细胞癌大多为双侧、多发的实性肿瘤。一些肾细胞癌表现为分隔强化的复杂囊肿。大多数为肾透明细胞癌。

· 30%的患者可出现嗜铬细胞瘤。50%的嗜铬细胞瘤为双侧发生，10%～15%为恶性。

5.结节性硬化症 结节性硬化症是一种常染色体显性遗传综合征，以多发肾囊肿及双肾多发血管平滑肌脂肪瘤为特征，伴有癫痫、智力减退、皮脂腺瘤及皮肤、视网膜、大脑错构瘤为特征。60%的患者为偶发，无家族史。约40%的患者在35岁前死于颅脑肿瘤、肾衰竭或肺部疾病。75%的结节性硬化症患者可伴有肾脏血管平滑肌脂肪瘤。20%的肾脏血管平滑肌脂肪瘤患者也患有结节性硬化症。50%结节性硬化症患者伴有肾囊肿。不同于散发的血管平滑肌脂肪瘤，结节性硬化症伴发的血管平滑肌脂肪瘤常为双侧、多发、病灶较大并且可逐渐增大。血管平滑肌脂肪瘤一旦破裂，风险明显增高，特别是妊娠期的女性患者。结节性硬化症的肾囊肿发生于年轻患者，双侧多发。结节性硬化症患者发生肾细胞癌的概率与普通人群相同，但发病年龄更为年轻（平均年龄为28岁），也可发生腹膜后淋巴管平滑肌瘤病，表现为腹膜后多发薄壁或厚壁囊肿，其代表扩张的淋巴管。

6.获得性肾囊性病变 长期血液透析患者的肾脏常逐渐出现大量的囊肿，长达5～10年的血液透析者，超过90%患本病。多数囊肿内衬增生的、发育不良的上皮细胞，可并发囊肿出血或发生肾细胞癌（3%～7%的患者）。

· 与遗传性肾囊性病变不同，受累的肾脏为肾衰竭晚期，因此肾脏较正常小。

· 肾实质逐渐被无数小囊肿取代（大小约＜6mm）（图15-33）。一些囊肿可达2cm大小。肾脏随着囊肿的进展而缓慢增大。由于囊肿中存在血液成分和草酸钙，囊液常呈高密度。囊壁常见钙化。

· 通常肾移植数月内，囊肿可消退。

（二十一）感染

当怀疑并发肾脏感染时，CT检查可提示诊断。诱发因素包括泌尿系统结石、神经源性膀胱、免疫系统抑制、糖尿病、静脉注射毒品或慢性消耗性疾病；这些因素增加了并发症发生的风险且需要进行干预治疗。大多数尿路感染的致病菌为革兰氏阴性杆菌，但真菌感染及结核的发病率也在逐渐增加。

1.急性细菌性肾盂肾炎 急性肾盂肾炎是单侧或双侧肾脏的多发感染。单纯的肾盂肾炎通常在适当的抗生素治疗72h内症状全部缓解消失。如果患者经过治疗症状没有改善，应行CT检查排除并发症。肾脏急性细菌性感染的CT表现如下：

· CT上，病灶表现为楔形低强化区（图15-34），与肾梗死的CT表现极为相似。由于肾包膜的限制，肾实质的水肿和炎症使肾血流量减少，

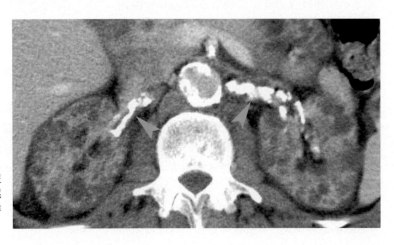

图15-33 ■ 获得性肾囊肿

血液透析15年的患者行CT检查，显示双肾多发的小囊肿，肾脏较小，未见实性肿块。注意，该患者为糖尿病相关性肾衰竭，双侧肾动脉（无尾箭头）及主动脉可见重度动脉粥样硬化

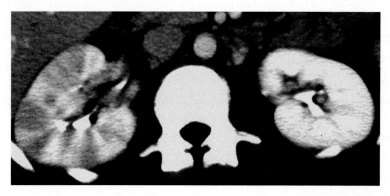

图15-34 ■急性肾盂肾炎
CT显示右肾实质楔形低强化区，这是急性肾盂肾炎的典型表现。受累区域肾组织因严重水肿引起血流减少，强化减弱或缺失。左肾正常

从而导致病变区域的强化程度降低。

· 增强后，肾实质呈线状高密度、低密度交织的条纹样改变，其是急性细菌性肾盂肾炎的主要特征。

· CT平扫时，肾实质出现高密度区，提示炎症及缺血所致的肾实质出血。

· 肾周间隙的炎症和水肿可致肾周围脂肪条索影及肾筋膜增厚。

· 严重的局部感染（也称局灶性肾盂肾炎、急性局灶性细菌性肾炎、叶性肾炎）表现为边界不清、斑点样的低密度肿块，无明显液化。这些蜂窝织炎可完全消散形成瘢痕或进展为脓肿。

· 气肿性肾盂肾炎是一种危及生命的重度弥漫性坏死性肾盂肾炎，常见于糖尿病（90%）、免疫系统抑制或尿路梗阻患者。气体是由革兰氏阴性杆菌的葡萄糖代谢所产生。CT可显示肾实质内气体和肾脏炎症的征象（图15-35）。该病可能需行急诊肾脏切除术。

· 气肿性肾盂肾炎的特点是肾盂和肾盏内积气。该征象也可见于感染、外伤、器械诊疗后或造瘘后；而肾实质内无积气。CT显示集合系统扩张，内有气泡或气-液平面，肾实质内未见气体。

· 脓肿是指肾脏内出现脓液和液化组织（图15-27），可蔓延至肾周间隙（图15-36）。CT表现为积脓（CT值为10～30HU）伴强化的脓肿壁；病灶内可见气体，特别见于糖尿病患者。大的脓肿通常需要导管或手术引流。

2. 肾积脓　肾积脓是在梗阻的集合系统内充有脓液的急性感染。肾脏破坏迅速，因此需要尽

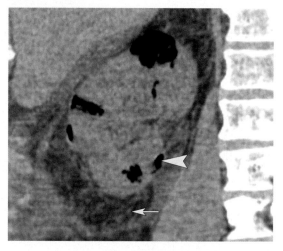

图15-35 ■气肿性肾盂肾炎
败血症患者出现右侧腹痛，CT平扫，冠状位重组图像显示肾实质内多发积气（无尾箭头），肾周围脂肪可见条索影（箭头），进一步提示其为炎症

早进行集合系统引流。

· 集合系统扩张，其内液体呈高密度，有时可见明显分层。

· 集合系统壁增厚（＞2mm）。

· 常见肾实质变薄，肾实质内可见脓肿。

3. 肾结核　结核仍是感染性疾病导致死亡的主要原因。泌尿系统是最常见的肺外结核感染的部位，占15%～20%。即使胸部X线片上没有看到明显的肺结核，泌尿系统也可能感染。由于良好的血供，肾皮质内可见多发的干酪样肉芽肿，这些病灶或为隐匿性，或可重新恢复活性向肾小管播散，导致肾乳头坏死。感染的进展最终可损坏肾脏。

· 肾结核常累及单侧肾脏，常见于肾脏上下两极。

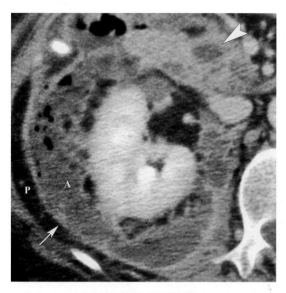

图15-36 ▉ 肾周脓肿

糖尿病患者出现急性肾盂肾炎并发细菌性脓肿（A），CT表现为局灶性积液和积气，病灶从肾被膜蔓延至肾周间隙。肾筋膜（箭头）呈炎性增厚，但作为屏障阻碍感染蔓延至肾旁后间隙（P）。脓肿向前蔓延累及位于肾旁前间隙的胰头（无尾箭头）

· 钙化为肾结核的特征性表现，40%～70%病例可在CT上显示钙化。钙化常出现在肾实质内，呈粗糙的、球状、曲线状或颗粒状。无功能肾脏的广泛钙化（油灰肾）是肾结核晚期的特征性表现。

· 肾盏、肾盂及输尿管纤维性狭窄也是肾结核的一个特征性表现。

· 集合系统狭窄常致肾盏扩张。扩张的肾盏内填充有透明液体、碎片或结石。

· 通常肾皮质可见变薄，由局限性或弥漫性肾实质瘢痕所致。

4. 黄色肉芽肿肾盂肾炎 黄色肉芽肿肾盂肾炎是由泌尿系慢性梗阻和慢性感染共同引起的。肾实质逐渐被破坏，由富含脂质的巨噬细胞所取代。鹿角状结石可引起整个肾脏受累。孤立的结石或肾盏的狭窄则可导致部分肾脏受累。

· CT表现为整个肾脏或受累区域增大的低密度病灶，多发低密度影代表了扩张的肾盏。肾脏可强化，但无法排泄对比剂（图15-37）。

· 肾盂或肾盏内可见梗阻的结石。

· 感染常蔓延至肾周组织。

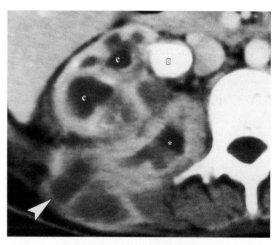

图15-37 ▉ 黄色肉芽肿肾盂肾炎

CT可见肾盂内巨大结石（S）并致尿路梗阻，集合系统（c）可见扩张。慢性感染从肾脏蔓延至肾周间隙（*），并进入皮下软组织（无尾箭头）。肾切除术后行细菌培养，证实为变形杆菌

二、输尿管

（一）解剖

输尿管是一条长约30cm、沿腰大肌走行的肌性管道。在盆腔入口，输尿管向内侧走行至骶髂关节后向外侧走行至近坐骨棘，再转向内侧穿过黏膜下（输尿管膀胱连接部）进入膀胱。输尿管的管壁由内向外分别是移行上皮细胞，环形、纵行肌束的肌壁及与肾被膜和膀胱浆膜相连续的外膜（浆膜）。CT平扫时，正常输尿管的最大直径为3mm。体内水分充足的患者，输尿管每分钟约蠕动6次。无尿路梗阻时，蠕动可引起输尿管小节段的轻度扩张。

（二）输尿管重复畸形

输尿管重复畸形是最常见的输尿管异常。输尿管完全重复畸形可以是偶发的先天变异，也可能伴有输尿管的开口异位、异位的输尿管囊肿和膀胱输尿管梗阻，输尿管重复畸形多见于女性。

· 典型表现为上组肾的肾盏数少，上输尿管在下输尿管的内侧和尾侧进入膀胱（Weigert-Meyer定律）。上输尿管最可能发生异位或梗阻，并最终发展为输尿管囊肿。严重梗阻导致上组肾萎缩，而由囊状影（代表扩张的上组肾盂）所取

代（图15-38）。

· 一般来说，下输尿管的膀胱开口正常。若上输尿管的异位输尿管囊肿引起下输尿管膀胱连接部变形时，下组肾系统容易出现反流。

· 下组肾常发生肾盂输尿管连接部梗阻。

· 如果输尿管为不完全重复畸形，2条输尿管可在不同位置发生融合，因此只有1条输尿管

进入膀胱。2条输尿管相继蠕动可导致2条输尿管间出现尿液反流，类似溜溜球。

（三）输尿管移行细胞癌

移行细胞癌（TCC）占输尿管肿瘤的90%。约有75%发生在输尿管远端。50%以上的输尿管移行细胞癌与膀胱移行细胞癌的发生或进展

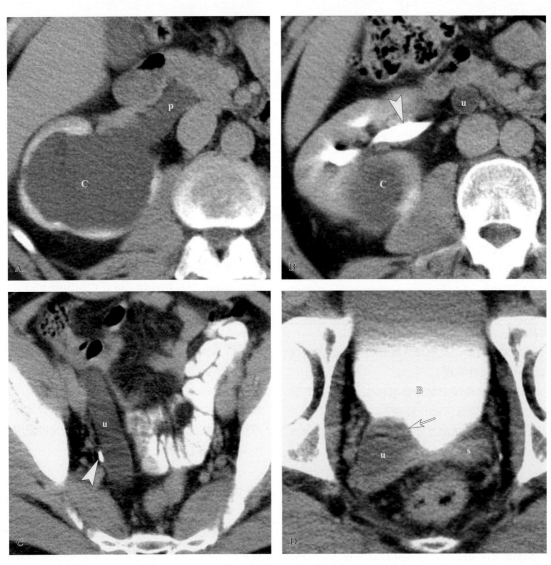

图15-38 ■ **梗阻的重复输尿管畸形**

A.右肾的上组肾可见囊状影（C）与扩张的肾盂（p）连通。囊状影代表上组肾的集合系统发生梗阻。梗阻的集合系统无对比剂排泄，表明上组肾的肾功能缺失。慢性梗阻导致肾实质明显萎缩。B.图A水平以下的层面，可见上组肾的尾侧部分，并可见具有排泄功能的下组肾将对比剂排泄至下组肾的肾盂（无尾箭头）。上组肾的输尿管（u）明显扩张。C.盆腔下部层面，显示上组肾的输尿管（u）明显扩张，类似填充液体的香肠。下组肾的输尿管（无尾箭头）管径大小正常，管腔内可见对比剂充盈。D.扩张的上组肾的输尿管（u）最终开口于膀胱（B），并形成异位的输尿管囊肿（箭头）。膀胱可见对比剂-尿液平面，对比剂由功能正常的下组肾系统排泄，因比重较大而下沉。正常的下输尿管在较高水平开口于膀胱。扩张的上输尿管推移挤压精囊腺（s）致其扭曲变形

相关。

· 肿瘤表现为软组织肿块，密度高于尿液，可致输尿管扩张和梗阻（图15-39）。当对比剂充盈输尿管后，病灶表现为高密度尿液中的不规则充盈缺损。缩窄型移行细胞癌表现为输尿管壁不规则增厚（图15-40）。增强后肿瘤可强化轻微。

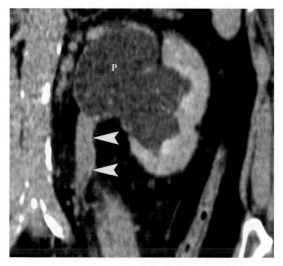

图15-39 ■ 输尿管移行细胞癌引起左肾梗阻积水

增强CT冠状位重组图像显示左肾盂（P）和集合系统明显扩张，伴左肾对比剂排泄延迟。左侧近端输尿管扩张（无尾箭头），可见均匀的软组织密度取代输尿管内的液性密度。输尿管镜活检证实其为移行细胞癌

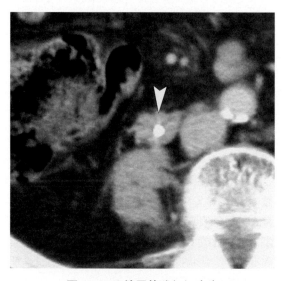

图15-40 ■ 输尿管移行细胞癌

输尿管壁（无尾箭头）明显不规则增厚，伴软组织索条影延伸至邻近脂肪。CT引导经皮活检证实其为移行细胞癌。支架在输尿管中呈高密度，由于输尿管重度狭窄而置入支架

三、肾结石

MDCT已经完全改变了肾结石的成像方法。CT是目前发现肾结石及诊断肾结石并发症的首选影像学检查方法。传统X线平片发现结石的特异性仅为77%。MDCT已完全取代传统KUB-X线检查和静脉注射肾盂造影。CT检查有无结石时，无须注射对比剂，患者无须进行检查前准备。MDCT成像常规只需数秒即可完成。结合患者的临床症状，CT检查也可能提供更多的诊断可能，包括其他泌尿系统疾病、急性阑尾炎、憩室炎、胰腺炎、附件肿块及动脉瘤渗漏。

（一）泌尿系统结石的CT表现

在传统X线检查中，仅有85%的泌尿系统结石因呈钙化密度而被检出，而CT可以检出几乎所有的结石。草酸钙结石和磷酸钙结石最常见（73%），其典型CT值为1200～2800HU。鸟粪结石（磷酸铝镁；占肾结石的15%）常见于慢性感染，其密度为600～900HU。尿酸结石（8%）在传统X线检查中，因为可透射线而呈阴性结石，其密度为200～450HU。胱氨酸结石（1%～4%）含硫量高，为中度不透射线的结石。一些胱氨酸结石可含有钙。根据钙含量不同，胱氨酸结石的密度为200～1100HU。结石呈高密度，易与其他泌尿系统病变（包括肿瘤、血肿、真菌球和脱落的乳头状突起）鉴别。

· 几乎所有的结石，包括X线平片的阴性结石，在CT软组织窗上均表现为高密度灶（图15-37和图15-41）。CT可检出的最小结石约为1mm。

· 输尿管结石通常为几何形或椭圆形（图15-41和图15-42），几乎很少为正圆形。这一特征有助于鉴别输尿管结石和静脉石。据报道，利用几何形态来识别结石的阳性预测值高达100%。

· 绝大多数结石在CT上均呈高密度，唯一例外的是尿路结晶状结石，结晶状结石与服用治疗AIDS的蛋白酶抑制剂（indinavir, crixivan）有关，其在CT上呈软组织密度，可引起急性输尿管梗阻，增强后表现为集合系统或输尿管内的

微小的充盈缺损。

· CT易于评估肾结石的负荷。结石常见于肾小盏或髓质锥体。结石的负荷取决于结石的数量和大小。结石的负荷常用来指导治疗方法的选择，如碎石术。

· 当患者处于脱水状态时，肾锥体的尖端呈高密度（图15-34），应注意不要将正常的白色肾锥体误认为肾结石。

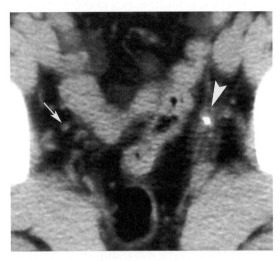

图15-41 ■输尿管结石：软组织边缘征

盆腔CT平扫显示左侧输尿管远端结石（无尾箭头），其呈形状不规则的高密度影。结石处的输尿管壁形成弧形软组织密度影包绕结石（软组织边缘征）。沿输尿管走行路径，可见连续的CT层面识别右侧正常的输尿管（箭头）

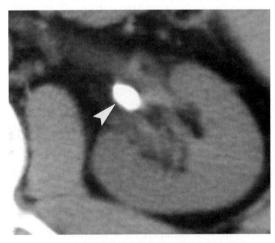

图15-42 ■肾盂输尿管连接部（UPJ）结石

左侧肾盂输尿管连接部可见大的结石（无尾箭头）。高密度结石引起的辉光伪影，遮盖了软组织边缘征。仔细观察连续的CT层面，可见结石位于肾盂输尿管连接部。虽然梗阻程度严重，但由于是急性梗阻，肾盂积水并不明显

（二）急性输尿管梗阻

MDCT平扫诊断结石所致的急性输尿管梗阻的敏感度为94%～98%，特异度为96%～98%。结石引起的急性输尿管梗阻的CT表现如下：

· 输尿管内可见结石（图15-41、图15-42和图15-45B）。结石嵌顿最常见于肾盂输尿管连接部、输尿管跨骨盆入口处及输尿管膀胱连接部。观察连续层面的CT图像，直到发现输尿管结石。在显示屏上观察连续层面的CT图像以追踪输尿管走行。熟悉输尿管走行及其毗邻的血管是准确诊断的关键。

· 测量结石的大小并准确描述结石的位置。结石可否自行排出体外与其大小和位置有关。直径＜4mm的结石通常可自行排出体外。直径约为6mm的结石自行排出的概率约为50%。直径＞8mm的结石很少能自行排出。对于无法自行排出的结石，根据结石的大小和位置选择治疗方案。当直径＞5mm且位于输尿管近端2/3时，一般采用体外震波碎石或内镜取石。

· 放射科医师可通过软组织边缘征（见于约76%的病例）来确认输尿管结石。软组织边缘征（图15-41）表现为输尿管结石周围晕圈状的软组织密度影。软组织边缘即为输尿管壁。当输尿管壁极薄或受辉光效应伪影影响时，可能观察不到软组织边缘征。

· CT定位像可用于发现结石及其他异常。判读CT图像时应注意观察定位像。如果定位像上可见结石，则可以利用传统X线平片来监测结石是否排出。若结石在传统X线平片上不可见，如病情需要，应选择CT平扫进行监测随访。

· 泌尿系统梗阻常伴继发性改变但通常较轻微（图15-43）。与对侧进行对照对于鉴别是先前存在的异常表现还是急性梗阻极有帮助。当存在多个继发性改变时，可提高急性梗阻的诊断信心和准确性。症状持续的时间越久，出现继发性征象的频率越高。

· 由于水肿，梗阻侧的肾脏体积可增大且密度轻度降低。梗阻侧肾脏密度比对侧正常肾脏低5HU是梗阻侧肾脏水肿的有力证据。

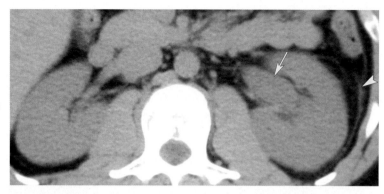

图 15-43 ■ 肾脏的急性梗阻

左侧腰痛患者 CT 图像显示左肾轻度肿胀伴密度降低，左肾盂（箭头）肾盏轻度扩张；左肾与肾周脂肪分界不清；左肾筋膜（无尾箭头）轻度增厚；这些轻微的改变提示左输尿管梗阻。盆腔 CT 显示左侧输尿管膀胱连接部结石

- 急性梗阻引起的水肿可致输尿管周围及肾脏周围的脂肪内出现条索影。水肿程度与梗阻程度相关。部分患者，特别是老年患者，肾周脂肪可能原本就存在条索影。放射科医师应注意寻找梗阻侧的不对称条索影。

- 结石伴急性梗阻可致肾盂肾盏极轻微的扩张。肾脏上下两极可见扩张的肾盏呈圆形的液性影，取代正常的肾窦脂肪。与对侧对比有助于诊断。集合系统明显扩张支持慢性梗阻的诊断，而非急性梗阻。

- 受累侧肾脏的白锥征是梗阻的敏感征象（图 15-44）。水肿和肿胀抵消了脱水状态下尿液的浓缩。

- 结石水平的输尿管轻度扩张。输尿管正常蠕动可引起输尿管局部短暂的扩张和狭窄，应与梗阻水平以上的广泛扩张鉴别。结石梗阻水平以下的输尿管不扩张。

- 梗阻和高尿量可导致集合系统在肾盏的穹窿部发生破裂，继发局部肾周积液（图 15-45）。

- 对于疑难病例，可将横断位 CT 图像重建为冠状位及矢状位而进行观察。

（三）输尿管结石的 CT 诊断误区

没有一种影像学检查是完美的。肾结石的 CT 诊断存在各种误区。

- 肾外型肾盂与肾盂扩张的影像学表现相似。

- 肾盂周围囊肿与肾盂积水表现相似（图 15-46）。

- 部分患者，特别是老年患者，原本存在肾盂旁脂肪内条索影。诊断的关键在于与对侧比较，观察是否出现不对称的条索影。

- 先前存在梗阻的后遗改变与急性梗阻的鉴别较为困难。

- 通常，静脉石与结石十分相似（图 15-47）。静脉石源于盆腔静脉的血栓钙化。大多数静脉石发生于膀胱周围静脉、男性前列腺周围静脉及女性子宫和阴道周围静脉，偶见于与输尿管平行的性腺静脉。大部分静脉石为圆形，极少数为椭圆形，没有几何形。中心透明影是静脉石的特征性表现，但 CT 不如传统 X 线平片显示清晰。静脉石延伸出 1 条无钙化的静脉影，类似尾巴，称为"尾征"。据报道，21% ～ 65% 的静脉石伴"尾征"。静脉石的密度低于大部分结石，平均密度为

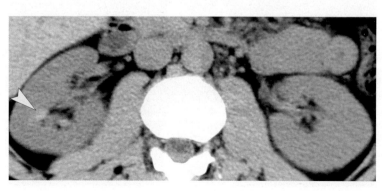

图 15-44 ■ 白锥征

左侧腰痛患者，CT 显示右肾髓质锥体尖端呈高密度（无尾箭头），提示患者脱水。在有症状的左侧肾脏未见白色锥体。单侧白色锥体缺如是急性梗阻的敏感征象。左侧输尿管膀胱连接部可见结石

160HU，密度范围为80～278HU。若钙化的平均密度＞311HU，则其为静脉石的概率仅0.03%。

· 动脉粥样硬化钙化可能被误诊为输尿管结石。鉴别时，应仔细观察连续层面的图像来判断钙化是来源于血管还是输尿管。

· 当出现输尿管梗阻的表现但未见明确的结石时，放射科医师应考虑的可能性诊断包括：近期结石已排出、肾盂肾炎、输尿管狭窄或肿瘤，

或蛋白酶抑制剂治疗相关的结石。

· 从输尿管排出的结石可见于膀胱或尿道，也可能消失不见。

· 放射科医师应注意寻找导致腰痛的泌尿系统以外的疾病。据报道，CT平扫诊断阑尾炎的准确率为94%，也易于检出附件肿块。

· 多达20%的病例需要进行CT增强扫描以明确诊断。

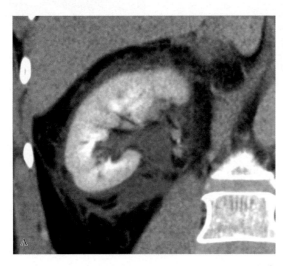 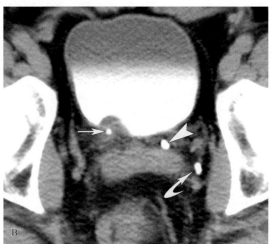

图15-45 ■ **梗阻：肾盏破裂**

A.增强CT冠状位重建图像显示右肾对比剂排泄延迟，未强化的尿液渗漏入肾周间隙。肾功能正常且体内水分充足的患者，如果肾脏发生急性重度梗阻，可导致集合系统在肾盏穹窿处发生破裂。静脉注入的对比剂的利尿效应可能会促进破裂的发生。B.同一患者的横断位CT图像显示造成尿路梗阻的结石（箭头）嵌顿在肿胀的输尿管膀胱连接部。左侧正常的输尿管（无尾箭头）充盈对比剂，其左后方见1枚静脉石（弯箭头）

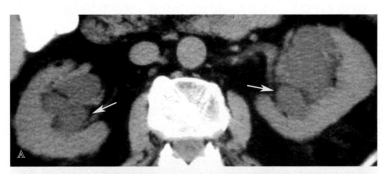

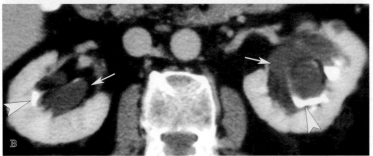

图15-46 ■ **肾盂周围囊肿**

A.CT平扫显示双侧肾窦可见囊性病灶（箭头），与肾盂积水的影像学表现相似。B.增强CT肾盂期显示囊性病灶未见对比剂充盈（箭头），提示为肾盂周围囊肿。集合系统充盈对比剂（无尾箭头）且被双侧肾窦的囊肿挤压。仔细观察连续层面的CT图像，显示肾盂周围囊肿与扩张的肾盂并不连通，是为诊断依据

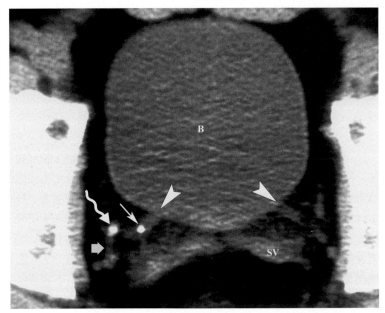

图 15-47 ■ 静脉石及结石

精囊腺（SV）作为输尿管膀胱连接部（UVJ，无尾箭头）水平的解剖学标志，CT 图像显示左侧、右侧的输尿管膀胱连接部位于同一横断面水平。右侧输尿管远端可见 1 枚结石（箭头）。通过"尾征"可以识别邻近的静脉石（曲线箭头），"尾征"代表伴有血栓形成的静脉（短粗箭头）。膀胱（B）充盈尿液，更易于识别输尿管膀胱连接部

参考文献

Bosniak MA: The current radiological approach to renal cysts. *Radiology* 158:1–10, 1986.

Bosniak MA: Problems in the radiologic diagnosis of renal parenchymal tumors. *Urol Clin North Am* 20:217–230,1993.

Bosniak MA: The Bosniak renal cyst classification: 25 year later. *Radiology* 262:781–785, 2011.

Brant WE: Spiral CT replaces IVP and KUB for renal stone disease. *Diag Imag* 2306:51–57, 2001.

Cheng PM, Moin P, Dunn MD, et al.: What the radiologist needs to know about urolithiasis: Part 1—pathogenesis, types, assessment, and variant anatomy. *AJR Am J Roentgenol* 198:W540–W547, 2012.

Cheng PM, Moin P, Dunn MD, et al.: What the radiologist needs to know about urolithiasis: Part 2—CT findings, reporting, and treatment. *AJR Am J Roentgenol* 198:W548–W554, 2012.

Craig WD, Wagner BJ, Travis MD: Pyelonephritis: Radiologic–pathologic review. *Radiographics* 28:255–276, 2008.

Freire M, Remer EM: Clinical and radiologic features of cystic renal masses. *AJR Am J Roentgenol* 192:1367–1372, 2009.

Hartman DS, Choyke PL, Hartman MS: A practical approach to the cystic renal mass. *Radiographics* 24:S101–S115, 2004.

Israel GM, Bosniak MA: Pitfalls in renal mass evaluation and how to avoid them. *Radiographics* 28:1325–1338, 2008.

Jung YY, Kim JK, Cho K-S: Genitourinary tuberculosis: Comprehensive cross-sectional imaging. *AJR Am J Roentgenol* 184:143–150, 2005.

Kambadakone AR, Eisner BH, Catalano OA, Sahani DV: New and evolving concepts in the imaging and management of urolithiasis: Urologists' perspective. *Radiographics* 30:603–623, 2010.

Katabathina VS, Kota G, Dasyam AK, et al.: Adult renal cystic disease: A genetic, biological, and developmental primer. *Radiographics* 30:1509–1523, 2010.

Leung RS, Biswas SV, Duncan M, Rankin S: Imaging features of von Hippel–Lindau disease. *Radiographics* 28:65–79, 2008.

Ng CS, Wood CG, Silverman PM, et al.: Renal cell carcinoma: Diagnosis, staging, surveillance. *AJR Am J Roentgenol* 191:1220–1232, 2008.

Pooler BD, Pickhardt PJ, O'Connor SD, et al.: Renal cell carcinoma: Attenuation values on unenhanced CT. *AJR Am J Roentgenol* 198:1115–1120, 2012.

Prando A, Prando P, Prando D: Urothelial cancer of the renal pelvicaliceal system: Unusual imaging manifestations. *Radiographics* 30:1553–1566, 2010.

Prasad SR, Humphrey PA, Catena AD, et al.: Common and uncommon histologic subtypes of renal cell carcinoma: Imaging spectrum with pathologic correlation. *Radiographics* 26:1795–1810, 2006.

Prasad SR, Surabhi VR, Menias CO, et al.: Benign renal neoplasms in adults: Cross-sectional imaging findings. *AJR Am J Roentgenol* 190:158–164, 2008.

Rowell AC, Sangster GP, Caraway JD, et al.: Genitourinary imaging: Part 1, congenital urinary anomalies and their management. *AJR Am J Roentgenol* 199:W545–W553,2012.

Sheth S, Ali S, Fishman E: Imaging of renal lymphoma: Patterns of disease with pathologic correlation. *Radiographics* 26:1151–1168, 2006.

Silverman SG, Gan YU, Mortele KJ, et al.: Renal masses in the adult patient: The role of percutaneous biopsy. *Radiology* 240:6–22, 2006.

Stakhovsky O, Yap SA, Leveridge M, et al.: Small renal mass: What the urologist needs to know for treatment planning and assessment of treatment results. *AJR Am J Roentgenol* 196:1267–1273, 2011.

Tirkes T, Sandrasegaran K, Patel AA, et al.: Peritoneal and retroperitoneal anatomy and its relevance for cross-sectional imaging. *Radiographics* 32:437–451, 2012.

Umeoka S, Koyama T, Miki Y, et al.: Pictorial review of tuberous sclerosis in various organs. *Radiographics* 28:e32,2008.

Vikram R, Sandler CM, Ng CS: Imaging and staging of transitional cell carcinoma: Part 2, upper urinary tract. *AJR Am J Roentgenol* 192:1488–1493, 2009.

Wasnik AP, Elsayes KM, Kaza RK, et al.: Multimodality imaging in ureteric and periureteric abnormalities. *AJR Am J Roentgenol* 197:W1083–W1092, 2011.

Wolin EA, Hartman DS, Olson JR: Nephrographic and pyelographic analysis of CT urography: Differential diagnosis. *AJR Am J Roentgenol* 200:1197–1203, 2013.

Wolin EA, Hartman DS, Olson JR: Nephrographic and pyelographic analysis of CT urography: Principles, patterns, and pathophysiology. *AJR Am J Roentgenol* 200:1210–1214,2013.

第16章

肾 上 腺

肾上腺主要在下列3种临床情况下受到关注：①患者因临床诊断为肾上腺激素功能亢进而行影像学检查。此时使用CT检查发现病变并予以定性。②通常对疑似肾上腺转移的患者行影像学检查，尤其是当原发肿瘤（如肺癌）易转移至肾上腺的情况下。③因其他适应证行影像学检查时，偶然发现肾上腺病变（约占全部腹部CT扫描的5%）。必须结合影像学表现和临床情况进行综合评估。CT仍是评价肾上腺的首选影像学方法。

一、正常肾上腺

位于肾上腺外周的皮质和位于内部的髓质在功能上相互独立，在解剖上分界清晰。肾上腺皮质分泌类固醇激素包括皮质醇、醛固酮、雄激素和雌激素。肾上腺髓质产生儿茶酚胺，包括肾上腺素和去甲肾上腺素。肾上腺位于肾周间隙，被脂肪包围。肾上腺通常呈三角形，或呈倒"V"形或"Y"形（图16-1）。右肾上腺位于右肾上方、下腔静脉后方、右膈脚和肝右叶之间。左肾上腺邻近左肾上极，位于胰腺和脾脏血管后方、左膈脚外侧。肾上腺侧肢长4～5cm，厚度均匀且通常不超过10mm，边缘或直或凹。在CT平扫上，正常肾上腺近似于肌肉密度。增强后呈中度强化。

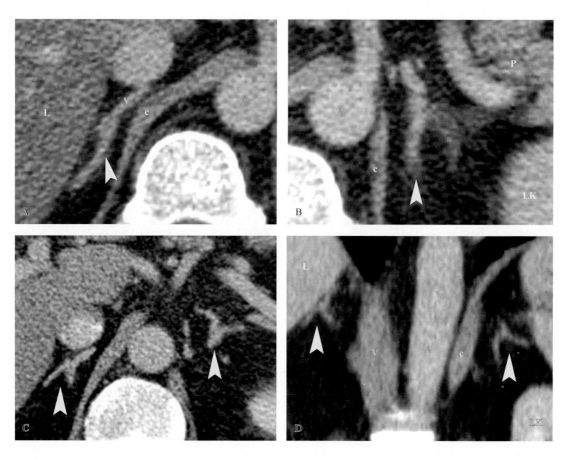

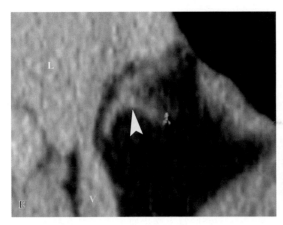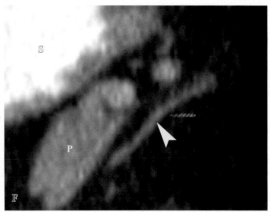

图 16-1 ■ 正常肾上腺

　　A.CT 轴位图像显示右侧肾上腺（无尾箭头）呈线状。注意右侧肾上腺周围的解剖标志：L，肝；V，下腔静脉；A，主动脉；c，右膈脚。B.CT 轴位图像显示左侧肾上腺（无尾箭头）呈倒立的 "Y" 形。注意左侧肾上腺周围的解剖标志：A，主动脉；c，左膈脚；P，胰腺；LK，左肾。C.CT 轴位图像显示双侧正常肾上腺（无尾箭头）。注意解剖标志和正常肾上腺的各种形状。D.CT 冠状位重组图像显示正常的双侧肾上腺（无尾箭头）。A，主动脉；L，肝；V，下腔静脉；c，膈脚；LK，左肾。E.CT 矢状位重组图像显示正常的右侧肾上腺（无尾箭头）。L，肝；V，下腔静脉。F.CT 矢状位重组图像显示正常的左侧肾上腺（无尾箭头）。S，胃；P，胰腺

二、肾上腺肿块的 CT 扫描技术

　　CT 平扫用于显示肾上腺解剖结构、测量病灶平扫时的 CT 值，以作为增强对比的基线。采用 0.625 ～ 2.5mm 层厚。测量任何肾上腺结节或肿块的 CT 值时，感兴趣区（ROI）必须包括病灶的大部分范围。如果病灶的平均 CT 值低于 10HU，病灶极可能为良性肾上腺腺瘤。如果病灶的平均 CT 值 > 10HU，应进行增强扫描。常规以 3.0ml/s 的流速经静脉注射非离子型碘对比剂 100 ～ 120ml（碘浓度为 350mg/ml）。在注射对比剂后 60s 和 15min 后重复进行双侧肾上腺薄层扫描（0.625mm 最佳）以获得肾上腺皮质期和延迟期。

三、具有特异性影像表现的肾上腺肿块

（一）髓样脂肪瘤

　　髓样脂肪瘤是一种少见的肾上腺良性肿瘤，由成熟的脂肪与散在的造血骨髓成分组成；无内分泌功能异常，无恶变潜能。大多数肿瘤是偶然被发现的。偶尔，肿瘤伴有急性自发性出血而引起疼痛症状。肿瘤也可能起源于肾上腺外。

　　· 病灶内出现脂肪影是本病的特征性表现。CT 显示大块脂肪灶内散布高密度的软组织影（图 16-2）。病灶内脂肪密度几乎与皮下脂肪密度相同，通常为 -80 ～ -100HU。软组织成分的 CT 值较低（20 ～ 30HU），提示其为脂肪和骨髓组织的混合物。

　　· 小钙化可见。

　　· 病灶内出血可改变病灶的影像学表现，病

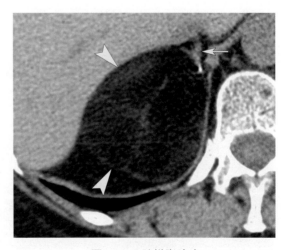

图 16-2 ■ 髓样脂肪瘤

　　起源于右侧肾上腺的脂肪密度肿瘤（无尾箭头之间）。肿瘤内的软组织密度条纹代表造血骨髓成分。右侧肾上腺（箭头）的其余部分正常

灶内急性出血在CT上表现为脂肪肿块内的局灶性高密度影。

· 肿瘤大小不等，从1～2cm到最大达17cm。约50%的病例可见病灶增大。

· 肾上腺外髓样脂肪瘤最常见于骶前间隙及腹膜后，少见于纵隔、腹部和肌肉筋膜。

（二）囊肿

· 肾上腺真性囊肿内衬内皮细胞或上皮细胞。大多数病灶无症状并且是偶然被发现的。病灶可因出血而出现临床症状。

· 囊肿表现为边界清楚、壁薄（＜3mm）、无强化、密度均匀的液性包块（图16-3），有时可见内部薄分隔。

· 当有陈旧性出血时，囊壁可见细小钙化。

· 囊肿内容物为特征性的单纯液体（＜20HU），出血除外。

（三）假性囊肿

假性囊肿约占肾上腺囊肿的40%，是既往肾上腺出血的后遗改变。假性囊肿的壁为纤维组织而无细胞内衬。

· 假性囊肿表现为低密度肿块，囊壁或薄或厚，通常内部有分隔。

· 囊肿内容物密度通常高于单纯的液体密度，但不强化；或可见液 - 液平面。

· 常见囊壁钙化（占病例的56%）（图16-4）。

（四）肾上腺出血

在新生儿，肾上腺出血常由缺氧、产伤或败血症所致。在成人和年长儿，肾上腺出血由外伤、凝血障碍或肿瘤所致。

· 在CT平扫上，肾上腺出血呈圆形或椭圆形高密度影（50～90HU）（图16-5），肾上腺周围脂肪内常见条纹影。

· 创伤后肾上腺出血主要好发于右侧。

· 随着血块的演变和液化，肾上腺肿块缩小、密度降低。

· 随着时间的推移，出血可引起肾上腺钙化。

· 慢性出血可能难以与其他肾上腺肿块鉴别。

（五）假病灶

许多非肾上腺结构可类似于肾上腺肿块。鉴别诊断主要根据高度疑似的病变特征并选择适当的相关影像学检查。在肾上腺活检之前应进行准确的影像学诊断。因为左肾上腺区结构众多，所以左侧假病灶远较右侧常见。口服和静脉注射对比剂及多平面重组等最佳CT技术有助于区分假病灶和真正的肾上腺病变。

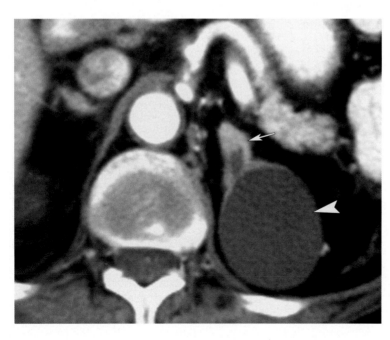

图16-3 ■ **发育性肾上腺囊肿**
起源于左侧肾上腺（箭头）的单纯囊性包块（无尾箭头）。囊壁不明显。囊内呈均匀低密度，CT值接近于水

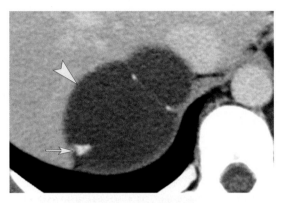

图 16-4 ▉ 肾上腺假性囊肿

右侧肾上腺的囊性肿块（无尾箭头）具有钙化薄分隔并含有粗大致密的钙沉积（箭头）。这是肾上腺出血后假性囊肿的特征性表现

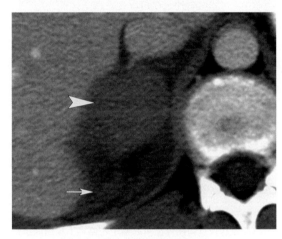

图 16-5 ▉ 肾上腺出血

1例车祸外伤患者的增强CT显示出血导致右侧肾上腺（无尾箭头）膨大，形成一密度均匀的肿块。肾周间隙也可见出血（箭头）。4个月后CT随访证实肾上腺出血完全消退

· 通过给予口服对比剂和重复CT扫描可将胃或小肠未充盈的部分（图16-6）与肾上腺肿块鉴别开来。

· 扭曲的血管可通过增强CT或多普勒超声检查进行确定。脾动脉瘤常有钙化壁，类似于假性囊肿。

· 副脾或分叶脾表现为CT平扫和增强的密度均与脾组织密度相同且边缘光滑。

（六）肾上腺皮质癌

50%的肾上腺癌伴肾上腺皮质功能亢进，其中，库欣综合征最为常见。根据影像学表现，大多数的原发癌可以与腺瘤相鉴别。肾上腺皮质癌具有侵袭性，并且极易侵犯血管，死亡率极高。

· 肾上腺肿块通常较大（＞5～6cm），密度明显不均（图16-7）。＞6cm且不含脂肪的肾上腺肿块约85%为恶性。

· 中央坏死常见，30%病例可见不规则钙化（图16-8）。

· 肿瘤强化不均匀且具有恶性肿瘤的特征性的对比剂迅速廓清表现（图16-9）。

· 肾静脉或下腔静脉内瘤栓形成是本病的常见并发症，合并肺栓塞的风险高。

· 就诊时常见肿瘤直接侵犯邻近组织，并转移到局部淋巴结、肝、骨和肺。

· 肾上腺皮质癌有时可见局部脂肪沉积。然而，所有报道的含脂肪的肾上腺皮质癌还具备其

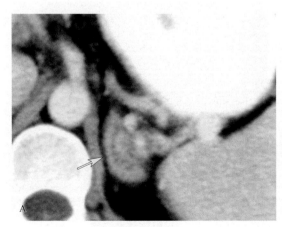
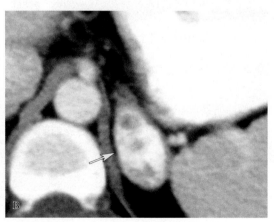

图 16-6 ▉ 肾上腺假性肿瘤

A.最初CT扫描显示左侧肾上腺区疑似肿块影（箭头）。B.口服对比剂后再次扫描，显示对比剂填充的胃憩室（箭头）

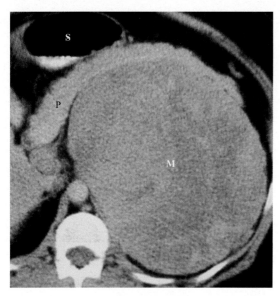

图16-7 ■ 肾上腺癌

巨大的混杂密度的实性肿块（M）取代了左侧肾上腺。肿瘤向前推移胰腺（P）和胃（S），证明肿瘤起源于腹膜后

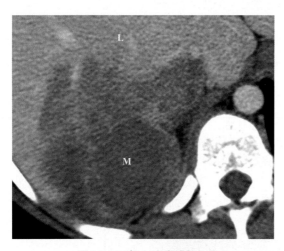

图16-8 ■ 肾上腺癌伴坏死

增强CT显示起源于右侧肾上腺并侵及肝脏（L）的实性肿瘤（M）。肿瘤内大片低密度区是肿瘤坏死的征象

他的恶性征象。

· 偶见巨大、变性的良性肾上腺腺瘤的表现类似于肾上腺癌。

（七）淋巴瘤

约4%的非霍奇金淋巴瘤累及肾上腺。起源于肾上腺的原发性淋巴瘤极为罕见。

· 最常见的是腹膜后肿大淋巴结完全包绕肾

上腺（图16-10），肾上腺常不可见。

· 其他影像学表现包括：小的散在的肾上腺肿块和肾上腺弥漫性肿大。50%的病例可见双侧肾上腺受累。

· 增强后对比剂迅速廓清是恶性肿瘤的特征性表现。

（八）肾上腺钙化

在儿童和成人，绝大多数的肾上腺钙化是肾上腺出血的后遗改变。肾上腺结核和组织胞浆菌病可导致肾上腺钙化，或可伴有艾迪生病。

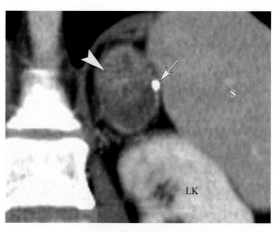

图16-9 ■ 肾上腺癌

CT冠状位重组图像显示起源于左侧肾上腺的混杂密度肿瘤（无尾箭头），可见粗大的钙化灶（箭头）。该病例具有恶性肿瘤典型的强化表现及对比剂廓清表现。S，脾；LK，左肾

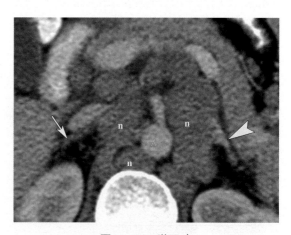

图16-10 ■ 淋巴瘤

增大的淋巴瘤结节（n）包绕主动脉（A）并部分侵蚀左侧肾上腺（无尾箭头）。右侧肾上腺（箭头）未受累

· 无肿块时，单侧或双侧肾上腺的粗糙、点状钙化是肾上腺陈旧性出血的特征性表现（图16-11）。

· 在儿童，钙化的肾上腺肿瘤是神经母细胞瘤和神经节瘤。

· 在成人，钙化的肾上腺肿瘤包括肾上腺癌、嗜铬细胞瘤、神经节瘤和转移瘤。

· 酸性脂酶缺乏症是罕见的常染色体隐性遗传病，表现为肾上腺肿大伴钙化和肝脾大。

四、肾上腺功能亢进性病变

（一）肾上腺皮质增生症

肾上腺皮质增生症通常伴有肾上腺内分泌功能亢进，特别是库欣综合征。

· 最常见表现是肾上腺均匀增大，但仍维持其正常肾上腺形状（图16-12）。肾上腺侧肢的厚

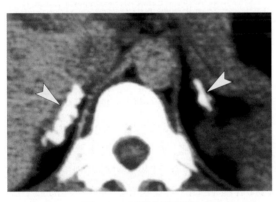

图16-11 肾上腺钙化

双侧肾上腺（无尾箭头）致密钙化，可能是陈旧性出血的结果

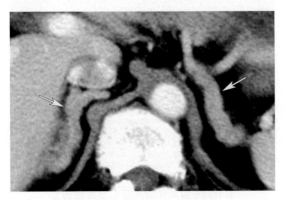

图16-12 肾上腺皮质增生症

双侧肾上腺（箭头）呈弥漫性增厚

度超过10mm。

· 肾上腺增生也可表现为多结节状，其外观可与多发的小肾上腺转移瘤相混淆。

· 肾上腺功能亢进也可能伴有正常大小的肾上腺，其影像学表现也正常。

（二）库欣综合征

糖皮质激素的过量分泌导致库欣综合征。约70%的患者伴有双侧肾上腺皮质增生症，20%的患者伴有良性的功能亢进性肾上腺腺瘤，10%伴有肾上腺皮质癌。库欣综合征是由垂体腺瘤分泌促肾上腺皮质激素从而刺激肾上腺引起的。

· 肾上腺腺瘤呈圆形或椭圆形，直径通常＜2cm。

· 功能亢进性肾上腺腺瘤与非功能亢进性肾上腺腺瘤难以区分。

· 肾上腺皮质增生症通常呈弥漫性，边缘光滑且双侧受累。约3%的库欣综合征患者呈结节状肾上腺皮质增生。

（三）原发性醛固酮增多症

原发性醛固酮增多症是由良性的功能亢进性肾上腺腺瘤（80%）或双侧肾上腺皮质增生（20%）引起，其临床特征为低钾血症和高血压。肾上腺癌很少引起醛固酮增多症。

（四）肾上腺性征综合征

雄激素分泌过量为先天性或后天性疾病。先天性（常染色体隐性遗传）酶缺乏症引起的先天性肾上腺性征综合征伴有双侧肾上腺皮质增生症。获得性肾上腺性征综合征通常由良性功能亢进性肾上腺腺瘤（80%）（图16-13）所引起，但20%的病例伴有肾上腺皮质癌。

（五）嗜铬细胞瘤

嗜铬细胞瘤起源于交感神经系统的嗜铬细胞，是一种分泌儿茶酚胺的肿瘤。大多数肿瘤（90%）发生于肾上腺髓质且为良性、单侧。约10%（"10%规律"）位于肾上腺外，其中最常见的位置是肠系膜下动脉起点附近的嗜铬

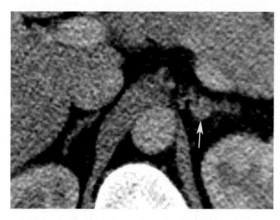

图16-13 ■分泌醛固酮的腺瘤

左侧肾上腺小结节（箭头）经肾上腺静脉采血和手术切除证实为分泌醛固酮的良性腺瘤

体（Zuckerkandl体）；约10%为双侧；10%伴有多发性内分泌瘤病2型、von Hippel-Lindau综合征、结节性硬化症、脑面血管瘤病、神经纤维瘤病等。

· 最常见的CT表现是圆形均质肿块，平扫密度近似于正常肝脏（图16-14）。

· 囊变、中央坏死和钙化可见，特别见于较大的病灶（图16-15）。

· 据报道，使用离子型对比剂增强时，部分患者可能被诱发高血压危象。采用非离子型对比剂相对较安全。大多数病灶呈明显强化。无论良性或恶性，大多数嗜铬细胞瘤增强后迅速廓清，与恶性肾上腺肿瘤表现相似。少数情况下，嗜铬细胞瘤强化不明显或呈良性病变的廓清特征。

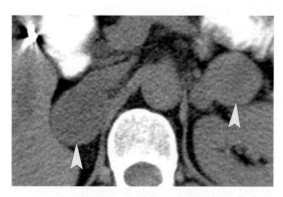

图16-14 ■双侧嗜铬细胞瘤

CT平扫显示密度均匀、边界清楚的肾上腺肿瘤（无尾箭头），CT值较正常肝脏稍低

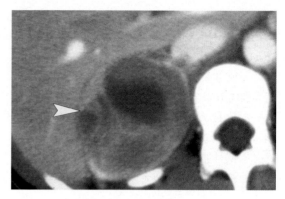

图16-15 ■嗜铬细胞瘤：坏死性

意外被发现的起源于右肾上腺的嗜铬细胞瘤，表现为混杂密度肿块（无尾箭头），其内可见坏死及囊变。静脉注射非离子型对比剂后无不良反应。嗜铬细胞瘤患者经静脉注射离子型对比剂容易引发高血压危象，但非离子型对比剂极少引起严重的不良反应

· 有些嗜铬细胞瘤可发生自发性出血（图16-16）。

· 少数嗜铬细胞瘤的廓清表现类似于乏脂质性肾上腺腺瘤。

· 间碘苯甲胍或铟-111喷曲肽显像可用于定位未被CT检出的肾上腺外嗜铬细胞瘤。

五、不确定性的肾上腺肿块

良性非功能亢进性肾上腺腺瘤常在CT检查中被偶然发现。多达5%的肾上腺肿块是在因其他原因而行腹部CT检查时被发现的。对于无恶性肿瘤病史的患者来说，偶然发现的肾上腺

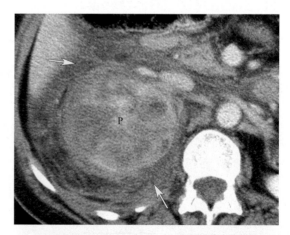

图16-16 ■嗜铬细胞瘤：自发性出血

患者突发右胁腹痛，CT显示右侧巨大的嗜铬细胞瘤（P），可见出血（箭头）延至肾周间隙

病灶几乎均为良性。即使在已知患有恶性肿瘤的患者中，良性肾上腺肿块也多于转移瘤。但是，准确的肿瘤分期需要对肾上腺病变予以明确诊断。

鉴别良性腺瘤和转移瘤主要依据是：大多数功能性肾上腺皮质腺瘤富含脂质成分。胆固醇是肾上腺皮质激素的前体，而胆固醇、脂肪酸和中性脂肪存储于功能性肾上腺细胞。CT和磁共振（MR）化学位移成像能准确显示良性腺瘤中较多的脂质成分。

但是应当注意的是，良性腺瘤的脂质位于肾上腺皮质细胞的胞质内，而髓样脂肪瘤的脂质是肉眼可见的，且位于脂肪细胞内。因此，髓性脂肪瘤在CT上可见脂肪密度，而腺瘤虽然呈低密度，但通常高于皮下脂肪。

（一）良性肾上腺腺瘤的一般特征

良性非功能亢进性肾上腺腺瘤的患者没有与肾上腺功能相关的症状，肾上腺激素水平正常。肾上腺腺瘤的尸检发现率为9%。

· 肾上腺腺瘤通常是边界清晰、密度均匀、直径＜3cm的圆形肿块（图16-17）。CT平扫上，其密度低于正常肝实质。富脂质腺瘤（多达良性腺瘤的70%）的平扫CT值为−2～10HU。乏脂质腺瘤（约占良性腺瘤的30%）的平扫CT值为20～25HU。

· 其增强后呈中度且相对均匀的强化；良性

腺瘤的对比剂廓清较转移瘤的廓清更迅速，这一重要特征可用于含脂较少的良性腺瘤（乏脂质瘤）的定性诊断。

· 由于常规CT成像时对比剂给予方式及扫描延迟时间的不同，不能依据单次的增强扫描就确定肾上腺腺瘤为良性。

· 一个具有上述特性的肾上腺小肿块，如在6个月或以上的随访检查中保持大小和影像学表现不变，则其很可能为良性。

（二）肾上腺转移瘤的一般特征

在上皮恶性肿瘤患者的尸检中发现27%可见肾上腺转移。最常见的原发肿瘤为肺癌、乳腺癌、结肠腺癌和黑色素瘤。

· 较大的转移瘤（＞3～4cm）通常密度不均匀，呈分叶状轮廓且边界不清，常见出血和钙化，强化不均匀（图16-18）。勿将这些较大的混杂密度的不规则病灶与良性的肾上腺腺瘤相混淆。大多数直径＞5cm的肾上腺肿块为恶性肿瘤（转移瘤或肾上腺癌）。

· 囊变可见，囊性转移灶的囊壁较厚、不规则且有强化。

· 较小的转移灶（＜3cm）常密度均匀，呈圆形，边界较清。这些病灶在常规成像中可能与良性肾上腺腺瘤无法区分。肿瘤大小并不是区分转移瘤和良性肾上腺腺瘤的有用指标（图16-19）。

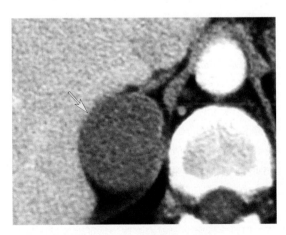

图16-17 ■ 良性肾上腺腺瘤

尽管是增强CT，但富脂质的良性肾上腺腺瘤（箭头）仍呈均匀的低密度

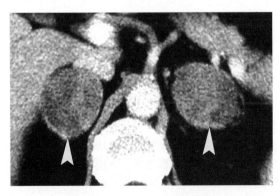

图16-18 ■ 双侧肾上腺转移瘤

肺癌转移至肾上腺，可见肾上腺转移瘤（无尾箭头）的界线较清，但密度不均匀。请将其与图16-17所示的良性腺瘤的均匀低密度相对比

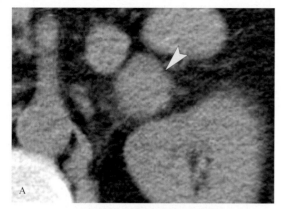

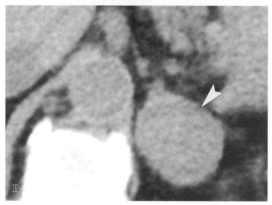

图 16-19 ▇ 无法定性的肾上腺病变

A.本例中，边界清晰的肾上腺结节（无尾箭头），证实是良性腺瘤。B.本例中，边界清晰的肾上腺结节（无尾箭头），证实为肺癌转移瘤

（三）肾上腺良性腺瘤与肾上腺转移瘤的鉴别

在CT上，鉴别良性肾上腺腺瘤与恶性肿瘤主要根据良性肾上腺腺瘤特征性的高脂质含量和（或）对比剂较快廓清。

· 平扫的CT值。在平扫CT中，平均CT值＜10HU提示良性腺瘤（特异度98%，敏感度71%）。如将阈值定为＜2HU，则诊断良性腺瘤的特异度为100%，敏感度为47%。该标准用于检出富脂质的良性肾上腺腺瘤（图16-20）。约70%的良性肾上腺腺瘤富含脂质，可通过平扫CT值定性。其余30%的良性肾上腺腺瘤为"乏脂性"腺瘤，根据这一标准，无法被定性为良性。

· 测量CT值时，感兴趣区域（ROI）必须放置在肿瘤中心，占据病灶的1/2 ～ 2/3（图16-21）。任何钙化或坏死的区域应被排除在测量区

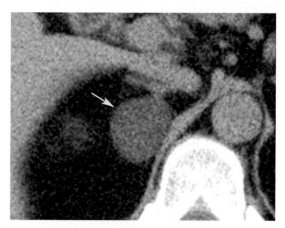

图 16-20 ▇ 良性富脂质的腺瘤

起源于右侧肾上腺的、直径为2.5cm的、边缘清晰的肿块（箭头），CT值为−2HU，其呈典型的富脂质的良性肾上腺腺瘤表现

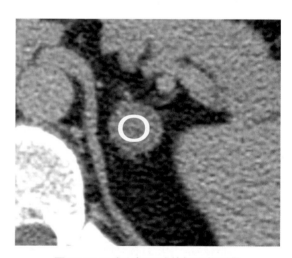

图 16-21 ▇ 感兴趣区域的标准化测量

将感兴趣区域适当置于肾上腺病灶中央并占据病灶的1/2 ～ 2/3

外。对伴有大面积的坏死或囊变的病灶，无法根据其对比剂廓清情况予以定性。

· 增强的CT值。常规增强后，良性肾上腺腺瘤和转移瘤的CT值重叠过多，在鉴别诊断中没有临床实用价值。然而，许多肾上腺肿块在CT增强扫描中被偶然发现，通常需要重新检查以准确显示病灶的影像学特征。

· 对比剂廓清。虽然增强的CT值并无诊断价值，但是良性肾上腺腺瘤表现为特征性的对比剂迅速廓清。转移瘤及其他恶性病的对比剂廓清较缓。

· 对比剂廓清百分比。2个公式用于确定对

比剂廓清百分比，相对廓清百分比（RPW）和绝对廓清百分比（APW）：

$$RPW = \frac{E-D}{E} \times 100$$

$$APW = \frac{E-D}{E-U} \times 100$$

其中，E 是增强CT值，D 是延迟期CT值，U 是平扫CT值。

平扫CT值应在病灶中央测定，ROI应包括病灶的 $1/2 \sim 2/3$。增强CT值是在病灶相同位置的初期增强图像上以相同的方法、相同的ROI来测定。延迟扫描CT值是在病灶相同位置的15min延迟图像上以相同的方法、相同的ROI来测定。RPW ＞40% 高度提示良性腺瘤。RPW ＜40% 提示有恶性可能。APW ＞60% 高度提示良性腺瘤。APW ＜60% 提示恶性可能。RPW和APW的敏感度和特异度几乎接近100%。

· 例：根据肾上腺肿块扫描方案行肾上腺CT扫描，测量数据如下（图16-22）。

平扫CT值：26HU

增强CT值（初期）：94HU

延迟CT值（15min）：30HU

RPW＝64/94×100%＝68%

APW＝64/68×100%＝94%

该病变定性为良性肾上腺腺瘤。

· 磁共振（MR）化学位移成像。MR化学位移成像可准确显示富脂质腺瘤的特征。脂肪和水的质子进动频率不同。梯度回波成像序列可在单个成像体素中分离脂肪和水的质子信号。在1.5T场强下，脂肪和水的质子在TE时间为2.3ms时相位相反，在TE时间为4.6ms时相位相同。与同相位图像（水、脂信号叠加）相比，富脂质脂腺瘤在反相位图像中信号明显降低（水、脂信号相互抵消）（图16-23和图16-24）。信号丢失的主观评价与定量测量同样准确。虽然MR与平扫CT对显示富脂质腺瘤的特征同样准确，但MR并不优于CT。只有CT平扫明确显示了富脂质腺瘤的特性才进一步采用同/反相位MR进行定性。关于病灶的含钆对比剂廓清情况的评估尚未见相关报道。

· 对于CT或MR无法定性的病灶，可能需要在影像引导下经皮活检，活检的有效性和安全性已得到证实，常规使用CT来引导活检操作。

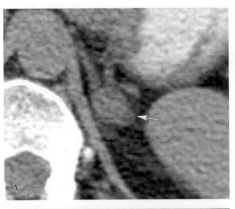

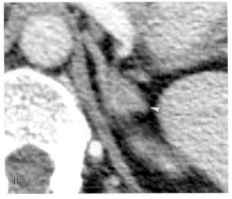

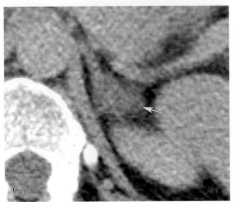

图16-22 ■ 对比剂廓清：乏脂质腺瘤

A.左侧肾上腺可见1枚小肿瘤（箭头），平扫CT值为26HU，不符合富脂质腺瘤的表现。继续采用前文中介绍的肾上腺肿块CT增强方案。B.增强后立即扫描显示肿块明显强化，CT值达94HU。C.15min后延迟期可见对比剂迅速廓清，CT值降至30HU。对比剂相对廓清百分比是68%，诊断其为乏脂质腺瘤

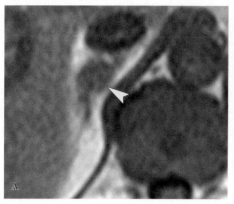
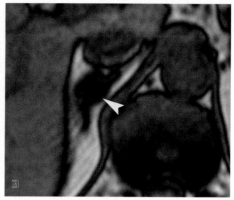

图 16-23 ■ 良性肾上腺腺瘤的磁共振（MR）图像

A.MR 同相位图像显示右侧肾上腺 1 枚肿瘤（无尾箭头），其信号强度接近于肝。B.MR 反相位图像显示肿瘤（无尾箭头）的信号强度显著降低，提示其为富脂质的良性腺瘤

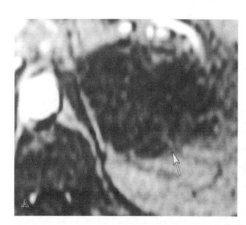
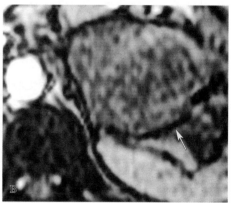

图 16-24 ■ 肾上腺转移瘤的磁共振（MR）图像

A.MR 同相位图像显示左侧肾上腺 1 枚边界不清的肿块（箭头）呈低信号强度。B.MR 反相位图像显示肿块信号不降反升，该患者为转移性肉瘤

参考文献

Bharwani N, Rockall AG, Sahdev A, et al.: Adrenocortical carcinoma: The range of appearances on CT and MRI. *AJR Am J Roentgenol* 196:W706–W714, 2011.

Bittman ME, Lee EY, Restrepo R, Eisenberg RL: Focal adrenal lesions in pediatric patients. *AJR Am J Roentgenol* 200:W542–W556, 2013.

Blake MA, Cronin CG, Boland GW: Adrenal imaging. *AJR Am J Roentgenol* 194:1450–1460, 2010.

Boland GWL: Adrenal imaging: Why, when, what, and how? Part 1: Why and when to image. *AJR Am J Roentgenol* 195:W377–W381, 2010.

Boland GWL: Adrenal imaging: Why, when, what, and how? Part 2: What technique? *AJR Am J Roentgenol* 196:W1–W5, 2011.

Boland GWL: Adrenal imaging: Why, when, what, and how? Part 3: The algorithmic approach to definitive characterization of the adrenal incidentaloma. *AJR Am J Roentgenol* 196:W109–W111, 2011.

Boland GWL, Blake MA, Hahn PF, Mayo-Smith WW: Incidental adrenal lesions: Principles, techniques, and algorithms of imaging characterization. *Radiology* 249:756–776, 2008.

Ganeshan D, Bhosale P, Kundra V: Current update on cytogenetics, taxonomy, diagnosis, and management of adrenocortical carcinoma: What radiologists should know. *AJR Am J Roentgenol* 199:1283–1293, 2012.

Johnson PT, Horton KM, Fishman EK: Adrenal mass imaging with multidetector CT: Pathologic conditions, pearls, pitfalls. *Radiographics* 29:1333–1351, 2009.

Jordan E, Poder L, Courtier J, et al.: Imaging of nontraumatic adrenal hemorrhage. *AJR Am J Roentgenol* 199:W91–W99, 2012.

Leung K, Stamm M, Raja A, Low G: Pheochromocytoma: The range of appearances on ultrasound, CT, MRI, and functional imaging. *AJR Am J Roentgenol* 200:370–378, 2013.

Patel J, Davenport MS, Cohan RH, Caoili EM: Can established CT attenuation and washout criteria for adrenal adenoma accurately exclude pheochromocytoma? *AJR Am J Roentgenol* 201:122–127, 2013.

Uppot RN, Gervais DA: Imaging-guided adrenal tumor ablation. *AJR Am J Roentgenol* 200:1226–1233, 2013.

第 17 章

胃 肠 道

一、基本原则

CT能显示胃肠道的壁内和肠外病变，包括肠系膜、腹膜腔、淋巴结和肝脏的病变，弥补了胃肠道内镜和钡剂检查的不足。因此，CT可用于诊断胃肠道疾病，评估其性质和范围，显示并发症，如脓肿、蜂窝织炎、瘘和穿孔。CT对于显示胃肠疾病的范围具有优势，但对于疾病定性诊断的特异性差。

所有的腹部CT成像均可显示胃肠道。在常规腹部CT检查前至少1h，应口服700～800ml含2%～3%碘或钡的对比剂溶液以使肠腔充盈显影。对于胃腔和上消化道来说，水是很好的对比剂，当怀疑上腹部疾病时可以随时应用。静脉注射对比剂用于评估胃肠道黏膜和病变的强化程度，显示血管及评价腹部实性脏器。薄层扫描可以提高病变显示的清晰度。多排螺旋CT（MDCT）由于扫描时间短，可通过减少运动伪影从而提高了图像的质量。无对比剂填充的塌陷肠管可能类似于淋巴结和肿块，但是增强后动脉期显示肠壁强化，从而确定其是充盈不良的肠管。

肠道疾病的CT特征性表现为肠壁增厚。当充盈良好时，正常肠壁厚为1～2mm；肠腔塌陷时，肠壁厚度不应超过3～4mm，但邻近胃食管连接处的胃壁除外，此处在胃腔塌陷时正常胃壁厚度可达2cm。肠壁增厚的不同CT表现有助于良恶性病变的鉴别诊断（表17-1）。良性病变所致的肠壁增厚通常不超过1cm，密度均匀，环状、对称性和节段性分布。横断面图像上肠管表现为"双晕征"和"靶征"，在增强图像中显示最佳，常见于肠道炎症、水肿和充血。肿瘤性病变所致的肠壁增厚通常较厚（1～2cm）且不对称，形态呈结节状、分叶状或棘突状，易合并肠

表 17-1 良性与恶性肠壁增厚的对比

良性	恶性
密度均匀、对称性、环周增厚，厚度＜1cm	密度不均匀、不对称性、偏心性增厚，厚度＞1～2cm
节段性或弥漫性累及	局灶性肿块
双晕征（内环暗、外环亮）	截断征，轮廓为分叶状、棘突状
靶征（内环亮、中环暗、外环亮）	肠腔变窄、淋巴结肿大、肝转移

腔狭窄。良性肠壁增厚由炎性肠病、肠缺血和肠壁内出血引起。肿瘤性肠壁增厚见于腺癌、淋巴瘤和胃肠道间质瘤。

二、CT小肠成像

采用MDCT进行CT小肠成像是小肠疾病的首选检查方法。与腹腔、盆腔常规CT不同的是，CT小肠成像使用大量低密度腔内对比剂以更好地扩张肠腔，采用薄层扫描及常规高分辨冠状位和矢状位图像重组。低密度腔内对比剂和静脉注射对比剂的联合应用可以最佳显示小肠的肠腔和肠壁（图17-1）。与传统的钡剂造影相比，CT小肠成像的优势包括：显示肠壁全层厚度、肠系膜病变及不重叠地显示肠袢。CT小肠成像的适应证包括克罗恩病和其他疑似的炎性肠病、间歇性小肠梗阻、隐匿性胃肠道出血及疑似小肠肿瘤者。经典的CT小肠成像扫描方案如下：

· 禁食至少4h。

· 口服低密度（20HU）对比剂，通常是VoLumen，一种低浓度硫酸钡混悬液（0.1%重量/体积，Bracco E-Z-EM）。总量为1400ml，分次服用：扫描前60min口服450ml，扫描前40min口服

450ml，扫描前20min口服250ml及扫描前10min口服250ml。可肌内注射胰高血糖素（0.5mg）以抑制肠蠕动。

· 以3～4ml/s的流速静脉注射125ml 60%碘对比剂以显示肠壁和各种病变的强化。

· MDCT扫描范围自膈顶至坐骨结节，扫描层厚为0.625mm，重建层厚为2.5mm。

· 对炎性肠病或其他弥漫性肠道病变，增强后仅在门脉期（延迟80s）采集图像。

· 对隐匿性胃肠道出血或疑似胃肠道恶性肿瘤者，应扫描动脉期（延迟30s）、门脉期（延迟80s）和延迟期（延迟3min）。

· 重组横断位、冠状位和矢状位图像。

三、CT小肠灌肠

CT小肠灌肠用于检出小肠梗阻患者的梗阻水平和梗阻原因（图17-2）。与CT小肠成像口服对比剂不同，CT小肠灌肠是通过鼻空肠管注入对比剂以扩张小肠的肠腔，鼻空肠管在透视引导下被置于十二指肠空肠交界区。将总量为1200～1600ml的低密度口服对比剂以60～120ml/min的速度注入小肠，并给予胰高血糖素或其他解痉药物，经静脉注射对比剂，MDCT的扫描参数与CT小肠成像相同。

四、CT结肠成像

CT结肠成像用于检出结肠、直肠息肉和癌。许多研究表明，CT结肠成像在发现癌和癌前病变方面几乎与传统的光学结肠镜检查结果一致。与结肠镜检查相比，由于CT检查安全、方便，许多患者更愿意接受CT结肠成像检查。CT结肠成像的显著缺陷是一旦发现需要活检的病变，还需

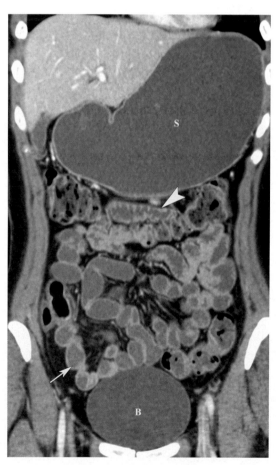

图17-1 ■ CT小肠成像
口服低密度腔内对比剂联合静脉注射对比剂增强扫描，CT小肠成像冠状位重组图像，显示正常的空肠皱襞（无尾箭头）和正常无皱襞的回肠（箭头）。胃（S）因充盈腔内对比剂而扩张良好。膀胱（B）也充盈良好

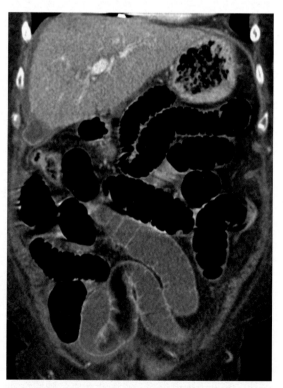

图17-2 ■ CT小肠灌肠：远段小肠梗阻
CT小肠灌肠的冠状位重组图像显示小肠弥漫性扩张，腔内充以低密度对比剂和空气，本例的梗阻原因是肠粘连

要患者随后行结肠镜检查。

· 与结肠镜检查一样，检查前1d进行标准的肠道准备。

· 口服硫酸钡和碘对比剂溶液以便标识残留的粪便和结肠内液体。

· 检查时将导管置于直肠，使用带有压力和容积调节的自动二氧化碳结肠充气机向结肠充气。

· 采用MDCT 1.25mm层厚、低辐射剂量扫描方案，于患者俯卧位和仰卧位各扫描1次。

· 在具备三维容积重建及腔内显示和"虚拟漫游"功能的工作站上浏览图像（图17-3）。

五、食管

（一）解剖

食管为肌性管道，起自环状软骨水平的环咽肌，止于胃。食管主要走行于后纵隔。颈段食管起于C_6椎体水平，止于胸廓入口。腹段食管较短，范围自膈下至胃食管连接部。食管内衬鳞状上皮，而食管胃交界处黏膜骤然变为柱状上皮。由于缺乏浆膜层，食管肿瘤可在早期即侵及食管周围组织。食管壁的上1/3为横纹肌，中1/3为横纹肌与平滑肌混合，下1/3只有平滑肌。

在CT上，食管呈椭圆形软组织密度，腔内常含有空气或对比剂（图17-4）。扩张时，食管壁厚度不应超过3mm。在颈部和上胸部，食管走行于气管和脊柱之间。在下胸部，食管走行于降主动脉右侧，位于左心房和脊柱之间。食管经食管裂孔进入腹腔，向左走行并与胃相连。形成食管裂孔的膈肌脚边缘常突出，呈泪滴状结构并部分环绕食管。如果在食管内观察到长度＞10～15cm的气柱，提示可能存在食管狭窄或蠕动障碍。食管内出现气-液平面为异常表现。

（二）食管癌

由于食管缺乏浆膜层，食管癌早期可扩散到食管外，导致预后不良。约90%的食管癌为鳞状细胞癌，其余10%为起源于食管远端的Barrett食管的腺癌。食管癌的CT表现可能与良性病变相似。确诊依靠活检。CT用于评估病变的范围及辨别无法手术切除的患者。食管癌的CT表现如下：

· 食管壁不规则增厚＞3mm（图17-5）。

· 食管腔内息肉样肿块。

· 食管腔偏心狭窄。

· 狭窄近端食管扩张并见空气或液体潴留。

· 侵犯食管周围组织：脂肪、主动脉、气管。

· 肿瘤引起气道后壁移位或锯齿状压迹，提示肿瘤侵犯气管或支气管（准确率90%）。

· 肿瘤和主动脉之间的接触面弧度＞90°，提示肿瘤侵及主动脉；若弧度＜45°，提示没有侵犯；45°～90°无法确定；以上征象的准确率约为80%。

· 淋巴结、肝和其他器官转移。

· 食管癌可累及食管旁、纵隔其他区域淋巴结、肝胃韧带和胃左淋巴结链（图17-6）。正常

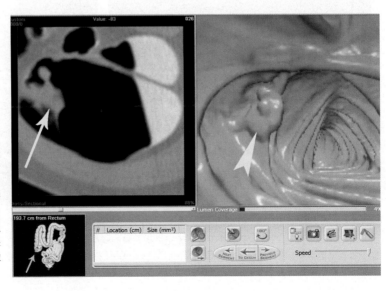

图17-3 ■ CT结肠成像

CT图像判读工作站的三维重组图像显示复杂的分叶状息肉（无尾箭头）。左上图的常规CT轴位图像显示1枚息肉（箭头）。左下图显示纡曲走行的结肠，可见息肉位于盲肠（箭头），距离肛缘193.7cm。CT对于息肉的准确定位有助于结肠镜迅速找到息肉并行镜下摘除。常规在计算机上采用彩色的多平面重组和三维重组图像进行显示

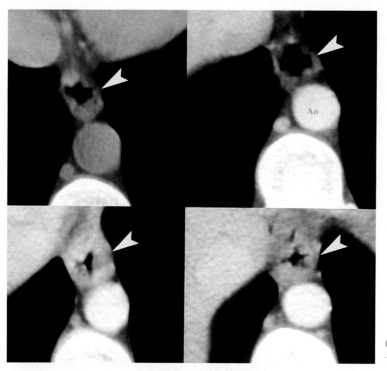

图 17-4 ■ 正常食管

连续的CT轴位图像显示正常食管（无尾箭头）。胸降主动脉（Ao）和奇静脉（a）清晰显示

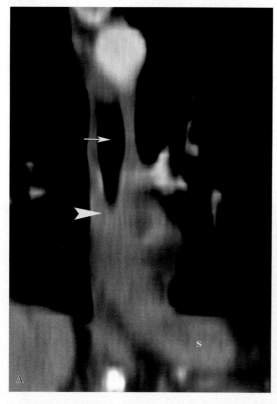

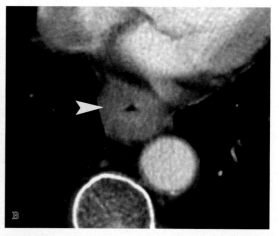

图 17-5 ■ 食管腺癌

A.CT冠状位重组图像显示食管中段（无尾箭头）管腔骤然狭窄，近端食管（箭头）扩张充气，膈下胃（S）清晰可见。B.狭窄水平CT轴位图像显示环状增厚的食管壁（无尾箭头）伴管腔狭窄（腔内见少量气体）。活检证实其为长节段Barrett食管并腺癌

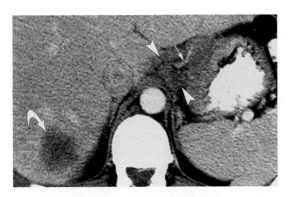

图 17-6 ■ 胃食管连接部癌

癌起源于胃食管连接部附近，可见肝转移（弯箭头）和腹腔干（箭头）周围淋巴结转移（无尾箭头）

大小淋巴结的镜下转移、良性病变的淋巴结肿大等因素影响了CT诊断食管癌淋巴结转移的准确率，其一般为39% ~ 85%。

· CT能很好地显示食管癌切除术后肿瘤复发。肿瘤复发可发生在纵隔的任何位置，也可发生于颈部或腹部的淋巴结，以及肝、肺、胸腔、肾上腺或腹腔等。

（三）食管平滑肌瘤

平滑肌瘤是最常见的食管良性肿瘤。食管平滑肌瘤是真正的平滑肌肿瘤，并不属于胃肠道间质瘤（GIST）。大多数患者无临床症状，直至肿瘤非常大时才出现吞咽困难。内镜检查显示为黏膜下肿块，通常易与癌鉴别。

· 平滑肌瘤CT表现为光滑、边界清晰，2 ~ 8cm大小的均匀软组织密度肿块；食管壁偏心性增厚，管腔变形。发生于食管的大的、边界清晰的肿块为平滑肌瘤的可能性远大于癌。

· 约4%的病例表现为多发。

· 平滑肌瘤是唯一可能伴有粗糙钙化的食管肿瘤（图17-7）。

· 平滑肌肉瘤倾向于腔内生长，通常较大（＞5cm），密度不均匀，可发生溃疡。

（四）食管静脉曲张

食管静脉曲张最常见于门静脉高压，但也可能发生于上腔静脉阻塞；主要并发症是出血。

· 食管静脉曲张在增强CT上容易识别，表

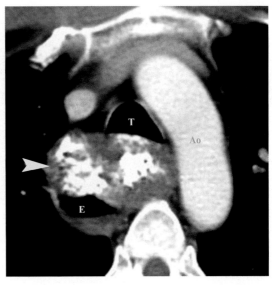

图 17-7 ■ 食管平滑肌瘤

吞咽困难的患者，CT横断位可见一大肿瘤（无尾箭头）伴粗大钙化，食管腔（E）偏心性狭窄。手术切除证实其是良性平滑肌瘤。Ao，主动脉弓；T，气管；V，上腔静脉

现为食管旁和食管壁内边界清晰的结节状和管状强化影（图17-8）。

· 静脉曲张引起食管壁锯齿样增厚，CT平扫可能无法将其与肿瘤或炎症鉴别。

· 通常可见肝硬化、门静脉高压和其他门体侧支血管的征象。

（五）食管炎

食管炎的病因包括胃食管反流、辐射和感染。感染性食管炎最常见于免疫抑制患者，致病微生物包括念珠菌、单纯疱疹病毒、巨细胞病毒和结核杆菌。

· 重度食管炎的主要CT表现是较长段的食管壁对称性环形增厚（＞5mm），常见黏膜强化（图17-9）。

· "靶征"提示食管黏膜下水肿，有助于鉴别食管炎与其他原因导致的食管壁增厚。

· 食管缩窄处的管腔狭窄，其上方食管扩张。

· 重度食管炎可引起深溃疡、穿孔、纵隔炎和脓肿。

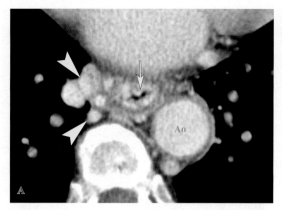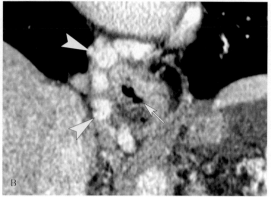

图 17-8 ■ 食管静脉曲张

肝硬化门静脉高压引起的静脉曲张，大量增粗、强化的曲张静脉（无尾箭头）包绕食管下段（箭头）并形成压迹。A.增强CT轴位；B.同一患者的增强CT冠状位。Ao，胸降主动脉

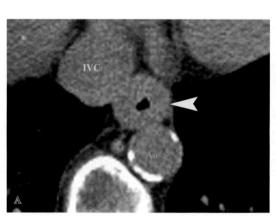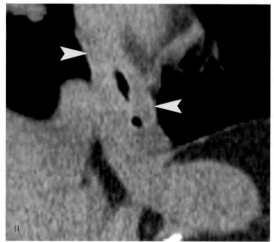

图 17-9 ■ 食管炎

反流性食管炎引起远段食管壁环形增厚（无尾箭头）。A.CT平扫轴位；B.同一患者的CT平扫冠状位。Ao，胸降主动脉；IVC，下腔静脉

（六）食管损伤和穿孔

食管穿孔的原因可能为外伤性、医源性器械损伤，也可能是肿瘤或炎症所致。Boerhaave综合征是与剧烈呕吐相关的自发性食管破裂。及时识别食管穿孔非常重要，因为它可能是致命的。食管穿孔常合并基础性食管疾病。

· 食管壁增厚、高密度壁内血肿和纵隔炎是食管损伤的征象。

· 食管周围积液或对比剂外渗、食管腔外纵隔积气是食管穿孔最具特征性的表现（图17-10）。

· 胸腔积液常见。

六、胃

（一）解剖

CT膈顶层面图像显示胃底的位置靠后。胃底下方不远处可见食管与胃的连接部。在胃食管连接部附近，常见突起的假瘤，这是由于胃充盈不充分而导致的局部胃壁增厚。更多的空气或对比剂充盈可使胃腔扩张，从而使假瘤消失。胃体向右走行，胃窦跨越腹部中线走行于肝左叶和胰腺之间，在胆囊区域与十二指肠球部

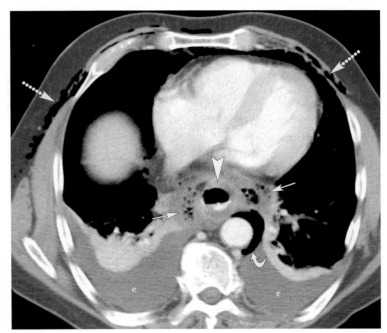

图 17-10 ■ 食管穿孔

因食管狭窄行支架置入术，纵隔（箭头）、主动脉（弯箭头）周围、胸壁皮下组织（虚箭头）广泛积气，提示食管下段穿孔。食管壁增厚（无尾箭头），可见双侧胸腔积液（e）

相连。胃充盈良好时，正常胃壁厚度不应超过5mm。即使充盈良好，也常可见胃皱襞。与食管病变相似，胃的良性病变、恶性病变可有类似的CT表现。胃CT检查主要用于显示胃腔外病变的范围。

（二）技术因素

为了尽可能准确评估胃部病变，胃部CT检查必须使用阳性对比剂、空气或水充分充盈和扩张胃腔。患者在检查床上取卧位之前常规口服对比剂或水（200～300ml），也可给予产气粉（4～6g柠檬碳酸盐颗粒和16～30ml水）替代阳性对比剂使胃充气扩张。患者可采用俯卧位或侧卧位等多种体位以使气体或对比剂能更好地充盈胃的各部分。

（三）食管裂孔疝和胃扭转

食管裂孔疝是指胃的任何部分疝入胸腔。认识食管裂孔疝的主要目的是避免误诊为肿瘤。大的食管裂孔疝伴有胃扭转。

· 在CT上，滑动型食管裂孔疝（占食管裂孔疝的95%）主要根据食管裂孔上方出现胃皱襞而被识别（图 17-11）。疝入的胃表现为与位于其上方的食管及下方的胃的其余部分相连的肿块，

其内见气体或对比剂充盈。

· 食管裂孔常明显扩大，宽度超过15mm。

· 当发生食管旁疝时，胃贲门和胃食管交界处位于食管裂孔下方，而胃底位于食管裂孔上方，与下段食管毗邻。变异型食管旁疝是滑动型食管裂孔疝同时伴有胃底疝入食管旁的胸腔内。

· 器官轴型胃扭转时胃绕其长轴旋转，导致胃大弯转位至胸前上部，位于胃小弯的右侧。

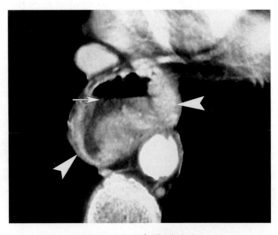

图 17-11 ■ 食管裂孔疝

CT轴位图像显示部分胃经食管裂孔向上疝入，形成食管裂孔疝（无尾箭头）。胃皱襞明显可见。疝入的胃内可见残留液体并形成气-液平面（箭头）

· 网膜轴型胃扭转很少见，表现为胃上下颠倒，胃窦和幽门在上，位于胸腔内，而胃底位于横膈附近。

· 胃扭转是指异常胃旋转伴梗阻和绞窄。患者表现为急性腹痛、恶心和呕吐。当胃旋转＞180°时可发生完全性胃梗阻。CT显示胃扩张，伴腔内残留对比剂、空气和食物。需行急诊手术以避免胃缺血。

（四）胃壁增厚

局灶性或弥漫性胃壁增厚是胃部病变的重要征象，但为非特异性征象。在良好的扫描条件下（胃腔充分扩张并充盈气体或对比剂），若胃壁厚度超过5mm则考虑为异常。病因包括癌、淋巴瘤、胃炎性病变（消化性或克罗恩病）、胃周围炎症（胰腺炎）和放射治疗。胃溃疡CT表现为对比剂局部聚集在增厚的胃壁内。穿透性溃疡CT表现为延伸至邻近结构的、充盈对比剂或空气的窦道。

（五）胃炎

胃炎是一种非常常见的疾病，病因很多，包括酒精、阿司匹林、非甾体抗炎药，以及病毒、真菌或幽门螺杆菌感染。

· 胃壁增厚是胃炎最常见的CT征象。

· 胃壁增厚常为局限性，最常见于胃窦。

· 黏膜由于充血在CT动脉期可明显强化，可见3层壁结构，从而使得该良性病变可与恶性胃壁增厚鉴别。

· 气肿性胃炎是一种罕见的危及生命的病变，以增厚的胃壁内积气为特征，由产气大肠杆菌侵及胃壁所致。

（六）胃癌

腺癌占胃恶性肿瘤的95%。CT主要用于胃癌的分期及明确不宜手术切除的患者。

· 原发性肿瘤表现为局灶性、结节状或不规则胃壁增厚（图17-12），或表现为胃腔内息肉样软组织密度的肿块。

· 胃壁弥漫性增厚伴胃腔不规则狭窄提示硬癌（皮革胃）。

· 当胃壁增厚超过2cm时（图17-13），肿瘤几乎都已蔓延至胃周脂肪，表现为胃壁浆膜面模糊，邻近的脂肪内可见条索状及结节样肿瘤灶。

· 胃周淋巴结的短径＞6mm通常被认为淋巴结受侵，圆形、密度不均、明显强化也是淋巴结受累的征象。腹腔干动脉旁和肝胃韧带淋巴结最常受累。

· 血行转移首先转移至肝，然后转移至肺、肾上腺、肾、骨骼和脑。

· 可发生腹膜转移。

· 胃癌局部复发表现为吻合口或残胃的胃壁局灶性增厚。淋巴结转移（复发）最常见于肝动脉走行区域或腹主动脉旁淋巴结。腹膜转移（复发）见于子宫直肠窝、壁腹膜表面或肠表面。

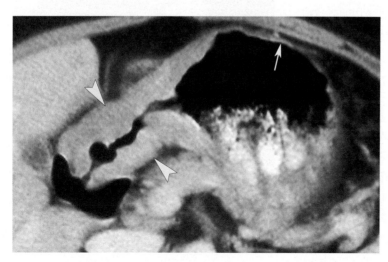

图 17-12 ■ 胃癌

胃远段及胃窦（无尾箭头）的胃壁呈结节样增厚，与正常胃体（箭头）的胃壁截然不同

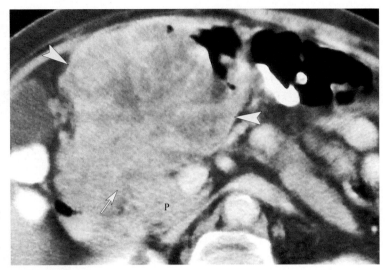

图 17-13 ■**巨大胃癌**

胃远端的腺癌表现为密度不均匀的大肿块（无尾箭头），内见低密度坏死区和出血，肿瘤穿透胃壁，导致胃与胰腺之间的脂肪界面消失，并侵犯（箭头）胰腺（P）

（七）胃淋巴瘤

原发性胃肠淋巴瘤最常累及胃。大多数（90%～95%）是起源于B细胞的非霍奇金淋巴瘤。黏膜相关淋巴组织（MALT）淋巴瘤是一种惰性淋巴瘤，预后较好。

· 胃淋巴瘤可表现为息肉样肿块、非特异性的胃壁弥漫性浸润或明显增厚的胃壁伴皱襞结节样增厚。

· 相比于胃癌，更倾向于诊断胃淋巴瘤的CT征象包括：胃壁增厚更明显（>3mm）、胃肠道累及范围广泛（累及多个区域）、肿瘤经幽门播散（见于30%的胃淋巴瘤患者）及肾门上下水平更为广泛的淋巴结肿大（图17-14）。胃腔狭窄是胃癌的典型表现，淋巴瘤罕见。

· 低度恶性的MALT淋巴瘤是浅表扩散性病变，表现为黏膜结节、浅溃疡和轻度皱襞增厚。

· 高度恶性的淋巴瘤常表现为大肿块或明显的皱襞及胃壁增厚。

（八）胃肠道间质瘤

胃肠道间叶组织肿瘤据认为起源于共同的前体细胞（Cajal细胞），因此称为胃肠道间质瘤（GIST）。大多数胃肠道间质瘤起源于胃肠道的固有肌层，其中发生于胃的占60%～70%，小肠占20%～30%，结肠和直肠罕见。其他GIST可原

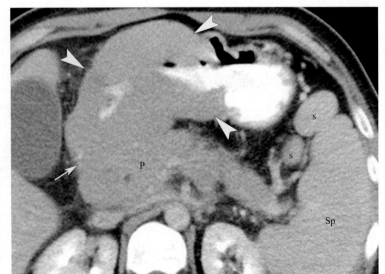

图 17-14 ■**胃淋巴瘤**

非霍奇金淋巴瘤（无尾箭头）表现为远端胃壁弥漫性增厚，形成大肿块。值得注意的是，与大腺癌（图17-13）相比，淋巴瘤的密度均匀。淋巴瘤也可导致胃与胰腺（P）之间的脂肪界面消失（箭头）。脾（Sp）和2枚副脾（S）增大

发于网膜、肠系膜和腹膜后。既往命名为平滑肌瘤、平滑肌肉瘤和平滑肌母细胞瘤的胃肿瘤，现在绝大部分归类于胃肠道间质瘤。10%～30%的胃肠道间质瘤为恶性。与真正的平滑肌瘤和平滑肌肉瘤不同，免疫组化染色法可检出胃肠道间质瘤KID（CD117）蛋白（一种酪氨酸激酶生长因子受体）阳性。只有在食管，平滑肌瘤比间质瘤常见，而在胃肠道的其他部分，胃肠道间质瘤是最常见的间叶组织肿瘤。大多数胃肠道间质瘤因黏膜溃疡引起胃肠道出血。胃肠道间质瘤罕见于年龄＜40岁的患者。

· 肿瘤起源于肠壁，偏离肠腔向腹腔外生性生长，大小从数毫米至30cm不等。小的、密度均匀的胃肠道间质瘤通常为良性（图17-15）。

· 50%的胃肠道间质瘤在胃肠腔面可见溃疡。

· 胃肠道间质瘤常见囊变、出血及坏死，尤其是较大的病灶（图17-16）。肿瘤可能与胃肠腔相通而含有气体或口服的对比剂。钙化罕见。

· 胃肠道间质瘤的活性部分可见强化，最常见于肿瘤的外周。

· 位于胃外或＞5cm的胃肠道间质瘤的恶性概率较高。最常转移至肝和腹腔。

（九）胃静脉曲张

胃静脉曲张是由门静脉高压或脾静脉血栓引起。

· 曲张的静脉表现为位于胃壁内或胃旁的、边界清楚、成簇的圆形和管状密度影，最常见于胃底区，增强后明显强化可确诊（图17-17）。

· 常可见肝脏疾病和其他门-体静脉侧支血管的CT征象。

· 胃静脉曲张而不伴食管静脉曲张是脾静脉血栓形成的特异性征象。

七、小肠

（一）解剖

十二指肠起自幽门止于Treitz韧带，形成众所周知的"C"形肠袢。在肝十二指肠韧带的右

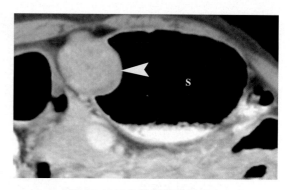

图17-15 ■ 良性胃肠道间质瘤

密度均匀且强化均匀的胃壁肿块（无尾箭头），同时突向胃腔（S）及腹腔

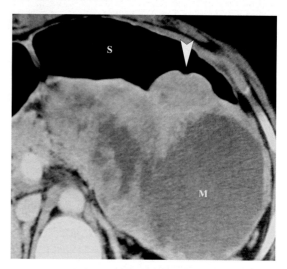

图17-16 ■ 恶性胃肠道间质瘤

起源于胃（S）后壁的不均匀巨大肿瘤（M），瘤内可见大面积的低密度区，提示出血和坏死；突向胃腔内的壁结节可见火山口样溃疡（无尾箭头）

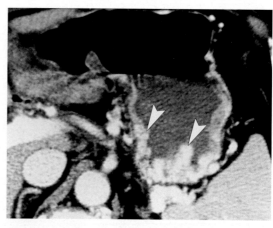

图17-17 ■ 胃静脉曲张

酒精性肝病和门静脉高压患者，增强后可见胃底的曲张静脉（无尾箭头）明显强化

侧游离缘，十二指肠转为腹膜后脏器，此处紧邻胆囊颈。十二指肠降部经胰头右侧至钩突下方水平即转向左行。十二指肠水平部跨越下腔静脉和主动脉前方、肠系膜上动静脉后方。十二指肠第4部分于主动脉左侧缘即上行至Treitz韧带，而后移行为腹腔内的空肠。

空肠占据左上腹，而回肠位于右下腹及盆腔。空肠祥具有明显的皱襞，形如羽毛。回肠祥壁薄，表面较为平滑。口服对比剂扩张肠腔对充分评估肠管至关重要。未充盈的小肠可能被误认为是肿大淋巴结或腹部肿块。小肠的肠系膜包含许多血管，在脂肪背景的衬托下很容易辨认。正常的小肠腔直径不超过2.5cm，正常肠壁厚度＜3mm。

当小肠充分扩张时，正常的小肠壁菲薄，厚1～2mm，增强后肠壁均匀强化。CT小肠成像常规使用低密度对比剂，肠壁的强化程度显示最佳。肠壁无强化提示缺血。肠壁强化呈"靶征"（内侧黏膜层和外侧浆膜层均为高密度，中间隔以低密度的黏膜下层）提示良性病变，如克罗恩病、感染、血管源性水肿、出血或放射性肠炎。不均匀强化是小肠肿瘤的典型表现。肠壁轻度增厚（3～4mm）最常见于低蛋白血症、感染性肠炎或轻度克罗恩病。肠壁中度增厚（5～9mm）见于肠系膜静脉血栓形成所致的肠缺血、壁内出血、血管炎、放射性肠炎（图17-18）和中度克罗恩病。肠壁明显增厚（＞10mm）见于淋巴瘤和其他肿瘤、血管炎、壁内出血，而感染性肠炎很少表现为明显的肠壁增厚。＞20mm的肠壁增厚几乎都是肿瘤所致。良性病变的肠壁通常为对称性环形增厚。非对称性肠壁增厚提示肿瘤，但淋巴瘤例外，通常淋巴瘤为对称性肠壁增厚。

（二）小肠憩室

小肠憩室可导致液体、气体、对比剂的异常积聚，或表现为肠管邻近脂肪和其他组织内的软组织结节。切记不要把小肠憩室误诊为脓肿、胰腺假性囊肿或肿瘤。再次扫描时，憩室的外观常有明显改变。

· 典型的憩室表现为无皱襞的黏膜囊腔，内含有空气或对比剂，毗邻肠祥（图17-19）。

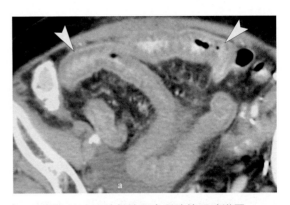

图17-18 放射性肠炎所致的肠壁增厚

盆腔小肠的肠壁呈特征性的良性、弥漫性环周增厚（无尾箭头），该例为放射性肠炎导致的肠壁增厚，可见腹水（a）

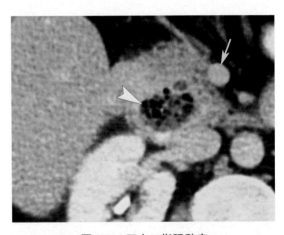

图17-19 十二指肠憩室

十二指肠降部的憩室表现为含气含液的肿块（无尾箭头），推移肠系膜上静脉（箭头）

（三）小肠肿瘤

良性和恶性的小肠肿瘤均少见。CT小肠成像是显示小肠肿瘤的最佳检查方法，表现为软组织密度肿块或肠壁增厚。CT的优势在于显示肿瘤的腔外生长范围、邻近结构受累情况、淋巴结肿大及并发症（如肠瘘和坏死）。

· 小肠淋巴瘤表现为单发或多发的软组织肿块，通常较大（9cm），离散的息肉样肿块可引发肠套叠，或表现为肠壁的局灶性或弥漫性结节样增厚，伴或不伴肠腔动脉瘤样扩张（图17-20）。淋巴瘤的肠壁增厚通常呈环周对称性；但也可能为不对称性，类似于腺癌表现，常见溃疡，最好发于回肠。50%的病例可见肠系膜淋巴结肿大或

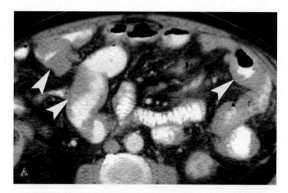

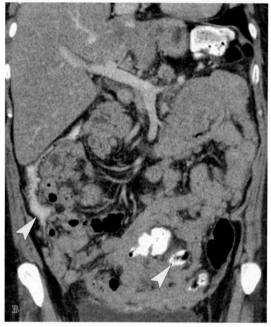

图 17-20 ■ 小肠淋巴瘤

A.CT轴位图像显示中腹部小肠壁的非对称性结节样增厚（无尾箭头）。B.另1例患者的CT冠状位重组图像显示小肠和肠系膜弥漫受侵，在受累程度较轻的小肠袢（无尾箭头）可见淋巴瘤对肠腔（对比剂充盈）产生的占位效应

腹膜后大量淋巴结肿大。

· 类癌（神经内分泌肿瘤）最常见于阑尾（50%）和小肠系膜（20%），为第二常见的小肠恶性肿瘤。虽然部分肿瘤的病程缓慢，但由于所有的神经内分泌肿瘤都有转移的可能性，故认为其是恶性的。原发的神经内分泌肿瘤通常较小，平扫CT难以发现；增强CT可见明显强化的肠壁肿块。侵袭性神经内分泌肿瘤通常＞2cm，伴坏死和溃疡。肿瘤侵犯肠壁诱发肠系膜强烈的纤维化反应，是CT诊断的特异性征象（图17-21）。纤维条索从原发肿瘤的软组织肿块或局灶性肠壁

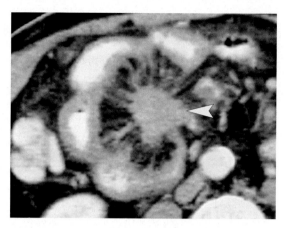

图 17-21 ■ 类癌

起源于回肠的类癌（神经内分泌肿瘤）表现为小肠系膜肿块（无尾箭头），可见特征性粗大的纤维条索自肿块呈放射状延伸至邻近小肠，并可见小肠壁增厚

增厚处呈放射状向肠系膜脂肪浸润。类癌综合征（皮肤潮红及腹泻）与肿瘤释放的血管活性胺有关。由于肝脏可以代谢分解释放至门静脉系统的血管活性胺，所以类癌综合征仅发生于有肝转移的患者。神经内分泌肿瘤的肝转移为富血供肿瘤，在动脉期显示最佳。

· 小肠腺癌罕见，最常发生于十二指肠（50%），尤其是壶腹附近。肿瘤表现为环形缩窄性肿块，边缘陡峭且不规则，呈悬垂样；或表现为边界清楚的息肉样结节，或表现为溃疡性肿块。肿瘤仅累及小段肠管，可合并不完全性或完全性肠梗阻（图17-22）。

· 胃肠道间质瘤是最常见的孤立性小肠良性肿瘤，可发生在小肠的任何部位。恶性胃肠道间质瘤最常见于远段小肠。小的胃肠道间质瘤密度均匀，而大的间质瘤密度不均伴坏死，溃疡常见（图17-23）。

· 小肠转移瘤的转移途径包括腹膜种植，转移至小肠浆膜面，或血行转移，形成肠壁内肿块（图17-24）。转移瘤的CT表现与原发肿瘤极其相似。最常见的原发肿瘤有恶性黑色素瘤、乳腺癌、肺癌和肾细胞癌。黑色素瘤的转移瘤小而圆，可引起肠套叠。小肠转移瘤可单发或多发，呈扁平状或息肉样，或位于黏膜下，或因肿瘤溃疡而表现为"靶征"。

· 小肠多发息肉可见于色素沉着息肉综合征

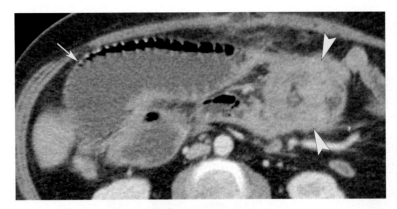

图 17-22 ▮空肠腺癌

不规则实性肿块（无尾箭头）导致近端小肠梗阻（箭头），经证实其为源于空肠的腺癌

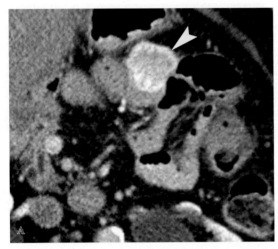

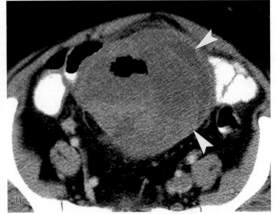

图 17-23 ▮小肠间质瘤

A.增强CT轴位图像显示起源于空肠的小间质瘤（无尾箭头）明显强化。B.增强CT图像显示源于盆腔小肠远端的巨大间质瘤（无尾箭头），肿瘤呈轻度强化，伴坏死和溃疡。病理证实其为恶性间质瘤

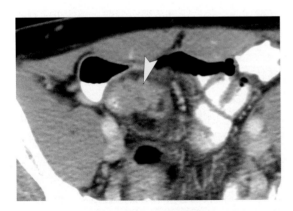

图 17-24 ▮小肠转移瘤

乳腺癌血行转移表现为回肠壁的不规则结节样肿块（无尾箭头）累及肠系膜，该患者已发生广泛转移

（Peutz-Jeghers syndrome）或其他息肉综合征。与色素沉着息肉综合征相关的息肉为错构瘤性息肉。

（四）克罗恩病

克罗恩病以肠黏膜、肠壁和肠系膜炎症伴显著的黏膜下水肿为特征。CT特别是CT小肠成像能很好地显示这些特征。

· 80%的病例累及小肠尤其是回肠末端，50%的病例累及结肠。

· 肠壁环周增厚（＞3mm）是特征性表现（图17-25），最厚可达3cm。肠壁增厚可为均匀性，也可因黏膜下层水肿而表现为"靶征"或"双晕征"。

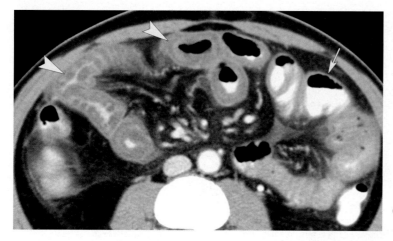

图 17-25 ▉ 克罗恩病

小肠袢可见多处肠壁呈环周增厚（无尾箭头），而其他肠袢（箭头）未受累，即"跳跃征"

· 增强后，急性炎症的肠壁明显强化，且强化程度与炎症程度相关，其是活动性炎症的最佳指标。

· 直小血管充血增粗而呈"梳样征"是克罗恩病的活动性指征。扩张的直小血管产生梳状外观，从增厚的肠壁延伸至肠系膜脂肪。

· 在克罗恩病进展期，肠壁增厚可导致肠腔狭窄。

· "跳跃征"是指病变的肠管节段之间可见正常的肠管，是克罗恩病的特征性表现。

· 肠系膜炎症表现为弥漫性肠系膜脂肪模糊和密度增高。

· 位于肠袢之间或延伸至膀胱、相邻肌肉或皮肤表面的瘘管和窦道（图 17-26）是克罗恩病的特征性表现。瘘管表现为线状管道，常含液体，向肠外延伸至肠袢之间、膀胱或皮肤。瘘管通常可强化。

· 肠壁外脓肿表现为肠系膜内积液。肠系膜淋巴结可增大。肠系膜脓肿内含液体、气体或对比剂。

（五）乳糜泻

乳糜泻是指对谷蛋白的刺激性成分过敏的患者因摄入谷蛋白而引起的小肠慢性炎症。有些患者无临床症状，有些患者出现腹痛和消化不良症状。

· 慢性炎症可导致小肠袢扩张和积液（图 17-27），累及十二指肠、空肠和回肠。疾病早期

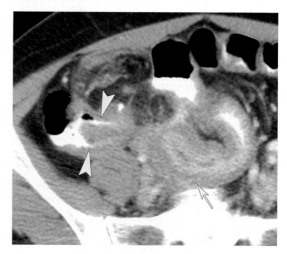

图 17-26 ▉ 克罗恩病：瘘管

右下腹回肠（箭头）的肠壁明显增厚伴肠系膜炎症所致的肠袢缠结；可见肠腔双轨征（无尾箭头），提示回肠-回肠瘘

肠壁增厚，随后肠壁萎缩、变薄。慢性炎症刺激可致肠壁脂肪沉积。

· 回肠空肠化是乳糜泻的一个特征性表现，其特点是空肠皱襞减少而回肠皱襞增多，空肠萎缩。

· 当口服钡剂时可发生絮凝。絮凝是由于进入肠道内的钡剂逐渐被稀释，小的高密度的钡斑沉淀并分布在整个扩张的小肠。

· 患者易发生暂时性的小肠套叠。

· 其他表现包括肠系膜血管增多，肠系膜和腹膜后淋巴结肿大。

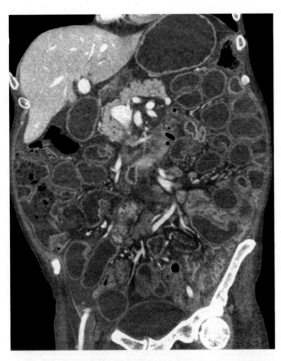

图17-27 ■ 乳糜泻

CT小肠成像的冠状位重组图像显示进展期乳糜泻，表现为从十二指肠至回肠的弥漫性小肠扩张、肠壁变薄及腹水。慢性营养不良导致体重下降，皮下脂肪及肠系膜脂肪极少

（六）肠系膜缺血

肠系膜缺血可分为急性或慢性。急性动脉性肠系膜缺血最常见，包括血栓形成或栓塞引起的肠系膜上动脉闭塞（占60%～70%的病例）和心功能不全相关的低灌注。肠系膜上静脉血栓形成占5%～15%。肠绞痛是通常与动脉粥样硬化相关的慢性肠系膜缺血。

· 静脉闭塞引起的肠缺血表现包括：水肿或出血导致的肠管壁环周增厚；若动脉血供完整，肠管壁明显强化；若动脉血供受损，肠管壁强化程度降低；肠系膜静脉怒张；肠系膜上静脉可见血栓。

· 仅动脉闭塞时，肠壁变薄，无水肿或出血，肠壁无强化，肠系膜上动脉可见血栓或栓子。梗死可导致肠穿孔。

· 急性缺血可导致肠壁积气和门静脉积气（图17-28）。

（七）小肠梗阻

CT发现小肠梗阻（SBO）的敏感度为90%～

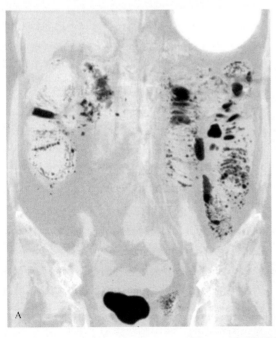

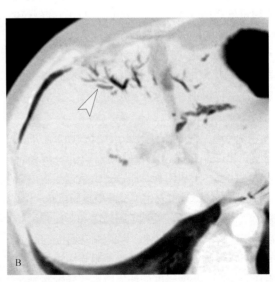

图17-28 ■ 肠系膜缺血：肠壁积气

A.CT冠状位重组图像，肺窗显示小肠和大肠弥漫性肠壁积气。B.同一患者，CT轴位图像，肺窗显示肝内门静脉积气（无尾箭头）

95%，47%～73%的病例可明确病因。CT小肠灌肠有助于进一步评估可疑病例。

· 如果在常规X线片上显示小肠明显扩张，就无须口服对比剂。推荐静脉注射对比剂，因为它可显示肠壁的强化及更好地发现病变。口服对比剂有可能掩盖小肠壁的强化。

· 完全性机械性小肠梗阻表现为近端小肠扩张（＞2.5cm），与远端空虚塌陷的肠管之间存在明显的移行区（图17-29）。口服对比剂未通过移行区。结肠空虚塌陷，仅含少量液体或气体。

· 麻痹性肠梗阻表现为近端和远端小肠均扩张而无移行区。结肠扩张，充满液体和气体，也可含有口服对比剂。然而，麻痹性肠梗阻常可见完全塌陷的降结肠，不应将其误认为移行区。

· 不全性机械性小肠梗阻的表现介于完全性肠梗阻和麻痹性肠梗阻之间，表现为近端小肠轻度扩张，移行区不明显，肠梗阻远端小肠也不完全塌陷，结肠正常或轻度扩张，含有中等量的液体和气体。"小肠粪便征"（图17-30）不常见，但若出现则高度提示不全性小肠梗阻。"小肠粪便征"是由肠蠕动减慢导致水分吸收增加，使小肠内容物类似于粪便。

· 50%～75%的小肠梗阻是由肠粘连所致，但CT无法直接显示粘连。扩张的肠管骤然移行为非扩张的肠管而无其他异常征象，提示梗阻的原因可能是肠粘连（图17-30）。移行区鸟喙状狭窄是肠粘连的特征性表现，但不常见。

· 肿瘤、脓肿、肠套叠、炎症、子宫内膜异位症和疝所导致的肠梗阻可根据不同的影像学特征进行辨别。疝是小肠梗阻的第二常见病因（占10%）。

· 与单纯性肠梗阻相比，闭袢性肠梗阻的发病率和死亡率更高。闭袢性肠梗阻是指一段肠袢的两端闭塞，形成闭袢，通常是由粘连或腹内疝所致。闭塞的肠袢可发生旋转而导致肠扭转。"鸟喙征"或"漩涡征"可见于肠梗阻和肠扭转。肠袢扩张伴肠系膜血管拉伸、增粗并向梗阻点聚集，提示闭袢性肠梗阻。绞窄性肠梗阻指闭袢性肠梗阻伴肠缺血。肠壁轻度的环周增厚伴肠壁水肿所致的低密度同心环（"靶征"和"晕征"）提示绞窄性肠梗阻。肠壁轻微强化或不强化提示肠缺血。

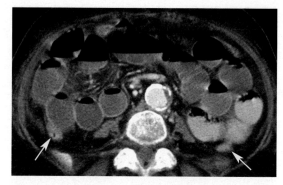

图17-29 ■小肠梗阻

CT显示弥漫性小肠扩张，肠壁未见增厚，大部分肠袢内见积液，结肠（箭头）空虚塌陷，提示小肠远端梗阻

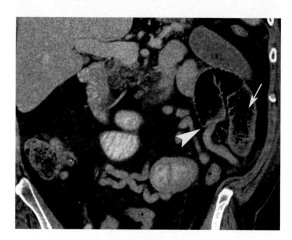

图17-30 ■小肠梗阻：骤然移行区

CT冠状位重组图像很好地显示了扩张的近端小肠与无扩张小肠之间的骤然移行区（无尾箭头），提示近端小肠梗阻的原因为肠粘连。在梗阻扩张的小肠腔内可见小肠粪便征（箭头）

· 中肠扭转好发于儿童，但也可发生于成人。大多数病例伴有先天性小肠旋转不良（伴小肠肠系膜附着点异常和小肠系膜根部缩短）。小肠绕肠系膜旋转导致闭袢性肠梗阻。间歇性肠扭转引起的间歇性腹痛在临床上诊断困难。CT可显示肠系膜血管的漩涡征、肠系膜上动静脉反位、小肠袢异位和Treitz韧带位置异常。

· 肠套叠是成人小肠梗阻的少见病因（最多占病例的5%）。肠套叠的诱因包括脂肪瘤及其他良性黏膜下肿瘤、癌、转移瘤和淋巴瘤。CT可显示特征性的"肠中肠"表现（图17-31），远端接收段（肠套叠鞘部）明显扩张，肠壁增厚，腔内含有套入的肠袢（肠套叠套入部），套入部表

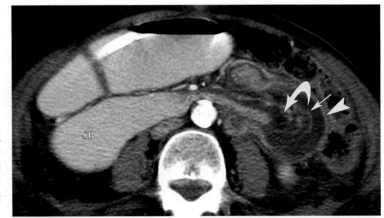

图 17-31 ■ 肠套叠

小肠-小肠套叠的前端肿块为黑色素瘤回肠转移，可见肠套叠特征性的"靶征"：鞘部肠袢（无尾箭头）、套入部肠袢（箭头）及位于偏侧的肠系膜（弯箭头）；近端小肠（SB）扩张并梗阻

现为偏心的软组织肿块伴相邻的新月形脂肪（代表套入部的肠系膜）。通常在套入部的前端可识别引起肠套叠的肿块。

· 有时可见暂时性肠套叠（图 17-32），其不伴任何症状，也不引起肠梗阻。大多数病例为空肠-空肠套叠。CT表现与梗阻性肠套叠类似，表现为腔内软组织肿块伴偏心性腔内肠系膜，累及肠段短（长约数厘米），鞘部仅轻度扩张，近端肠管无梗阻征象。

八、肠系膜

（一）雾样肠系膜

雾样肠系膜是指肠系膜脂肪密度增高、边缘模糊，可由肠系膜水肿（低蛋白血症、门静脉高压、肠系膜静脉血栓形成）、出血（创伤、缺血、凝血障碍）、炎症（胰腺炎、炎性肠病）、早期淋巴瘤或原发性肠系膜肿瘤或硬化性肠系膜炎导致。

· 表现为边界不清的局灶性肠系膜脂肪密度增高；放射科医师应结合临床及其他影像学征象以确定可能的病因。

· 硬化性肠系膜炎是一种累及肠系膜的、原因不明的炎症性疾病。本病通常累及小肠系膜，但也可累及结肠系膜。在疾病早期，肠系膜脂肪可见泡沫巨噬细胞浸润（肠系膜脂肪营养不良），随后可见浆细胞、白细胞和泡沫巨噬细胞浸润（肠系膜脂膜炎），在终末期可见脂肪坏死伴纤维化及组织收缩（回缩性肠系膜炎）（图 17-33）。

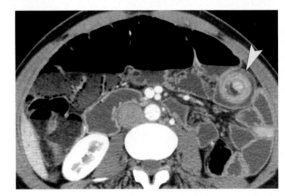

图 17-32 ■ 暂时性肠套叠

CT小肠成像轴位图像显示暂时性肠套叠（无尾箭头）。连续层面的图像显示该套叠累及的肠段较短。患者无临床症状。肠套叠的鞘部肠管仅轻度扩张。据报道，暂时性肠套叠在CT小肠成像中并不少见

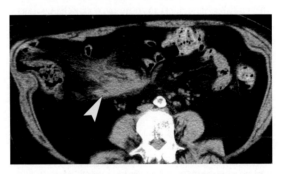

图 17-33 ■ 硬化性肠系膜炎

CT平扫显示边界模糊的肿块（无尾箭头）伴有条索状影延伸至肠系膜。该老年患者有多次腹部手术史，主诉持续性腹痛

患者可出现腹痛症状。病因不明，但硬化性肠系膜炎与腹部手术、外伤、自身免疫性疾病、血管炎、感染和各种恶性肿瘤有关。

· 持续的炎症可能聚结成软组织团块而包裹肠系膜血管，其特征是血管周围的脂肪仍存在（脂肪晕征）。回缩性肠系膜炎更具暴发性，在肠系膜内形成不规则的、纤维化软组织肿块。脂肪坏死区可见钙化。有时其不易与肠系膜类癌相鉴别。

（二）肠系膜囊性肿块

原发性肠系膜囊性病变比原发性肠系膜肿瘤更常见。

· 肠系膜和网膜囊肿均属囊性淋巴管瘤。其通常为单房、薄壁，囊内含浆液（图17-34）。其可出现囊内出血，致使囊内液体密度增高。

· 肠重复囊肿为厚壁单房囊性病变，囊壁结构与正常肠壁相同，囊内容物通常为浆液。其可附着于正常的肠管，也可游离于肠系膜内。

· 肠源性囊肿与肠重复囊肿相似，但囊壁较薄，因囊壁仅内衬胃肠道黏膜而不含肌层。

· 囊性间皮瘤是一种罕见的良性肿瘤，表现为单房或多房的肠系膜囊性肿块。

· 囊性畸胎瘤含有脂肪和钙化。

（三）肠系膜肿瘤

很多病变都可在肠系膜内形成实性肿块。

· 淋巴瘤是最常见的肠系膜恶性肿瘤。小肠淋巴瘤表现为边界清楚的孤立性或多发性肿块，也可表现为局灶性结节状或环周肠壁增厚。淋巴瘤累及肠系膜可表现为肠系膜孤立性淋巴结增大或淋巴结融合成大肿块（图17-35）。肠系膜淋巴瘤的特征是残存的薄层肠系膜脂肪间夹有肠系膜血管（三明治征）。常伴有腹膜后淋巴结肿大。

· 肠系膜转移瘤远比原发性肠系膜肿瘤更常见。转移途径包括直接扩散（类癌）、淋巴转移（肠道恶性肿瘤）、血行播散（黑色素瘤和乳腺癌）和腹膜种植转移（卵巢癌和结肠癌）。

· 肠系膜纤维瘤病（硬纤维瘤）最常见于小肠系膜。在Gardner综合征中，肿瘤还可发生于腹壁。病变由良性的成纤维细胞组成，并悬浮于胶原基质上，形成边界清楚、均质的实性肿块，病灶内无出血、坏死或囊变（图17-36）。

· 起源于肠系膜或网膜的胃肠道间质瘤通常较大（>10cm），可见明显的出血、坏死和囊变。

· 起源于肠系膜或网膜的肉瘤难以与胃肠道

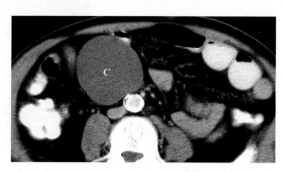

图17-34 ▪ 肠系膜囊肿
肠系膜内可见薄壁的、完全囊性、密度均匀且无强化的肿块（C），其是肠系膜囊性淋巴管瘤（肠系膜囊肿）的典型表现

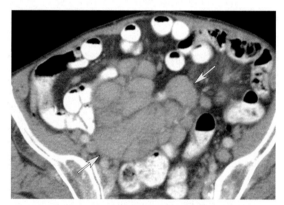

图17-35 ▪ 肠系膜淋巴瘤
多发肿大的淋巴结融合成巨大的肠系膜肿块（箭头）

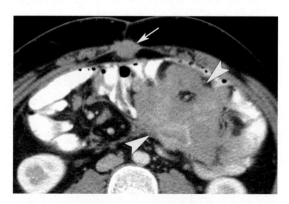

图17-36 ▪ 肠系膜纤维瘤病
全结肠切除术后的Gardner综合征患者，肠系膜纤维瘤病（硬纤维瘤）表现为均匀的软组织肿块（无尾箭头），前腹壁也可见1枚硬纤维瘤（箭头）

间质瘤区分，其组织学类型包括平滑肌肉瘤、纤维肉瘤、恶性纤维组织细胞瘤和脂肪肉瘤等。

九、阑尾

（一）解剖

正常阑尾CT表现为肠系膜脂肪包绕的一条薄壁管状结构。阑尾可空虚塌陷，也可充有气体（60%）、液体或对比剂。正常阑尾直径不超过6mm，在均匀的低密度脂肪的衬托下，轮廓清晰锐利（图17-37）。阑尾起于回盲瓣和盲肠顶端之

间，与回盲瓣同侧。约1/3的阑尾从盲肠走向内下方（盆位），而2/3为盲肠后位。

（二）阑尾炎

急性阑尾炎是急性腹痛的最常见病因，发生率为6%。CT诊断阑尾炎的敏感度为95%～98%。

· 急性阑尾炎CT表现为阑尾肿胀（直径＞6mm），壁增厚并强化，阑尾周围炎性改变伴周围脂肪条带影（图17-38）。

· 阑尾粪石表现为环状或均匀的钙化灶，位于蜂窝织炎或脓肿内或周边，一旦发现粪石即可诊断阑尾炎。在成人急性阑尾炎中，约28%可见阑尾粪石。采用骨窗观察CT图像有助于发现阑尾粪石。

· 远段阑尾炎的诊断更加困难。正常的阑尾近端可能萎陷或充满气体或对比剂，炎性的远端阑尾管腔扩张（直径平均为13mm）伴管壁增厚且强化，阑尾周围脂肪可见条索影。正常段管壁薄而病变段管壁增厚，管腔狭窄，两者之间可见移行区。

· 与阑尾炎穿孔相关的并发症包括蜂窝织炎和脓肿，蜂窝织炎表现为阑尾周围的软组织肿块（＞20HU），而脓肿表现为积聚的液体（＜20HU）。对于蜂窝织炎和＜3cm的脓肿一般采用抗生素治疗，＞3cm的脓肿通常需行外科手术或导管引流。

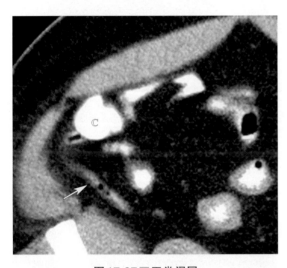

图17-37 ■ 正常阑尾

阑尾（箭头）起自盲肠（C），呈蠕虫状外观，在周围脂肪的衬托下可见其边界锐利清晰，未见炎性渗出

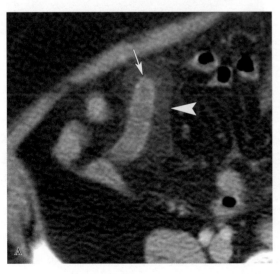
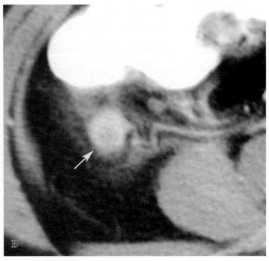

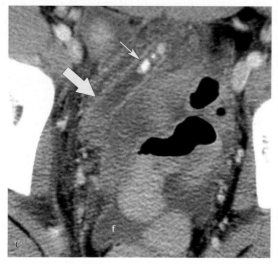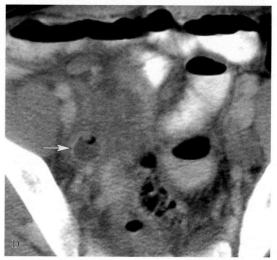

图 17-38 ■急性阑尾炎

　4例急性阑尾炎患者。A.阑尾肿胀，直径为9mm，根据球状的末端（箭头）可以识别，阑尾周围脂肪可见水肿渗出（无尾箭头）。B.炎性阑尾（箭头）的横断面，阑尾壁明显强化，周围脂肪可见弥漫性炎性渗出。C.一排高密度的阑尾粪石（细箭头）阻塞近端阑尾（粗箭头），可见阑尾管腔扩张伴管壁强化。子宫直肠陷凹可见积液（f）提示穿孔，最终经手术证实。D.由于阑尾周围的积液和炎症，较难识别阑尾（箭头）。通过连续层面的图像来识别阑尾在盲肠的起点及其球状的末端

　　· CT可以显示的其他并发症包括小肠梗阻、肝脓肿和肠系膜静脉血栓形成。

　　· 对于疑似阑尾炎而行CT检查的患者，其鉴别诊断包括克罗恩病、盲肠憩室炎、盲肠癌穿孔、输尿管结石、肠系膜淋巴结炎、出血性卵巢囊肿和盆腔炎性疾病。

（三）阑尾黏液囊肿

　　阑尾黏液囊肿是指扩张的阑尾内充满黏液。病因包括单纯性慢性梗阻、阑尾黏膜增生、阑尾良性或恶性肿瘤阻塞（最常见）。

　　· 阑尾黏液囊肿的CT表现为包膜清晰、薄壁的囊性肿块，囊壁可钙化（图17-39）。囊肿大小不等，最大可达15cm。直径＜2cm的黏液囊肿很可能是由阑尾根部附近的单纯潴留囊肿所致。＞2cm的黏液囊肿通常是由产生黏蛋白的肿瘤引起的。

　　· 50%的患者可见囊壁弧形钙化。

（四）阑尾肿瘤

　　阑尾肿瘤可伴有急性阑尾炎、肠套叠、胃肠道出血或黏液囊肿。

　　· 类癌最常见，占阑尾肿瘤的80%。大多数

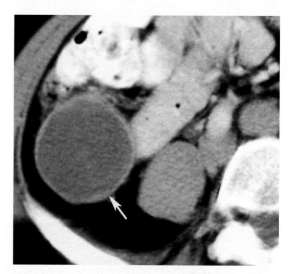

图 17-39 ■阑尾黏液囊肿

　阑尾（箭头）明显扩张，囊内充满液体。术中见阑尾充满黏液，并发现导致阑尾梗阻的1枚良性的小黏液囊腺瘤

肿瘤位于阑尾远端1/3，无症状。肿瘤多数比较小，CT易漏诊。25%的肿瘤可阻塞阑尾。肿瘤通常为小的不规则结节，有时可见钙化，类似于阑尾粪石。一些肿瘤表现为管壁弥漫性增厚。

　　· 腺瘤和腺癌通常是产生黏液蛋白的肿瘤，所以常伴有黏液囊肿；CT表现为软组织肿块，常伴有钙化，阑尾壁不规则增厚（图17-40）。

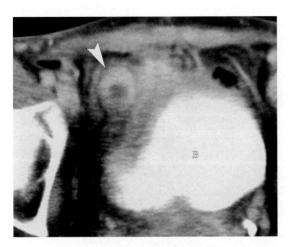

图 17-40 ■ 阑尾癌

阑尾（无尾箭头）扩张，管壁不规则增厚，伴阑尾周围脂肪浸润。手术切除证实阑尾腺癌。B，膀胱

十、结肠和直肠

（一）解剖

结肠内充满空气或对比剂时，根据其位置及结肠袋而易于识别。混杂密度的粪渣可作为结肠和直肠的标志物。应在腹部进行CT定位像以明确结肠的轮廓和走行。盲肠一般位于右侧髂窝，然而，由于其系膜长度不定，它也可能出现在腹部和盆部的任何位置。通过识别回盲瓣或阑尾能找到盲肠。升结肠位于右胁腹的后外侧。结肠肝曲邻近肝脏和胆囊下方，呈一个或数个急弯区。横结肠横跨腹腔，其系膜长且移动度较大。由于位置靠前，患者取仰卧位行CT扫描，横结肠通常充满空气。结肠脾曲邻近脾脏，呈一个或数个急弯曲。降结肠沿左胁腹向下走行。放射科医师应牢记结肠升部和降部部分位于腹膜后。腹膜覆盖在结肠前面并向两侧延伸构成结肠旁沟，当存在腹水时，结肠旁沟可充满积液而膨胀。乙状结肠始于左髂窝，向头侧走行长短不等的一段距离后向下走行，然后沿续为直肠。乙状结肠于第3骶骨平面续为直肠。直肠膨大处为直肠壶腹，然后骤然变窄形成肛管。结肠周围的脂肪通常呈均匀的低密度。如果在结肠周围脂肪内见到软组织密度的条索影，则提示炎性改变或肿瘤侵犯。

在女性，覆盖于直肠前面的腹膜向下达阴道水平，形成Douglas子宫直肠陷凹。在男性，腹膜延至前列腺上方2.5cm处的精囊水平，形成直肠膀胱陷凹。对于直肠癌分期，识别以下3个解剖间隔相当重要：①腹膜反折上方的腹膜腔；②腹膜与构成盆膈的肛提肌之间的腹膜外间隙；③会阴部，下方为三角形的坐骨直肠窝，侧方为肛提肌。直肠下2/3段位于腹膜外。正常结肠壁的厚度在CT上不超过3mm。

（二）技术因素

常规扫描时，口服对比剂后直肠和结肠通常浊化良好，随后进行整个腹部、盆部的扫描。对特定的病变区域行薄层（1.25～2.5mm）扫描，以提高微小病变的检出率。根据临床需要，选用静脉注射对比剂增强扫描，通常情况下都很有帮助。CT仿真结肠镜一般用于结直肠肿瘤筛查（图17-41）。

（三）结直肠癌

结肠癌是美国癌症死亡的第二大病因。大部分（70%）结肠癌发生于直肠乙状结肠区；结肠其他部位的发生率比较平均。结肠癌扩散途径包括：①穿透结肠壁向外直接侵犯；②通过淋巴管引流到局部淋巴结；③通过门静脉血行转移到肝脏；④腹膜种植转移。CT可作为术前分期和辅助制订手术计划的常规检查。但是CT术前分期的准确率变化范围很大，对肿瘤早期，准确率只有17%，对于进展期肿瘤，准确率可达81%。误差产生原因在于肿瘤侵犯肠壁的CT表现无特异性，并且很多转移性淋巴结都小于10mm。

· 结肠的原发性肿瘤可能是结肠息肉。息肉表现为椭圆形或圆形的结肠腔内突起物，边界清楚，通常从息肉的侧面观察最佳（图17-41）。<5mm的息肉几乎均为增生性，普遍认为无临床意义（99%增生性，1%为腺瘤）。6～9mm大小的息肉可能包括异型增生或极少数癌（<1%）；然而，有50%可能为腺瘤。10～15mm的息肉80%可能为腺瘤，1%～5%可能为癌。>2cm的息肉40%可能为癌。

· 结肠癌表现为肠腔内较大的结节状肿块伴表面黏膜不规则，或表现为软组织肿块伴局部肠

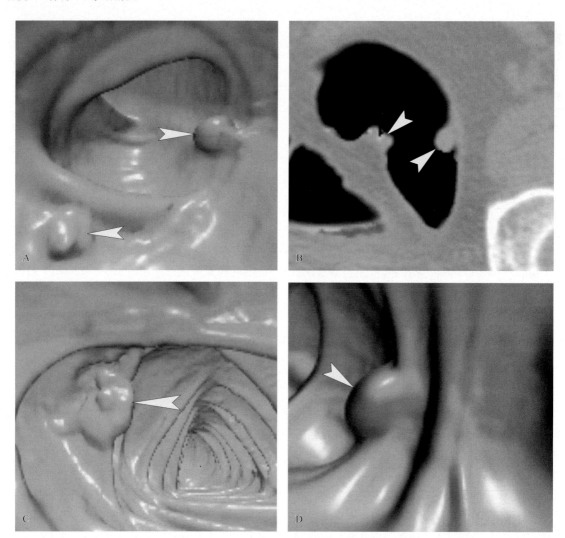

图17-41 ■ CT仿真结肠镜

A.仿真结肠镜三维重组图像显示结肠腔内凸起的2枚息肉（无尾箭头），可见数个结肠皱襞。B.CT轴位图像显示与图A一致的2枚息肉（无尾箭头）。C.呈分叶状的绒毛状息肉（无尾箭头）。D.可见1枚边界清晰的息肉（无尾箭头）凸出于结肠皱襞

腔狭窄（图17-42）。肿瘤中央的低密度灶代表出血或坏死，肿瘤内出现气体影提示溃疡形成。

· 平坦型病灶表现为肠壁局灶性、分叶状的增厚（＞3mm）。平坦型腺瘤和环形缩窄病变是CT仿真结肠镜误诊的主要原因。

· 苹果核征表现为肠管大块的不规则环壁增厚伴肠腔不规则的明显狭窄（图17-43）。

· 结肠肿块向周围脂肪间隙延伸的条索状软组织影，只提示肿瘤沿肠壁向外侵犯的可能，而不能确诊，因为水肿也可能使肿瘤近端的结肠壁增厚，周围脂肪间隙呈条索状。

· 肿瘤与邻近组织结构之间的脂肪界面消失提示局部侵犯。

· 局部淋巴结＞1cm应怀疑转移。但是，有些＜1cm的淋巴结也可发生转移，而＞1cm的淋巴结却不一定都是转移，这点限制了CT的价值。

· 远处转移见于肝脏（75%）、肺（5%～50%）、肾上腺（14%）和其他部位。

· 结肠恶性肿瘤的并发症包括肠梗阻、肠穿孔和瘘管形成（图17-44）。梗阻性结肠癌可导致肿瘤近端发生缺血性结肠炎。

· 原发性和转移性肿瘤的钙化常见于黏液

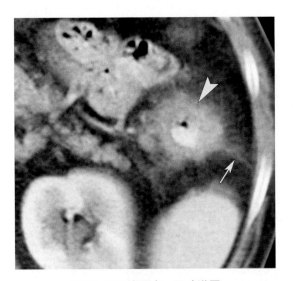

图17-42 ■ 结肠癌：肠壁增厚

邻近结肠脾曲的降结肠癌致结肠壁增厚（无尾箭头）、肠腔狭窄。结肠周围脂肪间隙的条索影（箭头）提示肿瘤穿透肠壁向外蔓延

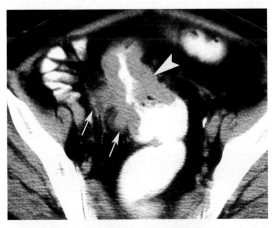

图17-43 ■ 直肠癌：苹果核征

直肠壁明显增厚（无尾箭头）伴肠腔不规则重度狭窄。直肠周围脂肪间隙受侵明显可见（箭头）

腺癌。

（四）结直肠癌复发

相对于首发肿瘤的分期评估，CT对结直肠癌复发的评估价值更大。1/3结直肠癌切除术后的患者发生肿瘤复发，大部分（70%～80%）发生在2年内。约有50%的结肠癌复发于肿瘤的原发部位，其余则发生于远处，尤其是肝脏。肿瘤多部位复发较单部位复发常见。

· 复发肿瘤呈不规则肿块，常见中央低密度

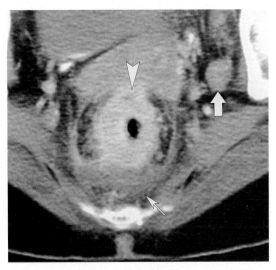

图17-44 ■ 直肠癌：穿孔

直肠壁（无尾箭头）可见明显的环状增厚，边界不清。骶前区低密度积液（箭头）提示局部穿孔。可见1枚转移性的髂内淋巴结肿大（宽箭头）

坏死区，周边强化。通过高密度金属肠夹可明确肠吻合口即原发肿瘤的位置。

· 经腹会阴联合直肠癌根治术的患者的骶前软组织密度灶可能是复发的肿瘤或纤维化组织。复发肿瘤一般呈结节状，凸向前方，并随时间推移而不断增大。纤维化组织一般比较规则，凹向前方，随时间推移病灶保持稳定或缩小。一般需行经皮穿刺活检来证实。

（五）结肠淋巴瘤

与胃及小肠淋巴瘤相比，结肠淋巴瘤较少见，但其CT征象却很突出，且相当典型。结肠淋巴瘤更常伴有溃疡性结肠炎或克罗恩病。AIDS患者或器官移植者患结肠淋巴瘤的概率远高于普通人。

· 结肠肠壁明显增厚，常超过4cm，可累及较长肠段伴局部结肠袋消失。

· 另可见管腔内多发结节或局灶性壁内肿块（图17-45）。

· 软组织肿块密度均匀，无钙化或坏死。

· 增强后，肿块轻微强化或无强化。

· 常见巨大的区域性或弥漫性淋巴结肿大。

· 通常淋巴瘤的软组织肿块较癌的肿块大得多。缺乏结缔组织增生性反应是其典型表现，肿瘤累及的肠腔通常扩张或正常而非狭窄，肠梗阻少见。

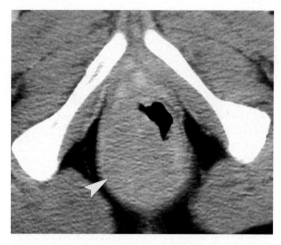

图17-45 ▪ 直肠淋巴瘤

AIDS患者，非霍奇金淋巴瘤在直肠形成巨大肿块（无尾箭头）伴直肠腔变形

（六）脂肪瘤

CT诊断胃肠脂肪瘤具有特异性且无创，肿瘤内可见均匀的脂肪密度（−80 ～ −120HU）、肿瘤边界清晰（图17-46）。大多数脂肪瘤为2 ～ 3cm，呈圆形或椭圆形，无临床症状。有些脂肪瘤可出血或引起肠套叠。胃肠脂肪瘤最好发于结肠（65% ～ 75%）和小肠（20% ～ 25%），少见于胃（5%）、食管和咽。通常带有蒂。

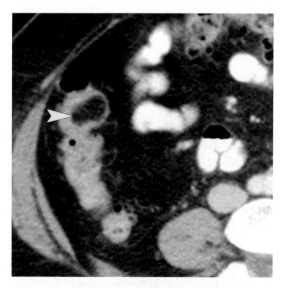

图17-46 ▪ 结肠脂肪瘤

CT轴位显示结肠腔内1枚脂肪密度肿块（无尾箭头）。注意病灶的密度与腹内脂肪相同

（七）急性憩室炎

憩室病是指结肠壁的黏膜和黏膜下层经肠壁肌层向外突出的小囊袋状结构。憩室最好发于乙状结肠，也可发生于结肠的任何部位。憩室病的发生率随年龄增长而增高，累及超过80%的85岁以上老年人。粪便、未消化的食物残渣或炎症阻塞憩室颈部均会导致急性憩室炎。憩室的微小穿孔会引起结肠周围炎症。炎症通常会扩散到邻近憩室，并进而扩散至邻近的结肠，受累结肠段可长可短。

· 憩室在CT上容易被发现，通常表现为结肠腔外小囊袋影，呈圆形，囊内常见空气、粪渣或对比剂。大小为1mm至2cm。通常伴结肠壁肌层增厚。

· 急性憩室炎在CT上表现为结肠壁增厚，波及较长肠段（通常5cm或以上），肠壁充血且强化，结肠周围脂肪间隙炎性改变（图17-47）。在病变肠段内找到憩室即可诊断急性憩室炎。

· 由于大部分憩室发生在结肠系膜侧，所以憩室炎穿孔最初局限于结肠系膜层之间。形成的炎性包块位于肠外和腹膜外。对于肠外病变，CT检查优于钡剂灌肠。

· 窦道和瘘可延伸到邻近的器官或皮肤，表

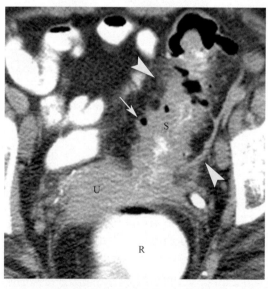

图17-47 ▪ 急性憩室炎：无并发症

乙状结肠（S）的肠壁增厚，肠腔狭窄。结肠周围炎表现为筋膜增厚和结肠周围脂肪内的条索影（无尾箭头）。结肠的炎性节段可见多发憩室（箭头）。U，子宫；R，直肠

现为线状积液或积气。若膀胱内见气体，则提示结肠-膀胱瘘的可能。

· 脓肿的范围可能很广泛（图17-48）。炎症进展后有可能导致结肠或泌尿道梗阻。

· 右半结肠憩室炎可能与急性阑尾炎或克罗恩病相混淆。

· 憩室炎的CT表现与结肠癌有部分重叠。乙状结肠系膜积液伴肠系膜血管增粗倾向于憩室炎。肠系膜淋巴结肿大及腔内肿块提示为癌。对于疑难病例需行活检。

· 肠脂垂炎的表现通常与急性憩室炎或急性阑尾炎相似。肠脂垂内含脂肪，是由腹膜包裹的小囊，其内含有源自结肠浆膜的血管。大小为0.5～5cm，遍布结肠，但在乙状结肠数目最多。正常肠脂垂在CT上一般不明显。肠脂垂有可能发生扭转，从而导致急性缺血和炎症。尽管肠脂垂炎为自限性，但腹痛可能很严重。CT表现为毗邻结肠壁的椭圆形脂肪密度灶，大小为2～5cm，周围可见炎性改变（图17-49）。症状一般在2周内缓解，但CT表现可持续6个月。

· 梅克尔憩室炎的表现也可与急性结肠憩室炎相似。梅克尔憩室是胃肠道最常见的先天性异常，由在胚胎发育过程中，连接卵黄囊与胃肠道之间的卵黄管退化不全所致。梅克尔憩室位于回肠远端，距回盲瓣约100cm。梅克尔憩室可发生阻塞或炎症，其症状与急性阑尾炎相似。当梅克尔憩室发生炎症时，表现为一具有盲端的囊袋影伴囊壁增厚、强化，周围脂肪炎性渗出，通常位于中腹部近中线位置。

（八）结肠炎

结肠炎患者腹部症状常不明显。通常，CT是首选影像学检查。结肠炎的CT表现特征是结肠壁增厚。结肠充盈时的肠壁厚度＞3mm提示肠壁异常增厚。肠壁增厚通常表现为壁均匀强化，或呈"靶征"或"晕征"。"靶征"和"晕征"高度提示炎症或感染而非肿瘤。

· 溃疡性结肠炎（UC）以结肠黏膜炎症及弥漫性溃疡为特征。病变始于直肠并向近端连续性发展进而累及部分或全部结肠。溃疡性结肠炎的CT表现特征为肠壁增厚和肠腔狭窄（图17-

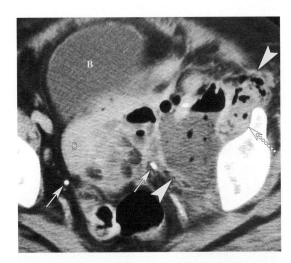

图17-48 ■ **急性憩室炎：穿孔及脓肿**

乙状结肠（S）憩室炎破溃形成一巨大的盆腔脓肿（无尾箭头），内含气泡和液体。脓肿累及左侧髂腰肌（虚线箭头）。注意：输尿管（箭头）紧邻炎症区域，易被感染而发生阻塞。B，膀胱

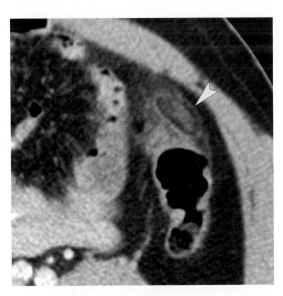

图17-49 ■ **肠脂垂炎**

CT轴位图像显示结肠周围炎性包裹的脂肪灶（无尾箭头），这是肠脂垂炎的特征性表现

50）。CT有时可显示由于广泛的黏膜溃疡而产生的炎性假息肉。增厚的肠壁通常为7～8mm，常可见"靶征"或"晕征"。直肠的肠腔狭窄伴肠壁增厚及骶前间隙扩大具有特征性。结肠周围脂肪及结肠系膜内可见水肿带和轻度肿大淋巴结。溃疡性结肠炎主要累及结肠，但也可蔓延至回肠末端引起反流性回肠炎。

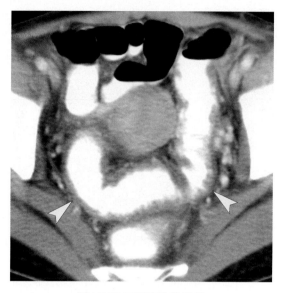

图17-50 ▉ **溃疡性结肠炎**

溃疡性结肠炎的CT表现通常不显著。CT显示结肠壁增厚（无尾箭头），结肠周围炎性改变累及乙状结肠及直肠，提示结肠炎可能，但对病因并无特异性

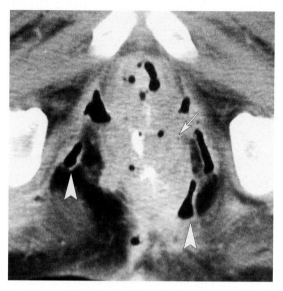

图17-51 ▉ **克罗恩病：肛瘘**

CT显示直肠的肠壁明显不规则增厚（箭头），炎症累及直肠周围脂肪，肛瘘形成并延伸至坐骨直肠窝（无尾箭头）；瘘是克罗恩病结肠炎的典型表现

· 克罗恩病以透壁性炎症为特点，通常发生于末端回肠和近端结肠，然后向远端扩散。典型的克罗恩病肠壁增厚为10～20mm，与之比较，溃疡性结肠炎肠壁增厚通常为7～8mm。克罗恩病的外壁不规则而溃疡性结肠炎的外壁较平滑。克罗恩病急性活动期表现为肠壁分层（"靶征"及"晕征"），慢性纤维化期则表现为肠壁均匀强化。爬行脂肪征（"creeping fat"）是指肠系膜内纤维和脂肪增殖形成大量内含纤维条索的脂肪向肠浆膜爬伸，而将肠袢分割开来。肠系膜及结肠系膜内可见大小达1cm的淋巴结。瘘和窦道也是克罗恩病的特征（图17-51），可导致腹内脓肿，发生于15%～20%的人群。蜂窝织炎是指肠系膜或网膜内边界不清的炎性肿块。

· 伪膜性结肠炎起因于结肠内艰难梭菌过量繁殖，是抗生素治疗的并发症。艰难梭菌能产生肠毒素，后者导致黏膜溃疡并形成由黏蛋白、纤维蛋白、炎症细胞和脱落的黏膜细胞组成的伪膜。全结肠炎或节段结肠炎伴肠壁不规则增厚（达30mm）及腔内黏膜表面毛糙是伪膜性结肠炎的特征性表现。黏膜下水肿明显，形成"手风琴征"（图17-52），也是伪膜性结肠炎特征性的CT表现。

· 盲肠炎或中性粒细胞减少性结肠炎是指发生于中性粒细胞减少及严重免疫功能低下患者的盲肠和升结肠的潜在致命性感染。典型见于正接受化疗的白血病患者。CT表现为肠壁明显的对称性环周增厚（10～30mm）、盲肠壁内的低密度水肿及盲肠周围积液与炎症（图17-53）。结肠壁缺血导致肠壁积气、坏死和穿孔。

· 缺血性结肠炎最常发生于心排血量低下伴广泛但非阻塞性血管性疾病的患者。大部分患者年龄＞70岁。CT特点为结肠部分肠段呈轻度至中度的环周增厚，病变肠段范围与血管分布一致。结肠脾曲及直肠乙状结肠的分水岭区最易受

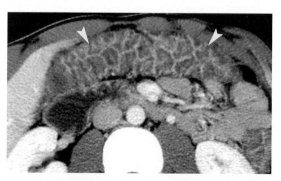

图17-52 ▉ **伪膜性结肠炎**

横结肠（无尾箭头）可见肠壁不规则增厚所致的"手风琴征"，这是结肠艰难梭菌结肠炎的特征性表现

累。增强CT显示黏膜下水肿所致的"靶征"或"晕征"，结肠周围脂肪可见条索影和炎症。肠壁可发生出血和积气。

· 放射性结肠炎仅仅发生于放射治疗区域。急性期的CT表现为局限于放疗野的肠壁轻度增厚和结肠周围脂肪的条索影；慢性放射性损伤见于放疗后的6～24个月，表现为肠壁增厚伴结肠周围脂肪明显条索影且范围变大；这些征象最常见于接受盆腔放疗患者的直肠和乙状结肠。

· 感染性结肠炎可由细菌（志贺氏杆菌、沙门氏菌、弧形杆菌、耶尔森菌、葡萄球菌、结核杆菌）、真菌（组织胞浆菌、毛霉菌、放射菌）、病毒（疱疹病毒、巨细胞病毒）、寄生虫（阿米巴）引起。由于CT表现无特异性，因此鉴别诊断主要依据临床表现。感染性结肠炎表现为肠壁的环周增厚、强化均匀或肠壁水肿，累及全部或部分结肠。结肠周围脂肪可见炎性改变。由于结肠内液体与粪渣混合物增多，可见气-液平面。

· 出血性结肠炎由大肠杆菌的特定菌株引起，此菌最常来源于未煮熟的牛肉。患者表现为腹部绞痛和水样腹泻，后者可进展为血性腹泻。CT表现为结肠壁节段性增厚，最厚达20mm，伴黏膜下水肿（"靶征"）及结肠周围脂肪条索影。

· 中毒性巨结肠是多种类型的结肠炎潜在的致命性并发症。CT的特征性表现是结肠扩张（＞5cm）伴肠壁变薄、肠壁积气及肠穿孔（图17-54）。

（九）肠壁积气和肠缺血

肠壁积气是适用于所有肠壁内积气的专业术语，它是一种影像学表现而非诊断。据报道，其病因从危及生命到无临床意义，至少有58种。主要病因可以归为四类。①肠坏死，可危及生命，最为重要。任何原因引起的肠缺血、肠扭转、坏死性小肠结肠炎、盲肠炎或败血症都有可能伴发肠坏死。②肠壁黏膜破坏，与消化性溃疡、内镜检查、肠道置管、创伤、虐待儿童、溃疡性结肠炎或克罗恩病有关。③肠壁黏膜通透性增加，与AIDS、器官移植、化疗、类固醇治疗或移植物抗宿主病的免疫抑制有关。④来源于肺部病变（如慢性阻塞性肺疾病、哮喘、囊性纤维化、胸部外

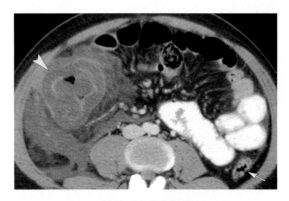

图17-53 ■ 盲肠炎

升结肠（无尾箭头）和盲肠的肠壁明显增厚，强化不明显，结肠周围可见积液和水肿，降结肠（箭头）未累及。该患者因化疗致中性粒细胞减少

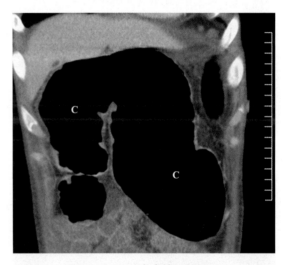

图17-54 ■ 中毒性巨结肠

重度溃疡性结肠炎的年轻患者，CT冠状位重组图像显示结肠（C）显著扩张伴肠壁变薄，肠腔直径超过7cm，提示该患者发生结肠穿孔的风险极高

伤和机械通气）的受损肺泡的气体，可能沿着支气管肺间质蔓延至纵隔及腹膜后，沿着内脏血管扩散到肠壁。肠壁积气诊治的关键在于区分患者的肠壁积气是疾病导致的还是偶发的。患者的临床状况是关键，无症状的患者仅需随访观察，而有肠缺血症状的危重患者需行急诊手术。肠缺血患者通常有低血压、充血性心力衰竭、心律失常、败血症或脱水等诱发因素。

· 囊状肠壁积气表现为位于肠壁浆膜下的、边界清晰的、泡状或葡萄串样的球形积气；周围组织通常正常，且一般为良性病因（图17-55）。气囊有可能破裂而导致良性气腹。

· 线状肠壁积气表现为位于肠壁内且平行于肠壁的条纹样气体，可能与良性病变或缺血性病变有关。患者需要从仰卧位转至俯卧位或侧卧位，以证实气体是位于肠壁内而非肠腔内。

· 肠缺血的表现除了肠壁积气之外，还包括肠管扩张、肠壁增厚伴黏膜下层水肿或出血（呈"拇纹征"或"靶征"）、肠系膜血管充血、肠系膜血管血栓形成及肠系膜静脉或门静脉积气（图17-56）。

（十）结肠扭转

结肠扭转包括结肠腹膜内肠段的扭转或折叠。通常根据传统腹部X线片的影像学表现进行诊断，CT主要用于确认有无肠缺血。

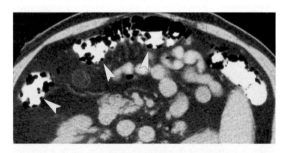

图17-55 ■ 结肠肠壁积气：良性

低垂及非低垂横结肠肠壁内可见边界清楚的气泡（无尾箭头），结肠壁未见增厚，结肠周围未见炎症，该患者无急性临床症状，提示为良性肠壁积气

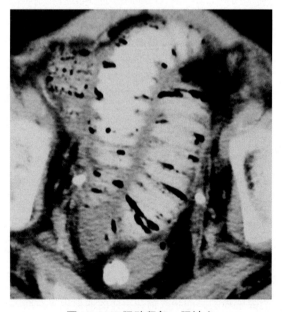

图17-56 ■ 肠壁积气：肠缺血

急腹症患者，CT显示小肠和大肠的肠壁及皱襞积气伴有肠壁增厚和结肠周围的水肿；该患者死于急性肠梗死

· 乙状结肠扭转是指乙状结肠绕着位于肛缘上约15cm处的乙状结肠系膜发生扭转。CT定位像或传统X线片可显示扩张的乙状结肠，外形类似一个弯曲的轮胎内胎，尖端指向左下腹（图17-57）。CT轴位可显示扩张的结肠绕着肠系膜发生扭转，呈漩涡样。肠缺血征象包括肠壁增厚、结肠周围的脂肪浸润及肠壁积气。乙状结肠扭转占结肠扭转的60%～75%。

· 盲肠扭转的特征性表现是扩张积气的盲肠向左上腹或中腹部扭转，扩张的肠管尖端指向右下腹，呈漩涡状的盲肠系膜位于右腹。盲肠扭转以回盲瓣上方的升结肠为轴线进行扭转。盲肠扭转更常伴有小肠扩张（图17-58）。远端结肠张力降低。肠缺血性改变也更常见。盲肠扭转占结肠

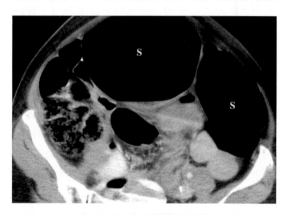

图17-57 ■ 乙状结肠扭转

下腹部CT轴位显示2段乙状结肠（S）明显扩张且相互毗邻。连续层面的图像显示扩张的肠袢汇集于左下腹。乙状结肠镜检查证实乙状结肠扭转

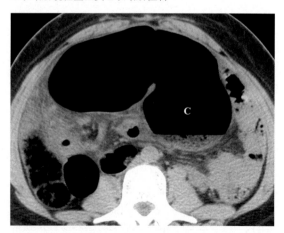

图17-58 ■ 盲肠扭转

CT显示明显扩张的盲肠（C）移位至左上腹，远端小肠也见扩张

扭转的25% ～ 40%。

· 盲肠折叠是指移动盲肠的折叠而非扭转。游离盲肠向上翻折，如同折叠袜子的趾头。盲肠显著扩张并移位至中腹部（图17-59）。小肠通常无梗阻。

（十一）急性胃肠道出血

急性胃肠道出血通常先行上消化道内镜检查和结肠镜检查进行评估。如果这些检查无法明确出血原因，那么多期对比增强CT小肠成像（包括动脉期、门脉期及延迟期）可能有所帮助。

· 活动性出血表现为静脉内对比剂在肠腔内逐渐积聚。

· 血管发育不良是隐匿性胃肠道出血的最常见原因，表现为明显强化的结节或斑块，在延迟期强化逐渐增强。

· 胃肠道出血的其他原因包括肿瘤、梅克尔憩室和血管畸形。

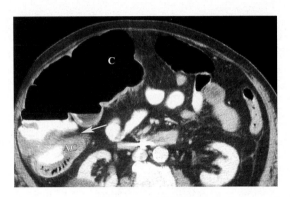

图17-59 ■ 盲肠折叠

盲肠（C）扩张并移位至中腹部。折叠处（箭头）将扩张的盲肠及近端升结肠与未扩张的远端升结肠（AC）分开

参考文献

Duran R, Denys AL, Letovanec I, et al.: Multidetector CT features of mesenteric vein thrombosis. *Radiographics* 32:1503–1522, 2012.

Elsayes KM, Al-Hawary MM, Jagdish J, et al.: CT enterography: Principles, trends, and interpretation of findings.*Radiographics* 30:1955–1974, 2010.

Furukawa A, Kanasaki S, Kono N, et al.: CT diagnosis of acute mesenteric ischemia from various causes. *AJR Am J Roentgenol* 192:408–416, 2009.

Iyer RB, Silverman PM, Tamm EP, et al.: Diagnosis, staging,and follow-up of esophageal cancer. *AJR Am J Roentgenol* 181:785–793, 2003.

Johnson CD: CT colonography: Coming of age. *AJR Am J Roentgenol* 193:1239–1242, 2009.

Johnson CD, Herman BA, Chen MH, et al.: The national CT colonography trial: Assessment of accuracy in participants 65 years of age and older. *Radiology* 263:401–408,2012.

Kim DH, Pickhardt PJ, Taylor AJ, et al.: CT colonography versus colonoscopy for the detection of advanced neoplasia. *N Engl J Med* 357:1403–1412, 2007.

Kim JH, Eun HW, Goo DE, et al.: Imaging of various gastric lesions with 2D MPR and CT gastrography performed with multidetector CT. *Radiographics* 26:1101–1116,2006.

Kim TJ, Lee KH, Kim JH, et al.: Postoperative imaging of esophageal cancer: What chest radiologists need to know. *Radiographics* 27:409–429, 2007.

Kiyosue H, Ibukuro K, Maruno M, et al.: Multidetector CT anatomy of drainage routes of gastric varices: A pictorial review. *Radiographics* 33:87–100, 2013.

Laing CJ, Tobias T, Rosenblum DI, et al.: Acute gastrointestinal bleeding: Emerging role of multidetector CT angiography and review of current imaging techniques. *Radiographics* 27:1055–1070, 2007.

Lee NK, Kim S, Kim GH, et al.: Hypervascular subepithelial gastrointestinal masses: CT–pathologic correlation. *Radiographics* 30:1915–1934, 2010.

Levy AD, Remotti HE, Thompson WM, et al.: Gastrointestinal stromal tumors: Radiologic features with pathologic correlation. *Radiographics* 23:283–304, 2003.

Levy AD, Sobin LH: Gastrointestinal carcinoids: Imaging features with clinico-pathologic correlation. *Radiographics* 27:237–257, 2007.

Lewis RB, Mehrotra AK, Rodriquez P, Levine MS: Esophageal neoplasms: Radiologic–pathologic correlation. *Radiographics* 33:1083–1108, 2013.

Macari M, Megibow AJ, Balthazar EJ: A pattern approach to abnormal small bowel: Observations at MDCT and CT enterography. *AJR Am J Roentgenol* 188:1344–1355, 2007.

Mang T, Maier A, Plank C, et al.: Pitfalls in multidector row CT colonography: A systematic approach. *Radiographics* 27:431–454, 2007.

McLaughlin PD, Filippone A, Maher MM: The "misty mesentery":Mesenteric panniculitis and its mimics. *AJR Am J Roentgenol* 200:W116–W123, 2013.

McLaughlin PD, Filippone A, Maher MM: Neoplastic diseases of the peritoneum and mesentery. *AJR Am J Roentgenol* 200:W420–W430, 2013.

McLaughlin PD, Maher MM: Primary malignant diseases of the small intestine.

AJR Am J Roentgenol 201:W9–W14,2013.

Moawad FJ, Maydonovitch CL, Cullen PA, et al.: CT colonography may improve colorectal cancer screening compliance. *AJR Am J Roentgenol* 195:1118–1123, 2010.

Paulsen SR, Huprich JE, Fletcher JG, et al.: CT enterography as a diagnostic tool in evaluating small bowel disorders: Review of clinical experience with over 700 cases. *Radiographics* 26:641–657, 2006.

Peterson CM, Anderson JS, Hara AK, et al.: Volvulus of the gastrointestinal tract: Appearance at multimodality imaging. *Radiographics* 29:1281–1293, 2009.

Pickhardt PJ: Screening CT colonography: How I do it. *AJR Am J Roentgenol* 189:290–298, 2007.

Pickhardt PJ, Levy AD, Rohrmann CA Jr, Kende AI: Primary neoplasms of the appendix: Radiologic spectrum of disease with pathologic correlation. *Radiographics* 23:645–662, 2003.

Pickhardt PJ, Kim DH, Menias CO, et al.: Evaluation of submucosal lesions of the large intestine. Part 1, neoplasms. *Radiographics* 27:1681–1692, 2007.

Pickhardt PJ, Kim DH, Menias CO, et al.: Evaluation of submucosal lesions of the large intestine. Part 2, nonneoplastic causes. *Radiographics* 27:1693–1703, 2007.

Purysko AS, Remer EM, Leao Filho HM, et al.: Beyond appendicitis: Common and uncommon gastrointestinal causes of right lower quadrant abdominal pain at multidetector CT. *Radiographics* 31:927–947, 2011.

Sandrasegaran K, Rajesh A, Rydberg J, et al.: Gastrointestinal stromal tumors: Clinical, radiologic, and pathologic features. *AJR Am J Roentgenol* 184:803–811, 2005.

Scholz FJ, Afnan J, Beht SC: CT findings in adult celiac disease. *Radiographics* 31:977–992, 2011.

Sheth S, Horton KM, Garland MR, Fishman EK: Mesenteric neoplasms: CT appearances of primary and secondary tumors and differential diagnosis. *Radiographics* 23:457–473, 2003.

Silva AC, Vens EA, Hara AK, et al.: Evaluation of benign and malignant rectal lesions with CT colonography and endoscopic correlation. *Radiographics* 26:1085–1099, 2006.

Silva AC, Pimenta M, Guimaraes LS: Small bowel obstruction: What to look for. *Radiographics* 29:423–439, 2009.

Singh AK, Gervais DA, Hahn PF, et al.: Acute epiploic appendagitis and its mimics. *Radiographics* 25:1521–1534,2005.

Thomas AG, Vaidhyanath R, Kirke R, Rajesh A: Extranodal lymphoma from head to toe: Part 2, the trunk and extremities. *AJR Am J Roentgenol* 197:357–364, 2011.

Wiesner W, Khurana B, Ji H, Ros PR: CT of acute bowel ischemia. *Radiology* 226:635–650, 2003.

Young CA, Menias CO, Bhalla S, Prasad SR: CT features of esophageal emergencies. *Radiographics* 28:1541–1553,2008.

第18章

盆 腔

一、解剖

以骶骨岬至耻骨联合上缘的连线为界形成的斜面将骨盆分为真骨盆（小骨盆）和假骨盆（大骨盆）。真骨盆容纳直肠、膀胱、输尿管盆段，前列腺和精囊（男性），或阴道、子宫和卵巢（女性）。假骨盆前界开放，侧面为髂窝，容纳小肠袢及部分的升结肠、降结肠及乙状结肠。

CT可显示由肌群构成的解剖学标志。腰大肌自腰椎走行至假骨盆，与起于髂窝的髂肌汇合形成髂腰肌。髂腰肌向前走行穿出骨盆后止于股骨小转子。闭孔内肌构成真骨盆外侧壁的内表面。若盆腔肿瘤侵犯上述肌肉，则无法行外科手术。梨状肌起自骶骨前方，经坐骨大孔出骨盆，止于股骨大转子，梨状肌构成真骨盆外侧壁的一部分。盆膈由前部的肛提肌和后部的尾骨肌组成并包绕盆底，是盆腔和会阴的分界。直肠、尿道和阴道穿经盆膈走行。

盆腔分为3个主要的解剖学分区（图18-1和图18-2），理解3个分区对于确定疾病的起源和传播方式有重要意义。女性的腹膜腔延伸至阴道水平，形成直肠子宫陷凹（道格拉斯腔）；而男性的腹膜腔延伸至精囊水平，形成直肠膀胱陷凹。腹部的腹膜后间隙向下延续为盆腔的腹膜外间

隙。盆腔疾病可能会更容易向腹部的腹膜后间隙播散。肾旁后间隙及腹壁的腹膜外脂肪向下延续为耻骨后间隙（Retzius间隙），而盆腔的筋膜层使其与阴囊和阴唇相通。骶骨前间隙位于骶骨和直肠之间，正常情况下仅含有脂肪。因此，此间隙出现任何软组织密度影均为异常，须探究其形成的原因。会阴位于盆膈之下，在CT上坐骨直肠窝为会阴最清晰可见的部分。坐骨直肠窝是一个三角形的脂肪密度区，向外侧延伸至闭孔内肌间，向后延伸至臀大肌间，内侧为肛管和泌尿生殖区。

盆腔主要的淋巴链沿着盆腔的动脉、静脉分布（图18-3）。腹主动脉和下腔静脉在髂嵴上方水平分为髂总动脉、髂总静脉，髂总动脉、髂总静脉在真骨盆入口缘分为髂内动静脉和髂外动静脉，在CT上可通过前凸的骶岬与后凹的骶窝之间的交界区识别真骨盆入口缘。髂内血管向后穿过坐骨孔后即发出更细的分支。髂外血管紧邻髂腰肌向前走行，沿腹股沟韧带穿出骨盆。盆腔淋巴结以其伴行的血管来命名，相对应地分为髂总淋巴结链、髂内淋巴结链和髂外淋巴链。闭孔淋巴结是髂外淋巴链的属支，沿闭孔内肌中部分布。腹股沟淋巴结位于股总血管附近的皮下组织内，收集来自会阴而不是真骨盆的淋巴引流。当

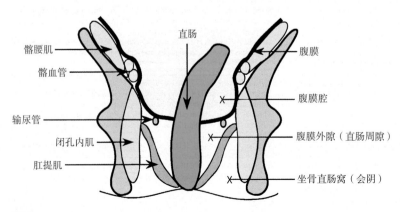

图18-1 ■ 盆腔解剖间隙

经直肠层面的冠状位后视图显示主要的盆腔解剖间隙

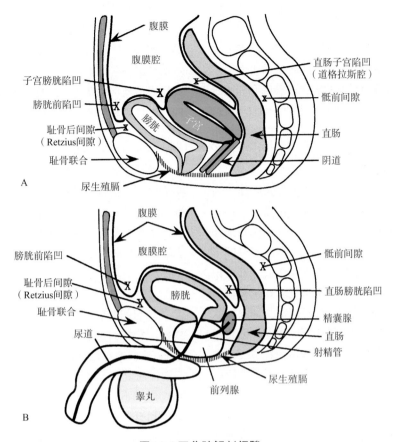

图18-2 ■盆腔解剖间隙

A.女性盆腔的正中矢状位解剖示意图；B.男性盆腔的正中矢状位解剖示意图。图A和图B显示盆腔的解剖间隙、腹膜陷凹及其与盆腔器官的关系

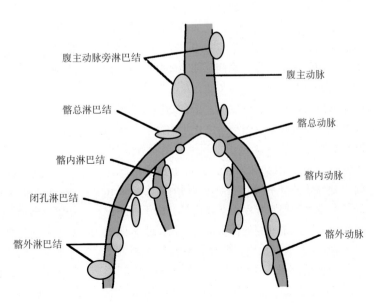

图18-3 ■盆腔淋巴结链

腹主动脉分叉及髂动脉的示意图显示盆腔淋巴结的分类及命名

盆腔淋巴结的短径＞10mm时，考虑淋巴结为病理性肿大。

当有尿液或对比剂充盈时，膀胱在CT上显示得最为清楚。膀胱充盈时，膀胱壁的正常厚度不超过5mm。膀胱顶覆有腹膜，而膀胱底和膀胱前壁位于腹膜外。输尿管沿腰大肌的前方走行，在真骨盆入口处跨过髂总血管，女性的输尿管跨过子宫颈的两旁，进入膀胱三角，男性的输尿管在前列腺上方的精囊腺水平进入膀胱。

横断面上，阴道位于膀胱和直肠之间，呈扁椭圆形软组织密度影。盆腔CT扫描时，在阴道内塞入棉塞能使阴道充盈气体，从而清晰地显示阴道的轮廓。观察连续层面的图像，当椭圆形影（阴道）转变为圆形影（子宫颈）时，即可识别子宫颈。在紧邻子宫颈处常可见对比剂充盈的输尿管。子宫呈密度均匀、边缘光滑的卵圆形软组织密度影。子宫肌层血供丰富，因此，强化程度高于大多数盆腔器官。由于子宫位置多变，屈曲程度不同，再加上膀胱充盈程度的影响，所以通过CT评估子宫有一定的困难。子宫阔韧带为片状反折的腹膜，覆盖在子宫表面，从子宫两旁延伸至盆腔侧壁。宫旁组织位于子宫阔韧带两层之间，由疏松结缔组织和脂肪构成，其中有输卵管、子宫、卵巢的血管、淋巴管、输尿管盆段及子宫圆韧带穿行。判定肿瘤是否扩散至宫旁组织对于妇产科肿瘤的分期十分重要。输卵管构成子宫阔韧带游离的上界，腹水时其显示最佳。子宫阔韧带及其覆盖的输卵管，就如折叠的床单晾在晾衣架上，而宫旁组织就位于折叠的床单之间。子宫主韧带从子宫颈的两侧延伸至闭孔内肌，构成子宫阔韧带的底部，在CT上表现为从子宫颈两侧发出的三角形高密度影。子宫圆韧带从子宫底发出，穿过腹股沟内环，终止于大阴唇。子宫骶骨韧带呈一弧形影从子宫颈延伸至骶骨前方。子宫动脉从髂内动脉发出，穿行于宫旁组织之间，紧邻子宫主韧带上方。在增强CT上，强化的子宫旁血管通常显示得非常清楚。由于卵巢位置多变，可位于盆腔的任何位置，所以正常卵巢有时在CT上难以识别，但卵巢最常位于邻近子宫底两旁的区域。在CT上，卵巢表现为椭圆形的软组织密度影，大小约为2cm×3cm×4cm，囊状的卵泡有助于识别卵巢。

正常的前列腺位于膀胱底部，为一密度均匀的圆形软组织器官，最大径达4cm。CT无法显示前列腺的分区解剖。前列腺与闭孔内肌之间隔着境界清晰的脂肪界面，癌肿或可侵犯此脂肪界面。迪氏筋膜为前列腺和直肠之间坚固的屏障，通常其可以防止肿瘤在这2个器官间的播散。成对的精囊腺位于膀胱底和前列腺间的沟槽，形成特征性的蝴蝶结状的软组织结构。正常的睾丸在阴囊内可以清楚地被辨认，呈直径3～4cm的密度均匀的椭圆形结构。精索位于腹股沟管内，表现为薄壁的脂肪密度的椭圆形结构，内见小点代表输精管和精索血管。

二、技术因素

理想的盆腔CT成像要求肠腔内对比剂充盈良好。常规的准备步骤包括：检查前1d夜口服500ml稀释的对比剂，在检查前45～60min再口服同样剂量的对比剂。通过直肠内置管并注入20股气体或不使患者感到不适的最大气体量，使结肠和直肠充分膨胀。检查时需要膀胱充盈尿液，因此，所有患者在检查前30～40min需要憋尿。常规采用高压注射器以2～3ml/s的流速经静脉注射总剂量为150ml的60%碘对比剂。采用2.5～5mm层厚观察盆腔CT图像。若患者患有或疑似患有盆腔恶性肿瘤，那么在进行盆腔CT扫描的同时也需要腹部CT扫描。为使盆腔脏器的增强效果达到最优化，在注入对比剂后先扫描盆腔，再扫描腹部。盆腔CT冠状位和矢状位重组图像也有助于诊断。

三、膀胱

（一）膀胱癌

膀胱癌位置表浅并局限在黏膜层，但随着膀胱壁肌层的受累，局部及远处淋巴结转移的危险性也随之增加。而随着转移淋巴结的数量和大小的增加，血行转移至骨和肺的危险性也增加。CT有助于对进展期肿瘤进行分期，但对早期肿瘤的分期并不准确。当膀胱镜检查怀疑肿瘤侵犯肌层时，一般采用CT检查进行肿瘤分期。肿瘤分期的关键在于肿瘤侵犯膀胱壁的深度及邻近部位的累及和远处部位的转移。大多数（95%）膀胱恶性肿瘤为尿路上皮细胞（移行细胞）癌，具有同侧输尿管及肾脏集合系统的同时性多发肿瘤的风险。鳞状细胞癌（5%）通常与慢性炎症相关，而腺癌在膀胱肿瘤中仅占不到2%。膀胱癌的CT表现如下：

· 原发性膀胱肿瘤表现为膀胱壁局灶性增厚或软组织密度肿块突入膀胱腔（图18-4）。在周围低密度的尿液的衬托下，肿瘤在增强早期表现为膀胱壁上轻度强化的结节；在延迟期，由于对比剂充盈膀胱使尿液呈高密度，肿瘤表现为软组织密度的充盈缺损。肿瘤形态多样，可呈斑片状、息肉状或乳头状。

· 30%～40%的病例发生多中心肿瘤，其中发生在上尿路的占2%～5%。放射科医师在阅片时应注意除了膀胱肿瘤之外，是否还有其他肿瘤的存在。

· 在CT扫描时，膀胱必须充盈良好，否则一些小肿瘤，尤其是小的、平坦的病变容易被忽略。膀胱肿瘤在对比剂注入后60s强化程度最高，因此，强调盆腔扫描必须在这个时间范围内完成。

· 5%的移行细胞癌可见钙化。

· 肿瘤的膀胱周围播散表现为膀胱周围脂肪组织内出现软组织密度影（图18-5）。若肿瘤侵及盆腔侧壁的肌肉，则手术无法彻底地切除肿瘤。

· 盆腔淋巴结的短径＞10mm时，考虑为转移。小淋巴结发生转移的可能性不大。

· 血行转移最常见于肝、肺、骨和肾上腺。

· 鉴别诊断需考虑罕见的膀胱肿瘤，包括嗜铬细胞瘤、平滑肌瘤、淋巴瘤（图18-6）、肉瘤和转移瘤。

（二）膀胱憩室

膀胱憩室是盆腔的囊性病灶。确认该病灶与膀胱腔相通是正确诊断的关键（图18-7）。膀胱憩室为尿潴留的场所，常导致结石和反复感染。

（三）膀胱炎

膀胱炎，顾名思义即为膀胱壁的炎症，是一种发生于各年龄段的常见疾病，女性最多见。

· 急性细菌性膀胱炎最常见，通常由大肠杆

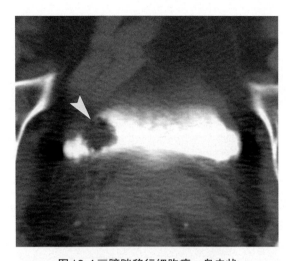

图18-4 ■膀胱移行细胞癌：息肉状

骨窗上清晰显示息肉状分叶肿物（无尾箭头）突入膀胱腔，在对比剂充盈的膀胱腔内表现为充盈缺损

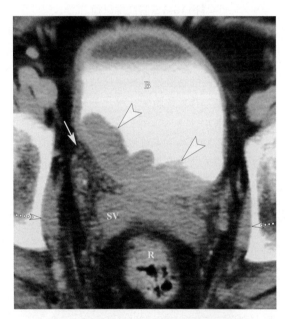

图18-5 ■膀胱移行细胞癌：膀胱壁增厚

肿瘤（无尾箭头）浸润性生长导致膀胱壁增厚并在邻近膀胱三角处突入膀胱腔内（B）。膀胱和精囊腺（SV）之间正常清晰的脂肪间隙内可见小淋巴结和线状密度影浸润（箭头）。本例肿瘤确实已穿透膀胱壁，并浸润膀胱周围脂肪组织。但是，这个表现并不能作为肿瘤播散的确切证据。闭孔内肌（虚线箭头）未被累及，提示肿瘤可被切除。闭孔内肌与膀胱周围转移的淋巴间可见清晰的脂肪组织分隔。R，直肠

菌感染所致，依据临床表现即可诊断，通常不需要进行影像学检查。大泡黏液性水肿可使膀胱壁增厚并呈鹅卵石样外观。慢性膀胱炎通常与神经

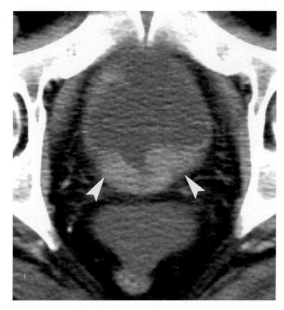

图18-6 膀胱淋巴瘤

淋巴瘤（无尾箭头）导致膀胱壁呈结节状增厚并突入膀胱腔，其表现类似于移行细胞癌

源性膀胱或慢性膀胱出口梗阻所致的膀胱排空能力减弱相关，并导致膀胱纤维化萎缩和膀胱壁增厚（图18-8）。

• 囊性膀胱炎和腺性膀胱炎为反复性细菌性膀胱炎或膀胱结石反复刺激膀胱壁而导致的炎性

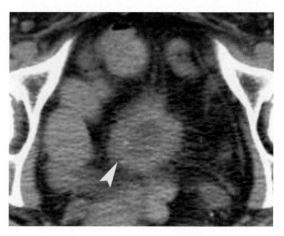

图18-8 慢性膀胱炎

截瘫患者患有神经源性膀胱及慢性膀胱炎，可见膀胱（无尾箭头）收缩和膀胱壁增厚。炎症蔓延至膀胱周围的脂肪组织

疾病。CT可见大小不一、血供丰富、明显强化的多发息肉状肿块。

• 间质性膀胱炎是少见的特发性疾病，以膀胱壁纤维化为特征。间质性膀胱炎的膀胱容量缩小，最终膀胱壁变薄。

• 气肿性膀胱炎是由葡萄糖苷尿中的细菌感染所导致的膀胱壁积气的炎症，发生于伴膀胱功能障碍的糖尿病患者，膀胱功能障碍与神经源性膀胱、膀胱憩室或慢性膀胱出口梗阻相关。CT表现为膀胱壁增厚和膀胱壁内条状、泡状的气体影（图18-9）。气体若进入膀胱腔内，与尿液形

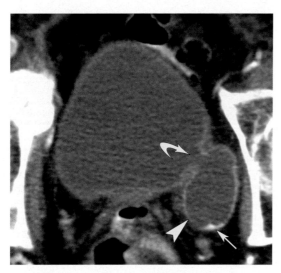

图18-7 膀胱憩室

膀胱憩室（无尾箭头）突出于膀胱侧壁，与膀胱腔通过一个大孔（弯箭头）相通。憩室内的低垂部位可见层状的小结石（箭头）。膀胱憩室是尿潴留的场所，而尿潴留可诱发尿路感染和结石

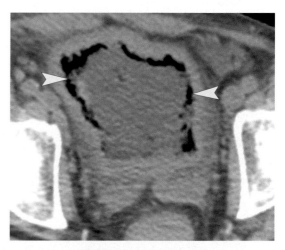

图18-9 气肿性膀胱炎

糖尿病患者伴有尿源性脓毒症，膀胱壁内可见气体（无尾箭头）

成气-液平面。

·膀胱结核是肾结核扩散的结果。急性膀胱结核的CT表现包括膀胱壁的增厚、小梁形成和不规则黏膜肿块（结核结节）。慢性期表现为膀胱收缩且常见膀胱壁钙化。

·膀胱血吸虫病为埃及血吸虫感染所致，最常见于非洲。膀胱壁中的血吸虫虫卵在急性期引起膀胱壁的结节状增厚，慢性期导致膀胱纤维化收缩及膀胱壁和远端输尿管钙化。

（四）膀胱结石

膀胱结石远较肾结石少见。膀胱结石主要由膀胱腔内的异物形成或肾结石掉落至膀胱腔。大多发生于由神经源性膀胱、前列腺增大、反复尿路感染或膀胱憩室引起的尿潴留的情况下。

·CT能发现极小的膀胱结石。膀胱结石表现为高密度灶（图18-10）。

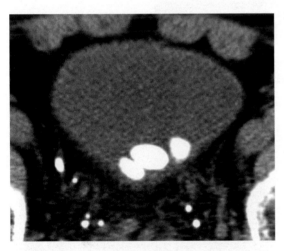

图18-10 ■膀胱结石
膀胱腔内可见3枚椭圆形高密度结石

四、子宫

（一）平滑肌瘤

30岁以上的女性中40%患有平滑肌瘤。由于本病常见，因此应掌握其CT表现。

·平滑肌瘤呈密度均匀或不均匀的肿块；相对于强化的子宫肌层而言，平滑肌瘤可为低密度、等密度或高密度（图18-11）。常见子宫弥漫性增大和分叶状轮廓。

·平滑肌瘤内常见特征性的、粗糙的、营养不良性钙化。

·平滑肌瘤囊变可使平滑肌瘤内部出现低密度影，或使平滑肌瘤呈巨大的囊状影。

·带蒂的平滑肌瘤在CT上更像是附件来源而不是子宫来源的肿块。寄生性平滑肌瘤（parasitic leiomyoma）与子宫不直接相连，可发生扭转并与子宫蒂分离，种植于腹膜。

·平滑肌脂肪瘤的成分多样，包括平滑肌、纤维组织和成熟的脂肪组织。通过CT可见平滑肌脂肪瘤内部点状的脂肪密度影（低于−30HU）。

·仅根据CT表现并不能准确区分罕见的平滑肌肉瘤与常见的平滑肌瘤。绝经后女性的子宫内出现生长迅速的肿块，提示其为恶性。平滑肌肉瘤体积巨大，其内可见坏死和出血呈现的明显不规则的低密度区。平滑肌肉瘤的表现与良性平滑肌瘤广泛变性时的表现相重叠。

（二）宫颈癌

虽然CT被用于宫颈癌的分期，但在大多数情况下，MR仍是宫颈癌分期的首选。CT有助于进行进展期肿瘤分期和发现肿瘤复发。宫颈恶性肿瘤包括鳞状细胞癌（85%）和腺癌（15%），主要通过直接蔓延至邻近器官和组织进行扩散；区域性淋巴结转移也很常见；血行转移至肺、骨、脑较少见且发生于肿瘤晚期。CT对于宫颈癌分期的准确性约为65%，而文献报道MR分期的准确性为90%。宫颈癌的CT表现如下：

·在增强早期，正常子宫颈的强化表现多样，但延迟数分钟后，正常子宫颈呈均匀强化。子宫颈原发性肿瘤相对于正常子宫颈呈低密度（50%）或等密度（50%）（图18-12）。肿瘤呈低密度是由于肿瘤的血供较少、内含坏死灶或溃疡。宫颈原发性肿瘤可使宫颈体积增大（直径>3.5cm）。

·宫腔积液通常是肿瘤阻塞子宫颈所致，积液的性质可为浆液性、血性或脓性。

·肿瘤的直接蔓延扩散（图18-13和图18-14）表现为不规则的粗大条状组织影或肿块影自

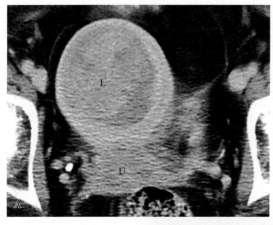
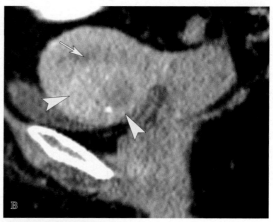
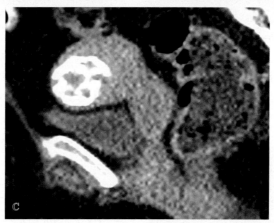

图 18-11 ■ 子宫平滑肌瘤

A.CT轴位显示巨大的平滑肌瘤（L）源于子宫（U）前壁。B.另一名患者的增强CT矢状位重组图像显示子宫前壁较小的平滑肌瘤（无尾箭头），强化不均匀，内见点状钙化灶。子宫内膜（无尾箭头）的密度稍低于强化的子宫肌层。C.CT矢状位重组图像显示粗大的"爆米花样"钙化，其是子宫肌瘤变性的特征性表现

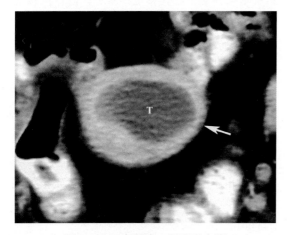

图 18-12 ■ 宫颈癌：局限于宫颈

经宫颈的增强CT轴位显示宫颈鳞状细胞癌，肿瘤（T）呈低密度并局限于强化的宫颈内。左侧的宫颈组织不对称变薄（箭头），但宫旁组织未受侵犯

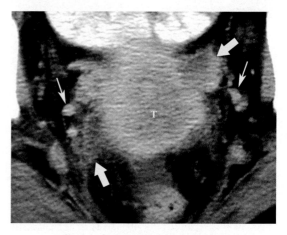

图 18-13 ■ 宫颈癌侵犯宫旁组织

经宫颈层面的轴位CT显示宫颈肿瘤（T）的密度稍低于强化的正常宫颈，肿瘤明显侵犯宫旁组织（粗箭头）。肿瘤的软组织密度影接近但并未累及输尿管（箭头）

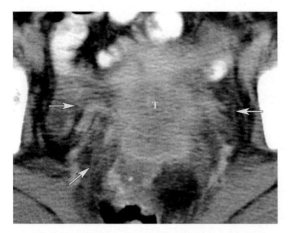

图 18-14 ■ 宫颈癌伴宫旁组织受累及输尿管梗阻

宫颈鳞状细胞癌呈边界不清的肿块（T），宫旁组织内可见大量结节状条状影（箭头），提示肿瘤侵犯。此层面可见左侧输尿管梗阻

子宫颈向宫旁组织呈扇形蔓延，肿瘤常包绕输尿管，并延伸至阴道或盆腔侧壁。正常的子宫阔韧带、子宫圆韧带、子宫主韧带及子宫骶骨韧带不应被误认为肿瘤扩散。肿瘤包绕输尿管是宫旁组织受侵的特征性征象。

· 肿瘤结节距离闭孔内肌或梨状肌小于3mm，提示肿瘤扩散至盆腔侧壁。肿瘤侵犯盆腔侧壁表现为增粗的盆壁肌肉内出现强化的肿块影。

· 膀胱或直肠周围脂肪界面消失、膀胱壁或直肠壁结节状增厚及膀胱内或直肠内出现肿块均提示肿瘤侵犯膀胱或直肠。膀胱内出现气体提示瘘形成。

· 淋巴结肿大（短径＞10mm）是转移的有力证据，但宫颈癌的转移淋巴结常不增大。CT不能区分小的转移性淋巴结和良性淋巴结，但淋巴结内出现坏死提示肿瘤侵犯可能。

· 宫颈癌复发表现为盆腔内任意区域出现软组织肿块影，但阴道断端是子宫切除术后患者宫颈癌复发的好发部位。出现肿大淋巴结也提示肿瘤复发。通常需要活检以确诊。

（三）子宫内膜恶性肿瘤

子宫内膜癌在妇科侵袭性恶性肿瘤中最为常见，好发年龄为55～65岁。大多数（90%）是子宫内膜样腺癌，但透明细胞和乳头状浆液亚型的侵袭性更高。米勒管混合瘤是子宫内膜的肉瘤。肿瘤最初侵犯子宫肌层，而后经淋巴道转移至局部淋巴结，或直接穿透子宫壁蔓延至宫旁组织。肿瘤穿透子宫浆膜层，可致弥漫性腹膜种植转移。子宫内膜癌血行转移至肺、骨、肝、脑者远较宫颈癌常见。与宫颈癌相同，首选MR对已知子宫内膜恶性肿瘤进行术前的影像学分期。虽然CT有可能发现被漏诊的肿瘤，但在一般情况下，CT不用于肿瘤的初步诊断或分期。据报道，CT对子宫内膜恶性肿瘤分期的准确性约为60%，而MR为90%。外科手术分期是一种可选方法。但是对进展期肿瘤患者或难以检查的患者而言，影像学分期是一种有用的方法。

· 子宫内膜癌与子宫组织在平扫CT上呈等密度，因此仅通过平扫CT无法可靠地区分两者。

· 在增强CT上，原发性肿瘤表现为子宫内膜弥漫性增厚或子宫内膜腔内低密度的息肉状肿物（图18-15）。常见因肿瘤阻塞子宫腔而导致的子宫腔积液。子宫腔积液有助于在扩张的子宫腔内显示肿瘤的宫壁种植扩散。子宫的体积可明显增大。肿瘤一般呈不均匀强化，强化程度低于周围的子宫肌层。

· 子宫肌层侵犯可表现为强化的正常子宫肌层内出现低密度的肿瘤组织浸润。CT评估子宫肌层受侵深度的准确性低于60%。

· 子宫颈受累表现为宫颈不均匀增大。

· 子宫边缘不规则及条状、结节状的软组织影延伸至邻近的脂肪组织是宫旁组织受侵的证据。

· 盆腔淋巴结肿大（＞1cm）提示肿瘤转移，但与其他盆腔肿瘤一样，CT会漏诊小淋巴结的微转移。CT可用于引导对可疑淋巴结行经皮穿刺活检。

· 米勒管混合瘤表现为子宫体积显著增大，肿瘤内可见大片的坏死和出血灶，肿瘤迅速出现转移。

· 肿瘤复发表现为盆腔内出现软组织肿块或淋巴结肿大。大部分肿瘤复发在2年内发生。

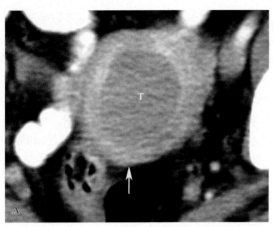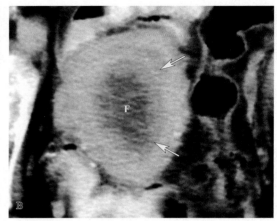

图 18-15 ■ 子宫内膜癌

A.绝经后的女性患者，子宫内膜癌表现为填充宫腔的低密度肿块（T），肿瘤侵犯子宫肌层后壁（箭头），深度约数毫米。B.另一名绝经后患者，可见血性液体（F）填充宫腔并使宫腔膨胀。子宫内膜肿瘤（箭头）的密度介于低密度的液体与强化的子宫肌层之间，该肿瘤也侵犯子宫肌层，侵犯深度小于肌层的50%

五、卵巢

（一）卵巢癌

卵巢恶性肿瘤的组织学类型广泛，但大多遵循共同的转移模式，CT表现也相近。2/3的卵巢癌是囊性的，25%的卵巢癌累及双侧卵巢，而15%的卵巢癌具有内分泌功能。肿瘤转移的主要途径是腹膜腔广泛种植转移，在疾病确诊时有70%已发生腹腔转移。肿瘤也可直接蔓延至盆腔脏器，发生淋巴结转移及血行转移至肺、肝、骨。大多数患者并未行术前的影像学检查，而是直接通过手术对肿瘤进行最初的分期，并行子宫切除术、输卵管卵巢切除术、网膜切除术及肿瘤细胞减灭术。CT是显示残余肿瘤、评估肿瘤疗效、发现术后肿瘤复发的可选的影像学检查方法。因为MR难以区分腹腔内的肿瘤与小肠，所以MR不如CT。CT分期的准确性约为80%。卵巢恶性肿瘤的CT表现如下：

· 原发性肿瘤通常呈囊性伴不规则增厚的囊壁，囊内可见分隔；也可以软组织成分为主（图18-16）；也可呈均匀的实性和混合的囊实性。原发性肿瘤和转移瘤均可见钙化。

· 肿瘤侵犯邻近盆腔脏器表现为肿瘤与子宫肌层之间的界面扭曲变形或不规则、肿瘤与膀胱或结肠之间的组织界面消失、肿瘤与盆腔内肌肉

的距离＜3mm及盆腔血管移位或被肿瘤包绕。

· 肿瘤直接蔓延通常累及子宫、结肠、小肠和膀胱。

· 肿瘤的腹膜种植表现为轻微不明显、腹膜增厚、软组织结节，或腹膜表面强化（图9-4、图9-5和图9-6）。需要仔细观察的关键部位包括横膈的下表面、结肠旁沟、直肠子宫陷凹及肠管表面等。腹水存在时，腹膜种植于CT上显示得更为明显。大网膜分隔腹腔内的肠管与前腹壁，网膜饼是指不规则且通常明显增厚的大网膜。正常大网膜于CT上呈脂肪密度，但当肿瘤累及大网膜时，大网膜呈软组织密度。当肿瘤结节很小时（＜5mm），即便是广泛的腹膜种植，CT也常漏诊。

· 肠壁增厚、肠袢互相缠绕及肠梗阻均提示肿瘤侵犯肠管。

· 即使在CT上未发现腹膜转移的肿瘤结节，但出现腹水通常提示腹膜转移。

· 肿瘤的淋巴道转移通常沿着性腺淋巴管转移，跳过盆腔淋巴结，转移至肾门淋巴结；这种淋巴转移的模式与睾丸癌相似。

· 血行转移发生于病程的晚期。进展期的肿瘤或肿瘤复发时，可见实质性器官如肝、脾的转移。

（二）附件良性肿物

对于女性盆腔肿瘤来说，虽然超声是首选的

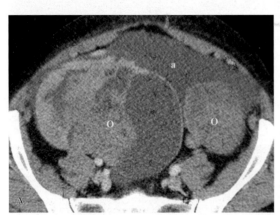
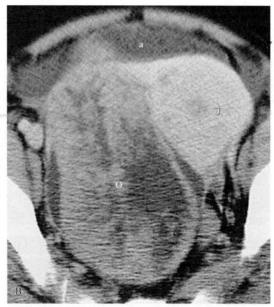

图 18-16 ■ 卵巢癌

A.以实性成分为主的肿瘤侵犯并取代双侧卵巢（O）并使其增大；可见腹水（a）是肿瘤腹腔播散的有力证据。B.右侧卵巢可见以实性成分为主的巨大肿块（O），肿块向左前方推移子宫（U），可见腹水（a）

影像学检查手段，但CT可偶然发现附件肿瘤。在超声检查不能明确诊断的情况下，可用CT进一步明确肿瘤的特征。诊断需考虑以下几种情况：

· 正常卵巢于CT上呈椭圆形的软组织团块，大小约为4cm×3cm×2cm。增强CT显示卵泡最佳（图18-17），而发现卵泡即可确定所见的软组织影为卵巢。正常的卵泡体积＜3cm，在CT上表现为低密度的薄壁囊肿。绝经后的卵巢体积缩小且无卵泡，因此在CT上更难辨认。卵巢有时可与肠管、血管和淋巴结相混淆。

· 正常黄体。排卵后，在卵巢破裂的优势卵泡区可见富血管结构的黄体。正常的黄体形态多样，可呈塌陷的囊肿、厚壁或薄壁的囊肿或呈实性团块。确认黄体的关键特征是黄体囊壁或实性组织的显著强化（图18-18）。患有与排卵相关的盆腔疼痛患者有时会进行CT检查，因此必须要掌握并识别这些正常的生理结构。近期排卵可通过低垂的盆腔陷凹处存在的少量血性积液来进一步佐证。正常黄体在月经期退化。

· 功能性卵巢囊肿。良性卵巢囊肿，包括卵泡囊肿和黄体囊肿，常被偶然发现。在CT上，良性卵巢囊肿表现为边界清楚的薄壁（＜3mm）囊肿，通常大于3cm，囊内呈均匀的水样密度（图18-19）。

· 功能出血性囊肿的表现更为复杂，囊内密度高于水。在囊内低密度液体的衬托下，可清晰显示液-液平面及血块。出血性功能性囊肿的特征性表现是囊壁厚度及强化均匀一致，囊内容物无强化。超声复查如果囊肿在1～2个月经周期后消退，可确认其是功能出血性卵巢囊肿。

· 良性囊性畸胎瘤。大多数病例根据CT上显示的脂肪密度液性影、牙齿、骨、毛发或脂肪-液体平面而确诊（图18-20）。皮样栓是组织成分和毛发的聚集物，在CT上表现为囊内的软组织密度结节影。

· 卵巢囊腺瘤。通常良性卵巢肿瘤的囊壁薄且规则，分隔纤细，囊内不含实性成分，不伴腹水（图18-21）。CT无法准确区分卵巢囊性肿瘤的良恶性。若2个月经周期之后，病变在超声随访检查中依然存在，则提示病变可能是囊性肿瘤，需要对其进一步评估。

· 卵巢冠囊肿起源于阔韧带，均为良性，占所有附件肿瘤的10%～20%。大多数的卵巢冠囊肿为薄壁的单纯性囊肿，囊肿可大（≥8cm），

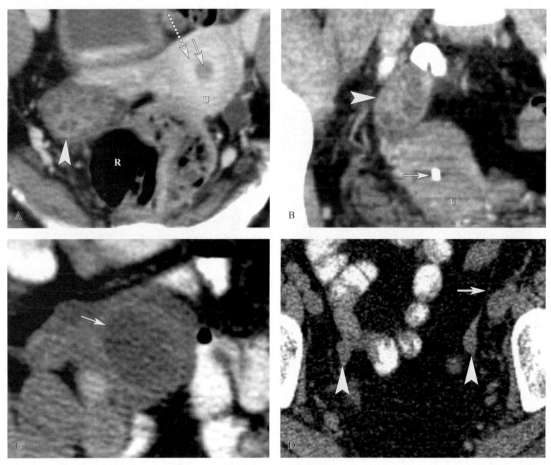

图 18-17 ■ 正常卵巢

A.32岁女性，邻近子宫（U）处可见右侧正常卵巢（箭头），其内可见许多卵泡。增强后，卵泡壁呈明显强化，较平扫时卵泡显示更加清楚。子宫腔内充满液体（无尾箭头），子宫内膜（虚线箭头）可见强化。R，直肠。B.另一名25岁患者，CT冠状位重组图像显示卵巢位置多样。该患者正常的卵巢（无尾箭头）位于子宫（U）的上方。子宫腔内可见宫内节育器（箭头）的一部分。C.34岁女性，右侧卵巢内的优势卵泡呈直径为2.5cm的薄壁囊肿，这是正常的生理结构，不需要进一步的评估或随访。D.68岁女性，双侧正常的绝经后卵巢（无尾箭头）。通过卵巢悬韧带（箭头）可以辨认绝经后缩小的卵巢。卵巢悬韧带在子宫阔韧带内走行，延伸至骨盆侧壁

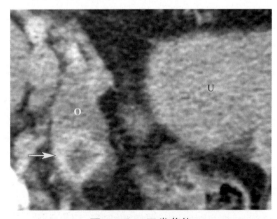

图 18-18 ■ 正常黄体

28岁女性，右侧卵巢（O）内可见环形强化的团块影（箭头），其为正常黄体的特征性表现，标明了排卵的位置；常伴有直肠子宫陷凹少量积液。U，子宫

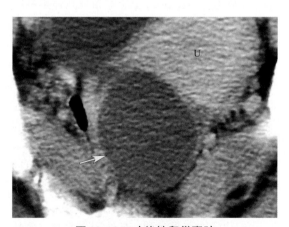

图 18-19 ■ 功能性卵巢囊肿

邻近子宫（U）的右侧附件区可见薄壁、均匀低密度的囊肿（箭头），大小为4.5cm，提示功能性卵巢囊肿可能性最大。10周后超声随访证实囊肿完全消退

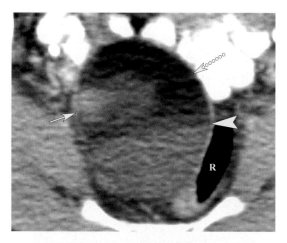

图18-20 ■ 良性囊性畸胎瘤

根据代表皮脂的特征性的脂肪密度液性影（虚箭头），CT可以诊断挤压直肠（R）的肿块为良性囊性畸胎瘤。请比较肿瘤内液体的密度与盆腔内和皮下脂肪的密度。悬浮在皮脂中的毛发形成液平面（无尾箭头），皮样栓（箭头）呈软组织结节

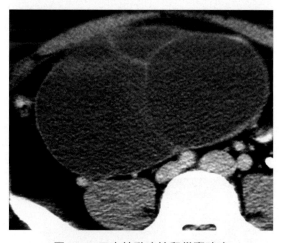

图18-21 ■ 良性黏液性卵巢囊腺瘤

巨大的囊性肿块突入盆腔，囊内充盈均匀低密度的液体。囊壁及囊内的分隔较薄（＜3mm）。需行外科手术切除并送病理检查来确诊肿瘤是否为良性

可小。多发或双侧卵巢冠囊肿少见。若CT发现囊肿与卵巢分离，可考虑诊断为卵巢冠囊肿。

·子宫内膜异位囊肿起源于腹膜表面异位的子宫内膜腺体和基质。大多数（80%）子宫内膜异位囊肿发生于卵巢。疾病初期肿瘤壁很薄，但随着时间的推移，囊壁可逐渐增厚，形态逐渐不规则。肿瘤内容物为高密度的血液。在邻近组织共存的异位子宫内膜可导致瘢痕及组织回缩，类似于恶性肿瘤。异位的子宫内膜常导致腹膜表面强化。

·腹膜包涵囊肿是包绕功能性卵巢的脏腹膜发生炎症而形成的。腹膜粘连和炎症影响了腹膜液体及卵巢分泌物的吸收。患者表现为周期性盆腔疼痛和肿胀，常有子宫内膜异位症或盆腔炎性疾病的病史。CT表现为包绕卵巢的单房或多房的囊性包块将盆腔腹膜陷凹撑大（图18-22）。腹膜包涵囊肿的特征性表现是液体充填腹膜凹陷，而不形成圆形肿块。

·输卵管积水是输卵管伞端阻塞引起的输卵管扩张、积液。引起阻塞的原因包括子宫内膜异位症、盆腔炎性疾病和盆腔其他感染性或炎性疾病造成的瘢痕。当输卵管扩张时，其形态变得扭曲、折叠，形似有分隔的肿块。矢状位及冠状位图像重组常有助于识别表现为复杂性肿块的扩张输卵管（图18-23）。

·脊膜囊肿，也称神经周囊肿、蛛网膜囊肿或神经根鞘囊肿，表现可类似于卵巢或附件的病变。脊膜囊肿起源于骶骨并紧邻骶骨。囊肿可为单房或多房，壁薄，囊内含水样密度的液体（脑脊液）。

（三）盆腔炎性疾病

盆腔炎性疾病（PID）是子宫内膜、输卵管和卵巢的感染和炎症。感染多由淋病奈瑟菌或沙眼衣原体所致，或是由多种微生物共同导致。CT常为最初的影像学检查方法。

·PID的早期表现包括输卵管增粗（水肿）、管壁增厚及卵巢异常强化。输卵管壁增厚为急性PID高度特异性的CT表现。

·进展期PID表现为输卵管扩张，其内充填高密度的液体影（输卵管积脓）；附件区复杂的液性影，其内可见分隔、碎片、液-液平面或气体影。这种炎性肿块被称为输卵管卵巢脓肿（图18-24）。

·PID的炎性病变可能会累及邻近的小肠或大肠，阻塞输尿管，导致膀胱壁炎症并增厚。

（四）附件扭转

附件扭转是卵巢和（或）输卵管围绕血管蒂发生扭转，引起血管受压。扭转可为部分性，仅静脉回流受损；也可为完全性（动脉血供闭塞）或间歇性。如附件扭转未能缓解，卵巢可出现出血性梗死。患者常以剧痛起病，CT是首选的影

像学检查方法。

· 大多数附件扭转的病例在发生扭转之前已有附件区肿块，最常见的是良性囊性畸胎瘤、输卵管积水或功能性囊肿。当发生扭转时，肿块壁增厚，其内容物可呈血性。

· 附件扭转的主要CT表现为输卵管壁增厚（＞3mm）、管腔扩大、肿块壁均匀增厚、盆腔积液及子宫向患侧背离（图18-25）。

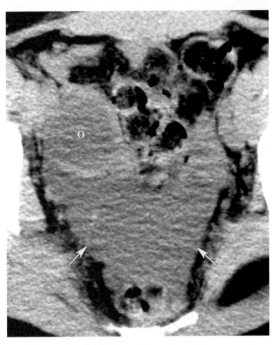

图18-22 ■腹膜包涵囊肿

41岁女性患者，患有慢性盆腔疼痛，盆腔CT可见包裹性积液（箭头）充填盆腔的腹膜陷凹，并包绕右侧卵巢（O）

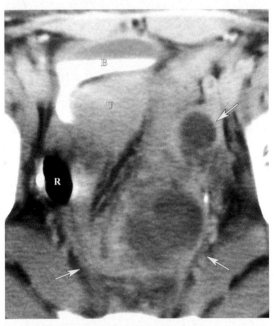

图18-24 ■输卵管卵巢脓肿

脓毒症患者伴急性盆腔痛。边界模糊的囊实性炎性肿块（箭头之间），向右前侧推移直肠（R）、子宫（U）和膀胱（B）。肿块包绕左侧卵巢和扩张的输卵管，两者境界模糊不易分辨

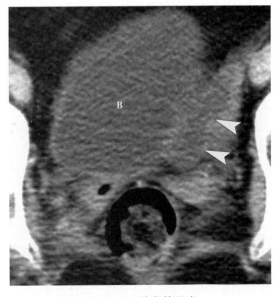

图18-23 ■输卵管积水

盆腔CT轴位图像显示与膀胱（B）相邻的、拉长的、充盈液体的厚壁管状结构（无尾箭头）

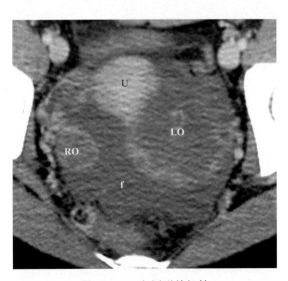

图18-25 ■左侧附件扭转

20岁女性，左侧盆腔剧痛，CT显示左侧卵巢（LO）异常增大伴壁增厚，直肠子宫陷凹积液（f），右侧卵巢（RO）正常。手术证实患者为急性左侧附件扭转。U，子宫

·CT可见扭转的血管蒂。

六、前列腺

（一）良性前列腺增生

良性前列腺增生表现为前列腺结节状增大并伴尿道缩窄和膀胱排空障碍。CT无法区分良性前列腺增生和前列腺癌。良性前列腺增生的CT表现如下：

·前列腺体积增大，一般呈分叶状（图18-26）。前列腺增生结节可导致前列腺内高低混杂的密度区伴不同程度的强化。

·囊变和粗大的钙化常见。

·膀胱底受压上抬，前列腺向上突入膀胱腔。

·膀胱出口阻塞导致膀胱壁增厚和小梁形成。膀胱憩室可突出于膀胱壁外。

（二）前列腺癌

前列腺癌为男性第二好发的恶性肿瘤。前列腺癌经直接蔓延累及至前列腺周围组织和精囊腺；其淋巴道转移途径与膀胱癌相似，首先转移至髂内淋巴结和闭孔淋巴结，然后累及腹主动脉旁淋巴结；经椎静脉血行转移至中轴骨是前列腺癌特征性的转移方式。CT不能显示前列腺的内部结构，也很难显示前列腺内的肿瘤（图18-27），CT对前列腺癌局部分期的敏感度和特异度很低，临床价值不大。但CT可用于检出前列腺癌的远处转移。

·常见前列腺增大，其原因可为良性前列腺增生和（或）肿瘤生长。前列腺周围脂肪组织内结节状或条状密度影提示肿瘤侵犯至前列腺外。

·肿瘤侵犯的表现包括双侧精囊不对称及膀胱底、前列腺和精囊之间脂肪组织受侵。CT很难准确判断膀胱是否受侵。罕见肿瘤侵犯直肠。

·＞10mm的淋巴结通常是转移性的。

七、睾丸

（一）睾丸癌

睾丸生殖细胞肿瘤可分为精原细胞瘤

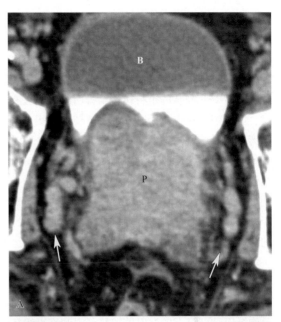

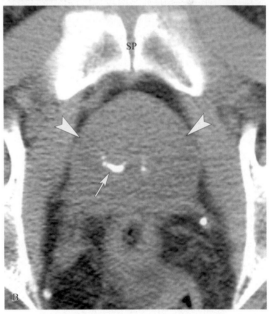

图18-26 ■ 良性前列腺增生

A.增强CT延迟期显示前列腺（P）体积增大、密度不均、突入膀胱（B）底。膀胱壁轻度增厚，提示存在因前列腺增大引起的尿路梗阻。可见前列腺周围血管增粗（箭头）。前列腺周围血管增粗是常见的良性表现，增强后静脉结构的强化即可证实。B.另一名患者的平扫CT可见与良性前列腺增生和慢性前列腺炎相关的粗糙条状钙化（箭头）。本例的前列腺（无尾箭头）轻度增大。耻骨联合（SP）是判定正常前列腺定位的解剖学标志

（40%）和非精原细胞瘤（60%）。采用睾丸切除术和放疗方法治疗精原细胞瘤，一般不需要行腹膜后淋巴结清扫来判断肿瘤的分期。非精原细胞

瘤对放疗不敏感，采用睾丸切除术和化疗进行治疗，一般需要行腹膜后淋巴结切检来判断肿瘤的分期。睾丸生殖细胞肿瘤的淋巴道转移最为常见，依次上行侵犯淋巴结。最初沿性腺淋巴道转移，顺着睾丸静脉的走行转移至肾门淋巴结。有时，淋巴道转移也可沿髂外淋巴链转移至腹主动脉旁淋巴结。髂内淋巴结和腹股沟淋巴结一般不受累。若无腹主动脉旁淋巴结转移，则纵隔淋巴结转移和肺的血行转移也很少发生；但绒毛膜癌则例外，绒毛膜癌在早期即可发生血行转移。对于睾丸生殖细胞肿瘤的首次分期，CT仍是首选的影像学检查手段。

· 受累侧的盆腔和腹膜后淋巴结显著肿大。同侧肾门附近的淋巴结肿大具有高度特异性（图18-28）。仅当阴囊也受侵时，肿瘤才会转移至腹股沟淋巴结。巨大的淋巴结转移可因肿瘤组织坏死而出现低密度影。淋巴结囊变和密度不均匀是肿瘤侵犯的征象。以淋巴结短径≥8mm作为判断淋巴结转移的标准时，其特异度高，但敏感度低。多达30%的患者存在CT无法检出的淋巴结转移。

· 精索未见显示，提示该侧曾行睾丸切除术。

（二）隐睾

隐睾可发生于睾丸下降行程中的任何位置，自肾下极至腹股沟管外环均可发生。隐睾发生恶性肿瘤（危险度增加48倍）和扭转（危险度增加10倍）的风险极高。CT发现异位睾丸的敏感度为95%。

· 隐睾在CT上表现为椭圆形的软组织密度影，最大径约为4cm。隐睾通常萎缩。采用CT显示腹腔内隐睾时，需口服对比剂使肠管良好充盈，并经静脉注射对比剂使正常结构强化。

· CT能很容易地发现腹股沟管内的睾丸，只要知道隐睾位置（图18-29）。腹股沟管起自腹股沟管内环（深环），向内侧斜行，穿经腹壁的扁肌，止于腹股沟管外环（浅环）。腹股沟内环（深环）位于髂前上棘和耻骨联合连线的中

份，而腹股沟管外环（浅环）恰位于耻骨嵴的上方。

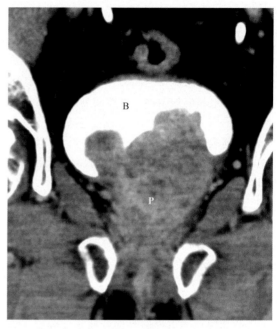

图18-27 ■前列腺癌

CT冠状位重组图像显示前列腺（P）呈巨大结节样增大，可见结节显著突入膀胱腔，膀胱（B）底受压上抬。经直肠前列腺活检显示良性前列腺增生占主要部分，但前列腺右叶发现癌灶。CT无法区分前列腺癌和良性前列腺增生。膀胱镜检查可用来排除来源于膀胱黏膜的尿路上皮肿瘤

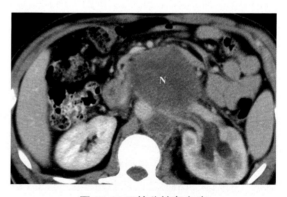

图18-28 ■转移性睾丸癌

左侧睾丸癌患者，经左肾门水平CT图像显示大量肿大的淋巴结（N）互相融合，并包绕左肾血管和腹主动脉。该部位是左侧睾丸癌沿性腺淋巴管转移的典型部位，而性腺淋巴管的走行平行于左侧睾丸静脉

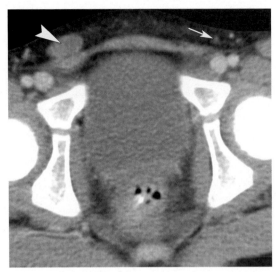

图 18-29 ■ 隐睾

5 岁男孩，右侧腹股沟管近腹股沟外环处可见隐睾（无尾箭头）。左侧腹股沟管内可见正常的精索（箭头）

参考文献

Avery LL, Scheinfeld MH: Imaging of penile and scrotal emergencies. *Radiographics* 33:721–740, 2013.

Bharwani N, Stephens NJ, Heenan SD: Imaging of bladder cancer. *Imaging* 20:97–111, 2008.

Chu LC, Ross HM, Lotan TL, Macura KJ: Prostate stromal neoplasms: Differential diagnosis of cystic and solid prostatic and periprostatic masses. *AJR Am J Roentgenol* 200:W571–W580, 2013.

Cohen DT, Oliva E, Hahn PF, et al.: Uterine smooth-muscle tumors with unusual growth patterns: Imaging with pathologic correlation. *AJR Am J Roentgenol* 188:246–255, 2007.

Hardesty LA, Sumkin JH, Hakim C, et al.: The ability of helical CT to preoperatively stage endometrial carcinoma. *AJR Am J Roentgenol* 176:603–606, 2001.

Hiller N, Appelbaum L, Simanovsky N, et al.: CT features of adnexal torsion. *AJR Am J Roentgenol* 189:124–129, 2007.

Jeong YY, Kang HK, Chung TW, et al.: Uterine cervical carcinoma after therapy: CT and MR imaging findings. *Radiographics* 23:969–981, 2003.

Kaur H, Silverman PM, Iyer RB, et al.: Diagnosis, staging, and surveillance of cervical carcinoma. *AJR Am J Roentgenol* 180:1621–1632, 2003.

Kreydin EI, Barrisford GW, Feldman AS, Preston MA: Testicular cancer: What the radiologist needs to know. *AJR Am J Roentgenol* 200:1215–1225, 2013.

Kwek JW, Iyer RB: Recurrent ovarian cancer: Spectrum of imaging findings. *AJR Am J Roentgenol* 187:99–104, 2006.

Lalwani N, Prasad SR, Vikram R, et al.: Histologic, molecular,and cytogenetic features of ovarian cancers: Implications for diagnosis and treatment. *Radiographics* 31:625–646,2011.

Lubner MG, Simard ML, Peterson CM, et al.: Emergent and nonemergent nonbowel torsion: Spectrum of imaging and clinical findings. *Radiographics* 33:155–173, 2013.

Moyle PL, Kataoka MY, Nakai A, et al.: Nonovarian cystic lesions of the pelvis. *Radiographics* 30:921–938, 2010.

Saksouk FA, Johnson SC: Recognition of the ovaries and ovarian origin of pelvic masses with CT. *Radiographics* 24:S133–S146, 2004.

Sam JW, Jacobs JE, Birnbaum BA: Spectrum of CT findings in acute pyogenic pelvic inflammatory disease. *Radiographics* 22:1327–1334, 2002.

Shah SH, Jagannathan JP, Krajewski K, et al.: Uterine sarcomas:Then and now. *AJR Am J Roentgenol* 199:213–223,2012.

Sohaib SA, Koh D-M, Husband JE: The role of imaging in the diagnosis, staging, and management of testicular cancer. *AJR Am J Roentgenol* 191:387–395, 2008.

Tabatabaei S, Saylor PJ, Coen J, Dahl DM: Prostate cancer imaging: What surgeons, radiation oncologists, and medical oncologists want to know. *AJR Am J Roentgenol* 196:1263–1266, 2011.

Wong-You-Cheong JJ, Woodward PJ, Manning MA, Sesterhenn IA: Neoplasms of the urinary bladder: Radiologic–pathologic correlation. *Radiographics* 26:553–580, 2006.

Wong-You-Cheong JJ, Woodward PJ, Manning MA, Davis CJ: Inflammatory and nonneoplastic bladder masses: Radiologic–pathologic correlation. *Radiographics* 26:1847–1868, 2006.

Woodward PJ, Hosseinzadeh K, Saenger JS: Radiologic staging of ovarian carcinoma with pathologic correlation. *Radiographics* 24:225–246, 2004.

Yitta S, Hecht EM, Mausner EV, Bennett GL: Demystifying uterine and cervical contrast enhancement at multidetector CT. *Radiographics* 31:647–661, 2011.

第三篇

肌肉骨骼系统

第19章

骨骼肌肉创伤的CT诊断

一、概述

随着探测器排数的增加，CT技术已经得到了广泛的应用。多螺旋CT（MDCT）能够产生接近各向同性体素的图像，从而实现多平面重组和快速数据采集。这一技术在外伤诊断中尤其重要，因为患者可能无法满足常规X线检查时的体位要求，故而很难获得常规X线的影像信息。螺旋CT容积扫描可以大大节省患者在放射科的检查时间，也可以在二维影像图像上显示三维空间关系，为合理治疗和手术方案的制订提供有价值的信息。

CT在评估骨骼肌肉创伤中发挥2个主要作用：①确定或排除常规X线检查疑似的骨折；②明确先前诊断的骨折的程度，以协助指导治疗。无论是否为外伤，螺旋CT能显示软组织异常病变和骨性解剖结构，尤其在一些常规X线检查有限的、解剖结构复杂的部位，如脊柱、骨盆和肩胛骨等。

扫描技术参数的优化取决于临床要求和解剖部位。小的感兴趣区应选择薄的扫描层厚（1～2mm）、1～1.5的螺距和小的重建间隔（1mm）；大的感兴趣区可用较厚的扫描层厚（3mm）、1～2的螺距及2～3mm的重建间隔。

CT低辐射剂量扫描值得关注。某些情况下，如金属假体成像，在不影响图像质量的前提下曝光参数（峰值电压，kVp和mA）无法降低。患者接受的辐射剂量可以通过仔细定位解剖结构和严格控制扫描范围来降低。已有报道将低千伏技术应用于下肢和骨盆成像，并没有显著降低图像质量。对于多发外伤患者来说，可以通过胸部、腹部和骨盆连续扫描替代每个部位单独扫描达到降低辐射剂量的目的。

评估软组织肿瘤及脓肿形成时，通常需要经静脉注射对比剂。螺旋扫描及快速采集技术允许CT机在对比度达到峰值时采集数据。若需行血管成像，三维重组或容积再现技术要求最优化的对比剂注射策略。对比剂的注射速率常为3ml/s，扫描延迟时间取决于检查部位；一般腹部CT的扫描延迟时间为40s，而下肢为70s。

对于金属置入术后的复查来说，容积再现技术也具有一定的价值。在横断位图像上，金属所带来的条状伪影会干扰放射科医师和骨科医师观察图像。螺旋CT容积再现技术可消除大多数条状伪影，获得高质量的图像。

容积再现成像也可以很好地评估感染或肿瘤。三维重组图像可以详细地显示骨骼或血管受累的情况，从而为治疗计划的制订提供有用的信息。

外伤时，MDCT也可用于评估其他体部区域，部分脊柱也包括在成像范围内。由于有高质量的二维图像和三维图像，胸部和腹部CT数据也包含了充足的胸椎和腰椎图像。

髋臼骨折、肩胛骨骨折、跟骨骨折及骨盆复杂骨折等常需借助三维重组技术来协助制订外科手术方案（图19-1）。

根据目前美国放射学会适用标准，对疑似颈椎创伤的患者，在不具备MDCT的情况下，X线检查仅适用于成年患者，这表明不能用X线检查代替CT。但CT辐射剂量应被控制在最小范围内。可以根据患者体型来自动调节曝光以减少CT检查的辐射剂量。许多CT机生产商已经开发了低剂量方案。

二、创伤

（一）脊柱

1. 颈椎　MDCT常用于评估颈椎急性创伤，

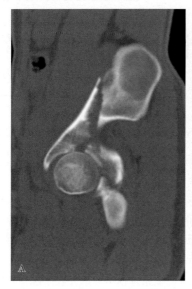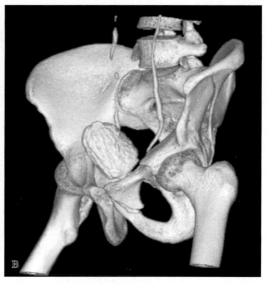

图19-1 ■ 髋臼上缘粉碎性骨折

A.髋关节矢状位重组图像，可见髋臼上缘粉碎性骨折并延及髂骨翼。B.髋臼复杂骨折的三维重组图像。根据常规X线检查、轴位CT及重组技术本病易于诊断。三维重组成像有助于术前方案的制订

尤其是常规X线检查难以评估的下段颈椎。在螺旋扫描技术问世之前，常规X线检查是排除或诊断颈椎钝性外伤的唯一影像学方法。常规X线检查的局限性包括：对重叠的组织结构和某些病变（如骨关节病、类风湿关节炎）或重叠伪影（如气管内插管）等显示较差，另外，常规X线对上段胸椎的成像也较差，但在MDCT上其成像良好。

MDCT能够检出97% ～ 100%的颈椎骨折，而常规X线检查的检出率为60% ～ 70%。颈椎钝性外伤时，MDCT被广泛用于常规X线的补充检查（图19-2）。在韧带创伤方面，MDCT的准确度没有确切的报道，而磁共振成像（MRI）在此方面具有高度的敏感性（图19-3）。

2.腰椎　腰椎压缩性改变一般可通过常规X线检查获得评估。在有外伤史的情况下，尤其当患者主诉某部位疼痛时，应考虑急性骨折可能。横断位成像有助于椎体骨折的诊断（图19-

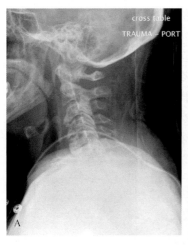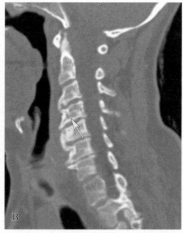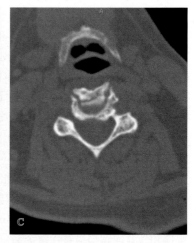

图19-2 ■ 弥漫性特发性骨肥厚（DISH）患者的颈椎骨折

A.DISH患者车祸后颈椎侧位X线片。当出现椎体（骨或硬化缘）压缩性改变时，需高度怀疑椎体创伤；此时应建议进行CT检查。B.CT矢状位重组图像显示C_4椎体斜形骨折（箭头）。C.CT轴位图像显示C_4椎体的骨折

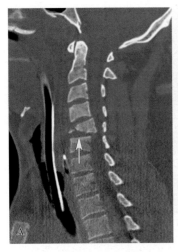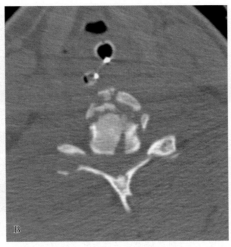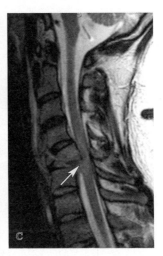

图 19-3 ■ C_5 椎体爆裂骨折

A.CT 矢状位重组图像显示 C_5 椎体的爆裂骨折（箭头）。B.CT 轴位图像显示 C_5 椎体爆裂骨折，也可见气管内插管和鼻胃管。C.磁共振矢状位 T_2 加权像可见脊髓血肿（箭头）

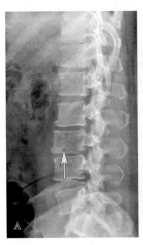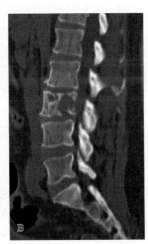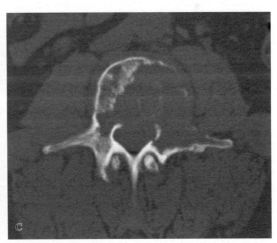

图 19-4 ■ 溶骨性骨质破坏伴病理性骨折

A.腰椎侧位 X 线片，可见 L_3 椎体溶骨性骨质破坏（箭头）。B.CT 矢状位重组图像显示 L_3 椎体溶骨性骨质破坏伴病理性骨折。C.CT 轴位图像，可见 L_3 椎体大片溶骨性病灶

4）。累及脊柱后部的骨折为不稳定性骨折，其可通过 X 线前后位片观察椎弓根间距是否增宽来判断。若患者出现神经系统的临床症状，可行 MRI 检查。为排除内部脏器创伤而行胸部和腹部/盆腔 CT 时，若发现胸腰段脊柱有可疑骨折必须重新扫描胸椎或腰椎来评估创伤程度。CT 检查可准确判断骨折累及脊柱后部的范围和碎骨片突入椎管的情况。容积再现技术还可以对软组织创伤进行评估。若患者出现神经功能损害症状，可行 MRI 检查作为补充。脊椎滑脱（椎弓峡部裂）是一种常见的腰椎外伤后病变，它可以通过 CT 检

查明确显示。在经椎体中央的横断位图像上很容易发现断裂部位。出现在这个层面的结构包括走行在椎体正中后方的椎体静脉丛和椎弓根。椎板在椎体正中层面是一个连续的骨环，骨环缺损时形成椎弓峡部裂（图 19-5）。椎弓峡部裂可被漏诊，尤其当峡部裂沿着关节边缘平滑地走行而类似于关节面时。因此，在包含椎体静脉丛的骨环断面上所见到的任何裂隙均为脊椎滑脱的佐证。确定椎弓峡部裂的另一种方法是观察小关节，由于在经过椎体的横断位图像上，小关节不会在每个层面都出现，若小关节在每层图像都出现则很

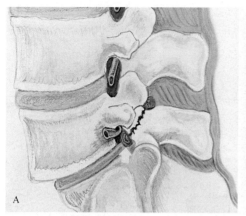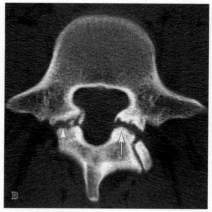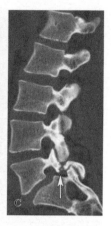

图 19-5 ■ 椎弓峡部裂

A.椎弓峡部裂的示意图（宽箭头）。B.CT轴位图像显示双侧椎弓峡部裂（箭头）。C.CT矢状位重组图像显示椎弓峡部裂（箭头），未见明显脊柱滑脱

可能是椎弓峡部裂。

（二）骨盆和髋关节

骨盆和髋关节的骨折常比较复杂，常规X线检查难以判断。与常规X线检查相比，在判断骨盆骨折方面，特别是骶骨和髋臼骨折，MDCT具有更高的灵敏度。CT尤其是三维重组技术可很好地显示骨折与骶孔的关系。CT也可用于发现关节内的骨碎片、骨碎片插入和嵌入及隐匿性骨盆环骨折。对髋关节脱位患者来说，复位后应行髋关节CT来寻找关节间隙内的骨碎片或游离体，若骨碎片或游离体未被发现，可由于关节腔的不规则而加速关节软骨磨损（图19-6）。

螺旋CT数据集和容积再现技术实现了无须移动或旋转患者即可达到任意平面或视角观察骨盆，从而减少额外的X线检查摆位和辐射剂量。MDCT结合容积再现技术可改变高达30%的治疗决策。多平面重组成像可协助骨科医师制订术前计划。

骶骨不全性骨折具有独特的影像学表现。此类骨折主要发生于骨质疏松症和经历骨盆放疗的患者中，常被误认为转移病灶。CT显示骨折线大多与骶髂关节平行。此类骨折既可为单侧也可为双侧（图19-7）。运动常导致骶骨应力性骨折，大多好发于长跑运动员，这类人群的骨密度正常，临床常误诊为腰椎间盘疾病。CT图像可显示骨折线或高密度骨质硬化（代表骨痂形成）。

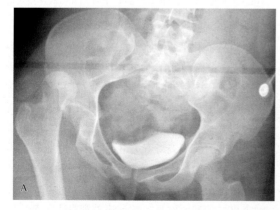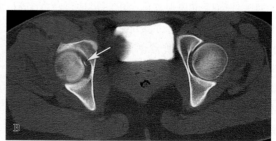

图 19-6 ■ 髋关节脱位

A.骨盆常规X线片，可见右髋关节脱位。B.髋关节复位后的CT轴位图像，可见右髋关节腔内游离体（箭头）

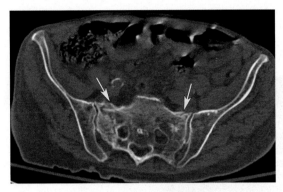

图19-7 ■骶骨不全性骨折

CT轴位显示双侧骶骨不全性骨折（箭头）

（三）四肢

1. 肩胛骨 常规X线检查较难发现肩胛骨骨折。采用CT联合容积再现技术可准确显示和评估肩胛骨骨折，并可指导手术方案。对于肩部、胸壁和肺部严重外伤的患者，应考虑到肩胛骨骨折的可能。MRI是评估盂肱关节脱位后并发的软组织创伤的最佳方法。CT可准确评估关节盂的创伤程度（图19-8）。此外若有MRI检查禁忌证，可行CT关节造影检查（图19-9）。

2. 肘关节 当常规X线检查无法确诊或X线显示是复合性创伤时，建议行CT检查；在这种情况下，采用容积再现技术可以准确描述骨碎片与关节的相互关系。

3. 腕关节 CT容积再现技术的适应证包括常规X线无法确诊和需进一步评估的复合性创伤。腕关节CT的优势在于可直接采用冠状位扫描而无须多平面重组。此外，CT评估的优势在于可以穿透外固定材料进行扫描，而图像质量也无明显下降。

特别值得一提的是舟状骨。准确及时地诊断骨折对于尽最大可能降低骨折近端缺血坏死和骨折不愈合的风险十分重要。对于怀疑舟骨急性隐匿性骨折，目前推荐MRI作为继常规X线检查之后的最适当的检查方法。CT可对舟状骨骨折的移位和成角进行评估，从而预测骨折不愈合的风险（图19-10）。舟状骨骨折部分融合较为常见，但难以通过常规X线检查进行评估。在

没有长期外固定或内固定的情况下，经一段时间后，骨折的部分融合常会发展为完全融合。采用MDCT结合容积再现技术评估"驼背"畸形愈合。

对于慢性舟状骨骨折，需要评估舟状骨近端的骨密度以判断是否发展为缺血性坏死。常规X线检查难以诊断钩骨钩骨折，而CT却很容易识别该骨折（图19-11）。MRI有助于评估骨碎片与邻近神经血管束的相互关系。

4. 膝关节 在评估膝关节骨折方面，MDCT的主要作用是发现关节内骨折，常见于胫骨平台。这种骨折常较复杂且细微，图像重组技术能准确定位骨折线及骨碎片，有助于术前制订治疗计划（图19-12）。MRI常用于评估半月板和韧带等软组织创伤。虽然MDCT在评估半月板创伤方面既不具敏感性也无特异性，但CT三维成像已用于指导交叉韧带置换手术。

5. 踝关节 对于骨骼未发育成熟的青少年患者来说，胫骨远端三平面骨折常累及胫骨远端闭合的骨骺。这些复杂性骨折发生在横断面、矢状面和冠状面3个平面上，是足呈跖屈位时外旋造成的。在外科术前评估和制订手术方案方面，MDCT结合重组技术比常规X线检查更为可靠。类似于腕关节，踝关节CT可穿透外固定物质进行成像且图像质量无下降。另外，还可直接行冠状位扫描。

6. 足 对于遭受急性过屈创伤且疑似跖跗韧带创伤的患者，推荐使用MDCT进行评估。常规X线检查，包括负重位，也无法很好地显示创伤的程度。急性过屈创伤需立即引起注意，所以快速CT检查对制订治疗计划很有帮助。

MDCT能够准确显示跟骨骨折。考虑到骨折原因或患者的舒适度，MDCT技术允许采用非解剖学姿势进行足部扫描。MDCT也易于诊断距下关节、关节内和其他骨骼创伤。准确描述骨折情况（包括骨碎片、关节不对称和移位）对制订手术方案很重要。

7. 肌肉 骨化性肌炎（MO）是指创伤的肌肉组织周围形成钙化。对于疑似MO的患者，CT有助于确定钙化类型（图19-13）。常规X线检查

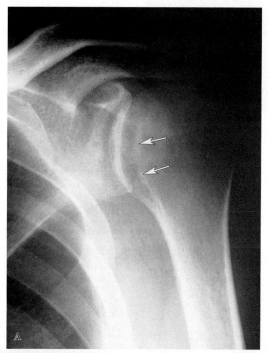

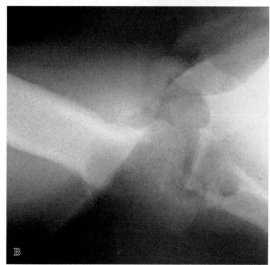
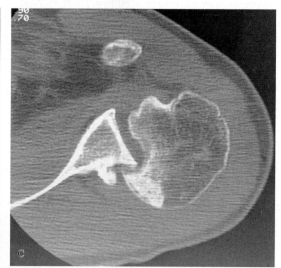

图19-8 ■ 肩关节后脱位

A.常规肩关节前后位X线片，可见垂直的透亮线（箭头），其称为槽线征，提示肱骨头后脱位并嵌顿。B.腋位X线片，可见肱骨头后脱位并嵌顿于关节盂。C.CT轴位图像显示肱骨头嵌顿和关节盂后缘撕脱

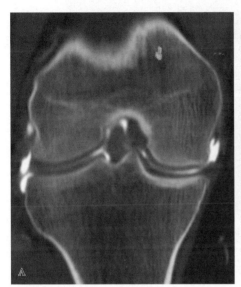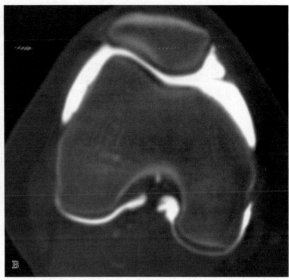

图 19-9 ■ 膝关节 CT 造影

A.膝关节CT冠状位重组图像可见关节内对比剂和关节软骨轮廓，关节软骨未见缺损。B.膝关节CT轴位图像可见对比剂勾勒出正常髌股关节的软骨结构

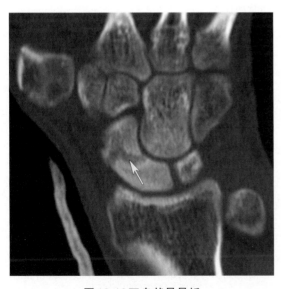

图 19-10 ■ 舟状骨骨折

CT冠状位扫描可穿透固定的石膏显示腕关节舟状骨的骨折线（箭头）

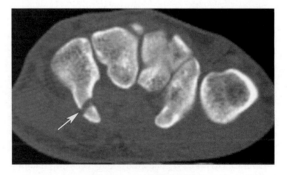

图 19-11 ■ 钩骨钩骨折

CT轴位图像显示钩骨钩骨折（箭头）

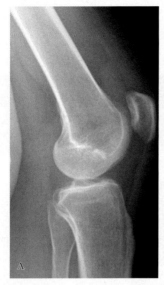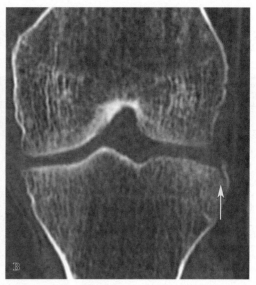

图 19-12 ■ 胫骨平台细微骨折

A.X线侧位片可见外伤后关节积液。B.膝关节的随访CT冠状位重组图像可见胫骨平台外侧的细微骨折（箭头），伴轻度移位及轻微嵌入

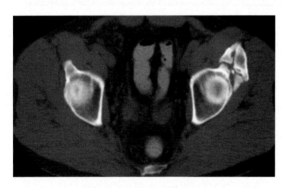

图 19-13 ■ 骨化性肌炎

左侧股直肌附着处骨化；环周骨化是骨化性肌炎（MO）的特征性表现，识别这一骨化类型对避免不必要的组织活检十分重要

常无法明确区分良性病变的周围型钙化与恶性骨旁骨肉瘤的中央型钙化。由于MRI可将MO误诊为恶性软组织病变，推荐采用CT检查来鉴别MO与其他病变。

三、结论

为了及时地诊断和处理伤情，需要快速、高效、准确地对外伤患者进行影像学检查。MDCT和容积再现技术可满足上述要求，同时也可显示如脊柱、骨盆、上肢带骨和足等复杂的、不易诊断的解剖部位。

参考文献

Inaba K, Munera F, McKenney M, et al.: Visceral torso computed tomography for clearance of the thoracolumbar spine in trauma: A review of the literature. *J Trauma* 60:915–920,2006.

Munera F, Rivas LA, Nunez DB, Quencer RM: Imaging evaluation of adult spinal injuries: Emphasis on multidetector CT in cervical spine trauma. *Radiology* 263:645–660, 2012.

Watura R, Cobby M, Taylor J: Multislice CT in imaging of trauma of the spine, pelvis and complex foot injuries. *Br J Radiol* 77:S46–S63, 2004.

West AT, Marshall TJ, Bearcroft PW: CT of the musculoskeletal system: What is left is the days of MRI? *Eur J Radiol* 19:152–164, 2009.

第20章

非创伤性骨骼肌肉疾病的CT诊断

一、椎间盘病变

计算机断层扫描（CT）不但能显示椎间盘，还可显示脊柱内及其周围骨和软组织结构，包括椎小关节面、椎间孔、硬膜囊及神经根、黄韧带和血管结构。本章讨论如何使用CT进行腰椎椎间盘疾病和椎管狭窄的诊断。尽管磁共振成像（MRI）在评价椎间盘疾病和背部疼痛方面大部分取代了常规CT，但CT仍是有帮助的，尤其是脊柱术后MRI对金属导致的图像伪影仍无法解决。在这种情况下，CT可以评估骨融合性病变及残余的狭窄。此外，CT可用于不适合也没必要进行MRI脊髓成像的患者。

（一）技术因素

制订合理的腰椎成像方案的关键是尽可能减少对病变的遗漏。患者取仰卧位扫描，膝下垫枕头使膝关节轻微弯曲。获得前后位（AP）和侧位定位像。AP定位像用于识别有无移行椎，以免手术定位错误。侧位定位像用来确定扫描区域。从 L_1 椎体中部至 S_1 椎体上缘进行连续扫描，层厚不超过5mm。应避免倾斜扫描架分段扫描椎间盘。如果仅扫描椎间盘，那么无法显示2个椎间盘之间的椎管部分，有可能遗漏位于椎体中部水平的、移位的游离椎间盘碎片和腰椎峡部不连（脊椎滑脱）（图20-1）。可以肯定的是，平行于椎间

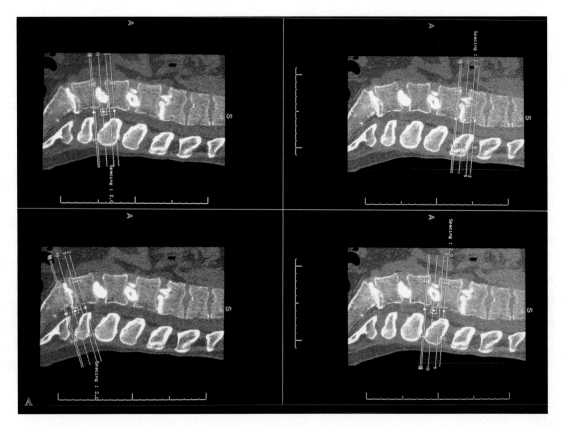

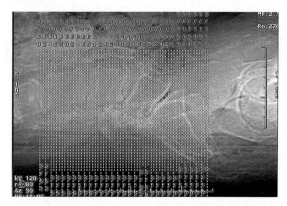

图20-1■**椎间盘造影后的腰椎侧位定位像**

　　A.侧位定位像显示扫描架的角度平行于终板，仅扫描椎间隙。各个成像的腰椎之间存在较大的扫描间距，可能导致游离体、峡部不连或椎管狭窄的漏诊。注意椎间盘内的对比剂。B.恰当的扫描技术显示侧位定位像上的$L_3 \sim S_1$连续轴位无间隙数据采集，这是评价椎间盘疾病、椎管狭窄和峡部不连的合理的扫描方案

隙的成角扫描比连续轴位扫描更能显示椎间盘突出的特点，但改变扫描架的角度无法显示或无法清晰显示对硬膜囊产生占位效应的椎间盘突出；因此，不间断连续扫描可以确定椎间盘疾病、腰椎峡部不连及游离碎片。

　　应同时在骨窗与软组织窗上进行观察。软组织窗不适于准确诊断小关节病变或其他骨性异常病变，因为正常骨性解剖结构在软组织窗上看起来类似肥大的表现。矢状面和冠状面重组可协助诊断术后椎间孔狭窄及骨性融合。

（二）病理学

　　当评估腰椎间盘疾病时，术语的准确性是很重要的。对椎间盘膨出或突出终板的描述有多种术语，其中某些术语将疾病描述得更为严重。椎间盘髓核突出和纤维环膨出及包含型腰椎间盘突出症、突出型腰椎间盘突出症和游离型腰椎间盘突出症等术语已在使用。专业术语或许不像病理那么重要，也不像鉴别膨出与游离碎片那么重要（图20-2），但最好使用相关临床医师常用的术语。椎间盘膨出可为弥漫型、广泛型或局灶型。当椎间盘组织游离于正常椎间盘之外，称为游离型、游离碎片或脱出。不管什么类型的椎间盘突出，临床医师关注的是椎间盘组织是否对神经组织造成压迫。

　　突出的椎间盘组织可压迫硬膜囊或神经根，患者可不伴有临床症状；CT表现与临床检

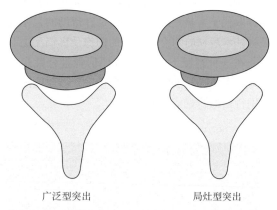

広泛型突出　　　　　　　局灶型突出

图20-2■**椎间盘广泛膨出和椎间盘局部突出示意图**

　　椎间盘广泛膨出表现为椎间盘均匀膨出至整个椎管。椎间盘局部突出表现为其仅突出至部分椎管

查结果相关，当椎间盘严重突出且伴有硬膜囊明显受压时，患者出现临床症状的可能性大（图20-3）。

　　当椎间盘突出较严重时，建议仔细寻找破裂或游离的椎间盘碎块。未能准确识别游离碎块可导致椎间盘摘除术失败。当在椎间隙水平的头侧或尾侧见到椎间盘组织时，提示游离体（图20-4）。若在椎间隙的头侧或尾侧确定存在软组织密度影，影像科医师应当判断其是否与硬膜囊的密度相似，或是更高的密度。当其密度更高时，提示为椎间盘组织，即游离体；若其与硬膜囊呈等密度，则不是游离体，而为神经周围囊肿、Tarlov囊肿或连体神经根的可能性较大。Tarlov

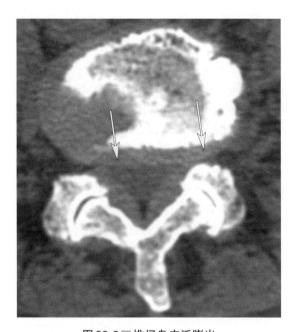

图 20-3 ▌椎间盘广泛膨出

CT 轴位图像显示椎间盘广泛膨出（箭头）并压迫硬膜囊前部

囊肿（神经周围囊肿）是扩大的神经根鞘，为正常变异，不引起症状（图 20-5）。当 Tarlov 囊肿很大时，在脑脊液持续性搏动的情况下其可导致继发性骨侵蚀。

连体神经根是一种先天性异常，它是指 2 条神经根共同穿出硬膜囊，而非单独发出。这 2 条神经根一起横穿侧隐窝，在 CT 上呈软组织密度。游离体可有类似的表现，但其密度比硬膜囊和连体神经根更高。连体神经根总是从相应的椎间孔发出（图 20-6），不存在"空"的椎间孔。连体神经根同侧的侧隐窝较对侧略宽。连体神经根发生率为 1% ～ 3%，通常是偶然发现的，患者并无症状。识别连体神经根可避免将此类正常变异误诊为椎间盘脱出，避免术中探查游离体及潜在的神经损伤。通过鉴别连体神经根和游离体的密度差异可以避免误诊。

外侧型椎间盘是指发生于椎间孔旁侧的椎间盘突出，是一种常被忽视且常被漏诊的椎间盘突出类型。观察范围应当包括椎间孔旁区。外侧型椎间盘对外科医师形成巨大挑战。首先，外侧型椎间盘突出刺激穿过神经孔的神经根，因而易被误认为头侧椎间盘突出。例如，当椎间盘突出位于 L_4 ～ L_5 水平后方时，通常刺激 L_5 神经根。然而，L_5 ～ S_1 水平外侧型椎间盘突出也可刺激 L_5 神经根。因此，若忽略这一问题，此类椎间盘突出可导致在错误的椎间隙水平进行手术（图 20-7）。对于存在多个椎间盘异常病变的患者来说，当试图确定合适的手术位置时，需要格外注意此类问题。外侧型椎间盘的另外一个重要的外科意义是由于可从骨性中央管外侧探及，所以不需要行椎板切除术。外侧型椎间盘的位置不是外科医师常规探查的区域。虽然外侧型椎间盘的发生率不到 5%，但是椎间孔旁区每位患者的每个椎间盘水平均应仔细观察的部位。

图 20-4 ▌椎间盘游离体

A.CT 轴位图像显示右侧隐窝游离体（箭头）。游离体的密度高于硬膜囊。B.CT 矢状位重组图像显示游离体自 L_4、L_5 椎间隙移出（箭头）

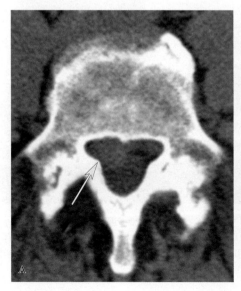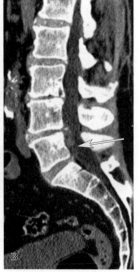

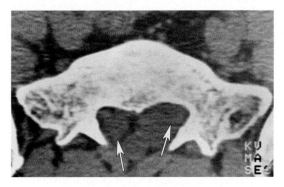

图20-5 ■ Tarlov囊肿

骶椎的CT轴位图像显示扩大的神经根鞘侵蚀椎体。囊肿内充满脑脊液，与硬膜囊呈等密度；此征象有助于鉴别游离体（高密度）与Tarlov囊肿

二、椎管狭窄

典型的椎管狭窄可分为2类：先天性和获得性。先天性狭窄包括软骨发育不全性侏儒、Morquio疾病及个别出生时患有特发性椎管狭窄伴先天性小硬膜囊。获得性狭窄包括伴或不伴退行性椎间盘病变的退行性关节疾病、外伤后狭窄、手术后狭窄、Paget病和后纵韧带钙化。

椎管狭窄首选的分类是基于解剖位置。狭窄可分为中央管狭窄、椎间孔狭窄或侧隐窝狭窄。这些部位发生狭窄最常见的原因是退行性关节或退行性椎间盘疾病。

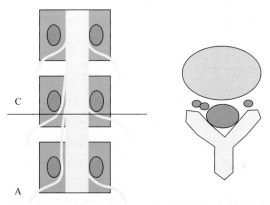

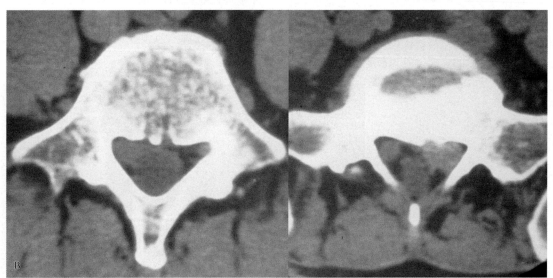

图20-6 ■ 连体神经根

A.示意图显示两条神经根从右侧硬膜囊发出，与左侧不对称。C为水平线标记。B.图A中的标记水平所对应的CT图像，可见右侧2条神经根，其中1条易被误认为游离体。神经根的密度较椎间盘组织（如左侧侧隐窝处）低

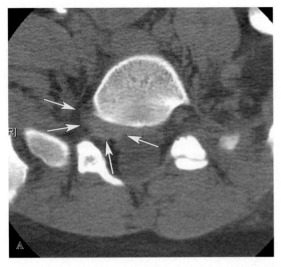

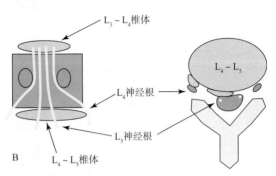

图20-7 ■外侧型椎间盘

A.$L_5 \sim S_1$水平的CT轴位图像，可见位于右侧且紧邻神经孔的软组织肿块（箭头）。B.外侧型椎间盘示意图显示$L_4 \sim L_5$后方椎间盘突出如何刺激L_5神经根，但在同一水平的外侧型椎间盘可刺激L_4神经根。一般L_4神经根受L_3/L_4后方椎间盘突出的刺激。$L_4 \sim L_5$外侧型椎间盘可能误导外科医师在$L_3 \sim L_4$椎间隙水平进行不恰当的手术

（一）中央管狭窄

近几十年来，诊断椎管狭窄要求放射科医师测量中央管的径线。在临床上，骨性椎管和硬膜囊大小存在不一致。中央管的简单测量并不"适合"测量管内的硬膜囊，因此，这种测量实际上毫无意义；但颈椎除外，因为足球运动员狭窄的中央管与脊髓损伤的风险增高相关。对中央管狭窄最有用的CT诊断标准是硬膜外脂肪消失和硬膜囊变扁平。这两种征象可见于无症状的椎管狭窄患者，因此，狭窄只能由放射科医师提示，并需与临床结合。

中央管狭窄最常见的病因是小关节退行性疾病导致小关节肥大并挤占中央管和侧隐窝（图20-8）。另一个常见的病因是黄韧带"肥厚"，黄韧带并不是真正的肥厚，而是由小关节滑动和相关的椎间隙狭窄引起的黄韧带向内弯（图20-9）。由于这种情况为软组织侵占椎管，因此测量骨性中央管不能反映该病程，这也是测量中央管对椎管狭窄诊断不可靠的另一个原因。

Paget病累及椎体，现在发生率较以前少，表现为受侵的椎体增大，偶尔可引起中央管狭窄，也可引起后纵韧带骨化。据报道，多达25%的弥漫性特发性骨肥厚（DISH）（多见于50岁以

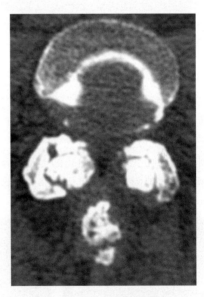

图20-8 ■中央管狭窄

轴位图像可见广泛的椎间盘膨出、小关节肥大及黄韧带"肥厚"共同存在而导致中央管狭窄。由于硬膜外脂肪消失，硬膜囊较难显示。当硬膜外脂肪未见显示时，应怀疑椎管狭窄

上）可见后纵韧带骨化。其他引起中央管狭窄的病因包括外伤和术后改变。

（二）椎间孔狭窄

与中央管狭窄一样，椎间孔狭窄的病因较

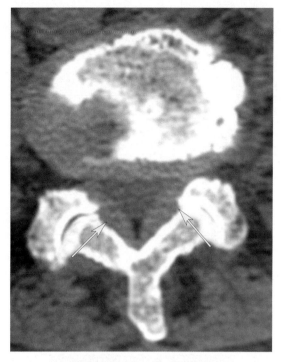

图 20-9 ■黄韧带 "肥厚"

黄韧带增厚并向内弯（箭头），累及中央管，引起椎管狭窄

多，但较常见病因为退行性关节疾病。椎体或上关节面形成的骨赘是最常见的病因，但椎间盘突出和术后瘢痕也可发生在椎间孔。

神经根自中央管沿椎间孔的上部发出。少见因累及椎间隙附近的椎间孔下部而导致临床

症状。椎间孔内的神经根是固定的而非自由移动的。因此，即使椎间孔上部较小的狭窄也可引起严重的临床症状，而椎间孔下部的严重狭窄可能没有症状。鉴于以上原因，椎间孔狭窄的程度与临床表现不相关。

虽然通过椎间孔的矢状位重组图像足以识别狭窄，但轴位图像更可靠，更能充分展示椎间孔的狭窄程度及狭窄原因。轴位图像可显示全部椎间孔和神经根，而单张矢状位重组图像可显示轴位层面的容积图像（图 20-10）。

背部手术失败的一个原因是行椎间盘手术前没有注意到椎间孔狭窄，而导致手术方式不恰当。任何形式的椎间盘疾病和狭窄常共同存在，放射科医师应进行甄别。

（三）侧隐窝狭窄

侧隐窝是中央管的骨性部分，紧邻上下椎间孔。侧隐窝与椎间孔相续。由于自硬膜囊发出的椎间根在经椎间孔出中央管之前走行于该骨性三角间隙，因此该间隙也被称为"神经根管"。在骨性侧隐窝内，神经根易受骨赘、椎间盘游离体及既往手术的瘢痕组织累及（图 20-11）。与椎间孔一样，侧隐窝的狭窄数目常与临床表现不相关。因此，最好观察侧隐窝的外观形态是否正常。狭窄的诊断必须结合临床进行判断。

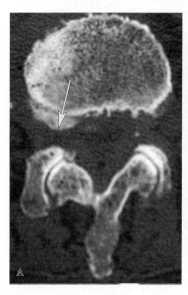
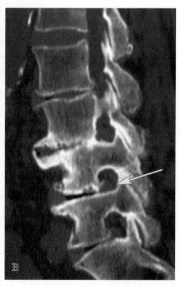

图 20-10 ■椎间孔狭窄

A.源自椎体右后侧的骨赘延伸至右侧椎间孔，引起椎间孔狭窄（箭头）。B.CT矢状位重组图像显示椎间孔狭窄（箭头）。椎间孔内的软组织密度灶导致神经孔狭窄及脂肪消失

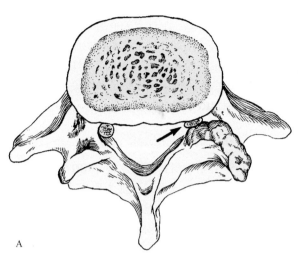

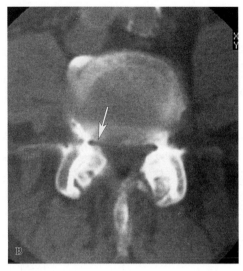

图20-11■侧隐窝狭窄

A.示意图显示侧隐窝的骨质增生压迫神经根（箭头）。B.骨质增生引起右侧隐窝狭窄（箭头），位于侧隐窝的神经根可能由骨质增生压迫引起临床症状

三、椎弓峡部裂和椎体滑脱

椎弓峡部裂（峡部不连，已在第19章讨论）可引起下腰痛和坐骨神经痛，偶尔引起椎管狭窄。纤维软骨团块可围绕断裂部分生长并延伸到中央管对硬膜囊或神经根形成占位效应。虽然这种情况很少见，但是放射科医师仍应仔细观察峡部缺损部分，避免脊柱融合术中未移除累及中央管的软组织。

椎体滑脱症是指相对于尾侧的椎体，头侧椎体向前移位。根据相对于尾侧椎体而言滑脱的严重程度进行分级。1级为滑脱程度＜25%，2级为25%～50%，3级为50%～75%，4级为75%～100%。椎体滑脱症可引起中央管狭窄，较严重的可引起椎间孔狭窄。偶尔，峡部缺损将延伸到椎间孔和挤压神经根。椎体滑脱可由椎弓峡部裂或椎关节退变（退行性椎间关节病）引起。

四、骶髂关节

骶髂（SI）关节由于其解剖上的倾斜并且与软组织重叠，因此很难判读常规X线平片。与常规X线检查相比，CT更可靠、更敏感、更准确、更具有可重复性，并且辐射剂量更小。CT迅速且成本较低，因此，采用CT评价骶髂关节

较X线平片的性价比高。可减少评估SI关节所需的扫描层数，可调整扫描架的角度使之与SI关节平行，采用3mm层厚扫描8～10层足以覆盖SI关节。

偶尔，SI关节病变可引起背部疼痛。SI关节异常是多种关节炎复杂症状的一部分，尤其是脊柱关节病（图20-12）

与常规X线检查相比，CT可更清晰显示SI关节硬化和侵蚀性改变。SI关节的骨关节炎也可引起侵蚀性改变，与脊柱关节病或感染相似。已经证实，SI关节的侵蚀和硬化随年龄增长而增加，因此，40岁以上的患者常有SI关节

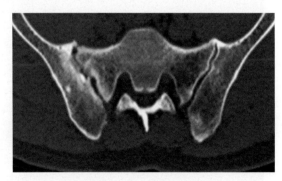

图20-12■骶髂关节炎

骶髂关节CT轴位图像显示右侧骶髂关节硬化和侵蚀性改变。左侧骶髂关节前方融合

异常。

在SI关节的髂骨侧出现三角形局限性硬化时可诊断为髂骨致密性骨炎。此病常偶然发现，没有症状。

五、耻骨骨炎

耻骨骨炎既往定义为耻骨联合的感染，最常见于膀胱术后。该命名意味着关节间隙的炎性改变。但是所观察到的耻骨联合的任何变化并不总是由炎症性病程所致。而应力性改变（最常见于运动员）可在耻骨联合内引起侵蚀和硬化，这些患者常见并存在SI关节内侵蚀和硬化。骨关节病也可引起耻骨联合的侵蚀和硬化（图20-13）。

六、联合体

跗骨联合是由2个或2个以上的骨融合而成，可引起足和踝关节疼痛。多排螺旋CT（MDCT）可显示这些联合体，并协助制订治疗方案，确定是选择手术切除术还是选择关节融合术。在足的长轴位显示的跟舟联合是最常见的联合体。跟骨前部和后部的内侧面增宽一致被认为属于该范畴。非骨性联合的改变轻微，在CT上表现为关节间隙变窄和轻微的反应性改变。

距舟联合是第二常见的联合，常在足或踝关节长轴位和矢状位图像显示最好。

跟距联合通常累及中间关节面，在短轴位和矢状位重组图像显示较好（图20-14），可以识别

骨性联合的融合和非骨性联合的反应性硬化及软骨下囊肿形成。距骨下关节前部和后部受累可有多种表现（图20-15），可伴有共存的病变，如肌腱和韧带病变和骨髓内出现应力性改变。鉴于以上原因，为了进一步评估足和踝关节疼痛，许多医院用MRI取代CT检查。

七、肿瘤和感染

在评估肿瘤和感染方面，MRI可提供软组织对比和多平面成像，已逐步取代了CT检查。与MRI和常规X线检查相比，CT在显示钙化、骨化和皮质受累方面能提供更多的信息，因此，CT在评估骨骼病变中仍然十分重要。若疑似骨化性肌炎，CT可显示病灶的外周钙化而优于MRI（图20-16）。如果不能正确识别骨化性肌炎的骨化模式而行穿刺活检，那么在活检样本中发现的多发有丝分裂细胞可提示为侵袭性病程，从而导致错误的诊断和不必要的根治性外科手术。正如前文所述，骨化性肌炎的MRI表现类似于恶性病变，但CT可显示该病的特征性表现。

CT检出多发性骨髓瘤的骨侵犯早于常规X线检查，尤其是脊柱CT可显示类似于奶酪样表现的弥漫性溶骨型病变。当骨髓瘤长期存在时，椎体内少数残留的正常骨小梁可代偿性肥大，表现为增厚且硬化的骨质结构与溶骨型破坏区交错并存于受累椎体内（图20-17）。类似的椎体内骨小梁增厚也可见于浆细胞瘤。多发性骨髓瘤

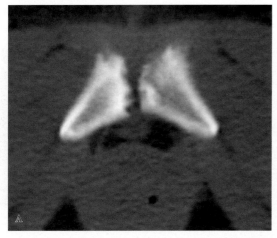
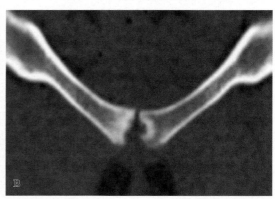

图20-13 ■ 耻骨联合的应力变化

CT轴位（A）和冠状位（B）重组图像显示应力变化引起耻骨联合侵蚀性改变

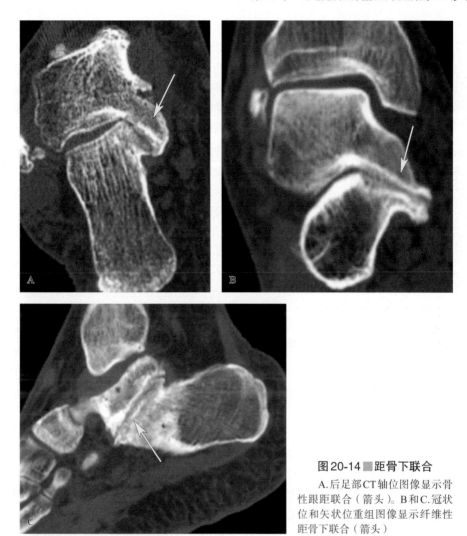

图20-14 ▉距骨下联合

A.后足部CT轴位图像显示骨
性跟距联合（箭头）。B和C.冠状
位和矢状位重组图像显示纤维性
距骨下联合（箭头）

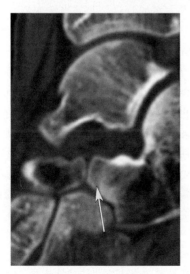

图20-15 ▉跟舟联合

CT矢状位重组图像显示纤维性跟舟联合（箭头）

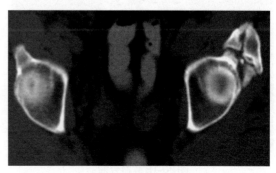

图20-16 ▉骨化性肌炎

既往外伤引起左侧股直肌骨化

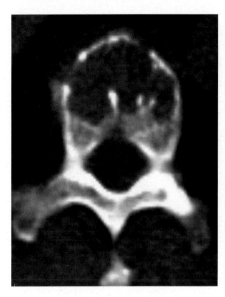

图 20-17 ■ 多发性骨髓瘤

L₃椎体层面的CT轴位图像显示椎体前方溶骨型病变。注意增厚的骨小梁。该表现可见于多发性骨髓瘤和浆细胞瘤

和浆细胞瘤的这种表现模式偶尔与脊柱血管瘤相混淆，但后者骨小梁结构更规整和对称（图20-18）。

CT可用于评估骨样骨瘤。在临床和影像上，骨样骨瘤可与感染混淆。CT可显示瘤巢（致密性硬化内的溶骨性中心）的位置以便于消除病灶（图20-19），尤其有助于显示关节（如髋关节）

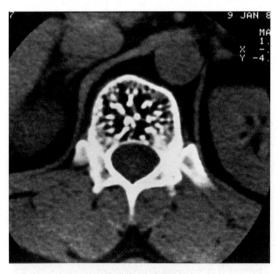

图 20-18 ■ 血管瘤

栅栏状排列的致密肥大的骨小梁。与慢性骨髓瘤和浆细胞瘤的表现不同，血管瘤肥大的骨小梁是对称的

和脊柱的病灶。透亮区外包绕骨质硬化边并不是骨样骨瘤瘤巢的特异性表现，该影像学表现也可见于骨髓炎的小脓肿（可有相同的表现）。骨样骨瘤的瘤巢常见部分钙化，类似于骨髓炎的死骨片。放射性核素骨扫描显示骨样骨瘤放射性示踪剂摄取增加，可借此鉴别骨样骨瘤和骨髓炎，该高摄取是由血供丰富的瘤巢对放射性核素的亲和力增高所致。与骨髓炎相比，瘤巢周围的反应性新生骨摄取放射性核素较少。核素检查时，骨髓炎的小脓肿表现为低摄取。

CT在骨样骨瘤的治疗中也发挥着作用。经皮射频消融（RFA）是治疗骨样骨瘤的一种安全、微创的方法。已经证实，该方法与手术切除同样有效，但住院时间短，并发症少。MDCT可用来引导RFA细针穿刺瘤巢中心及指导对于＞1cm病灶的细针重新定位。对"串珠样"骨样骨瘤，MDCT可确保瘤巢被成功消融。在评估已知或疑似骨骼肌肉感染方面，CT的应用日趋广泛，这可能是由于增强CT的普及和免疫抑制功能低下患者的增多，包括AIDS、器官移植或已知的恶性肿瘤及肾病透析患者。螺旋CT和容积重组技术对发现感染、确定感染部位及其范围有较大的价值，这对于患者管理（手术或非手术治疗）及监测治疗反应非常重要。螺旋CT和容积重组技术可用来评估疑似骨髓炎的骨皮质和相关软组织肿块。多平面重组和三维图像有助于手术方案的制订，尤其当病变累及的范围广泛时。碘对比剂有助于识别强化的脓肿边缘（图20-20）。

CT在识别骨髓炎的死骨方面也发挥着重要作用。死骨的识别具有诊断和治疗双重意义。诊断方面的意义在于只有极少数疾病常伴有死骨，这些疾病包括骨髓炎、嗜酸性肉芽肿、硬纤维瘤和多形性未分化肉瘤（恶性纤维组织细胞瘤）。正如前文所述，骨样骨瘤的瘤巢部分钙化的影像学表现类似于伴有死骨的骨髓炎。治疗的意义在于死骨通常需要手术移除，仅使用抗生素治疗一般不够，由于死骨没有血供，抗菌药物无法到达病灶。

坏死性筋膜炎可有非特异性症状，需要及时诊断。患者的病情播散和恶化迅速，要求快速做

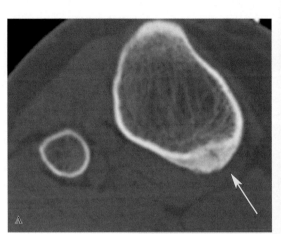
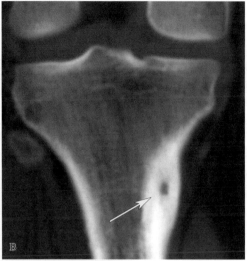

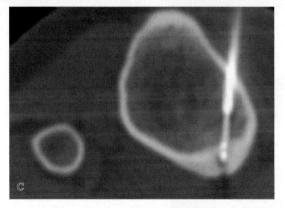

图20-19 ■骨样骨瘤

A 和 B.CT 轴位和冠状位重组图像显示胫骨后部的溶骨性瘤巢伴致密骨膜反应（箭头）。C.CT 轴位引导下射频消融治疗骨样骨瘤

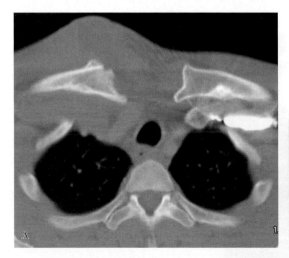
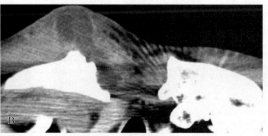

图20-20 ■胸锁关节感染

A.CT 轴位图像（骨窗）显示右胸锁关节表面软组织肿胀。右锁骨内侧受侵蚀。B.软组织窗显示环形强化包绕中心低密度区，代表起源于关节间隙的骨窗上显示位软组织肿胀的脓肿

出诊断。影像学检查不应延误手术干预治疗。特征性表现为软组织内可见气体（图20-21）。坏死性筋膜炎的CT特征是深筋膜内可见软组织、气体伴积液。CT的潜在优势是发现潜在的感染源（憩室炎、骨髓炎）和血管破裂。

八、金属植入物

金属植入术后患者的影像学检查可能存在一些挑战。通常需要评估骨折固定后的骨性融合、关节融合或关节置换术的并发症（松动或假体断裂）。MDCT也可用于术前的假体评估以评估骨质量及骨移植和网格重建的潜力（图20-22）。金属可引起伪影如射线束硬化伪影，这些伪影取决于金属假体的成分，钛的伪影最小，钴铬合金的伪影最高。伪影也取决于植入物的厚度和方向，最严重的伪影发生在植入物最厚部分的方向上。

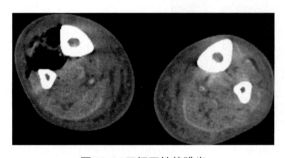

图20-21 坏死性筋膜炎

下肢的CT轴位图像显示软组织前部的气体。坏死性筋膜炎是临床诊断。影像学检查可能会延误治疗

如果可能，摆体位时尽量设置X线束照射方向在通过假体的最小截面积的方向上。金属伪影还取决于峰值电压、电流、重建算法、层厚和方向。峰值电压高可增加X线穿透性而减少伪影。电流增加可显著增加CT探测器的光子通量从而减少伪影，但需考虑到由此而增加的辐射剂量。避免使用骨算法或边缘锐化算法，因为其可增加硬化伪影。当患者有致密金属植入物时，推荐使用标准骨或软组织重建算法。使用较厚的层厚也可由于像素平均而减少金属伪影。

九、诊疗干预

由于MDCT图像采集速度快、空间分辨率高、对骨骼的定位准确，MDCT可协助医师非常准确地放置细针以便活检，并有助于诊断和注射治疗。尤其是在解剖变形的情况下（先天性、外伤后或手术后），MDCT引导的穿刺注射是一项可供选择的技术。由于可提供良好的解剖细节，MDCT也常用于指导诊断性或治疗性的神经根注射。

十、测量

几乎所有应用于X线平片的测量（如下肢不等长的扫描图）均可在CT上测量，且更准确，辐射剂量也低，在CT下肢的前后位定位像上，将游标放置在骨性标志处可获得准确的测

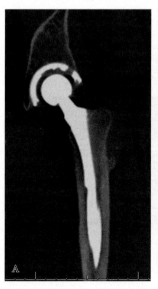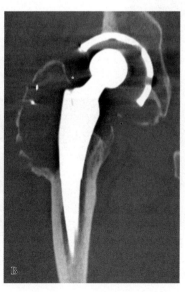

图20-22 全髋关节置换术

A.全髋关节置换术后的CT冠状位重组图像。重组图像减少了金属伪影。B.全髋关节置换术后，可见骨膨胀和小金属灶（代表小颗粒状病变）

量。计算机可测量出已选择的两点之间的距离（图20-23）。该技术可重复且准确，但无法在负重情况下测量。绝大多数情况下无须负重检查；

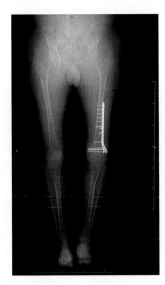

图20-23 ■ 定位像

下肢定位像可辅助判断下肢的长度。CT定位像准确可靠。与传统的定位像不同，CT定位像上包括骨干。为了测量下肢的实际长度，正常臀部的测量一般是从髋关节股骨头的上缘至髁间窝的下缘。在人工髋关节，测量范围从髋臼杯上缘至髁间窝的下缘。胫骨长度测量从髁间隆起中心到胫骨远端中心。这种测量必须与下肢长度的差异性测量区分开来，后者有多种测量方法，但超出本书的探讨范围

但如果需要，CT定位像不能取代常规X线图像。据估计，对CT定位像的辐射剂量是常规X线定位图像辐射剂量的1/100～1/50。CT定位像比传统X线检查图像的成本也低，因为定位像只是CT检查的一部分图像。

十一、结论

CT可用于评估腰椎的病理变化，并可明确中央型、外侧型和游离型椎间盘突出的诊断。全面评估骨骼和软组织结构是CT最大的价值之一，并有助于减少背部手术的失败率。由于骨髓水肿，CT在评估骶髂关节炎和耻骨骨炎方面在很大程度上被MRI取代。但CT可更好地显示骨的侵蚀性改变。MRI可更有效地评估软组织肿瘤。增强CT易于鉴别脓肿，常用来评估四肢骨骼的感染。虽然MRI逐渐取代CT在评估跗骨联合和相关软组织改变方面的应用，但CT可准确反映骨质侵犯的范围。MDCT结合容积重组技术可减少条纹状伪影，在有金属或假体存在时有助于获得满足诊断的图像。当需要测量患者下肢长度时，可快速有效地获得定位像。CT定位像的优势在于显示常规X线图像无法显示的长骨骨干。

参考文献

Bibbo C, Lin S, Abidi N, et al.: Missed and associated injuries after subtalar dislocation: The role of CT. *Foot Ankle Int* 22:324–328, 2001.

Buckwalter KA, Rydberg J, Kopecky KK, et al.: Musculoskeletal imaging with multislice CT. *AJR Am J Roentgenol* 176:979–986, 2001.

Preidler KW, Peicha G, Lajtai G, et al.: Conventional radiography, CT and MR imaging in patients with hyperflexion injuries of the foot: Diagnostic accuracy in the detection of bony and ligamentous changes. *AJR Am J Roentgenol* 173:1673–1677, 1999.

Rosenthal DI, Hornicek FJ, Wolfe MW, et al.: Percutaneous radiofrequency coagulation of osteoid osteoma compared with operative treatment. *J Bone Jt Surg Am* 80:815–821,1998.

Watura R, Cobby M, Taylor J: Multislice CT in imaging of trauma of the spine, pelvis and complex foot injuries. *Br J Radiol* 77:S46–S63, 2004.

West AT, Marshall TJ, Bearcroft PW: CT of the musculoskeletal system: What is left is the days of MRI?. *Eur J Radiol* 19:152–164, 2009.

White LM, Buckwalter KA: Technical considerations: CT and MR imaging in the postoperative orthopedic patient. *Semin Musculoskelet Radiol* 6:5–17, 2002.

第21章

偶然发现的病变

计算机断层扫描（CT）在评估胸部、腹部、盆腔结构时也包含了相应部位的骨骼，在进行上述部位的CT检查时，可偶然发现骨的病变。本章提供了一些偶然发现的骨病变的病例。它们并不是涵盖所有骨病变的病例图集，而是旨在讨论和展示一些在CT检查中常见的或容易混淆的病例。

一、转移性骨肿瘤和多发性骨髓瘤

对已有原发性恶性肿瘤的患者来说，胸部、腹部、盆腔CT检查常用来评估是否发生转移。而骨CT能更准确地显示骨骼病变的特征。对恶性肿瘤的患者来说，并不是所有发生在骨骼的病灶都是转移的。骨内浸润是侵袭性病变的一个有意义的征象，可见于转移性骨肿瘤和多发性骨髓瘤。然而，转移性骨肿瘤有多种表现，包括骨质硬化（成骨型）、骨质溶解（溶骨型）、骨质溶解与硬化并存的混合性改变（混合型）（图21-1和图21-2）。转移瘤可发生于全身任何部位，因此，诊断转移瘤时，病灶的特征比病灶的部位更重要。感染是一种良性病变，在CT上也可以表现为骨内浸润；临床病史有助于鉴别转移与感染。

骨内扇形改变或骨皮质沿髓腔的扇形改变并不是转移性骨肿瘤或骨髓瘤的特异性征象（图

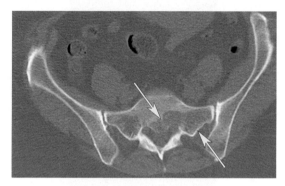

图21-2 ■ 溶骨型骨转移瘤

黑色素瘤患者，骨盆轴位CT显示左侧骶骨1个大的溶骨性骨质破坏（箭头）

21-3），该征象也可见于许多良性病变，如内生性软骨瘤、骨纤维性结构不良和非骨化性纤维瘤。

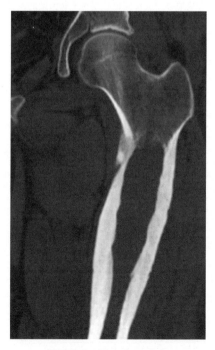

图21-3 ■ 骨内扇形改变

肱骨CT显示骨皮质的内缘呈扇样改变（活检证实其为良性非骨化性软骨病变）

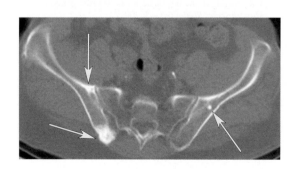

图21-1 ■ 硬化型骨转移瘤

肺癌患者，骨盆轴位CT显示多发骨硬化灶（箭头）

并非所有的成骨型病变都要考虑为骨转移瘤。例如，骨岛是良性成骨性病变（图21-4），其本质为骨错构瘤。星状边缘及骨组织未变形有助于区分骨转移瘤和骨岛。

溶骨型病灶伴周围软组织肿块对鉴别骨转移瘤或多发性骨髓瘤与良性骨病变无诊断价值。良性骨病变也可伴有软组织肿块，如感染、嗜酸性肉芽肿及骨巨细胞瘤等（图21-5）。

脊柱的多发性骨髓瘤具有特征性表现。骨质破坏灶周边的骨小梁因增生而增厚，该征象是多发性骨髓瘤和浆细胞瘤的特异性表现，因而可减少活检的需求（图21-6）。总之，当考虑到骨内浸润为转移性骨肿瘤或多发性骨髓瘤的可能时，

诊断需结合临床。

二、血管瘤

骨血管瘤可以有多种影像表现。然而，当血管瘤位于脊椎时，骨小梁呈均匀、规则的增生。增粗的骨小梁垂直排列，呈"栅栏状"或"网眼状"表现。通常，血管瘤内含有脂肪成分，在CT上表现为与高密度的骨小梁平行相隔的低密度灶（图21-7）。平行排列的、规则的骨小梁是血管瘤的典型表现，而浆细胞瘤的骨小梁增粗且不规则。血管瘤可发生于椎体内的任何部位，虽然它很常见，但值得报道。当临床医师回顾性分析CT图像时，可能会发现血管瘤也是需要提高

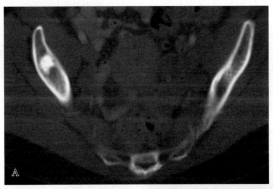

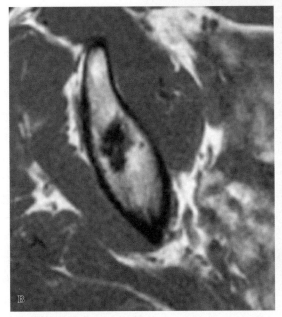
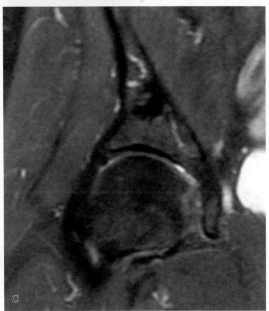

图21-4 ■ 骨岛
A.骨盆轴位CT显示右侧髂骨可见骨硬化灶，其具有星状边缘，延伸到右侧髋臼骨髓内；A和B.图B骨盆轴位T_1WI和骨盆冠状位脂肪抑制T_2WI显示右侧髂骨低信号灶，对应于CT上的硬化影。骨岛即是骨的错构瘤

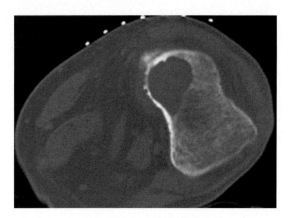

图21-5 ■ 骨巨细胞瘤

轴位CT显示胫骨近端可见一溶骨型病灶，周边伴软组织肿块。病理证实其为骨巨细胞瘤。良性骨病变也可伴有软组织肿块。因此，有无软组织肿块对鉴别良性病变、恶性病变的帮助不大。皮肤表面的金属标记是为活检做准备的

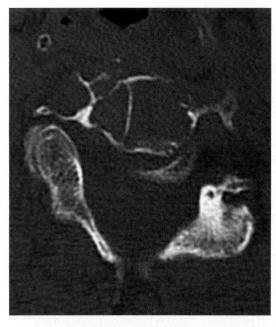

图21-6 ■ 浆细胞瘤

颈椎轴位CT显示颈椎椎体内见1个溶骨性病灶，内可见少许线状骨小梁

警惕的病变。

　　血管瘤也可以累及骨皮质。骨皮质受累一般为血管畸形所致而未必是血管瘤所致。受累的骨皮质可见清晰的"小孔"。在横断面图像上，与骨髓腔受侵相比，骨皮质受侵更易显示。累及骨皮质的血管畸形易于与累及骨髓腔的浸润性病变（提示浸润性病变）鉴别。骨皮质上的小孔是由

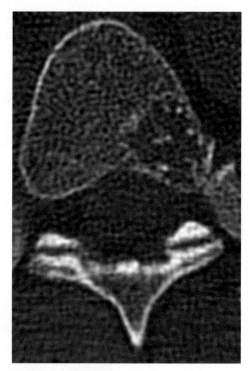

图21-7 ■ 血管瘤CT表现

胸椎轴位CT显示胸椎椎体上见一轮廓清晰的病灶，内含脂肪密度和小点状骨小梁，这是血管瘤的特征性表现

血管穿通骨皮质而形成。有时可见到与血管瘤相关的静脉石，有助于血管瘤的诊断。

三、Schmorl结节

　　在常规CT成像中常见Schmorl结节，它并不是真性结节，而是疝出椎体终板的椎间盘组织（图21-8）。偶尔在轴位CT图像上，Schmorl结节可能类似于溶骨型病灶而难于诊断。终板必会受累是Schmorl结节的一特征性表现。一旦累及椎体终板，Schmorl结节可出现在椎体的任何部位，但最常见于椎体中央。侧位片或常规X线片对Schmorl结节的诊断有一定的价值。由于椎间盘无血管，因此增强后Schmorl结节无强化。

四、Tarlov囊肿

　　Tarlov囊肿为神经鞘的扩张。通过不同的密度可鉴别Tarlov囊肿与椎间盘碎片（详见第20章）。如果Tarlov囊肿足够大，尤其当囊肿位于骶骨时，脑脊液（CSF）搏动和囊肿的压迫导致骨的侵蚀性改变（图21-9），识别这种变化对避

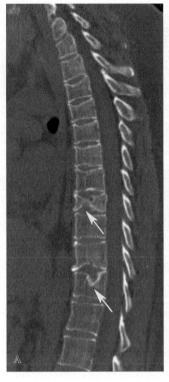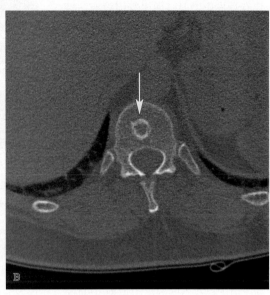

图 21-8 ■ Schmorl 结节

A.脊柱矢状位CT显示终板（箭头）呈扇贝样改变，椎间盘疝入终板。B.脊柱轴位CT显示"结节样"病灶位于椎体中央（箭头），伴光滑的硬化边缘

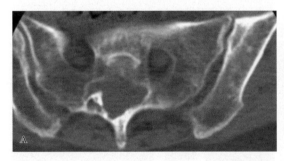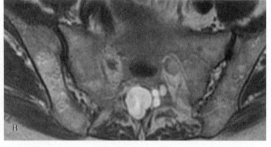

图 21-9 ■ Tarlov 囊肿

A.骨盆轴位CT显示骶管内可见脑脊液密度肿块，病灶与硬膜囊相连，周围见骨侵蚀破坏，由压力效应和长期慢性病程所致（per Webster's）。B.相应的轴位 T_2WI 图像可见病灶呈脑脊液信号，证实其为 Tarlov 囊肿

免不必要的活检非常重要。

囊肿呈脑脊液密度，紧邻周围破坏的骨质，边界清晰。而引起骨侵蚀性破坏的软组织肿块密度高于脑脊液。一般来说，囊肿的影像学表现简单，易于掌握。但若CT无法诊断时，在活检前行磁共振成像（MRI）检查可提供有力的提示。MRI有助于判断病灶内液体的性质。MRI上，Tarlov囊肿不伴有骨髓水肿。盆腔肿块或骶骨肿瘤侵蚀骨组织时，MRI上可见相应的骨髓水肿或软组织肿块。

五、畸形性骨炎

虽然畸形性骨炎的患病率在下降，但该病并不少见；畸形性骨炎可累及全身任何骨骼并具有多种不同的影像学表现。其可为单纯型溶骨性改变，病灶边界清晰；也可为单纯型骨质增生硬化；或为溶骨和成骨并存的混合型。

　　畸形性骨炎可伴有骨质增生、骨皮质增厚和骨小梁增粗。与血管瘤不同，畸形性骨炎增厚的骨小梁排列不规则，较易与血管瘤鉴别。另外，畸形性骨炎伴有骨皮质增厚，而血管瘤没有。畸形性骨炎的骨皮质增厚和骨质增生，可与多发性骨髓瘤相鉴别，后者无此征象（图21-10）。在长骨中，畸形性骨炎通常从关节面的一端骨质发展到另一端。畸形性骨炎更好发于骨盆，可表现为髂耻线和（或）髂坐线增厚，但并非总是如此。当前列腺癌患者的骨盆发现成骨型病变，这时很难进行鉴别。评估其他征象，如骨皮质增厚、骨小梁增粗和骨膨大等，可能有助于鉴别畸形性骨炎与包括前列腺癌骨转移在内的成骨型病变。

六、骨纤维性结构不良

　　骨纤维性结构不良（FD）是一种先天性骨异常，可导致位于骨髓的病灶内出现纤维、软骨组织甚至囊肿。由于存在不同的组织类型，FD的

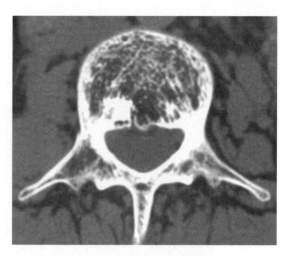

图21-10 ■ 畸形性骨炎
腰椎轴位CT显示腰椎椎体内骨小梁增粗和轻度骨质增生

CT表现极为多样。一般来说，FD因患者无症状，所以常为偶然发现。FD病灶的边缘清晰，偶伴骨皮质增厚，但不同于畸形性骨炎，FD无骨小梁增厚及骨肥大（图21-11）。病灶内可见钙化，有报

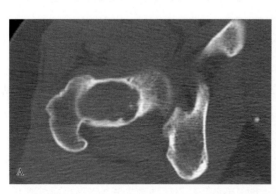

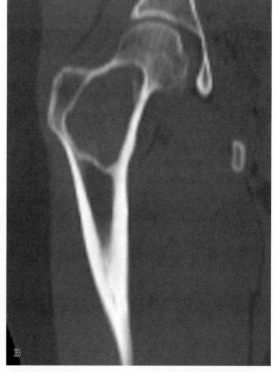

图21-11 ■ 骨纤维性结构不良
　　A.轴位CT显示右股骨粗隆间可见伴有骨硬化边的境界清晰的病灶，提示为良性病变。B.冠状位CT显示病灶清晰的边界和范围。发生于该部位的病灶具有骨纤维性结构不良的特征性表现

道10% ～ 30%的FD病灶内存在软骨成分。由于FD是一种源于骨髓的病变，因此可伴有骨内膜扇形变；或者出现硬化边，尤其是发生于粗隆间的FD。总之，FD的CT表现与许多病变相似，但无侵袭性表现。FD不伴有软组织肿块，也无浸润表现或骨膜反应（除非存在病理性骨折）。若存在与骨源性病灶相关的软组织肿块或骨膜反应（无明确的骨折）时，则不应考虑FD的诊断。

一般来说，当遇到CT无法诊断的骨源性病变时，传统的X线片有助于进一步评估。原则上，在评估原发性骨源性病变时，传统X线片是鉴别良性病变、恶性病变的理想手段；而CT只用于评估病灶的成分。因此，当CT发现骨源性病变时，传统X线检查对显示病灶的特征是极有帮助的。

七、内生性软骨瘤

内生性软骨瘤典型位于骨中心；当位于长骨时，其与软骨基质相关。软骨基质的典型表现包括弧形钙化和环形钙化，颇似字母"C"和"O"（图21-12）。内生性软骨瘤可伴有骨皮质内缘弧形压迹。由于无痛，本病多为偶然发现，该病可发生于全身任何骨骼。

八、缺血性坏死

缺血性坏死（AVN）是一种导致骨坏死的渐进性病变。MRI和传统X线检查可对病变进行分期和诊断。CT对AVN的诊断作用不大。CT表现为关节面下的曲线状硬化影，其是ANV的特征性表现。软骨下透亮影是AVN的后期表现。MRI对ANV的诊断具有较好的敏感度和特异度，被推荐用于AVN的评估和分期。MRI可以显示普通CT和传统X线检查未发现的AVN（图21-13）。

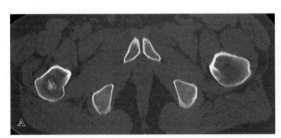
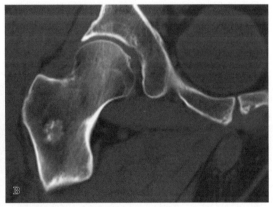

图21-12 ■ 内生性软骨瘤

轴位CT（A）、冠状位重组CT（B）显示右侧股骨近端中央骨髓腔可见一分叶状钙化灶。钙化的软骨基质典型表现为弧形和环形，其为无痛性病灶

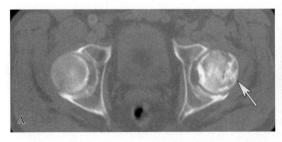
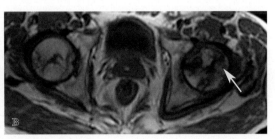

图21-13 ■ 缺血性坏死（AVN）

A.股骨头轴位CT，左侧股骨头可见骨质硬化和软骨下透亮影（箭头），诊断为AVN。B.轴位T₁WI，左侧股骨头可见一曲线状低信号病灶，与CT上的硬化灶和软骨下透亮影相对应；注意：位于右股骨头内的低信号灶在CT上未显示（箭头）

九、总结

总之，虽然本章未能回顾分析所有的骨病变，但对于常见的骨病变提供了一些有用的诊断要点。原发性骨病灶在传统X线片上显示最佳。若CT检查偶然发现骨病灶，放射科医师应该评估它的边界和可能的成分，若有必要，与传统X线片的表现相对照，这样可以避免不必要的活检。

参考文献

Matamedi K, Ilaslan H, Seeger LL: Imaging of the lumbar spine neoplasms. *Semin Ultrasound CT MRI* 25:474–489,2004.

Resnick D: *Diagnosis of bone and joint disorders*, ed 4, vol. 3.Philadelphia, PA, 2002, Elsevier, pp 2203–2205. (2718–2721.

Rodallec MH, Feydy A, Larousserie F, et al.: Diagnostic imaging of solitary tumors of the spine: What to do and say. *Radiographics* 28: 1019–1041, 2008.

Whitehouse RW: Paget's disease of bone. *Semin Musculoskelet Radiol* 6:313–322, 2002.

索 引